中国妇幼保健协会生育力保存专业委员会 | 推荐 |

高龄女性生育指南

主编 李 文 孙宁霞 王 丹

主审 黄荷凤

科学出版社

北 京

内 容 简 介

　　针对高龄孕产妇日益增多的现状，中国妇幼保健协会和上海市医师协会组织专家编写了这本科普读物。本书分为上、下两篇。上篇"助孕篇"分8章，回答了高龄女性生育基本知识、生育力评估、生育的外界影响因素、备孕健康指导、助孕策略、孕育的子代风险及遗传咨询、备孕须积极应对妇科合并症及中医药在助孕中的应用等相关问题；下篇"优生篇"分9章，回答了妊娠期身体变化与安全监护、产前筛查与妊娠期用药、正常分娩须知、异常分娩讲解、科学胎教与产后康复，以及产科、内科、外科、妇科并发症及其处理等相关问题。全书解惑近300个问题，配合精美插图，详尽生动地为高龄女性的生育提供了指导。

　　本书可作为高龄女性的备孕指南，也可供所有育龄期女性参考，并可作为基层医生、产科和生殖中心低年资医务人员的通俗读物。

图书在版编目（CIP）数据

高龄女性生育指南 / 李文，孙宁霞，王丹主编. — 北京：科学出版社，2020.11

ISBN 978-7-03-066380-1

Ⅰ.①高… Ⅱ.①李…②孙…③王… Ⅲ.①妊娠期–妇幼保健–指南 Ⅳ.①R715.3-62

中国版本图书馆CIP数据核字(2020)第198976号

责任编辑：杨小玲　许红霞 / 责任校对：张小霞

责任印制：赵　博 / 封面设计：吴朝洪

斜 学 出 版 社 出版

北京东黄城根北街 16 号

邮政编码：100717

http://www.sciencep.com

北京建宏印刷有限公司印刷

科学出版社发行　各地新华书店经销

*

2020年11月第 一 版　开本：880×1230　A5
2024年 7 月第三次印刷　印张：17 1/2
字数：455 000

定价：108.00元

《高龄女性生育指南》编写人员

主　审　　黄荷凤

主　编　　李　文　孙宁霞　王　丹

编　者　　（按姓氏笔画排序）

丁海遥　　王　丹　　王　越　　王　静

王忆宁　　尤嘉豪　　孙　昊　　孙宁霞

纪逸萱　　李　文　　李紫袁　　何　婕

初　坤　　汪　翔　　庞文娟　　封　旭

顾佳怡　　相　丽　　高京海　　章　青

章　翊　　彭海东

绘　图　　常　洺

序

进入 21 世纪以来，我国经历了从高生育率向低生育率的转变。特别是随着女性在社会结构中的角色改变，越来越多的育龄期夫妇选择推迟生育计划。2016 年，国家全面放开"二孩"政策实施，希望生育的高龄女性比例也逐渐增加。国家统计局公布的数据显示：2019 年二孩及以上孩次占比达到 59.5%。然而，随着年龄的增长，女性身体各系统发生改变，生殖系统的变化更加明显，生育力逐渐减退。很多高龄女性面临的问题不是"不愿生"，而是"不敢生"和"生不好"。因此，高龄女性生育成为全社会需要关注的问题。

《高龄女性生育指南》由海军军医大学附属长征医院妇产科专家担纲撰写，为军服务是编撰该书的初心之一。我军官兵是以青年为主体的特殊人群，受驻地分散、长期执行任务等影响，夫妻分居的现象甚为广泛。由于医疗保障条件及能力有限，很多夫妇可能错过最佳生育年龄，其生殖健康面临的威胁高于普通人群。因此，海军后勤保障部提出出版该书，这是关系军民福祉的一项重要举措。

李文教授作为生殖医学领域的知名专家，多年来一直为提高军队官兵出生人口素质、降低出生缺陷、实现优生优育的目标而努力，特别是在女性生育力保存、生育挽救和辅助生殖治疗领域，在军内乃至国内保持领先地位。为编写该书，她带领团队孜孜不倦，结合临床遇到的实际问题，查阅了大量资料，历经一年多时间完成编撰。该书的内容丰富，从备孕、受孕、孕育到分娩，全面介绍了高龄女性生育过程中的常见问题，为一部贴近大众、裨益匪浅的实用指南。

在此，我衷心祝愿女性朋友能从该书中获得实际的帮助，圆梦于未来！

教授、主任医师、博士生导师

全军妇产科学专业委员会主任委员

中国人民解放军总医院妇产科主任

2020 年 9 月

前　言

2019 年夏天，海军后勤保障部交给我一项任务，要求组织编写一部关于高龄女性生育的指导性手册。我欣然受命，因为这正是自己近年来一直想做的一件事。如今，在中国妇幼保健协会和上海市医师协会的大力支持下，这部《高龄女性生育指南》终于应运而生。在此，我想和各位读者分享一下自己的感受。

生殖是人类永恒的主题，也是女性的基本权利。然而随着人类寿命的延长、女性婚育观念的改变及高效避孕手段的普及，越来越多的育龄期女性推迟了生育计划，高龄生育的女性日益增多；加上我国计划生育政策的改变，"二孩"政策全面放开，进一步加剧了高龄生育的比例。不孕症随着年龄增长呈现显著升高的趋势，于是，高龄不孕逐渐成为一种社会性现象。在我接诊的生育门诊患者中，有近一半的女性年龄在 37 岁以上。她们除了患不孕症之外，常伴有子宫肌瘤、瘢痕子宫、盆腔炎症等疾病；伴有内科合并症如高血压、糖尿病等的比例亦明显上升。即使这些高龄女性通过辅助生殖技术能够提高受孕率，但获得成功的难度高，后期流产风险大，出现低出生体重儿、早产等问题的概率也随之增加。以上种种高龄女性的生育困难可以借用一句话来描述，即"蜀道之难，难于上青天"。由于目前高龄不孕患者的诊治策略尚缺乏统一标准，高龄女性自身情况又复杂多样，患者往往处在一种忧郁、焦虑、恐惧的负性情绪中，亟须专业人员将有关高龄生育的指导意见系统地整理出来，帮助她们挑战自我，这也是我们编写本书的初衷。

本书是一本系统介绍高龄女性生育的科普读物。全书分上、下两篇。上篇为"助孕篇"，介绍有关高龄女性生育的相关知识，相关生育力评估及指标解读，备孕健康指导、助孕策略、高龄孕育的子代风险及遗传咨询、妇科合并症及中医药在高龄女性助孕中的应用等;下篇为"优生篇",涵盖妊娠期身体变化与安全监护、产前筛查与妊娠期用药、正常分娩须知、异常分娩讲解、产科并发症的防治、妊娠合并内科疾病的处理、妊娠合并外科疾病的处理、妊娠合并妇科疾病的处理、科学胎教与产后康复等。本书的编写,遵循科学、准确的原则,同时兼顾科普读物的实用性和通俗性。本书精心挑选了 288 个大众关心的问题,配以形象的插图,生动地进行了解答和讲述。读者可根据自身情况灵活选择相应章节做深入了解。

　　本书的编写,受到黄荷凤院士的悉心指导,受到海军军医大学附属长征医院各级领导和同仁及社会各界人士的大力支持,在此谨表谢意!也向奋斗在高龄生育之路的女性朋友致以崇高的敬意!顺其自然,为所当为;风雨之后,必见彩虹!

李　文

教授、主任医师、博士生导师

中国妇幼保健协会生育力保存专业委员会主任委员

上海市医师协会生殖医学医师分会会长

海军军医大学附属长征医院生殖医学中心主任

2020 年 9 月

目　　录

上篇　助孕篇

第一章　高龄女性生育问题概述 ················· 3

1. 什么是高龄妊娠 ··················· 3

2. 女性最晚生育年龄是多少岁 ············· 4

3. 女性妊娠与哪些器官相关 ·············· 6

4. 正常的妊娠过程与受孕条件是怎样的 ········ 8

5. 高龄女性的卵巢有什么变化 ············· 9

6. 高龄女性的子宫有什么变化 ············· 10

7. 高龄女性为什么妊娠难 ··············· 11

8. 高龄女性容易内分泌失调是什么意思 ········ 12

9. 精神压力大会影响高龄女性受孕吗 ········· 14

10. 高龄女性生育的风险有哪些 ············ 16

11. 高龄女性生育应该做哪些准备 ·········· 18

12. 高龄女性的助孕策略有哪些 ············ 20

13. 高龄女性如何保养卵巢以提高生育力 ······· 22

第二章　高龄女性生育力评估 ··············· 25

1. 导致生育力低下的原因有哪些 ··········· 25

2. 如何进行生育力初步评估 ·············· 27

3. 高龄女性自然受孕概率大吗 ············· 29

4. 增加高龄女性自然受孕成功率的方法有哪些 ···· 30

5. 哪种方式监测排卵比较准确 ············· 31

6. 什么是排卵障碍 ·················· 33

7. 婚后多久没妊娠才算不孕症 ············· 34

8. 为什么没有过流产却仍会不孕 ……………………… 36

9. 怎么检查输卵管的通畅程度 ………………………… 37

10. 输卵管不通到底还能不能妊娠 …………………… 39

11. 备孕时遇到月经不调是不是应该先调月经 ……… 40

12. 肥胖就等于是患有多囊卵巢综合征吗 …………… 41

13. 有习惯性流产的女性能生育健康的孩子吗 ……… 45

14. 诊断为卵巢早衰就只能接受供卵妊娠吗 ………… 47

15. 卵子冷冻真的是"后悔药"吗 …………………… 49

16. 怎样做才能使生育力得到保存 …………………… 50

第三章　高龄女性生育的外界影响因素 ……………… 53

1. 吃什么可以让下降的卵巢功能得到改善 ………… 53

2. "重口味"饮食对高龄孕妇有什么负面影响 …… 54

3. 如何正确地吃叶酸才能预防胎儿缺陷 …………… 56

4. 补充维生素对高龄女性备孕有何益处 …………… 58

5. 高龄女性备孕或者妊娠需要额外补充哪些维生素 …… 60

6. 只吃素食不吃肉是否对高龄备孕女性有益 ……… 62

7. 高龄女性备孕应如何补钙才合适 ………………… 63

8. 经常喝咖啡和茶会不会影响高龄女性的生育 …… 65

9. 爱吃甜食会不会影响备孕 ………………………… 66

10. 贪吃油炸食品对备孕是不是有影响 ……………… 67

11. 多吃五谷杂粮对备孕有何益处 …………………… 68

12. 长期熬夜为什么对备孕极为不利 ………………… 70

13. 备孕女性吸烟、喝酒的危害有多大 ……………… 71

14. 情绪波动对于备孕期女性究竟有什么影响 ……… 72

15. 为什么备孕女性要少用塑料类制品 ……………… 74

16. 经常使用手机和计算机对备孕女性的影响有多大 …… 76

17. 汽车尾气对高龄女性备孕有哪些害处 …………… 78

18. 备孕期间到底能不能使用化妆品 ………………… 80

19. 备孕过程中染发或者烫发行不行 ………………… 82

20. 备孕女性为什么要避免长时间待在新装修的房屋里 ⋯　83

第四章　高龄女性备孕健康指导⋯⋯⋯⋯⋯⋯⋯　85

1. 高龄女性备孕时需要做哪些检查 ⋯⋯⋯⋯⋯　85

2. 经历过异位妊娠的女性还能正常妊娠吗 ⋯⋯⋯　86

3. 有生男生女的秘方吗 ⋯⋯⋯⋯⋯⋯⋯⋯⋯　88

4. 高龄女性想生双胞胎的想法靠谱吗 ⋯⋯⋯⋯　89

5. 备孕的高龄女性可以用药吗 ⋯⋯⋯⋯⋯⋯　90

6. 备孕阶段能不能打 HPV 疫苗 ⋯⋯⋯⋯⋯⋯　91

7. 为什么肥胖的女性不容易妊娠 ⋯⋯⋯⋯⋯　93

8. 感染乙型肝炎病毒的女性妊娠会影响孩子吗 ⋯⋯　95

9. 曾经感染过梅毒的女性对妊娠有什么影响 ⋯⋯　97

10. 与家里宠物密切接触会影响女性备孕吗 ⋯⋯　98

11. 备孕为什么要查"支、衣、淋" ⋯⋯⋯⋯　100

12. 以前得过结核病的高龄女性备孕时要注意什么 ⋯　102

13. 有过葡萄胎的高龄女性应该怎样备孕 ⋯⋯⋯　103

14. 为什么甲状腺功能对受孕很重要 ⋯⋯⋯⋯　104

15. 高催乳素血症影响受孕吗 ⋯⋯⋯⋯⋯⋯　107

16. 患有高血压的高龄女性应该怎样备孕 ⋯⋯⋯　109

17. 患有糖尿病的女性备孕时要注意什么 ⋯⋯⋯　110

18. 有系统性红斑狼疮病史的女性还能妊娠吗 ⋯⋯　111

第五章　高龄女性助孕策略⋯⋯⋯⋯⋯⋯⋯　113

1. 什么是人工授精 ⋯⋯⋯⋯⋯⋯⋯⋯⋯⋯　113

2. 哪些高龄女性可以做人工授精 ⋯⋯⋯⋯⋯　115

3. 为什么人工授精前要做一系列的检查 ⋯⋯⋯　116

4. 高龄女性人工授精的一般流程是什么 ⋯⋯⋯　119

5. 高龄女性人工授精是否都需要促排卵，成功率高吗 ⋯　120

6. 什么是试管婴儿 ⋯⋯⋯⋯⋯⋯⋯⋯⋯⋯　122

7. 哪些高龄女性可以做试管婴儿 ⋯⋯⋯⋯⋯　124

8. 高龄女性一定要做试管婴儿吗 ⋯⋯⋯⋯⋯　125

9. 高龄女性做试管婴儿成功率高吗 ……………………… 126

10. 高龄女性做试管婴儿会加速早衰吗 …………………… 128

11. 什么是一代、二代、三代试管婴儿，级别越高越好吗 … 129

12. 做试管婴儿会疼痛吗，需要住院吗 …………………… 130

13. 高龄女性试管婴儿助孕的一般流程是什么 …………… 132

14. 高龄女性做试管婴儿时在饮食生活上需要注意些什么 … 134

15. 高龄女性试管婴儿助孕都有哪些促排卵方案 ………… 135

16. 助孕用药是不是进口的比国产的好 …………………… 137

17. 卵子取得越多越好吗 …………………………………… 139

18. 高龄女性选择第几代试管比较合适 …………………… 140

19. 哪些辅助药物可以提高试管婴儿成功率 ……………… 142

20. 鲜胚移植好还是冻胚移植好 …………………………… 143

21. 胚胎冷冻是怎么回事 …………………………………… 145

22. 高龄女性试管婴儿助孕移植几个胚胎好 ……………… 147

23. 胚胎移植后出现腹胀、胸闷是怎么回事 ……………… 148

24. 高龄女性胚胎移植后阴道出血怎么办 ………………… 149

25. 高龄女性胚胎移植后出现胃肠道反应怎么办 ………… 151

26. 胚胎移植后还会发生异位妊娠吗 ……………………… 153

27. 什么是减胎术 …………………………………………… 154

28. 哪些高龄人群可以用别人的卵子 ……………………… 156

第六章　高龄孕育的子代风险及遗传咨询 ……………… 159

1. 高龄妊娠易流产的说法是流言还是事实 ……………… 159

2. 什么是染色体病 ………………………………………… 160

3. 遗传病是否代代相传 …………………………………… 162

4. 为何有些遗传病"传男不传女" ……………………… 165

5. 什么是唐氏综合征，如何尽早发现和预防 …………… 168

6. 真假两性畸形究竟是怎么回事 ………………………… 170

7. 性染色体数量异常还能否生育后代吗 ………………… 172

8. 多囊肾家族如何生出正常的后代 ……………………… 174

9. 糖尿病会不会遗传 …… 175

10. 先天性心脏病会不会遗传给下一代 …… 178

11. 是否所有贫血都可以通过补铁来治疗 …… 180

12. 家族中有肿瘤病史是否也会出现遗传 …… 183

13. 女性乳腺癌或者卵巢癌是否会遗传给下一代 …… 185

14. 汗液里有鼠臭味是什么病 …… 186

15. 唇腭裂会不会遗传给下一代 …… 188

16. 出血不止、凝血异常的遗传病属于什么病 …… 189

17. 红色和绿色无法分辨，究竟是得了什么病 …… 190

第七章　高龄女性备孕须积极应对妇科合并症 …… 192

1. 为什么真菌性阴道炎总是反复发作 …… 192

2. 如果查出宫颈 HPV 阳性能不能妊娠 …… 194

3. 宫颈功能不全是否影响受孕 …… 196

4. 宫颈糜烂到底要不要先治疗再备孕 …… 198

5. 高龄备孕女性如何应对宫颈鳞状上皮内病变 …… 199

6. 备孕时发现宫颈息肉该怎么办 …… 202

7. 得了早期宫颈癌还能生育吗 …… 203

8. 子宫内膜息肉会影响妊娠吗 …… 203

9. 有卵巢囊肿的高龄女性怎么办 …… 205

10. 高龄备孕女性发现卵巢内膜样囊肿怎么处理 …… 208

11. 如何处置卵巢囊肿蒂扭转才不影响妊娠 …… 210

12. 卵巢畸胎瘤与妊娠有什么关系 …… 211

13. 高龄备孕女性发现子宫肌瘤怎么办 …… 214

14. 患有子宫腺肌病的高龄备孕女性需不需要辅助生殖 …… 216

15. 为什么说宫腔粘连是备孕路上的大麻烦 …… 217

16. 患有输卵管积水的高龄备孕女性该怎么办 …… 220

17. 子宫瘢痕憩室与妊娠有何关联 …… 222

18. 备孕时子宫内膜越厚越好吗 …… 223

19. 子宫内膜增生患者该如何备孕 …… 225

第八章　中医药在高龄女性助孕中的应用……………………… 228

1. 卵巢保养真的有效吗 ………………………………………… 228

2. 拔罐可以保养卵巢吗 ………………………………………… 229

3. 高龄女性不孕的病因病机是什么 …………………………… 231

4. 中医中药可以促排卵吗 ……………………………………… 232

5. 足浴有促孕作用吗 …………………………………………… 234

6. 备孕期间是否可以吃中药 …………………………………… 236

7. 食疗对备孕有何用处 ………………………………………… 238

8. 中医能够治疗卵巢功能减退 / 卵巢早衰吗 ………………… 240

9. 中医治疗月经不调有效吗 …………………………………… 242

10. 用中医的方法能疏通输卵管吗 …………………………… 245

11. 中医是否可以治疗多囊卵巢综合征 ……………………… 248

12. IVF-ET 期间可以用中医干预吗 …………………………… 251

13. 中医是否可以保胎 ………………………………………… 254

14. 食疗保胎可靠吗 …………………………………………… 257

15. 中医对孕吐有什么好的治疗办法 ………………………… 259

下篇　优生篇

第九章　妊娠期身体变化与安全监护……………………………… 265

1. 年龄增加会影响女性生殖器官的功能吗 …………………… 265

2. 妊娠期如何划分和计算 ……………………………………… 266

3. "胚胎"和"胎儿"有没有区别 …………………………… 267

4. 为什么说胎盘是胎儿的"四大护法"之一 ………………… 269

5. 为什么说脐带是胎儿的"四大护法"之一 ………………… 270

6. 为什么说胎膜是胎儿的"四大护法"之一 ………………… 271

7. 为什么说羊水是胎儿的"四大护法"之一 ………………… 272

8. 胎儿在子宫里会呼吸吗 ……………………………………… 274

9. 高龄孕妇的胎盘更容易发生功能不良吗 …………………… 275

10. 保留脐带血的价值在哪儿 ………………………………… 276

11. 高龄孕妇是否容易发生羊水过多 ……………… 277

12. 高龄孕妇发生羊水过少的原因和应对措施有哪些 …… 279

13. 羊水混浊是怎么回事 ………………………… 280

14. 妊娠期女性消化系统会发生哪些变化 ………… 281

15. 妊娠期女性的皮肤会发生哪些改变 ……………… 282

16. 妊娠期女性骨骼、关节和韧带有哪些变化 ……… 284

17. 如何诊断早期妊娠 …………………………… 285

18. 如何诊断中、晚期妊娠 ……………………… 286

19. 什么是胎产式、胎先露、胎方位 ……………… 287

20. 做产前检查前孕妇应该做什么准备 …………… 289

21. 如何正确地数胎动 …………………………… 290

22. 妊娠期如何享受安全的性生活 ………………… 292

23. 高龄女性妊娠期工作需要注意什么 …………… 293

第十章　产前筛查与妊娠期用药………………… 295

1. 高龄孕妇产前检查包括哪些内容 ……………… 295

2. 高龄女性妊娠后首次产前检查需要注意什么 …… 297

3. 什么是产前筛查 ……………………………… 299

4. 什么是唐氏筛查 ……………………………… 301

5. 产前筛查胎儿颈项后透明层厚度的意义是什么 …… 302

6. 什么是无创产前检测 ………………………… 305

7. 什么情况下需要做羊水穿刺检查 ……………… 306

8. 妊娠期做放射线检查是否对胎儿有影响 ……… 309

9. 妊娠期用药需要注意什么 …………………… 312

10. 妊娠期常用药物的分类和注意事项有哪些 …… 314

11. 妊娠期用药的常见问题有哪几种 ……………… 316

12. 孕妇能不能接种疫苗 ………………………… 318

第十一章　正常分娩须知………………………… 322

1. 决定自然分娩的因素有哪些 …………………… 322

2. 正常分娩的机制是怎样的 …………………… 324

3. 如何区分先兆临产和正式临产 …………………… 326

4. 整个产程分为哪几个阶段 …………………………… 328

5. 无痛分娩是怎么回事 ………………………………… 332

6. 水中分娩是怎么回事 ………………………………… 334

7. 导乐式分娩有什么好处 ……………………………… 336

8. 分娩时可以吃东西吗 ………………………………… 337

9. 自然分娩到底有什么好处 …………………………… 339

10. 分娩时为什么容易发生会阴裂伤 ………………… 340

11. 高龄初产妇能选择自然分娩吗 …………………… 342

12. 有瘢痕子宫的孕妇能自然分娩吗 ………………… 343

13. 妊娠期患有阴道炎是否可以自然分娩 …………… 345

第十二章　异常分娩讲解 …………………………………… 348

1. 胎盘为什么会前置 …………………………………… 348

2. 胎膜早破是怎么回事 ………………………………… 351

3. 胎膜早破后保胎的效果到底好不好 ……………… 353

4. 高龄孕妇在妊娠中晚期出现腹痛及阴道出血是
危险信号吗 …………………………………………… 356

5. 高龄孕妇如何预防胎盘早剥的发生 ……………… 358

6. 脐带绕颈会导致胎死宫内吗 ……………………… 360

7. 高龄孕妇是不是更容易发生难产 ………………… 362

8. 如何积极配合医生处理难产 ……………………… 364

9. 胎儿太大有什么危害 ………………………………… 365

10. 哪些原因会造成胎儿宫内发育迟缓 ……………… 367

11. 如何判断胎儿生长受限 …………………………… 369

12. 胎儿出现生长受限该怎么办 ……………………… 371

13. 导致胎儿畸形的主要因素有哪些 ………………… 373

14. 高龄孕妇容易出现哪些胎儿畸形 ………………… 375

第十三章　产科并发症的防治 …………………………… 378

1. 高龄孕妇为何更容易流产 ………………………… 378

　2. 高龄孕妇如何区分月经异常和流产 …………………… 379

　3. 异位妊娠会危及生命吗 ………………………………… 381

　4. 高龄孕妇为什么容易出现妊娠剧吐 …………………… 383

　5. 高龄孕妇出现肝内胆汁淤积症时该如何处理 ………… 386

　6. 妊娠期急性脂肪肝是吃出来的吗 ……………………… 388

　7. 为什么会出现母儿血型不合 …………………………… 390

　8. 如何确诊母儿血型不合 ………………………………… 392

　9. 高龄孕妇如何及早发现胎儿宫内缺氧 ………………… 395

　10. 引起早产的原因有哪些 ………………………………… 397

　11. 为什么有的孕妇妊娠42周仍然没动静 ………………… 399

　12. 有哪些原因可造成胎死宫内 …………………………… 402

　13. 双胎妊娠中如果出现一胎死亡会影响另一胎吗 ……… 404

第十四章　妊娠合并内科疾病的处理 ……………………… 406

　1. 高龄孕妇如何及早发现妊娠期糖尿病 ………………… 406

　2. 孕妇做OGTT试验的目的是什么 ……………………… 407

　3. 妊娠期糖尿病对高龄孕妇及胎儿有哪些影响 ………… 410

　4. 患有妊娠期糖尿病应如何应对 ………………………… 412

　5. 高龄孕妇是否容易患妊娠期高血压疾病 ……………… 416

　6. 高龄孕妇如何应对妊娠期高血压 ……………………… 417

　7. 高龄孕妇合并妊娠期心脏病怎么办 …………………… 420

　8. 高龄孕妇合并妊娠期心脏病的治疗措施有哪些 ……… 422

　9. 高龄孕妇查出乙型肝炎"大三阳"或"小三阳"
　　 该怎么办 ………………………………………………… 425

　10. 高龄孕妇患病毒性肝炎该如何处理 …………………… 428

　11. 妊娠期消化性溃疡有哪些表现 ………………………… 430

　12. 妊娠期消化性溃疡怎么治疗 …………………………… 432

　13. 高龄女性妊娠后支气管哮喘会加重吗 ………………… 433

　14. 高龄孕妇发生贫血怎么办 ……………………………… 435

　15. 高龄孕妇出现蛋白尿就一定是肾炎吗 ………………… 440

16. 妊娠合并慢性肾炎应如何治疗和预防 ……………… 442

17. 妊娠期合并尿频、尿急、尿痛怎么办 ……………… 444

第十五章 妊娠合并外科疾病的处理……………………………… 447

1. 妊娠期为什么会患急性阑尾炎 ……………………… 447

2. 妊娠期合并急性阑尾炎需要和哪些疾病相鉴别 …… 448

3. 妊娠期合并急性阑尾炎应该怎样处理 ……………… 450

4. 妊娠期的急性胆囊炎及胆石症是怎么发生的 ……… 451

5. 妊娠期与非妊娠期的急性胆囊炎处理有区别吗 …… 453

6. 妊娠期为什么更易出现急性胰腺炎 ………………… 454

7. 高龄孕妇容易发生疝气吗 …………………………… 456

8. 高龄孕妇如何预防膝关节疼痛和腿脚肿胀 ………… 457

9. 妊娠期痔疮的常见原因及预防方法是什么 ………… 459

10. 高龄孕妇出现腰痛的处理方法有哪些 ……………… 460

11. 常见的妊娠期创伤有哪些 …………………………… 462

12. 妊娠期发现乳腺肿块该怎么办 ……………………… 464

13. 为什么妊娠期容易得泌尿系统结石 ………………… 466

14. 妊娠期发现泌尿系统结石应如何处理 ……………… 467

15. 孕妇为什么容易患下肢静脉曲张 …………………… 469

16. 妊娠期肠梗阻有哪些诱发因素和症状 ……………… 470

17. 妊娠期肠梗阻需要怎样处理 ………………………… 472

第十六章 妊娠合并妇科疾病的处理……………………………… 474

1. 高龄孕妇更容易患阴道炎吗 ………………………… 474

2. 妊娠期合并的细菌性阴道病是怎样发生的 ………… 475

3. 妊娠后发现滴虫性阴道炎，对胎儿有影响吗 ……… 477

4. 妊娠期间感染外阴或阴道假丝酵母菌病怎么办 …… 479

5. 妊娠期合并宫颈炎有哪些应对方法 ………………… 481

6. 怎么处理妊娠期发现的卵巢囊肿 …………………… 482

7. 宫颈肌瘤对妊娠有何影响 …………………………… 484

8. 肌瘤长在子宫肌壁间及浆膜下，对妊娠有什么影响 … 485

9. 妊娠合并子宫肌瘤的处理方法有哪些 ·············· 486

10. 妊娠合并子宫肌瘤的孕妇是否只能做剖宫产 ·········· 489

11. 合并子宫肌瘤对孕产妇的分娩和产褥期有哪些影响 ··· 490

12. 妊娠期发现外阴及阴道肿瘤该怎么办 ·············· 492

13. 妊娠期间发现宫颈肿瘤该采取什么措施 ·············· 493

14. 妊娠期发现卵巢肿瘤是否要终止妊娠 ·············· 495

15. 高龄孕妇是不是容易患妊娠滋养细胞疾病 ·········· 496

第十七章　科学胎教与产后康复 ···················· 498

1. 妊娠早期的胎教要侧重哪些内容 ·············· 498

2. 妊娠中期的胎教要侧重哪些内容 ·············· 500

3. 妊娠晚期的胎教要侧重哪些内容 ·············· 504

4. 如何进行音乐胎教 ···················· 507

5. 什么是美育胎教 ···················· 510

6. 抚摸胎教该怎样做才正确 ················ 511

7. 如何实施语言胎教 ···················· 512

8. 高龄产妇为什么要重视盆底康复 ·············· 514

9. 高龄产妇怎样恰当应对尿失禁 ·············· 516

10. 产后怎样有效进行盆底肌肉功能锻炼 ·············· 518

11. 如何正确使用凯格尔球 ················ 520

12. 怎样使用生物反馈仪进行盆底肌肉锻炼 ·············· 521

13. 什么是盆底电磁刺激治疗 ················ 523

14. 怎么处理孕产妇发生的耻骨联合分离 ·············· 526

15. 如何判断产后腹直肌分离 ················ 528

16. 什么时候应该开始进行产后检查 ·············· 532

17. 产后如何避孕 ···················· 534

18. 高龄女性是否更易发生产后抑郁症 ·············· 536

上篇 助孕篇

第一章 高龄女性生育问题概述

1. 什么是高龄妊娠

大家都知道，生娃要趁早。然而现代女性由于种种原因导致生育年龄推迟，不知不觉就跨入了高龄女性的行列，这种现象目前正日益凸显。

"幸福的家庭都是相似的，不幸的家庭各有各的不幸。"高龄生育当然也各有各的原因，通常可归纳为三种情况：其一，适孕年龄时，因为学业、事业、婚变、健康、观念等因素错失良机。殊不知生儿育女应该适时而为，也就是俗话说的该播种时就要播种，误了农时可能颗粒无收。其二，准备生育二孩的夫妇，等国家政策允许时，已经接近或者已是高龄。其三，独生子女家庭因为一些意外情况失去了唯一的孩子，高龄失独家庭渴望弥补。

那么，如何来定义高龄妊娠呢？

1958 年，国际妇产科联盟（International Federation of Gynecology and Obstetrics，FIGO）将"高龄产妇"定义为年龄 35 岁以上的产妇，因为这部分产妇与非高龄产妇相比，妊娠分娩结局较差，胎儿死亡率及产妇并发症的发生率较高，母婴预后结局较差。但若针对尚未妊娠的妇女来界定"高龄妊娠"人群，目前国际上并无统一标准。换句话说，就是多大年的妊娠女性算作"高龄"尚无定论，医疗界是否沿用和"高龄产妇"相同的年龄界值仍有待商榷。目前大多沿用"35 岁以上"作为判断标准，因为从生殖医学角度来说，女性年龄超过 35 岁，身体各项器官尤其是生殖系统会逐渐老化，卵巢的储备功能开始迅速减弱，生育能力呈指数级下降，妊娠的难度就会明显增加。我们把这一年龄视为一个坎，超过这个年龄要生育即便求助辅助生殖技术也会遇到诸多困难。高龄女性的助孕问题已成为令许多辅助生殖机构及患者本人十分头痛的问题。2019 年中华医学会生殖医学分会颁布的《中国高龄不孕女性辅助生殖临床实践指南》将≥"35 岁"定为女性生殖高龄的分界线。

于是人们要问了，已经错过了最佳生育年龄，还能做到优生优育吗？到底高龄女性适不适合妊娠呢？医学界目前存在两种观点：支持派认为随着当今女性保养手段的逐渐升级，推迟孕育时间没有问题；而保守派则坚信，超过 35 岁妊娠需慎之又慎，此时妊娠可能如履薄冰、如临深渊。然而，无论观点如何，谁都不能否定，女性的最佳生育能力与年龄密切相关，女性的最佳生育年龄并没有因社会进步和环境因素变化而发生改变。

当然，生育权是每位女性的基本权利，高龄女性同样享有法律上赋予的生育权，拒绝高龄女性的生育需求是残忍的，也是不切实际的。并不是所有的高龄女性都不应该妊娠，一旦妊娠就都有生育困难，而是高龄生育风险更大，这是人们必须面对的事实。所以对高龄女性来说，要想实现优生优育一定要提前做好准备，做足功课，为生育的圆满完成奠定基础。

2. 女性最晚生育年龄是多少岁

随着晚婚、晚育女性的不断增加，不仅美国、加拿大、澳大利亚等发达国家的高龄女性妊娠比例在不断增加，中国也面临着同样情况。2007 年中国高龄妊娠女性人口占比已由 1996 年的 2.96% 升高至 8.56%，而 2011 年我国高龄孕产妇的比例达 10.1%。国家卫生监管部门预测，2017 ～ 2020 年高龄孕产妇每年均达到 300 万例以上，约为往年的 1.3 倍。

由于我国文化及国情的缘故，高龄女性的生育问题一直未得到充分的关注。然而，随着我国人口老龄化速度的加快，伴随出现的高龄女性生育问题也适时地被提上日程。2016 年，随着我国全面放开"二孩"政策落地，长达 36 年的独生子女政策宣告终结。很多妈妈都不想自己的独苗宝贝太孤单，于是要求尽快生育的高龄妇女数量呈井喷式上升。据调查，目前符合"二孩"政策条件的妇女中 60% 以上超过 35 岁，而超过 40 岁者占 50% 以上。因此，进行生育咨询的高龄女性大幅增加，我国出现了高龄生育的热潮。

那么，女性最晚的生育年龄到底是多少岁呢？目前的共识表明，有效受孕年龄的最晚界限为绝经到来前的 10 年左右。有人推算，绝经年龄为 50 岁，则 40 岁是有效受孕年龄的极限。不过，根据个人体质不同，绝经年龄也会有约 10 年的变化幅度。实际情况中既会出现 30 多岁就绝经的人，也有 50 多岁还能自然受孕生育的人。此外，由于现代医学的发展，辅助生殖技术越来越成熟，生育的界限正一步步被突破。据报道，2016 年 4 月，印度哈里亚纳邦一位 72 岁妇女在接受 2 年多试管受孕辅助治疗后，终于生下了自己的第一个孩子，成为世界上年龄最大的初产妇。然而"超高龄妈妈"产子有极高生命危险，这仅是一个特例。医学上，一般对于 45 岁以上女性，妇产科医生不会建议其再次生育。

当然，高龄造成生育能力下降是客观事实，妇产科医生和生殖医学医生有义务向每一位打算在 35 岁以后生育的女性进行相关的科普宣教，告知女性身体的特点。高龄女性也需要知晓自己的受孕机会明显低于年轻人，40 岁以上女性每个月经周期的受孕机会更低，如果积极尝试 6 个月仍未妊娠，可以咨询生殖医学专家，接受必要的医学辅助治疗。

3. 女性妊娠与哪些器官相关

　　生殖是人类永恒的主题。人类通过生殖过程产生一代又一代的个体，使种族的生命得以延续。新生命的诞生由生殖系统完成。生殖系统的功能就是产生生殖细胞，繁殖新个体，分泌性激素和维持性征。了解女性生殖系统的组成，了解它们的位置、构造和功能，就显得很有意义。

　　女性的生殖器官是在青春期发育成熟的，分为外生殖器和内生殖器。外生殖器又称为外阴，包括阴阜、大阴唇、小阴唇、阴蒂、前庭、前庭大腺、阴道口、处女膜和会阴；内生殖器位于盆腔内，包括卵巢、输卵管、子宫和阴道（图 1-1）。这里重点介绍内生殖器官。

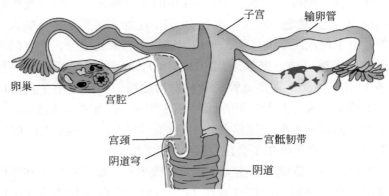

图 1-1　女性内生殖器官

　　（1）卵巢：是女性的生殖腺，左右各一个，位于子宫的两侧，输卵管的后下方，呈扁椭圆形。这是人体内唯一呈瓷白色的器官。其大小随年龄的增长而不同：性成熟期最大，其后随月经停止而逐渐萎缩。成人卵巢大如拇指。卵巢虽然不大，但非常重要。因为卵巢是产生卵子和分泌女性激素（雌激素、孕激素）的主要地方。卵子的成熟呈周期性。在一个月经周期中，卵巢内常有几个至十几个卵泡同时发育，但一般只有一个发育成熟并排出。随着卵泡的成熟，卵巢壁有一部分变薄且突出，排卵时卵泡就从这里破裂排出卵子而进入输卵管。一般情况下，女性自青春期起，每隔28天排卵一次，每次通常只排出一个卵子，排卵一般是在两次月经中间，即下一次月经前的第14天左右。例如，月经是10月28日来潮，那么10月14日左右则是排卵期。

（2）输卵管：左右各一，为细长而弯曲的圆柱形管道，每条长8～14cm。内侧端与子宫相连通，另一端呈漏斗状并游离，开口于卵巢附近，卵巢排出的卵子就是从这个开口进入输卵管的。我们经常把输卵管比作牛郎织女相会的鹊桥，因为输卵管的主要功能就是吸取卵巢排出的卵子，为卵子和精子提供结合的场所，并把受精卵送入子宫腔内。所以，如果"桥"断了或者不通畅，精子和卵子就不能相遇，无法妊娠。

（3）子宫：位于骨盆腔内，在膀胱与直肠之间，形状似倒置的梨子，前后略扁。上端宽大，高出输卵管内口的部分称为子宫底，中间膨大部分称为子宫体，下端变细呈圆柱形，称为宫颈，其末端突入阴道内。子宫体与子宫颈之间稍细部称为子宫峡部。子宫体内有一个三角形腔隙，称为宫腔，腔的上部与输卵管相通，下部与子宫颈管相通。子宫腔的腔壁上覆盖着子宫内膜。从青春期开始到更年期，子宫内膜受卵巢分泌的激素影响，发生周期性的脱落和出血，通过阴道流出即形成月经。如果性生活时精子从阴道进入子宫到达输卵管，并与卵子结合形成受精卵，子宫内膜就不会脱落和出血，等待受精卵的到来，使它在这里着床并发育成胎儿。分娩时子宫收缩，胎儿娩出。因此，子宫的重要功能就是产生月经和给胎儿提供生长发育的场所。

（4）阴道：介于膀胱、尿道和直肠之间，为女性性交的器官，也是月经流出和胎儿娩出的通道。它是一个富有伸展性的管状器官，上连子宫，下达阴道口。

　　女性的妊娠与以上介绍的每一个器官都密切相关。任何一个器官出了问题都有可能影响受孕。

4. 正常的妊娠过程与受孕条件是怎样的

　　受孕是指精子与卵子相遇、合为一体（即受精），受精卵经输卵管输送到子宫腔内的过程。性交后精液积存在阴道内，精液内有大量精子，精子的存活时间约为72小时，活动的精子通过子宫到达输卵管壶腹部与卵子相遇、受精，受精卵再经输卵管输送到子宫腔内，并在宫腔内"遨游"2～3天，寻找合适的落脚点，然后着床，在子宫腔内生长发育，直至足月分娩。

　　那么什么是卵子呢？卵子是从女性的性腺——卵巢中产生的生殖细胞。女性出生后，两侧卵巢有100万～200万个卵泡，到成年期只剩下10万多个卵母细胞。随着年龄增长，大多数卵泡自行退化，女子一生中只有400～500个卵泡发育成为成熟的卵子。卵子是人体最大的细胞，比精子大得多，有针尖那么大，呈球形，直径约为140μm，但肉眼还是看不到。卵子外面有透明带和放射冠，内有细胞核，核内有1条性染色体和22条常染色体，染色体载着遗传基因。成熟的卵子在输卵管只能存活24小时左右，如果碰不上精子就会自然死亡。它和精子能够结合的时间很短，为12～24小时，期限一过，即使还能碰上精子，也不能结合。成熟卵子的性染色体都是X，不像精子有X、Y两种。因此，下一代的性别与卵子携带的性染色体无关。也就是说，生男生女，决定权在男方而不是女方。

　　什么是精子？精子是指男性成熟的一种生殖细胞。男性的精液由精浆和精子组成，精子由睾丸产生，精浆由精囊腺、前列腺及尿道球腺分泌。男性每次射出的精液中有数亿个精子，但绝大部分精子在阴道酸性环境中失去活力或死亡，只有极少数精子能够克服重重障碍到达输卵管。

　　了解了以上这些知识，就可以弄清楚妊娠需要具备的 4 个条件。第一，正常的排卵，卵子排出后，要经过通畅的输卵管才能和精子见面；第二，通畅的输卵管，至少需要一侧的输卵管是通畅的。第三，好的、有活力的、能够用于受精的精子。而精子与卵子结合形成的胚胎需要在子宫内着床，肥沃的、适合于胚胎种植的子宫内膜必不可少，这就是第四个条件。因此，妊娠是人类集天时、地利、人和后被赐予的礼物。所以有问题不要讳疾忌医，应及早去医院检查。

5. 高龄女性的卵巢有什么变化

　　衰老是正常的生理过程，人体细胞自身的修复能力会随着年龄的增长而减弱，身体的各器官也会逐渐老化。现代医学发展使人类的寿命显著延长，但人类疾病的种类却有增无减。特别是现代生活中，环境污染、社会和工作上的压力、不良的饮食生活习惯等常使疾病呈现年轻化趋势，许多年轻人的身体都处于亚健康状态。到40 岁左右，很多女性的糖脂代谢就出现了异常，再加上卵巢功能下降，可能直接引起妇科内分泌失调。

　　深藏在女性身体内部的卵巢是"女人味"的源泉，默默掌管着女性从青春期到更年期的更替。卵巢的主要功能是产生卵子并分泌女性激素。自出生后，经青春期、生育期、更年期至老年期，女性一生卵巢的形态及功能有着一系列的动态变化。出生后，女性两侧卵巢里有 100 万～ 200 万个卵泡，但在青春期开始时仅剩余 30万～ 50 万个，到成年期只剩下 10 多万个卵母细胞。此后，每月仅一个成熟卵子排出，女性一生中有 400 ～ 500 个卵子排出，其他卵泡则闭锁。随着年龄的增长，卵泡数量会加速减少。到女性 40 岁时，大概还剩余 2.5 万个卵泡；至更年期，女性剩余的卵母细胞约为 1000 个，此时卵巢体积减小，重量减轻，一般只有生育年龄时的 1/3，表面皱缩，质地变硬，提示卵巢老化。

　　可以这样比喻：每一名女性一出生就带着一个宝囊，这个宝囊里装的就是卵泡，医学上称为卵泡池。随着年龄的增长，女性的宝囊里储备的卵泡越来越少。或者说，女性30岁是"富婆"，40岁尚能"温饱"，45岁就是"赤贫"了。因此，高龄女性妊娠的概率明显降低。

另外，女性年龄增长除导致卵子数量减少之外，也会引起卵子质量的下降。也就是说，高龄女性的卵泡，除了数量减少，质量也会发生变化，它们逐渐对激素不起反应，也就渐渐不排卵。即使排卵，卵子也容易发生染色体的异常，导致早期胚胎的异常，自然流产率也随之升高，同时生下畸形儿的比例也在升高，这是高龄生产的女性所面对的最大风险。

6. 高龄女性的子宫有什么变化

子宫是卵巢激素的靶器官。随着年龄的增长，由于逐渐失去雌激素的支持，子宫开始萎缩，主要表现为子宫肌肉组织的萎缩，使子宫壁变薄且质地变硬。绝经后子宫体会缩小。成年女性的子宫长7～8cm，重约50g；而到了60岁后，女性子宫的长度缩小至5cm，重约30g。因此，高龄女性容易出现月经紊乱、月经量减少及经期延长等现象。

不过，随着年龄的增长，子宫的变化不会像卵巢那么显著。有研究显示，接受卵子捐赠者的高龄妇女的活产率仍然和年轻妇女相近，表明卵巢仍然是维持生育力的决定性因素。

另外，随着女性年龄的增长，女性出现子宫肌瘤、子宫内膜息肉、子宫内膜异位症、子宫肌腺症、宫颈病变及慢性盆腔炎的概率都将明显增加。如果说受精卵是种子，子宫就好比土壤，子宫环境不佳，会阻碍受精卵的正常着床和胎儿的发育。高龄女性的子宫容易出现病变，这些因素会导致生殖道解剖的异常及子宫腔内环境的改变，从而影响胚胎的着床，增加流产率及孕产期发生并发症的风险。

那么如何来判断子宫是否健康呢？可以根据月经的情况来判断。

（1）月经周期及经血颜色：正常情况下女性的月经周期时间为28天左右。如果月经周期太长或太短且不在这个范围之内，那么子宫很有可能存在一些问题。

正常的月经是由子宫内膜周期性脱落导致的。正常情况下女性的经血颜色暗红，有些女性在经血中可能还会伴随着少量的血块。如果经血颜色异常，太浅（淡红色），或者太深（暗黑色），就表明子宫内膜的脱落出现异常。

（2）痛经：很多女性在生理期都存在腹痛难忍的症状，称为痛经。痛经的出现大多是由子宫造成的，最常见的原因是合并子宫肌瘤或子宫肌腺症等。

7. 高龄女性为什么妊娠难

25～29岁是女性的最佳生育年龄，随着女性年龄增长，女性生育力逐渐下降。然而生育权是每位女性的基本权利，高龄女性同样享有法律上赋予的生育权。

目前，不孕与流产被认为是高龄备孕的两大难题。

第一大难题——不孕。高龄备孕女性首先要认识到，不是做了完全的准备就一定能怀孕。据美国辅助生殖技术协会数据，2016年20～24岁女性不孕症发生率为6%，25～29岁为9%，30～34岁为15%，35～39岁为30%，40～44岁为64%。生育力下降的主要原因是卵巢功能的降低和子宫内膜容受性的下降。卵巢功能的降低表现为卵泡数目减少及卵子质量下降。卵子质量下降表现为染色体非整倍体率的增加、线粒体功能减退和活性下降等。尽管辅助生育技术可以解决很多不孕问题，但是结果并不尽如人意。实际上，高龄女性的助孕问题已成为许多辅助生殖机构与患者本人十分头痛的问题。高龄女性因不孕寻求帮助时，会遭受更多的拒绝和打击。

也许有人会问："我的月经周期很规律，为什么生育力能力下降了呢？"

答案是当女性卵巢刚开始老化时，一般不会有明显的临床症状，因为卵巢激素仍在持续分泌，女性也仍有排卵和规律的月经。但随着卵巢老化的进展，历尽沧桑、精力耗竭，卵母细胞池逐渐缩小，小窦前卵泡分泌的抑制素 B 减少，而抑制素 B 的减少可导致卵泡刺激素（FSH）分泌增多。在卵泡期如果 FSH 的分泌增多，会促使卵泡发育加快，优势卵泡的选择提前，卵泡期缩短，进而月经周期缩短，因此卵巢老化最早的临床症状可能仅仅是月经周期的缩短，但此时卵巢老化已经较显著了。故而，当女性注意到月经周期缩短或不规律时，其生育能力可能已经出现了很大程度的下降。

第二大难题——流产。对于高龄女性来说，即使备孕成功了，也只是万里长征的第一步。女性在 35 岁以后，流产率显著增加，低于 35 岁人群平均流产率为 10%，而至 44 岁可高达 65%。胚胎非整倍体率的增加是引起早期流产的主要原因。另外，子宫内膜血流减少，雌激素、孕激素受体的减少，基质细胞中 DNA 含量降低，胶原含量增加，子宫内膜容受性下降都是原因之一。同时随着年龄的增长，妇科疾病、慢性内科疾病等的发病率逐渐上升，对胚胎着床和发育会产生不利影响，导致妊娠率降低、流产率升高。除此之外，高龄女性妊娠期出现异常情况，如妊娠期高血压综合征、妊娠期糖尿病、胎儿宫内生长受限及发生低出生体重儿等的概率均较年轻孕妇增加。

8. 高龄女性容易内分泌失调是什么意思

随着年龄的增长，女性各个器官的代谢开始减慢甚至发生衰老。因此，皮肤暗黄，出现色斑、痘痘、皱纹、黑眼圈，伴随失眠、便秘、肥胖等，成为困扰高龄女性的现实问题。严重者出现月经不调、痛经、绝经期提前等，这些现象可能与子宫和卵巢内分泌异常有关。而高龄女性由于生活、工作压力比较大，情绪不稳定，又特别容易因忧郁、急躁、易怒而思虑过度，从而出现内分泌失调。

那么，通常所说的内分泌是怎么回事呢？如何判断女性的内分泌是否正常呢？

一般医学上判断女性内分泌是否正常要通过内分泌激素的测定。一般在月经期的第 1 ～ 3 天检测血液中性激素的水平，也就是激素六项。不少女性都知道激素六项，但通常看到检验结果后却一脸懵，因为它跟普通的检验单不同，划分了很多期，每个期的参考值范围都特别大，看了后也不知自己是否正常。下面简单予以说明。

第一个重要的激素是卵泡刺激素，简称 FSH。FSH 是由脑垂体分泌的一种促性腺激素，作用于卵巢颗粒细胞，可促进卵泡的生长、发育与成熟，它在卵泡早期维持在较低水平。它的值可以间接反映卵巢的储备水平。为什么说是间接反映呢？因为 FSH 其实不是由卵泡自己产生的，而是垂体分泌的，但它的分泌会受来自卵巢上卵泡分泌的雌激素影响。当卵泡池中存货足够，也就是有很多的窦卵泡在等着被招募，那垂体只需要分泌适量的 FSH，即可以达到成功招募的目的。然而，当卵泡池中存货不多时，垂体则需要分泌更多的 FSH 才能招募到一个可以成长为优势卵泡的窦卵泡。因此，垂体分泌的 FSH 的多少与卵巢储备功能有关。一般而言，当 FSH 为 15 ～ 20IU/L 时，提示患者的卵巢储备功能低下。FSH 在男女两性体内都是很重要的激素，它调控着发育、生长、青春期性成熟及与生殖相关的一系列生理过程。

第二个重要的激素是促黄体生成素，简称 LH。LH 也是由脑垂体分泌的一种糖蛋白激素，基础水平为 5 ～ 10IU/L，一般在月经来潮的第 2 ～ 5 天抽血检查。LH 与 FSH 共同作用促进卵泡成熟，并分泌雌激素和排卵。LH 在体内的分泌是波动性的，在排卵前明显升高，可达 40 ～ 200IU/L。LH 的测定一般有以下作用。

（1）确定最佳受孕时间：在月经周期中，LH 高峰一经出现，则预示 24 ～ 36 小时后卵巢就会排卵了。备孕的朋友都知道排卵试纸，其实排卵试纸就是测 LH 的试纸，如果测到双线也就是阳性，通常提示即将排卵。

（2）鉴别原发性（卵巢性）闭经与继发性（垂体性）闭经：可以帮助进一步确诊病症。原发性（卵巢性）闭经时患者血清中 LH 含量多升高，而继发性（垂体性）闭经则出现血清 LH 含量降低。

（3）血清 LH 升高或降低可能是许多相对应病症的原因。临床常见的多囊卵巢综合征患者通常表现为月经期也就是基础状态下的 LH 升高，需要结合性激素水平、妇科超声检查结果及患者月经的情况来诊断。

第三个重要的激素就是雌二醇（E_2），又被称为雌激素，俗称女性激素。它由卵巢的卵泡分泌。随着卵泡的不断成熟，雌激素不断增加，排卵期会达到一个高峰，为 70 ～ 1835pmol/L。雌二醇的作用是促进女性性器官成熟及第二性征出现，并维持正常性欲及生殖功能。女性 35 岁后，卵巢功能开始减退，一般雌激素分泌减少。因为雌激素水平很容易受月经周期、口服避孕药及卵巢囊肿等诸多因素的影响，所以医生常将它与 FSH 结合起来评估女性的卵巢功能。

第四个重要的激素是黄体酮。它由卵巢的黄体分泌，主要功能是促使子宫内膜从增殖期转变为分泌期，主要在月经的后半周期发挥作用。血黄体酮浓度在排卵前为 0 ～ 4.8nmol/L，排卵后期为 7.6 ～ 97.6nmol/L。排卵后期如果血黄体酮值偏低，常见于黄体功能不全、排卵型功能失调性子宫出血等。

总之，女性通常所说的内分泌失调就是以上的一些激素水平发生了变化，特别是随着年龄的增长，这些激素水平的变化都较大。当然有些女性早期出现的一些症状并不一定都能通过激素的检查反映出来，这需要医生结合病史和查体等情况来综合判定。

9. 精神压力大会影响高龄女性受孕吗

高龄女性备孕时通常由于家庭的压力和身体的原因，想要宝宝的愿望很迫切，但同时又有很多顾虑。有人会想：自己年纪这么大，没有太多的精力照顾孩子；或者自己老去时，孩子却还没有长大怎么办呢？还有些人则对于自身能不能孕育一个健康的孩子而存在着很多的担心：怕自己怀不上，没有资格拥有一个孩子；担心怀的宝宝不健康；或者担心自己的身体吃不消。这些想法给女性自身带来很多的心理负担。但是当这些高龄女性想通了上述问题，决定备孕后，又常出现一个共同的心理特点，那就是急不可待。结果是越急着妊娠，越是迟迟不见动静，处在一个忧郁、焦虑、恐惧的负性情绪中。其实这些心理压力对备孕夫妻是极为不利的。

人是一个整体，人体的各个系统间需要协调工作，特别是神经－内分泌－免疫系统会相互影响。随着年龄的增长，身体组织器官的功能会下降，神经－内分泌－免疫系统之间的调节能力也会变弱。当其中任何一个环节出现问题时，会影响机体的整体状态。不良情绪的长期积累会导致身体免疫力下降，影响控制排卵的"司令部"，引起内分泌紊乱，从而引起不孕。总之，精神压力过大、内分泌代谢异常、免疫紊乱常互为因果，协同危害生殖功能，既可影响卵子的质量，加速卵巢衰退，也会影响随后的胚胎着床及发育。

很多高龄不孕患者承受着巨大的精神压力，多年的助孕治疗中过多药物的应用也会影响身体的机能，年龄因素及卵巢功能下降既会引起内分泌相关异常及代谢性疾病，还可能导致失眠；而长期失眠会影响女性的激素合成，进而形成恶性循环，最终导致女性的卵巢功能受到极大的影响，所有这些都不应被忽视。因此，医生在为高龄女性进行助孕治疗时不应仅仅着眼于遗传、免疫等单个因素，而应从整体角度考虑问题，帮助高龄女性首先通过合理的饮食、运动、调理及辅助药物治疗，把体力、精力、内分泌和代谢情况调节至最佳状态，再着手解决生育问题。

因此，建议高龄女性"顺其自然，为所当为"。顺其自然，即遵循客观规律的发展去做事；而为所当为，就是去做应该做的事。

不要无为而为，也就是说做不成的事情不要刻意去做。学会坚持，懂得放弃。高龄生育有时也存在很大的运气成分，在有条件治疗（身体条件、经济条件、心理条件）时，学会坚持。在没有条件治疗时，特别是超高龄生育，目前医学上也无法提供助力解决时，就要学会放弃。放弃未尝不是一种积极的生活态度，只要乐观向前看，生活同样精彩。

10. 高龄女性生育的风险有哪些

从生理学的角度来说，医学界比较公认的最佳生育年龄是女性25～29岁，男性25～35岁。这个年龄阶段的身体免疫力和适应能力均较强，骨盆韧带、肌肉组织弹性和扩展度较强，生殖功能最旺盛，卵子的质量也最高，因此胎儿畸形率较低，难产率低，妊娠期、分娩期和产后期的并发症最少。

当女性年龄≥35岁以后，其自然流产风险开始显著增加，妊娠率和活产率开始显著下降，各种妊娠合并症、并发症的发生风险不断上升。随着年龄的增长，女性生育力下降，不孕症的发生率也逐渐升高。

2012年加拿大妇产科协会发表的高龄女性指南中指出，自然状态下女性的妊娠率随年龄的增长而降低，当46岁左右时，自然妊娠率趋于0；与此同时，35～45岁的妊娠女性自然流产率可达40%，45岁以上为60%～65%；在活产率方面，38～40岁女性活产率为19.2%，40～42岁则迅速降为12.7%，43～45岁为5.1%，而45岁以上仅为1.5%，≥45岁以后活产率接近零。

同时，新生儿出生缺陷如21-三体综合征（又称为先天愚型或唐氏综合征）、小儿脑瘫等的发生风险也会随着女性年龄的增长而升高；40岁以上女性妊娠时发生胎儿宫内生长受限（IUGR）及低出生体重儿的概率也在升高。另有报道称，高龄妊娠女性生育的后代患肿瘤如白血病，神经系统疾病如自闭症，代谢性疾病如高血压、糖尿病等的发生率均升高。例如，大家了解得比较多的21-三体综合征，它的发生率与年龄密切相关。其在20岁的女性中的发生率为1/1477，30岁时为1/939，而35岁时为1/353，到40岁时为1/85，44岁时为1/39。而所有染色体异常的年龄相关风险从20岁的1/526、30岁的1/384、35岁的1/204、40岁的1/65增加至45岁的1/2。

此外，高龄女性的妊娠相关风险也显著升高。45岁左右孕妇的慢性高血压发生率较25～29岁孕妇升高2.7倍，妊娠合并糖尿病的发生率升高3.8倍，妊娠期糖尿病的发生率升高10倍，妊娠期高血压的发生率升高1.89倍。40岁以上妊娠的女性将会面临更高的卒中和心脏病发生风险。

对于高龄产妇来说，因为人体的整体功能有所下降，骨盆的韧带、肌肉弹性均有所减退，所以产妇的体力及子宫收缩力也有所下降，软产道纤维组织增多，因此分娩时通常产程延长，造成难产、手术产的概率呈明显上升趋势，增加了分娩的痛苦和并发症的发生。

另外，不容忽视的是，高龄妇女中已有相当一些人合并慢性疾病，不少人在非妊娠状态下多无自觉症状而未被发现。然而，妊娠生理的改变很可能加速这一类潜在疾病的发生、发展甚至危及妇女的生命安全，因此妊娠对高龄女性的身体各器官都将是一个严峻的考验。对于超过40岁的妇女，孕前需进行非常全面和严格的体检，尤其需要充分评估心肺功能，排除增加妊娠风险及死亡率的慢性疾病甚至恶性肿瘤。需特别指出的是，即使在进行了全面检查后妊娠的高龄女性仍不能完全避免因高龄带来的各种围生期增高的并发症风险（图1-2）。因此，对于40岁以上的女性来说，孕前咨询阶段就应当告知其高龄伴随的妊娠风险、最佳的健康体重增长，并注意对其进行并发症的筛查，促进最佳健康和体重的达成，保证母婴安全。

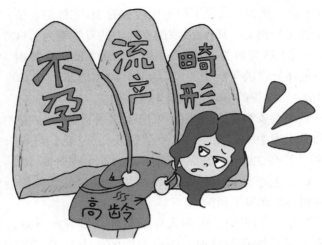

图 1-2   高龄妊娠所背负的生育风险

11. 高龄女性生育应该做哪些准备

（1）调整好心态：这是首先必须做到的。所有女性都应该知道高龄造成生育能力下降的客观事实。35 岁以上的女性需要知道自己的受孕机会明显低于年轻人群，如果积极尝试 6 个月仍未妊娠，最好的解决方法是咨询生殖医学专家，接受必要的医学辅助治疗。年龄超过 40 岁的女性应清楚自身存在的妊娠风险，包括相对高的流产风险，妊娠并发症如糖尿病、胎儿宫内生长受限及低出生体重儿等发生率高的风险，同时在妊娠前需要进行某些疾病的筛查，如糖尿病和高血压。

（2）夫妻双方都进行一次包括妊娠前检查的全面体检：一般建议去综合性医院进行健康体检，可在医院的生殖中心和妇产科门诊进行。妇产科方面的检查应包括妇科检查，宫颈细胞学筛查（目前主要是液基薄层细胞学检查），子宫和双侧附件的 B 超检查。同时还建议筛查高危型 HPV 和 TORCH 等。生殖中心则可以进行全面的生育力评估。

（3）积极备孕，保持健康饮食、运动和规律作息：避免吸烟、过度饮酒、喝过量的咖啡，禁止吸食毒品、接触毒物或有害化学品。

对于月经规律的女性，从月经结束后，注意保持规律的性生活（2～3次/周），这样有助于增加受孕机会。医学上将排卵前后的6天定义为"受孕窗"，如果能在这6天之内保持每1～2天1次的频繁性生活将获得最大受孕概率。如果性生活不那么频繁，或者夫妻两地生活、一方经常出差，建议适当掌握一些预测排卵的方法，如测量基础体温、使用排卵试纸等，对于提高受孕概率会有帮助。

（4）积极介入检查：备孕二胎的夫妇至少有一次生育史，部分还有流产、异位妊娠、剖宫产等病史，这些情况都可能对再次生育产生影响。在解除避孕措施后，正常性生活一年，如仍不妊娠，应尽快去医院进行检查。对于高龄女性更应提前做好检查介入，以便尽早发现问题，积极进行治疗。

（5）积极治疗相关疾病：这对于高龄夫妇尤为重要。对于不孕夫妇的治疗措施除了综合患者既往生育史、手术史、输卵管病变程度、丈夫精液情况、是否合并其他不孕因素等制订有针对性的治疗方案外，对患者年龄、卵巢储备功能的掌握更为重要。对于同样的不孕因素但不同年龄的夫妇，医生给出的治疗方案很可能大不相同，治疗时机也不同，称为个体化治疗。

（6）一旦成功受孕，应该尽早进行产前检查：35岁以上女性妊娠在医学上称为高危妊娠，发生染色体异常或畸形胎儿的风险增加，在妊娠3个月时就应该开始产前检查（如测量胎儿颈后透明层厚度、绒毛活检、唐氏筛查及必要的羊水穿刺），给医生充分的时间开展产前诊断，以便及早发现异常情况。

（7）关于分娩方式：高龄不是进行剖宫产的绝对指征，建议妊娠前就养成健康饮食、规律运动的良好生活方式，妊娠期坚持运动，控制体重，避免胎儿过大，如果没有阴道分娩禁忌，高龄产妇一样有希望顺产。

（8）需要注意的是高龄父亲似乎会增加某些疾病发生的风

险：如自发性流产、某些常染色体显性遗传病、自闭症谱系疾病及精神分裂症等。如果男性大于 40 岁，也应当进行这些可能风险的咨询。

总之，高龄生育者一定需要付出努力才能赢得胜利。

12. 高龄女性的助孕策略有哪些

年龄是影响女性生育力的不可抗拒因素。无论是自然妊娠或者进行辅助生殖技术（ART）助孕治疗，均不可逆转年龄相关的生育力衰退。因此，及时抓住生育的最后机会是重中之重。早期检查及积极处理是高龄女性解决生育问题的主要思路。

2014 年美国妇产科医师学会及美国生殖医学会的联合声明提示，超过 35 岁的妇女应在试孕半年后积极进行不孕评估和相关治疗，而 40 岁以上的妇女则应立即进行检查和治疗。然而，即便做了这些规定，风险可能依然不可避免。面对大量高龄甚至是超高龄妇女迫切要求接受辅助生殖技术治疗的今天，生殖医学专家需要随时保持清醒的头脑，认识到高龄女性的生育力及身体条件已经明显下降，在进行助孕前必须对其生育力及身体状况进行充分的评估，包括卵巢功能、心理及经济条件等的评估，并需要进行充分的知情同意，否则会带来许多麻烦。

高龄有生育要求的女性行助孕治疗的目的是提高每个周期的生殖力，缩短期待自然妊娠试孕失败的时限。主要助孕的方法有以下几种。

（1）促排卵指导同房或者人工授精。如果女方年龄＜ 40 岁且卵巢储备能力评估尚可，可先试行促排卵指导同房或促排卵后进行人工授精治疗 3 个月。

（2）体外受精 - 胚胎移植（IVF-ET）技术，俗称试管婴儿技术。对高龄女性来说应适当放宽试管婴儿的指征。试管婴儿是通过人工挑选精子、卵子进行受精，然后筛选出比较优质的受精卵培育成胚胎，最后再移植到女性子宫妊娠的一种方式。它具有以下几点好处：①缩短备孕时间，高龄女性自然受孕的概率非常低，很多家庭备孕一两年都没见动静，而试管婴儿可以通过人工的方式进行体外受精，整个过程可控制性比较强，大大提高了高龄女性妊娠成功的概率，缩短了备孕的时间。②便于优生，高龄女性妊娠很容易出现胚胎质量低、胎儿畸形等情况，试管婴儿可以通过体外培养受精卵，然后挑选最优质的胚胎移植，最大限度地保证胎儿健康，有利于优生（图 1-3）。

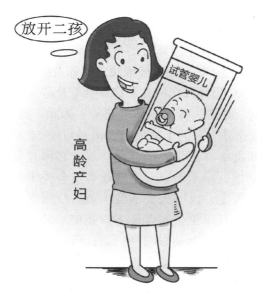

图 1-3　试管婴儿技术帮助高龄女性受孕

　　然而，高龄女性是否可以作为 IVF-ET 的单一指征目前争议仍然很大。对于生育力已接近丧失的妇女进行积极的 IVF-ET 治疗，其最终成功受孕的效率和效果也需进一步加以探讨。进入生育衰退期而需要 ART 治疗的妇女是目前生殖医学面临的最大挑战。超过半数的高龄女性存在卵巢的低反应，从而导致 ART 周期取消率增加及临床妊娠率明显降低的情况。其他辅助手段如口服避孕药及雌激素预处理、脱氢表雄酮、生长激素甚至中医药也纷至沓来。但欧洲人类生殖和胚胎学会的指南一直强调目前并未有任何一种促排卵方案更占优势，也没有任何一种药物对卵巢储备及助孕结局有确切改善作用，且其安全性也并未得到证实。

为了进一步保证母胎的安全，高龄女性需更严格地控制胚胎移植数，必要时应进行选择性减胎，避免多胎妊娠的发生。同时要向高龄女性充分说明，尽管辅助生育技术可以解决很多不孕夫妇的生育相关问题，但是并不能弥补由于生育年龄高而导致的自然生育能力下降。

（3）赠卵治疗：使用赠卵行助孕治疗是目前解决高龄女性不孕最有效的助孕措施，妊娠率主要取决于赠卵者的年龄。另外，随着孕妇年龄的增长，母体及产科并发症发生率升高，包括产妇死亡、高血压、糖尿病、早产、低出生体重儿等。因此，虽然有 63 岁女性接受供卵后妊娠并生育的个案报道，但是对于 50 岁以上女性是否可以接受供卵助孕在医学界仍存在争议。必须充分告知接受赠卵的高龄不孕女性，根据国家卫生健康委员会关于人类辅助生殖技术规范的有关规定，仅有人类辅助生殖治疗周期中剩余的卵母细胞可作为赠卵，且每位供卵者最多只能使 5 名女性妊娠。因为受到社会伦理及道德观念的影响和约束，所以供卵者极少，远不能满足临床需求。因此，生殖中心在实际操作过程中必须严格掌握适应证和禁忌证，使有限的宝贵卵母细胞资源得到合理充分的利用。

13. 高龄女性如何保养卵巢以提高生育力

随着现代社会的进步，生活质量的提高，很多高龄女性始终保持着健康的身体和年轻的容貌，所以无法面临和接受卵巢功能下降和生育力下降的现实，希望医生能够提供卵巢保养的药物或保健方法以避免或延后卵巢功能的下降。其实，通过前面的介绍，大家已然知道，卵子数量和质量随着年龄的增长而下降是无法逆转的。对于大于40岁的卵巢功能已经下降的女性，"卵巢保养"也不可能像变魔术一般变出好卵子来。而通过心态和生活方式的调整，可以维护卵巢功能并适当减缓它的下降速度。

以下就是建议的卵巢保养"秘籍"。

（1）改掉不良的生活习惯：①熬夜，女性长期熬夜会影响卵子质量。作息应尽量规律，不要熬夜，尽量在晚上11点前睡觉。②长期烟酒，会增加胎儿的畸形率，影响胚胎的发育。要想拥有健康的宝宝，建议起码提前半年做好戒烟、戒酒的准备。

（2）饮食调整：①注意不要大补，坚持清淡饮食为主。民以食为天，吃得好是很重要的事情。食疗是越来越多的现代人注重的生活方式，针对备孕的男女，一些医院也有专门的备孕药膳可供选择，以食疗的方式调整体质。特别是对于体质偏弱、偏虚的人群，可以先进行一段时间的体质调整，帮助备孕者达到更好的状态。要提醒的是，妊娠之前没有必要大补特补，如吃人参、当归等，除非体质羸弱的人群才可以使用。注意少吃辛辣和太过温热的食物。女性妊娠本来体质就容易变得温热，所以应以清淡一点的饮食为好，避免给身体带来负面影响。②备孕期间膳食应多种多样，如谷薯、蔬菜、水果、畜禽鱼蛋和大豆、坚果等都要吃一点，要常吃含铁丰富的食物，选用碘盐，疫情期间更要注意营养均衡，不偏食。③建议选择易获得、耐存储的深色蔬菜，如菠菜、油菜、胡萝卜、西红柿、西兰花等。④多进食奶制品和大豆制品，补充优质蛋白质和钙。⑤鱼、禽、蛋和瘦肉可提供人体所需要的优质蛋白质、维持正常免疫力和促进组织细胞修复。

（3）适当运动：高龄女性备孕期间，运动也是必不可少的。妊娠之前3个月到半年就要开始加强锻炼，提高身体素质，为生育做好准备。每周进行2～3次有氧锻炼；每天至少活动30分钟，最好选择一些不太剧烈的运动，特别是对于平常没有运动习惯的人来说，避免因激烈运动造成身体不适或损伤。一般选择慢跑、快步走、游泳等缓慢运动更为合适。还可以适当多做一些难度不大的瑜伽动作，增强身体柔韧度。做好体重管理，调整妊娠前体重指数（BMI）至适宜水平（$18.5 \sim 23.9 \text{kg/m}^2$）。

（4）保持情绪平和，缓解工作压力，保持乐观的心态。

（5）中医的养生方也有一定的帮助，但一定要选取合格的中药材，以免适得其反。

（李　文　孙宁霞）

第二章　高龄女性生育力评估

1. 导致生育力低下的原因有哪些

　　什么是生育力呢？女性生育力是指女性能够产生卵母细胞及卵母细胞受精并孕育胎儿的能力。简而言之，就是女性可以正常生育并成为母亲的潜力。根据世界卫生组织（WHO）相关数据的预测，不孕症将成为继肿瘤及心脑血管疾病之后危害人类健康的第三大疾病。在发达国家有 5% ～ 8% 的夫妇受到不孕症的影响，甚至在一些地区，不孕症发病率已经高达 30%。全世界不孕症人数达到了5000 万～ 8000 万，而且每年以 200 万的数量在增长。大部分不孕症与生育力下降有关。

　　那么女性生育力与哪些因素有关呢？

　　（1）年龄：女性的卵子属于"不可再生资源"。从胎儿期开始，女性卵泡即开始不断退化闭锁，至出生时约剩余 200 万个，儿童期的卵泡继续不断退化，至青春期约剩余 30 万个卵泡。进入青春期后，每个月经周期都会有一批卵泡（3 ～ 11 个）经过募集选择，其中一个成为优势卵泡最终发育成熟并成功排卵，其余卵泡则发育至一定阶段后通过细胞凋亡机制自行退化。对于有限的卵泡，就好似"银行中的存款"会越变越少，到绝经后"存款"数量接近于零。有人会说："每个周期减少 10 多个卵泡，而我有 10 万个卵泡，对我来说'存款'足够用了。"事实并不是这样。女性一生中最多可排出 400 多个成熟卵子。女性卵巢的储备功能处于不断减退的状态，而 35 岁以后的女性，其储备功能将出现直线下降的趋势。所以，对高龄女性备孕而言，年龄相关的生育功能下降是无法避免的，时间是生育的"生命线"。

（2）不良的生活习惯：吸烟、酗酒、吸毒；长期熬夜或睡眠不足；情绪波动，如精神受到打击、过度忧虑等，这些都会影响卵巢功能并且导致生殖内分泌的紊乱，造成生育功能下降及不孕症的发生。

（3）疾病因素：性器官相关的占位性病变，如卵巢肿瘤、子宫肌瘤等经手术切除病变的过程中可能造成相应生殖器官的创伤和组织破坏。另外，在一些疾病治疗过程中可能使用某些药物或射线造成性腺储备功能的损害，如化疗药物、放疗的射线、免疫抑制剂等。

（4）感染：尤其是性传播疾病。感染的破坏可以波及生殖道、性腺，如不洁的性生活、人工流产引起子宫内膜炎、输卵管炎造成子宫腔粘连、子宫内膜损害、输卵管阻塞等；盆腔炎症也可造成卵巢储备功能的破坏。

（5）职业及环境因素：长时间接触化工化学试剂，如塑料、油漆、化工原料的生产和销售环境暴露；不良环境暴露，如电离辐射、高压区域、变电站、放射设备；高温环境，如厨房、锅炉房等；久坐，如职业司机、工厂从业者；长时间接触噪声，如机床、船舶等行业从业人员。

（6）遗传性因素：先天性性腺发育不良、卵巢早衰、生殖道畸形等。

（7）营养过剩或营养不良：如维生素D缺乏、叶酸缺乏、缺碘等，过度肥胖及体重过低也会影响生育功能。女性过度肥胖可能出现排卵障碍，对促排卵药物反应不良，影响卵子质量及子宫内膜的功能。

了解这些影响女性生育力的因素后，建议高龄备孕女性在平时的生活及工作中注意避免导致生育功能下降的因素，如改善生活习惯、避免熬夜、吸烟等，避免接触化工原料、辐射等，注意合理膳食、均衡营养。

2. 如何进行生育力初步评估

针对受孕的整个过程及影响因素，生育力的评估主要分为以下几个方面。

（1）卵巢功能的评估：随着女性年龄的增长，卵泡的数量明显下降，卵子的质量也明显下降。如何评估卵巢功能，最为直观的就是评估窦卵泡数。卵泡发育至窦卵泡才可以在超声下被识别和计数。

卵泡的发育是一个连续的过程，卵巢内储备的大部分卵泡为处于休眠状态的始基卵泡。始基卵泡经激活发育成窦卵泡，窦卵泡再经过募集、选择，发育成为优势卵泡后排出。每个月经周期会有一批卵泡被募集，经过选择后，一般只有一个卵泡可以发育成熟后排出卵子。

然而，随着卵巢储备功能的下降，被募集的这一批卵泡数量也随之下降，因此 B 超下的窦卵泡的数量可以反映卵巢的储备功能。一般方法是在月经期的第 2 ～ 5 天的基础状态下，通过 B 超进行检查。如果双侧卵巢的窦卵泡数量小于 5 个，则提示卵巢功能开始下降。

此外，还可以通过抽血检测性激素的方法来判断。一般也是在月经期的第 2 ～ 5 天的基础状态下进行。窦卵泡是在 FSH 的作用下发育成熟形成排卵前卵泡，其调节方式为负反馈调节。当卵泡数量减少时，FSH 水平会相应地升高，促进更多的卵泡发育，因此基础状态下的 FSH 水平也可以在一定程度上反映卵巢功能。如果 FSH > 10U/L，一般提示卵巢功能的下降；如果 FSH > 40U/L，则提示卵巢功能衰竭或处于绝经状态。但血液 FSH 水平波动及差异较大，且受月经周期影响，这并不是最理想的评估卵巢储备的手段。

反映卵巢储备功能的激素还有一种：AMH（anti-Müllerian hormone），又称为抗米勒管激素。目前 AMH 已成为评估女性卵子库存量的重要指标之一，通过检测血清中的 AMH 浓度，可明确得知女性卵巢内卵子的剩余数目。卵泡中的颗粒细胞会产生 AMH，这样的卵泡主要是小窦卵泡和窦前卵泡，而这两种卵泡与卵泡池中的"存货"是密切相关的。当"存货"减少，产生的 AMH 少，相应在血液中测出的 AMH 水平就低。目前国际上公认，当 AMH ≤ 1.1ng/ml 时，卵巢储备低下。AMH 的正常值为 2 ～ 6.8ng/ml，AMH 数值越高，代表卵子存量越丰沛，适合受孕的黄金期较长；AMH 数值越低则卵巢功能越差，35 岁以后 AMH 值会开始急剧下降，当 AMH 值低于 0.3ng/ml 时，表示卵子库存量已严重不足，几乎难以受孕。AMH 不受月经周期的影响可随时进行检测，因此 AMH 可作为预测卵巢储备的理想标志物。

（2）输卵管通畅性的评估：可通过输卵管通液术、子宫输卵管造影术、腹腔镜直视下的输卵管通液检查或宫腔镜下经输卵管插管通液术进行评估。在此后的章节中有详细介绍。

（3）宫腔的评估：①输卵管造影检查，可以初步评估宫腔的形态，对于宫腔粘连、子宫内膜息肉、子宫黏膜下肌瘤、子宫畸形等均有一定的提示作用。②超声检查，作为一种无创检查，在妇科领域发挥着重要作用，尤其是 3D 宫腔超声评估的发展和完善后，现在的超声检查常可提示宫腔的异常情况。③宫腔镜检查，是评估宫腔情况的金标准。通过宫腔镜，将内镜放置到宫腔内，可以直观地观察宫腔的形态，对于宫腔异常的诊断准确性高。此外，宫腔病变可在宫腔镜下直接进行相应的治疗。

（4）全身状况的评估：高龄女性合并其他系统疾病的风险增加，需进行系统评估，如评估心肺功能、肝肾功能等身体状态是否可以耐受妊娠过程，以及排除是否存在不适合妊娠的情况，如感染性疾病、遗传性疾病等。

3. 高龄女性自然受孕概率大吗

随着越来越多的育龄夫妇推迟生育计划，以及我国"二孩政策"全面放开，高龄夫妇希望生育的比例逐渐增加。我国高龄妊娠妇女的数量已由 1996 年的 2.96% 上升至 2007 年的 8.56%。然而，年龄是导致女性生育力下降和流产率增加的危险因素。

女性生殖的衰老历经青春期、生育期、绝经过渡期和绝经期一系列变化，呈现出生育能力自然减退的过程。在正常生理情况下，女性的生育能力从青春期月经初潮开始，18 ～ 20 岁趋于成熟，30 岁后卵巢重量和体积开始下降，且原始卵泡数量会随着卵巢的缩小呈指数形式衰减。

随着年龄的增长，高龄女性体内会发生一系列的变化。

（1）卵巢衰老：女性 30 岁以后卵巢的重量和体积开始下降，且原始卵泡的数量会随着卵巢的缩小而衰减。这便意味着随着年龄的增长，卵巢储备功能的下降。

（2）妇科并发症增多：高龄女性更可能患有盆腔炎症、子宫肌瘤、宫颈病变等妇科疾病。

（3）脏器衰老：随着年龄的增长，女性的脏器功能趋于衰老，患内科疾病的风险也进行性地增加，如高血压、糖尿病、血栓性疾病等慢性疾病均可影响妊娠后母婴的安危。

因此，基于国内外相关研究证据，中华医学会生殖医学分会在《中国高龄不孕女性辅助生殖临床实践指南》中将 ≥ 35 岁定为女性生殖高龄的分界线。年龄 ≥ 35 岁后女性的生育力明显下降。2012 年加拿大妇产科学会指南指出，自然状态下，女性的妊娠率随年龄的增长而降低；当达到 46 岁左右时，妊娠率基本趋于零。

年龄 ≥ 35 岁的女性，除妊娠率和活产率开始显著下降外，自然流产风险也开始显著增加，各种妊娠合并症、并发症及新生儿出生缺陷的发生风险不断上升。美国疾病控制与预防中心（CDC）报告显示，辅助生殖技术临床妊娠周期的流产率与年龄密切相关，即使近 10 年体外受精 - 胚胎移植治疗水平有明显提升，但其对流产率无明显改善。女性年龄的增长导致自然流产率升高、活产率下降的主要原因是染色体非整倍体发生率增加，最常见的是常染色体三倍体。因此，高龄女性一定要注重孕前检查、孕前保健、早期识别、积极处理，使高危妊娠转化为低危妊娠，改善母婴预后。

鉴于高龄女性不仅生育力低下，而且损害生育能力的疾病发生率增加，对于年龄 ≥ 35 岁的女性，自然妊娠的可能性明显下降，如果在未避孕 6 个月或更久仍未能成功妊娠时，则需要全面进行不孕症的临床评估和指导治疗，包括卵巢储备功能（血清学和超声检查）的评估、输卵管通畅度、排卵是否正常、有无子宫及内膜的器质性病变及配偶精液检查等。对于年龄 > 40 岁的女性，可以考虑立即进行临床评估及相应治疗。

4. 增加高龄女性自然受孕成功率的方法有哪些

部分高龄女性倾向自然受孕，有哪些方法可以提高自然受孕的成功率呢？根据高龄女性的不同情况，主要有以下两种方法。

（1）自然周期指导试孕：通常适用于月经周期规律、排卵正常者。目前自然周期的判断最常使用的是监测排卵。一般从月经周期第 8 天（卵泡生长期）开始规律性通过 B 超监测卵泡的生长发育及子宫内膜的增长情况。当优势卵泡直径达 16 ～ 20mm，考虑卵泡成熟，可同房试孕。在排卵日前后同房更易受孕。

那么，怎么判断排卵日呢？可以使用排卵试纸。排卵前12 ～ 24 小时尿液中黄体生成素会迅速升高，从月经周期的第11 ～ 12 天开始，每天定时留取尿液（最好早中晚各一次）进行检测，使用时只需一片排卵试纸，将一端浸入尿液中，10 分钟后观察结果，如出现相应的颜色线，则提示排卵即将发生。

（2）诱导排卵（ovulation induction，OI）：是指在患者存在排卵障碍的情况下，通过药物或手术的方法诱导排卵的发生，一般以诱发单卵泡或少数卵泡的发育为目的，主要适用于排卵障碍的患者。哪些情况需警惕可能存在排卵障碍呢？主要是在监测卵泡过程中，医生告知出现卵泡早排、黄素化、卵泡不发育等情况时需要引起重视。

女性卵巢功能在35岁后急剧下降，而这一部分女性可能在期待的过程中出现卵巢功能急剧衰退，长久等待会丧失仅有的助孕时机。一些高龄不孕女性还容易存在卵子成熟障碍及排卵障碍，促排卵可以让这些女性卵子发育、成熟并排出，更有助于成功受孕。

具体做法通常是在月经来潮的2～3天，评估卵巢储备功能，给予促排卵药物。因促排卵药物种类繁多，作用于下丘脑－垂体－卵巢轴的不同水平，并通过不同机制产生效应，所以在用药期间，要通过B超严密监测卵泡的发育情况，及时调整药物剂量或改变用药方案。

促排卵是有风险的。对于存在多囊卵巢综合征倾向的高龄女性，有时会产生严重的不良反应，如卵巢过度刺激。另外，如果一个促排卵周期有多个卵泡同时发育并且排卵，容易导致多胎妊娠，使引发流产的风险增加，早产及孕产期合并症也明显增加，对母婴健康不利。

高龄不孕女性通常存在卵巢储备功能减退、排卵障碍，且高龄不宜长久期待。因此，如何选择适合自己的备孕方法还应充分考虑高龄女性的卵巢储备功能、身体情况及心理状态。

5. 哪种方式监测排卵比较准确

都说排卵期同房，备孕更有效，而正常的育龄期女性每个月经周期排卵一次。目前排卵监测方法有不少，但哪种方法更准确呢？

（1）连续测量基础体温：首先是监测基础体温，指在较长时间睡眠（＞5小时），醒来尚未进行任何活动，包括进食、说话、起床等活动之前所测得的体温。正常的基础体温在月经周期前半期稍低，在排卵期最低，而在排卵后因为孕激素的升高，基础体温上升至高于月经前半周期的水平，通常升高0.5℃，因此在一个周期的体温监测表上应该出现双相型体温（图2-1）。

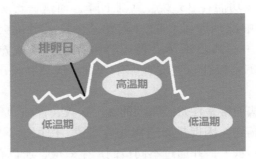

图2-1　基础体温测定：双相曲线

这种方法简便易行，只需要一支体温计就可以帮助监测排卵。但基础体温监测的要求比较严格，需要在没有任何活动之前进行测量，且可能存在误差。

（2）尿黄体生成素（LH）峰值测定：也称为排卵试纸测定。通过检测尿中LH的峰值来判断有没有排卵，一般出现峰值后12～24小时排卵。使用排卵试纸时需要注意，不建议用晨尿；收集尿液前2小时不能大量喝水；应在10分钟以内判定结果。

排卵试纸在各大药房、网购平台都有出售，购买方便，测量便捷，适用于月经周期规律的女性。但对于有多囊卵巢综合征的女性来说，月经周期不规律，仅用排卵试纸可能测不到预想中的排卵期。

（3）临床症状：宫颈黏液的分泌随着卵泡生长、雌激素分泌的增加而增多并改变性状。越靠近排卵期，卵泡越大，雌激素分泌越多，宫颈黏液分泌越多、越清亮，且利于精子穿透，并出现蛋清状拉丝样的改变。但是以白带来判断排卵容易受到环境影响，可靠性欠佳，如有感染存在时，则不宜评判。

（4）超声监测：这是监测卵泡发育比较准确直观的方法。经阴道 B 超可以动态观察卵泡的变化，全面监测卵泡的生长过程和成熟状况，并进行排卵的预测。此外，B 超还能评估子宫内膜的情况。必要时医生可以结合 B 超的结果，通过用药进行促排卵，提高受孕的机会。对于本身月经周期不规律的患者，B 超更有帮助。

监测排卵的方法虽有很多，但各有特点。目前最准确的评估方法是在超声密切监测的基础上结合排卵试纸，这也是临床上最常用的方法。

6. 什么是排卵障碍

排卵是受孕的重要环节，卵子排出才能与精子相遇。排卵障碍占女性不孕的 25% ～ 35%。

正常的排卵过程为：每个月经周期卵巢上有优势卵泡生长成熟，在 LH、FSH 的共同作用下卵子排出。排卵后在 B 超下可以看到优势卵泡的消失、血体形成、出现盆腔积液等表现。

排卵障碍可能有以下临床表现和原因。

（1）月经紊乱：月经周期过长或过短，多囊卵巢综合征患者通常合并排卵障碍，月经周期大多延长；有的排卵障碍患者甚至可能出现闭经。

（2）不孕：因排卵出现问题，卵子不能排出，失去与精子相遇的机会，引起不孕。排卵障碍的患者通过排卵试纸、基础体温测量等方式一般不能测定排卵时间及有无排卵，从而提示不孕的原因。

常见的排卵障碍有以下几种：①卵泡早排，即卵泡还没有生长成熟，卵子已排出；②卵泡黄素化，即未破裂卵泡黄素化综合征

（luteinized unruptured follicle syndrome，LUFS），卵泡成熟但不能排卵或卵泡反而继续增大；③卵泡不发育，月经周期中双侧卵巢持续未见发育的优势卵泡。

排卵还受到大脑的直接影响，下丘脑－垂体－卵巢是一个整体，调节生殖内分泌。根据血中的 LH、FSH、雌激素水平，排卵障碍可以分为 3 种类型。

（1）由下丘脑－垂体功能异常引起，包括过度减肥、神经性厌食引起的排卵障碍及低促性腺激素性性腺功能减退症等，表现为血中的 LH 及雌激素水平低下，FSH 水平正常或低下。

（2）由下丘脑－垂体功能失调引起，其中大部分为多囊卵巢综合征，血中雌激素水平正常，FSH、LH 水平在正常范围，但因为 LH 分泌频率及幅度的异常增加引起 LH/FSH 比例倒置。

（3）由卵巢功能衰竭引起，表现为血 FSH、LH 水平异常升高，雌激素水平较低，如卵巢早衰。

前两种排卵障碍可以使用合适的药物诱导排卵的方式进行治疗，第三种情况将在之后的章节予以介绍。

精神紧张、压力过大都有可能影响下丘脑－垂体－卵巢轴的内分泌功能，从而影响排卵。因此，建议备孕的夫妇适当放松心情，适当控制体重。而对于本身就有月经紊乱情况的患者，则建议先至医院排除是否存在排卵障碍的问题，如确实有排卵障碍，则根据不同的分型及病因通过相应的治疗，实现妊娠。

7. 婚后多久没妊娠才算不孕症

很多女性正常备孕几个月后没能妊娠，认为自己得了不孕症而积极寻求治疗。当然也还有许多女性认为自己身体很好，不会得不孕症，一直盲目备孕。这两种想法其实都不可取。那么究竟什么是不孕症？什么情况需要到医院就诊呢？

一般来说，育龄期女性无避孕措施的正常性生活至少 12 个月而未孕者，称为不孕症。不孕症的发病率因国家、地区、民族的不同而有所差异，根据中国人口协会发布的《中国不孕不育现状调研报告》，我国不孕不育的发病率为 12.5% ～ 15%。

根据不孕的原因可将不孕症分为女方因素、男方因素、双方因素及不明原因。其中导致不孕症的常见原因如下。

（1）女方因素：①输卵管异常及慢性炎症；②盆腔炎症、盆腔粘连、子宫内膜异位症等导致的盆腔和输卵管功能及结构的破坏；③子宫内膜病变，如宫腔粘连、子宫内膜炎、子宫内膜息肉等；④生殖系统肿瘤；⑤生殖道发育异常；⑥排卵障碍，如持续性无排卵、多囊卵巢综合征、卵巢早衰等。

需要注意的是，现代社会工作压力较大，很多夫妻经常两地分居或性生活次数稀少，因此诊断不孕症还要考虑到两地分居时间及性生活的规律程度。

（2）男方因素：①精液异常，如少弱精子症、无精症、畸形精子症等；②同房障碍，如逆行射精等。

（3）双方因素：如免疫性不孕等。

此外，尚有一部分不孕症原因不明。因此，对于正常女性，未避孕而 1 年以上未孕者，最好前往医院进行相应的生育力评估；而对于高龄女性，通常时间更为紧迫，半年以上未受孕者则需进行相应的生育功能检测，评估生育能力。对于原发性不孕的患者，更加需要提高警惕。

需要特别强调的是，注意伴侣的检查。中国传统观念认为不能妊娠就是女方问题，而常被忽视的是，不孕症中有一半是由男方因素引起的。男方关于生育力的检查通常相对容易，主要为精液检查，在排精后 3 ～ 7 天前往医院进行精液检查，可发现精子活力、畸形率等问题，从而排查男性因素导致的不孕症。当然，对于那些备孕需求强烈但未达 1 年者，适量的孕前检查及生育力评估常可提供一些指导性意见，也是可取的。

8. 为什么没有过流产却仍会不孕

　　现如今，随着人们工作及生活压力的增加，晚婚晚育现象已经非常普遍。很多高龄女性，好不容易才解决了个人婚姻问题，由于年龄较大，自然而然婚后就开始了正常备孕，可是备孕相当长的时间也未能成功受孕。家庭中可能就会出现一些争执和猜疑，不少女性会有这样的疑问："我从来没有过妊娠，更没有过流产，怎么会不孕呢？"

　　要解决这个问题，首先需要了解，妊娠本就不是一件容易的事情。先从正常的受孕过程说起。首先，女性需要有正常的卵泡发育，待卵泡发育成熟后可以正常排卵，排出的卵子由输卵管伞端拾卵进入输卵管腔内。同时在排卵期夫妻要有正常性生活，精子进入输卵管，在输卵管中的精子与卵子结合，形成受精卵；随后输卵管的纤毛摆动将受精卵运送回子宫腔内。在运输的过程中，受精卵不断分裂发育，形成胚胎；胚胎进入宫腔后着床种植在子宫内膜下，随后才能继续发育形成胎儿（图 2-2）。

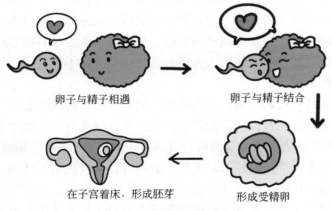

卵子与精子相遇　　　　　　　卵子与精子结合

在子宫着床，形成胚芽　　　　形成受精卵

图 2-2　正常受孕的过程

这样看来，妊娠真的不是一件容易的事情，在正常受孕的过程中，任一环节出现问题都将导致不孕的发生。例如卵泡不能正常发育；成熟卵泡不能正常排出；输卵管伞端粘连无法拾卵；输卵管堵塞导致精子、卵子无法相遇；精子活力差无法进入输卵管内；精子卵子受精异常无法形成胚胎；子宫内膜条件差，胚胎无法着床或容易流产等。

了解了受孕过程后，问题又来了：流产和不孕症有什么关系呢？

不少既往有过流产的女性仍可正常受孕，在合适的时间拥有了孩子。但也有流产后，迟迟不能受孕的情况，这可能与宫腔的手术操作增加感染的风险有关。宫腔的感染会导致子宫内膜的炎症反应甚至导致宫腔粘连的出现，从而影响子宫内膜的条件，对胚胎着床及后期发育造成不利的影响。如果感染向上蔓延，可能出现输卵管炎症，导致输卵管阻塞、输卵管积水等，影响精子、卵子的相遇及结合。此外，流产手术，特别是短时间内多次手术，容易对子宫内膜造成损伤，直接影响子宫内膜在胚胎着床过程中发挥的作用。

引起不孕的因素有多种，如女方的卵巢功能下降、排卵障碍、输卵管堵塞、子宫内膜息肉，也有可能是男方精液的问题，还有可能是免疫、遗传等方面的问题，具体情况需要经过医生全面评估后才能清楚。

因此，如果夫妻备孕却迟迟没有妊娠，需夫妻双方一起前往医院进行相应的评估。如果是高龄夫妇，往往时间更为紧迫，女方半年以上未受孕者则需进行相应的评估。从来没有妊娠的夫妻，则需要更加提高警惕，及时就医。

9. 怎么检查输卵管的通畅程度

输卵管的好与坏，实际评估的方式是检测输卵管的通畅程度及输卵管形态。输卵管通畅度的检查主要有 4 种方法：输卵管通液术、子宫输卵管造影术、腹腔镜直视下输卵管通液检查和宫腔镜下经输卵管插管通液术。

（1）输卵管通液术：主要是利用亚甲蓝液或生理盐水自宫颈注入宫腔，再从宫腔流入输卵管，根据推注液体时阻力的大小及液体反流的情况，判断输卵管是否通畅。输卵管通液检查可以通过注液测定压力来判断输卵管是否通畅，有可能提示通或不通。优点是操作简便，不需要特殊的设备。但该项检查无法具体提示是哪一侧输卵管不通，部位在哪，具有一定的盲目性。准确性也较低，如输卵管积水时，液体进入输卵管积水腔中，虽能顺利注入液体，但实际上输卵管并不是通畅的。

（2）子宫输卵管造影术：主要有两种。①X线透视下子宫输卵管造影：通过导管向宫腔及输卵管注入造影剂，在X线透视下根据造影剂在输卵管及盆腔内的显影情况，了解输卵管是否通畅、阻塞的部位、输卵管走行及宫腔的形态。这项检查损伤少，能对输卵管阻塞做出较准确的诊断（准确率达80%），但因X线有辐射，做检查的当月不建议备孕；使用的造影剂含碘，对碘过敏的患者也不建议使用。②超声下子宫输卵管造影：通过超声观察造影剂流动与分布，从而判断输卵管的通畅情况及宫腔的形态。所使用的造影剂是超声微泡造影剂，显影效果比较好，较少发生过敏反应，且没有放射性，具有较高的诊断价值。

（3）腹腔镜直视下输卵管通液检查：这种通液检查准确率达90%～95%，是输卵管通畅检查的"金标准"。结合推注液体时阻力大小及腹腔镜下观察液体的流出情况，综合判断输卵管是否通畅。但因腹腔镜手术是创伤性手术且需要全身麻醉，不建议将其作为常规的检查方法。

（4）宫腔镜下经输卵管插管通液术：在宫腔镜手术中，通过直接把输卵管通液管分别放置到两侧输卵管开口处，注入亚甲蓝液，医生根据推注液体时阻力的大小、液体的反流情况，判断输卵管是否通畅。宫腔镜手术也是侵入性手术，不建议为了检查输卵管而行宫腔镜手术。

对考虑因宫腔疾病需进行宫腔镜手术的患者，可以优先考虑宫腔镜下宫腔疾病的治疗，同时行输卵管检查，而对于无特殊情况的患者，输卵管造影则是初筛手段。

10. 输卵管不通到底还能不能妊娠

"医生，检查发现我的输卵管是堵塞的，怎么办啊？我是不是就怀不上了？"这是患者就诊时常有的询问。其实输卵管不通也有很多方法可以助孕。根据输卵管阻塞的类型与程度的不同，有相应的治疗方法可供选择，主要取决于患者的年龄、卵巢功能及是否合并男性不育的因素等。可以采用选择性输卵管造影术、手术治疗和辅助生殖技术。

（1）选择性输卵管造影术（SSG）：在 X 线透视下先进行选择性输卵管插管造影，然后根据输卵管造影情况，选择输卵管通而不畅或梗阻的具体部位进行导丝分离粘连，利用导管与导丝的扩张分离作用及造影剂的冲击作用等疏通输卵管。该方法的缺点是有一定辐射，且成功率并不高。

（2）手术治疗：对于年轻且有自然妊娠需求，因各种因素不能接受辅助生殖技术助孕的患者，医生可根据患者输卵管阻塞的部位、程度选择不同的手术方法，如输卵管造口术、输卵管伞端成形术、输卵管粘连松解术、宫腔镜下输卵管插管术等，宫腔镜与腹腔镜常需要联合手术。需要注意的是，部分输卵管阻塞是没有办法复通的，即使输卵管复通术后也并不能保证妊娠。这是因为输卵管不单纯是一个管道的作用，其内部的纤毛还承担将受精卵输送至宫腔的作用。对于长期炎症造成的输卵管的结构破坏，即使复通后往往也无法恢复正常功能，因此建议在手术后半年内积极备孕，如仍无法自然受孕者，应尽快寻求辅助生殖技术治疗。对于严重输卵管积水的患者，往往建议输卵管切除或结扎后行试管婴儿助孕。需要指出的是，对于高龄女性，常合并其他导致不孕的因素，特别是卵巢功能的下降，或者有子宫内膜异位症、子宫肌瘤等，有些还存在男方精液活力低下等问题，所以往往不建议再去做输卵管疏通的手术。

（3）辅助生殖技术：体外受精－胚胎移植，即通俗的"试管婴儿"技术，通过将女性的卵子和男性的精子在体外受精培养形成胚胎，再移植回女性的子宫内着床发育成胎儿的辅助生殖技术。输卵管堵塞的患者，精子无法通过输卵管与卵子结合，因此输卵管堵塞的患者可以通过这种方式妊娠。

如患者夫妇合并有卵巢功能减退、男性不育（如少精症、弱精症、畸精症等）等其他不孕不育的因素，特别是高龄女性，往往优先推荐使用辅助生殖技术助孕。

11. 备孕时遇到月经不调是不是应该先调月经

月经是指伴随着卵巢周期性变化而出现的子宫内膜周期性脱落及出血，规律月经的出现是女性生殖功能成熟的重要标志。月经周期一般为 21～35 天，平均 28 天，经期一般 2～8 天，平均 4～6 天。一次月经期的失血量正常为 20～60ml，＞ 80ml 则为月经过多。月经不调或月经紊乱指的是月经的周期、规律性、经期长度、经期出血量任何一项出现问题。

常见的月经不调原因有以下几种情况。

（1）卵巢功能减退或衰竭：患者因卵泡数量少或无卵泡储备，往往无卵泡可发育成熟，故没有正常排卵，也没有体内雌、孕激素周期性的变化，无法形成月经来潮。对于这种患者需要尽早积极治疗，往往需要通过辅助生殖技术的手段来助孕。对于无法获得卵子的患者，供卵则是其生育的主要选择。

（2）持续性无排卵：该类患者体内有足够数量的卵泡，但因体内激素水平紊乱，使得卵泡无法发育成熟，不能正常排卵，无孕激素的升高，无法形成正常的月经周期，其中最为常见的是多囊卵巢综合征。

（3）闭经：少部分患者出现长期的月经不来潮（超过 6 个月），称为闭经。闭经可能是因为持续不排卵，也可能为子宫性闭经，因宫腔感染、创伤导致的宫腔粘连而引起闭经。其中最为常见的是 Asherman 综合征。多因人工流产刮宫过度，或流产后、产后出血刮宫损伤子宫内膜，导致宫腔粘连而闭经。尽早接受宫腔镜手术是明确诊断和治疗的有效手段。

（4）子宫内膜病变：子宫内膜疾病如子宫内膜息肉、黏膜下肌瘤、子宫内膜增生等也可导致月经期延长、周期紊乱等症状。需尽快明确病因，积极对症处理。

（5）其他：月经周期缩短常见于卵泡发育过快而导致的提前排卵，卵巢功能减退的患者也会出现月经周期缩短的问题。另有一部分患者则由于排卵后黄体功能不足，导致排卵期出血，误以为是周期缩短的月经来潮。妇科 B 超检查及性激素的检查有助于诊断。

因此，月经不调的患者在计划备孕前，应首先在医生的指导下明确月经不调原因，针对特定的原因选择合适的治疗方式，为更好地实现妊娠做准备。

12. 肥胖就等于是患有多囊卵巢综合征吗

一些女性因为月经不调去医院就诊后被诊断为多囊卵巢综合征。听到这个名字，不少人特别担心，以为卵巢长了什么囊肿。其实多囊卵巢综合征（polycystic ovary syndrome，PCOS）并不是想象中的卵巢长了囊肿，而是多个卵泡密密麻麻地聚集在卵巢上（图 2-3），是一种常见的生殖内分泌代谢性疾病。在临床上以雄激素过高的临床或生化表现、持续性无排卵、卵巢多囊样改变为特征，常伴有胰岛素抵抗和肥胖。患者单侧卵巢内常可见 12 枚以上的窦卵泡，因体内无 LH 峰值出现而无法排卵，并呈现持续恶性循环态势，最终卵泡无法发育成熟并排卵，因此无法形成正常月经周期。严重者会影响患者的生活质量、生育及远期健康。

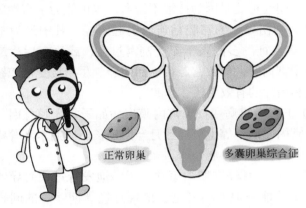

正常卵巢　　　　多囊卵巢综合征

图 2-3　多囊卵巢综合征的卵巢多囊样改变

多囊卵巢综合征的诊断标准：对于月经稀发、闭经或不规则子宫出血的女性，再符合下列 2 项中的 1 项即可考虑疑似 PCOS 诊断。①高雄激素临床表现或高雄激素血症；②超声下卵巢多囊样表现。具备上述疑似 PCOS 诊断条件后还必须逐一排除其他可能引起高雄激素的疾病和引起排卵异常的疾病才能确定 PCOS 的诊断。临床上，多囊卵巢综合征患者可有雄激素过多、雌酮过多、LH/FSH 值增大、胰岛素过多等内分泌改变。

多囊卵巢综合征主要有以下临床表现。

（1）月经失调：大部分患者表现为月经周期延长，甚至半年不来月经。PCOS 患者的雄激素水平高于正常人，而雄激素会干扰排卵，导致月经不调。值得注意的是，PCOS 患者的月经不调一般早期就开始了，如初潮后即出现月经失调。有的人表现为月经量少甚至闭经，也有少数人表现为月经过多。

（2）不孕：PCOS 患者不孕的原因主要有以下 3 种。①由于患者排卵不规律，很难推测最容易受孕的时期，容易错过受孕机会；②月经不调可能会使得患者排卵次数减少，从而导致受孕率下降；

③异常的激素环境会导致患者的卵子质量和子宫内膜的容受性不佳，影响妊娠。不过，具有这些因素也并不意味着 PCOS 患者没有机会妊娠。从以上不孕的原因可以看出，患者不孕的原因主要在于激素水平干扰了排卵周期，关键在于受孕时机的把握，因此在监测排卵和促排卵治疗后，很多患者都可以成功受孕。

（3）肥胖：PCOS 患者往往容易发胖，这是因为患者体内常存在胰岛素抵抗和瘦素抵抗。胰岛素抵抗可导致机体脂肪蓄积，而瘦素抵抗则会使大脑认为自己正处于饥饿状态，从而摄入热量过多。PCOS 患者的肥胖常表现为向心性肥胖，可能增加心脑血管疾病的发病率。

（4）多毛：雄性激素过多会导致多毛症，过多的毛发会出现在脸部、胸背部、腹部等部位。

（5）皮肤问题：有的患者由于雄激素过多，会出现脱发。高水平的雄激素会导致皮肤油脂分泌增加，进而造成一系列皮肤问题，其中以痤疮和黑棘皮病为常见代表。PCOS 患者的痤疮经常沿下颌分布，皮肤科用常规治疗（如维 A 酸）后往往也难以好转。黑棘皮病和胰岛素抵抗相关，表现为局部皮肤出现发黑的天鹅绒样改变，常见于颈后、腋下、外阴区。

诊断为多囊卵巢综合征后，患者很关心这个疾病到底要怎么治疗？能不能治愈呢？简单来说，PCOS 目前病因不明，尚不能完全治愈，但可以根据患者不同的需要对症治疗，做到缓解临床症状、解决生育问题、维护健康和提高生命质量。

治疗方法主要包括以下方面。

（1）生活方式干预：包括饮食控制、增加运动等，主要针对超重或肥胖 PCOS 患者。降低体重、缩小腹围对恢复排卵及生育功能有帮助。常采用的方法：①饮食控制，建议坚持低热量饮食，注意监测热量的摄入，选择健康食物，戒烟戒酒。②增加运动，运动可有效减轻体重和预防体重的增加。建议进行规律的体格锻炼，如坚持每周 5 次 30 分钟以上的慢跑、减少久坐等。当然，运动需要根据个人意愿及个人情况量力而行，以减少不必要的身体损伤。

（2）调整月经周期：主要措施有两种。①周期性使用孕激素：是青春期、围绝经期 PCOS 患者的首选，也可用于育龄期有妊娠计划的 PCOS 患者。优点是不抑制卵巢轴的功能或抑制较轻，对代谢影响小，但没有降低雄激素，不能治疗多毛及抵制避孕的作用。②口服短效避孕药：不仅可调整月经周期、预防子宫内膜增生，还可使高雄激素症状减轻，较适合育龄期无生育要求的 PCOS 患者。治疗 3～6 个周期后可停药观察，症状复发后可再用药。

（3）高雄激素的治疗：如多毛、痤疮等表现，常用的药物为口服短效避孕药和螺内酯。

（4）代谢调整：对于肥胖或有胰岛素抵抗的 PCOS 患者，除调整生活方式、减少体脂外，还可以通过药物治疗，常用药物为二甲双胍。二甲双胍可以降低血胰岛素水平，同时纠正高雄激素状态，改善排卵功能。

（5）促进生育：患者应采取如下措施。①孕前咨询：PCOS 不孕患者促进生育治疗之前需对夫妇双方情况进行综合评估，尽量在备孕前纠正可能引起生育失败的危险因素，如肥胖、未控制的糖耐量异常、糖尿病、高血压等。如在代谢和健康情况改善后仍有排卵障碍的问题，可在医生的指导下通过药物促排卵。②诱导排卵：较适合有生育要求但持续性无排卵或稀发排卵的 PCOS 患者。用药前需排除其他导致不孕的因素和不宜妊娠的疾病。常用药物有克罗米芬（枸橼酸氯米芬）、来曲唑、重组 FSH 等。诱导排卵需在 B 超密切监测下进行。③腹腔镜卵巢打孔术（laparoscopic ovarian drilling，LOD）：主要适用于促排卵治疗效果欠佳、顽固性 LH 分泌过多、因其他疾病需腹腔镜检查盆腔，不常规推荐。④体外受精 - 胚胎移植：PCOS 患者经上述治疗均无效时或合并其他不孕因素（如高龄、输卵管因素或男性因素等）时可采用。

（6）中西医结合治疗：中药、针灸等在治疗 PCOS 方面也有疗效。

（7）远期并发症的预防与随访：对于 PCOS 患者的治疗不能仅局限于解决当前的生育或月经问题，还需要重视远期并发症的预防，如糖尿病、代谢综合征、心血管疾病。年轻、长期不排卵的 PCOS 患者的子宫内膜增生或子宫内膜癌的发生率明显升高；进入围绝经期后，因无排卵导致的孕激素缺乏会增加子宫内膜病变的发生风险。

13. 有习惯性流产的女性能生育健康的孩子吗

"医生，我总是能怀上宝宝，可就是留不住啊，为什么？"

"医生，为什么流产的总是我？"

很多高龄女性来找医生时常有上述抱怨，她们往往被流产的问题所困扰，好不容易怀上了，却一次次经历流产，以至于心力交瘁，不敢再尝试妊娠（图 2-4）。

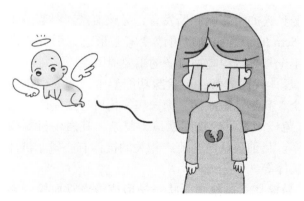

图 2-4　令人伤心的习惯性流产

其实胚胎着床后 31% 会发生自然流产，其中 80% 为早期流产。

随着女性生育年龄的增加，流产率也随之增加。35 ～ 45 岁的妊娠女性自然流产率可达 40%，45 岁以上为 60% ～ 65%。在我国，3 次或 3 次以上妊娠 28 周之前的胎儿丢失称为复发性流产（recurrent spontaneous abortion，RSA），也就是俗称的习惯性流产。流行病学调查显示该人群的发病率约为 5%。可见比例并不低。复发性流产的病因复杂多样，且缺乏特异性，因此需要进行一系列筛查，另有一些流产原因尚不能确定，称为不明原因复发性流产。总结起来的主要原因有以下几点。

（1）染色体异常：胚胎染色体异常是流产最常见的原因，约占全部流产的 50%，也是复发性流产的主要原因。其主要为染色体数目及结构的异常，其中三倍体异常最多见；其次为多倍体、X 单体、平衡易位、染色体缺失及嵌合等。

（2）生殖系统感染：主要包括单纯疱疹病毒感染、风疹病毒感染、巨细胞病毒感染、弓形体感染等。细菌性阴道炎、支原体感染和衣原体感染是晚期流产及早产的重要原因。

（3）母体生殖系统解剖异常：先天性子宫发育异常是最为常见的原因，常见的子宫畸形包括双角子宫、单角子宫、纵隔子宫。严重的宫腔粘连亦可影响胚胎发育，导致流产。黏膜下子宫肌瘤及直径大于 5cm 的子宫肌瘤也可改变宫腔形态，引起流产。另外，宫颈功能不全是导致中晚期流产的重要原因。

（4）母体代谢异常：甲状腺功能异常、多囊卵巢综合征、黄体功能不全、高泌乳素血症、糖尿病等均可导致流产。

（5）免疫因素：免疫因素最为复杂，其发生机制尚不明确，且争议较多。目前公认的与流产相关的抗体有心磷脂抗体、抗核抗体、封闭抗体等。

（6）易栓症：血液高凝状态易形成微血管血栓，导致子宫胚胎循环障碍，胎盘供血不足，进而导致流产。

（7）其他不良因素：不良的作息，吸烟、酗酒等不良生活习惯，紧张焦虑的情绪，过度劳累等均可影响胚胎着床及发育，导致流产。

不良的环境接触是流产的重要原因，如有毒有害的气体接触、放射性接触等。

那么复发性流产的患者应该如何诊断及治疗呢？

（1）夫妻双方染色体检查：如检查出有染色体平衡易位、罗氏易位、嵌合、染色体数目异常的患者，可考虑行第三代试管婴儿助孕。另外，流产组织的绒毛染色体检查对后续治疗具有重要的指导作用。

（2）孕前及孕期综合检查：包括 TORCH、阴道分泌物、血液感染指标检查，对感染的评断具有重要的提示作用。

（3）妇科 B 超检查：B 超对双子宫、单角子宫、子宫纵隔、子宫肌瘤、严重宫腔粘连等往往有较为明确的诊断作用。3D 超声对评估宫腔形态具有明显优势，部分患者需进一步行宫腔镜检查以评估宫腔条件。对于宫颈功能不全患者，目前宫颈环扎术是公认有效的治疗手段。

（4）母体相关激素检查：可提示内分泌代谢异常疾病。相应的内分泌治疗对助孕具有重要意义。

（5）各类自身免疫抗体的检查：如抗核抗体、抗心磷脂抗体、抗双链 DNA 抗体、抗精子抗体、封闭抗体、补体等。目前有研究显示，糖皮质激素（如泼尼松）的应用可改善妊娠结局。

（6）凝血功能检查：如血栓弹力图、血小板聚集率、子宫动脉血流评估等检查可提示血栓前状态。阿司匹林及低分子量肝素的应用是目前能较为可靠改善妊娠结局且相对安全的药物治疗方法。

（7）其他：改变不良生活习惯、避免外源性有毒有害物质接触、调节自身情绪也可改善妊娠结局。

14. 诊断为卵巢早衰就只能接受供卵妊娠吗

在进行了生育力评估的患者中，有部分女性会被诊断为卵巢早衰，这部分患者往往被医师严肃地告知已经无法或极难妊娠。那么，对于这些被诊断为卵巢早衰的患者而言，这辈子还有成为母亲的希望吗？

卵巢早衰（premature ovarian failure，POF）通常是指女性在40岁以前出现闭经，伴随着持续雌激素水平降低和促性腺激素水平升高等内分泌紊乱的疾病状态。现已将卵巢早衰这个名称更正为"早发性卵巢功能不全"（premature ovarian insufficiency，POI），而将POF视为POI的终末阶段。

POI患者早期可能出现月经稀发或经量减少，晚期则表现为闭经和卵泡停止发育，患者往往同时伴有潮热、多汗、失眠、烦躁、阴道干燥等围绝经期症状。辅助检查表现为雌激素水平下降，FSH水平升高，AMH ≤ 1.1ng/ml。超声下双侧卵巢体积缩小，双侧窦卵泡数＜5枚。

现阶段对于引起卵巢早衰病因的了解非常有限。已经明确的原因包括放化疗、手术及自身免疫对卵巢组织的损伤，另外少数患者则是由X染色体异常所致的。尽管如此，仍有60%以上的卵巢早衰患者的病因是不明确的。

对于那些无生育要求的患者，激素替代治疗可缓解患者提前出现的围绝经期症状。然而那些尚未生育或仍有生育要求的患者，常规的辅助生殖技术往往无法获得或很难获得成熟的高质量卵子，这也成为困扰临床医生的难题之一。目前对待POI患者采用的办法有以下几种。

（1）辅助生殖技术：只有5%～10%的患者在诊断为POI后出现偶发的卵泡生长并排卵，从而获得妊娠，但要想准确预测哪些患者可能出现卵泡发育及何时出现是相当困难的。更多的患者往往被推荐使用辅助生殖技术进行治疗。对于部分早期患者，可经促排卵、取卵获得成熟卵子。

（2）体外激活技术（in vitro activation，IVA）：新兴的体外激活技术为卵巢早衰患者提供了另一种可能。有研究显示，大部分POI患者卵巢皮质内仍存在一定数量的处于休眠状态的始基卵泡，但是这部分卵泡对促性腺激素无反应能力,故无法正常发育、成熟。体外激活技术能及时将卵巢组织取出,体外应用激活剂刺激这部分卵泡生长发育,再将卵巢组织移植回患者体内,以期获得成熟卵子。

（3）其他：有文献报道称,应用一些辅助药物,如 DHEA、辅酶 Q_{10}、生长激素等均对卵巢早衰患者的卵巢功能有不同程度的保护作用。中医药治疗对调理卵巢功能也有不同的疗效。此外,还有干细胞的相关治疗等。

综上所述,诊断为卵巢早衰后患者还是有希望受孕的。积极去医院就诊,寻求辅助生殖技术治疗,部分患者有希望成为母亲。对于实在无法获得卵子的早衰患者而言,供卵则是可选择的一种方式。

15. 卵子冷冻真的是"后悔药"吗

近年来,随着女性生育年龄的推迟,高龄女性备孕过程中往往都会面对卵巢功能下降的情况。某些社会公众人物使用卵子冷冻技术保存生育功能,获得了梦寐以求的宝宝,因而认为自己找到了这世界上唯一的"后悔药"。一时间,无数妇女都受到鼓舞,认为现代医疗技术已经可以保存其生育功能,使她们对生育功能减退有恃无恐。那么,对于卵巢功能减退的患者,卵子冷冻真的可以使那些高龄女性实现做妈妈的梦想吗?

所谓卵子冷冻,就是在女性年轻时将卵子从体内取出,进行相应的冷冻处理后保存,待其想生育时再取出复苏,然后再把存活的卵子和男方的精子进行体外受精,培育形成胚胎后再移植回母体内。1986 年,世界首例卵子冷冻婴儿诞生,但随后这几十年内卵子冷冻并未得到广泛应用。这主要是因为卵子体积较大,细胞内水分含量较多,在冷冻过程中对冷冻剂和复苏时用的保护剂比较敏感,容易形成冰晶,从而造成细胞损伤。近年来,随着冷冻保护剂研究的深入和冷冻技术的不断改善，卵子冷冻复苏的成功率确实有了大幅提高。

但是，这并不等于一个成功冷冻复苏的卵子就一定可以受精成为一枚胚胎，获得一次成功妊娠和一个活产。对不同年龄、不同卵子数量的女性可能获得的活产率研究显示，想要获得90%以上活产率的女性的条件如下：35岁以下女性需要20枚卵子，36岁、37岁、38岁、39岁、40岁、41岁、42岁分别需要25枚、33枚、39枚、47枚、64枚、79枚、100枚卵子。这就表明，女性年龄越大，冷冻卵子的活产输出率越低，因此年龄＞38岁的女性一般不建议进行卵子冷冻；需使用卵子冷冻技术来保存生育功能的女性，推荐在35岁之前进行。

根据我国《人类辅助生殖技术管理办法》的相关规定，卵母细胞冷冻保存仅限于用于以下两种情况：①患恶性肿瘤的女性，接受化疗或放疗前，将卵母细胞取出冷冻，保存拥有自己后代的机会；②患不孕症的女性，在取卵当日由于各种原因，男方不能提供精子或者精子数量不够，可以将全部或部分卵母细胞冷冻保存。我国目前不接受除这两种情况以外的卵母细胞冻存，对于个人原因想要冷冻卵子的高龄女性来说暂时无法实现自己的愿望。

所以无论从技术的有效性，还是从法律法规的约束而言，卵子冷冻都无法真正成为生育力保存的"后悔药"。卵子冷冻作为部分肿瘤患者生育力保存的方法有着确切的积极作用，但作为一种有创伤的治疗手段，其本身就存在感染、卵巢过度刺激等安全风险，不可过度使用。

16. 怎样做才能使生育力得到保存

所谓"生育力保存"是指使用手术、药物或者实验室技术为存在不孕风险的女性提供帮助，使其保护和保存产生遗传学后代的能力。目前，常用的生育力保存的方法除了前文所说卵子冷冻外，还有胚胎冷冻和卵巢组织冷冻。

胚胎冷冻是对于那些有伴侣的女性，将卵子取出后与配偶的精子结合，形成胚胎后再进行冷冻保存。胚胎冷冻技术在辅助生殖治疗中的应用已超过30年。目前，胚胎冷冻及复苏技术已经较为成熟，冷冻胚胎移植与新鲜胚胎移植相比，具有相近乃至更高的临床妊娠率及活产率。胚胎冷冻技术较卵子冷冻技术更为成熟，已经作为辅助生殖治疗的常规方法广泛应用于临床治疗。对于已婚女性，该方法是最为成熟的方法；但对于未婚女性，这种方法是无法实现的，因为需要伴侣的精子，基于我国的法律法规要求，暂时无法为未婚女性实施胚胎冷冻技术。

另外一种卵巢组织冷冻技术。人卵巢的整体冷冻及移植至今尚未有获得成功的案例，主要原因在于人卵巢体积较大，组织成分多样，冷冻条件不尽相同，难以取得理想的冷冻效果。卵巢的皮质为卵母细胞的储存部位，将其分离后切片冷冻可以大大提高效率，将卵巢皮质切除后冷冻保存，待合适的时间再将卵巢组织复苏后移植回患者体内。自2004年Donnez等首次报道人类卵巢组织冷冻－移植分娩的案例以来，该技术不断发展且日臻完善。截至2017年6月全球共有130例文献报道的卵巢组织冷冻－移植后成功分娩的案例。卵巢组织冷冻实际上保存的是卵巢内的始基卵泡，故具有以下优势：①可以保存青春期前的女性患者生育功能；②可随时进行，不会延迟肿瘤本身的治疗；③可用于激素敏感性肿瘤患者。虽然现阶段卵巢组织冷冻仍然被认为处于实验性阶段，但其在生育力保存方面的应用已被广泛认可。

哪些患者适合进行卵巢组织冷冻呢？主要有以下几类。

（1）即将接受性腺毒性治疗（放疗、化疗等）且无足够时间进行促排卵、取卵并进行卵子冷冻和胚胎冷冻的女性。

（2）青春期前女性和性激素敏感性肿瘤患者。

（3）需要进行骨髓或造血干细胞移植的非恶性血液系统疾病，如镰状细胞贫血等。

（4）其他由遗传、自身免疫等因素可能导致卵巢功能早衰发生高风险的患者。

（5）卵巢良性肿瘤、子宫内膜异位症或预防性切除卵巢的患者。

（丁海遐）

第三章 高龄女性生育的外界影响因素

1. 吃什么可以让下降的卵巢功能得到改善

高龄女性备孕，不同之处就在于"高龄"二字。女性从 35 岁开始，光鲜亮丽的外表已经掩不住逐渐下滑的各项身体机能，在众多负面作用的累积下，卵巢功能也会随着年龄的增长而明显下降（图 3-1）。

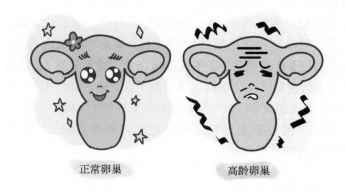

正常卵巢　　　　　高龄卵巢

图 3-1　正常卵巢与高龄卵巢

为了能够提高卵子质量，很多女性朋友可能会使用各种偏方。实际上，目前并没有提高卵子质量的特效药，如果盲目用药，可能不仅不能提高卵子质量，反而会有负面影响。大家平时可以进食一些对卵巢有益的食物进行养护。

（1）动物血：猪、鸭、鸡、鹅等动物血液中的血红蛋白被胃液分解后，可与侵入人体的烟尘和重金属发生反应，提高淋巴细胞的吞噬功能，还有补血作用。可适当食用，但注意不能多吃，多吃容易导致腹泻、胃肠炎等。有胃肠疾病的患者则不建议食用。

（2）蔬果汁：很多蔬菜和水果富含维生素，如苹果、梨、火龙果、黄瓜、百合等，新鲜食用或做成蔬果汁，其中所含的生物活性物质能阻断亚硝胺对机体的危害，有利于防病排毒。

（3）海藻类：海带、紫菜等所含的胶质能促使体内的放射性物质随粪便排出体外，故可减少放射相关疾病的发生。但甲状腺功能异常的患者应谨慎食用。

（4）豆类：豆类及其制品如黑豆、豆浆等含有多种维生素，能清除体内致畸物质，促进性激素生成。注意有子宫肌瘤、卵巢肿瘤、乳腺增生、乳腺结节等疾病的患者，不建议过多食用。

有观点认为，吃燕窝和胶原蛋白对卵巢有利，但实际上这两种物质并不理想。例如燕窝，它虽然含有蛋白质、碳水化合物，但矿物质极少，且燕窝中蛋白质的质量远不如鸡蛋中的蛋白质。而胶原蛋白经过消化系统的消化，会像其他蛋白质一样被分解成氨基酸，然后被身体重新组装，构建细胞。如果患子宫肌瘤、卵巢囊肿、乳腺疾病等与激素相关的疾病，食用后甚至有加重疾病的风险。

总之，如何科学地进餐是有讲究的，最重要的是保持饮食的多样性及营养的均衡性。

2. "重口味"饮食对高龄孕妇有什么负面影响

"资深吃货"往往对清淡饮食深恶痛绝，俗称"重口味"，甚至连喝口白开水都恨不得加点料。所以，我国的火锅、烤肉店等场所常人满为患。殊不知，享受美食时，麻辣酸爽的味道虽然引得食欲大增，但同时也多吃了很多盐，多吃了很多油脂。

高盐饮食，因为盐里面的钠离子过多被吸收入血后，可引起水钠潴留，导致血容量增加；同时引起血管平滑肌细胞的水肿，血管腔变窄，从而引发高血压；而高血压本身会加大心脏的压力负荷，从而诱发心肌缺血，甚至可以加速动脉粥样硬化的进展。

长期的高盐饮食，无形之中增加了高血压、心脏病的患病率。高血压是重要的心脑血管危险因素，可损伤重要脏器如心、脑、肾的结构和功能，最终导致这些脏器的功能衰竭。

而高脂饮食长期累积下来的最直观结果就是肥胖。任何营养物质的过量摄入最后都可以转化为脂肪储存在身体内，而运输和转化脂肪的场所在肝脏。生活中"大腹便便"的人体检时往往会发现脂肪肝。因为脂肪的形成速度已经大于转化和运输的速度。久而久之，不仅在肝脏，全身各大器官、血管都面临着脂肪沉积的危险。

高盐高脂饮食所引发的动脉粥样硬化情况可以出现在脑部、心脏及全身的动静脉，如果出现在脑部可能引发脑梗死、腔隙性脑梗死、脑缺血；如果发生在心脏，可能引发冠心病，甚至是急性心肌梗死。高龄女性也不例外，如果总是沉浸在"重口味"的高盐高脂饮食中，会引起脂肪沉积、肥胖等情况，既不利于心脑血管健康，对生殖系统也会有一定影响。这一点在其他章节中还会有详细介绍。现介绍一些有效的预防措施，具体如下。

（1）保持适当的运动量，增加血管的耐力和弹性。但生殖专家建议运动备孕要遵循 FITT 原则：F（frequency）指运动频度，每周应为 3～5 次；I（intensity）指运动强度，应由低到高，重在坚持；T（time）指运动时间，每次 30～60 分钟为好，逐渐延长；T（type）指运动种类，应选择方便、易行、适合自己的运动。最关键的是，一定要坚持，养成日常运动的习惯，才能达到最佳运动备孕的效果。

（2）养成合理的饮食习惯。在日常饮食中，建议尽可能选择低盐、低脂饮食，多吃新鲜的瓜果、蔬菜。低盐是指最好可以将每日的食盐摄入总量控制在 6g 以下，并适当补充钙。

（3）定期检查血压，防患于未然。高血压的定义为，未使用降压药的情况下，收缩压≥140mmHg（18.7kPa）和（或）舒张压≥90mmHg（12kPa）。

（4）适当吃一些有益于肝脏的食物，如西红柿、白萝卜、洋葱、冬瓜等含有的微量元素、维生素比较多，能增强人体抵抗力，帮助代谢循环。还要多吃蘑菇，蘑菇不仅对肝有益，也可以预防肿瘤的发生。洋葱和大蒜等不仅有杀菌的作用，同时还能够有效降低血脂，防止动脉硬化的发生。豆类可以帮助修复受损的肝细胞，还富含多种人体必需的氨基酸。

3. 如何正确地吃叶酸才能预防胎儿缺陷

现代人都知道备孕要吃叶酸。那叶酸究竟是什么，为什么要吃，让我们来学习一下吧。

叶酸是一种水溶性 B 族维生素，在体内以四氢叶酸的形式发挥作用。叶酸能协助蛋白质的代谢，并与维生素 B_{12} 共同促进红细胞的生成和成熟，是制造血红蛋白不可缺少的物质。叶酸在细胞的分裂生长及核酸、氨基酸、蛋白质的合成方面起着不可替代的作用。人体缺少叶酸可导致血红蛋白的异常、未成熟细胞的增加、贫血及红细胞减少。

正常女性体内的叶酸是足够自身代谢用的，但是孕妇对于叶酸的需求量比正常人高 4 倍。叶酸是胎儿生长发育不可缺少的营养素。孕妇缺乏叶酸有可能导致胎儿出生时出现低体重、唇腭裂、心脏缺陷等。如果在妊娠早期缺乏叶酸，可引起胎儿神经管发育缺陷，从而导致畸形，包括无脑儿、脊柱裂等，还可能引起自然流产。到妊娠中晚期，叶酸缺乏除了可以影响胎儿生长发育外，母体血容量、乳房、胎盘等的改变都需要大量的叶酸。若叶酸不足，孕妇易发生胎盘早剥、妊娠高血压综合征、巨幼细胞贫血；胎儿易发生宫内发育迟缓、早产和低出生体重儿。这样的胎儿出生后的生长发育和智力发育也都有可能受到影响。

　　既然有如此大的风险，建议高龄备孕女性，或者既往有胚胎停育史的女性，建议查一查与叶酸代谢强烈关联的 MTHFR 基因。

　　MTHFR 其实就是指亚甲基四氢叶酸还原酶，摄入的叶酸要想被身体利用需要经过几个环节的转换，而其中 MTHFR 是转换过程中的一个关键酶。叶酸在体内利用的程度主要取决于该酶的活性，而该酶的活性取决于基因 C677T。若此基因有缺陷，MTHFR 活性降低，叶酸转化成有活性的 5- 甲基四氢叶酸就少。基因正常，MTHFR 可以把大部分摄入的叶酸转换成 5- 甲基四氢叶酸。

　　这里要提醒一下，补充叶酸也不是多多益善。摄入过多的叶酸会有一定的不良反应，因为过多的非活性叶酸会在体内堆积，使体内免疫系统中重要的自然杀伤细胞（NK 细胞）活性大大降低，导致机体感染或患肿瘤的风险增加。但是补充不足也不好，会影响胚胎对叶酸的需求，导致胚胎发育迟缓、神经管发育异常、胚胎停育、流产等风险。

　　那么如何吃叶酸才正确呢？ 2017 年针对围孕期妇女增补叶酸的指南里已经明确提出。

　　（1）无高危因素的妇女：建议从可能妊娠或妊娠前至少 3 个月开始，每天增补 0.4mg 或 0.8mg 叶酸，直至妊娠满 3 个月。

　　（2）有神经管缺陷生育史的妇女：建议从可能妊娠或妊娠前至少 1 个月开始，每日增补 4mg 叶酸，直至妊娠满 3 个月。鉴于国内没有 4mg 而有 5mg 叶酸剂型，亦可每天增补 5mg 叶酸。

　　（3）夫妻一方患神经管缺陷或既往有神经管缺陷生育史的妇女：建议从可能妊娠或妊娠前至少 1 个月开始，每天增补 4mg 叶酸，直至妊娠满 3 个月。鉴于国内没有 4mg 而有 5mg 叶酸剂型，亦可每天增补 5mg 叶酸。

　　（4）患先天脑积水、先天性心脏病、唇腭裂、肢体缺陷、泌尿系统缺陷，抑或有上述缺陷家族史，或一、二级直系家属中有神经管缺陷生育史的妇女：建议从可能妊娠或妊娠前至少 3 个月开始，每天增补 0.8 ～ 1mg 叶酸，直至妊娠满 3 个月。

（5）患糖尿病、肥胖或癫痫的妇女：建议从可能妊娠或妊娠前至少 3 个月开始，每天增补 0.8 ～ 1mg 叶酸，直至妊娠满 3 个月。

（6）正在服用增加胎儿神经管缺陷风险药物的妇女：正在服用卡马西平、丙戊酸、苯妥英钠、扑米酮、苯巴比妥、二甲双胍、甲氨蝶呤、柳氮磺胺吡啶、氨苯蝶呤等药物的妇女，建议从可能妊娠或妊娠前至少 3 个月开始，每天增补 0.8 ～ 1mg 叶酸，直至妊娠满 3 个月。

（7）患胃肠道吸收不良性疾病的妇女：建议从可能妊娠或妊娠前至少 3 个月开始，每天增补 0.8 ～ 1mg 叶酸，直至妊娠满 3 个月。

以下情况可以酌情增加补充剂量或者延长时间：①居住在北方，尤其是北方农村；②饮食中蔬菜和水果食用量小；③血液中叶酸水平低；④ MTHFR667 位点为 TT 型；⑤备孕时间短。

对于高同型半胱氨酸血症的妇女，建议每天增补至少 5mg 叶酸，直至血液中同型半胱氨酸水平降至正常后再考虑受孕，且每天增补 5mg 叶酸直至妊娠满 3 个月。

在建议增补叶酸的同时，备孕女性也应该多食用富含叶酸的食物，如绿叶蔬菜和新鲜水果。同时养成健康的生活方式，保持合理的体重，采取综合措施，降低胎儿神经管缺陷风险。

4. 补充维生素对高龄女性备孕有何益处

很多高龄女性工作和生活压力较大，随着加班、熬夜的增多，身体出现亚健康状态，如记忆力下降，犯困易疲劳，经常感冒，浑身乏力，头痛，好发口腔溃疡，指甲泛起白点、竖纹，注意力不集中……很多现象也许在"补一觉就好了"的错觉中被忽略，在一次次加班熬夜中又会反复出现。殊不知，千里之堤，溃于蚁穴。若出现这些症状，应赶紧从源头来查一查问题出在哪里。

现有证据证明，目前大多数高龄女性无法摄入每日健康必需的维生素，维生素的种类繁多，很多种都直接或间接与保持生育功能相关。下面来看看常见的维生素都有什么功效。

（1）维生素 A：主要功能是维持正常的视觉，维护上皮细胞的健康和促进免疫球蛋白的合成，维持正常的骨骼发育，抑制肿瘤发生等。

对于备孕的高龄女性来说，尤其是压力大或者常熬夜的女性，维生素 A 的补充必不可少，多吃不但令粗糙皮肤恢复正常，也能治疗夜盲症，降低血压，有效预防肥胖和脱发。

含维生素 A 的主要食物包括全乳制品、动物肝脏、肾脏、蛋、鱼肝油。许多色泽鲜艳的蔬菜和深绿色蔬菜也要多食用。例如，芹菜、南瓜、萝卜等皆含有丰富的维生素 A，其中胡萝卜含有的维生素 A 含量最多。

β 胡萝卜素也是脂溶性抗氧化剂，是维生素 A 的前体。有研究表明，β 胡萝卜素能防治动脉粥样硬化、冠心病、脑卒中等多种老年性疾病，而且 β 胡萝卜素具有阻止低密度脂蛋白（LDL）被氧化形成氧化型 LDL 的作用，而有毒性的氧化型 LDL 会导致血管上皮细胞的损伤，从而加速脂质在损伤部位的沉积形成斑块。通俗地说，就是 β 胡萝卜素可预防血管阻塞引发的疾病，如血栓形成、动脉粥样硬化等。

高龄女性体内维生素 A 的存储量明显低于年轻人，消化不良者、长期素食者、长时间注视计算机屏幕者、高度近视者、身体抵抗力差者、胆固醇水平高者尤甚，均应适当补充维生素 C、维生素 E，同时补充 β 胡萝卜素则能够使吸收的效果增加。

（2）维生素 B_1：在维持心脏、神经、消化系统正常运作中起着重要的作用，也是糖代谢所必需的。

但是对于上班族来说，主食不是米就是面，这些食物里几乎不含维生素 B_1。维生素 B_1 成为人群普遍缺乏的营养素。

维生素 B_1 缺乏时，体内物质氧化受阻形成丙酮酸、乳酸蓄积，影响能量代谢，可表现为脚气病、多发性周围神经炎、感觉异常、神经痛、四肢无力，甚至心功能不全等。此外，维生素 B_1 能抑制胆碱酯酶的活性。当缺乏时，胆碱酯酶活性增强，乙酰胆碱水解加速，导致神经冲动传导障碍、消化功能减退等症状。富含维生素 B_1 的主要食物有酵母、米糠、麦麸、全麦、燕麦、花生、猪肉、牛奶及多数的蔬菜。

以下人群需要增加维生素 B_1 的摄入量：妊娠期或者哺乳期者，甲状腺功能亢进者，重体力劳动者，消化系统疾病导致的吸收不良者等。

（3）维生素 C：能够有效帮助备孕女性改善铁、钙和叶酸的利用，预防缺铁性贫血；促进抗体形成，维持免疫功能；维生素 C 还具备抗氧化、抗自由基、抗肿瘤的作用。维生素 C 缺乏会直接影响胆固醇转化，导致体内胆固醇积累，增加心脑血管疾病、动脉粥样硬化发生的风险。

由于人体在正常情况下有一定维生素 C 的储存，所以缺乏的症状会延期出现，一般 3～4 个月后才出现。在日常饮食中下列水果和蔬菜中含有较丰富的维生素 C，如樱桃、番石榴、红椒、柿子、青花菜、草莓、橘子、芥蓝、菜花、猕猴桃等。古人云，凡事过犹不及，若摄入过量维生素 C 也有一定风险，可能增加尿中草酸盐的形成，有增加泌尿系统结石的危险。

5. 高龄女性备孕或者妊娠需要额外补充哪些维生素

高龄女性备孕或者高龄孕妇有以下两种维生素不可忽略。

（1）维生素 E：是一种脂溶性维生素，又称为生育酚，是最主要的抗氧化剂之一。维生素 E 能促进性激素分泌，使男性精子的活力和数量增加；使女性雌激素浓度增高，提高生育能力，预防流产，还可用于防治烧伤、冻伤、毛细血管出血、更年期综合征等。

对于上班族的高龄女性来说，加班熬夜成为常态；各种昂贵的护肤品已经抵挡不了脸上逐渐出现的干燥、暗斑，口腔溃疡频发等情况。这时候可以考虑补充维生素 E。

富含维生素 E 的食物有果蔬、坚果、瘦肉、乳类、蛋类、压榨植物油等。其中果蔬包括猕猴桃、菠菜、卷心菜、菜花、羽衣甘蓝、莴苣、甘薯等。坚果包括杏仁、榛子和胡桃。

平常只有按需补充维生素 E 才能对身体有益，绝对不能过度服用。长期大剂量服用会引起恶心、呕吐、眩晕、胃肠功能紊乱等不良反应。

（2）维生素 D：又称为抗佝偻病维生素，主要是补钙，妊娠后不少准妈妈出现缺钙的现象，因此孕前适量补充维生素 D 也是很重要的一项任务。

维生素 D 也是一种脂溶性维生素，有五种化合物，与健康关系比较密切的是维生素 D_2 和维生素 D_3。它们有以下特点值得注意，即存在于部分天然食物中，也存在于人体，从胆固醇到 7- 脱氢胆固醇，受到阳光照射都可以转变成维生素 D。

一般来说适当的日光浴足以满足人体对维生素 D 的需求。通常天然食物中维生素 D 含量较低，动物性食品是非强化食品中天然维生素 D 的主要来源，如含脂肪高的海鱼和鱼卵、动物肝脏、蛋黄、奶油和奶酪中都相对较多，而瘦肉、奶、坚果中含微量的维生素 D，蔬菜、水果、谷物及其制品等含有少量维生素 D 或几乎不含有活性的维生素 D。

很多人觉得维生素需要补充的种类太多，太过复杂，在药房买一盒复合维生素就搞定。每天吃一粒维生素可比吃一堆蔬菜水果省事多了。其实不然，复合维生素不能完全代替每天补充的维生素，因为每个人对不同维生素的需求量是不同的，而药房出售的每种品牌的复合维生素里含有的维生素和叶酸的剂量却是固定的，无法做到因人而异、量身定制个体化补充方案。各种维生素到底是否需要补充，补充剂量是否不足又或是太多都不清楚，同时还无法去判定所服剂量对胎儿的发育是否有害。

因此，想备孕的人，尤其是高龄女性、有流产史的人群，明智的做法就是在备孕期间咨询相关科室医生，从而进行正确的维生素补充。

6. 只吃素食不吃肉是否对高龄备孕女性有益

不少女性是素食主义者，不吃肉、鱼等动物产品，有的甚至不吃奶制品和蜂蜜。不能否认，多吃素食如蔬菜、水果等富含纤维的食物，对减肥有帮助，还可以养颜美容、安定情绪。但是，长期吃素食真的好吗？

答案是，长期吃素会影响妊娠。

生育孩子对男女双方的身体是有要求的，既要吃素，也需要动物蛋白、荤素搭配、营养均衡最好。长期吃素会让身体营养摄入不足，如蛋白质摄入过少，就会导致女性激素分泌失常、月经紊乱等，从而影响女性的生殖能力，即影响妊娠。原因在哪里呢？

（1）动物蛋白对生育很关键：人体中制造蛋白需要多种氨基酸成分，而有些成分是无法自己产生的，需要从食物中额外补充，称为必需氨基酸。而植物中含有的必需氨基酸成分并不足以补充身体的需要，也就是说很多必需氨基酸的补充是要通过吃肉来解决的。不仅如此，制造精子和卵子需要的营养元素大部分也需要从动物性食物中摄取。如果只吃素可能对精子和卵子的发育都不利。所以，不能长期吃素，高龄备孕女性则更不应该长期吃素，必须从日常饮食中摄入蛋白质或者动物蛋白。

（2）长期素食不利性激素分泌：性激素在生育过程中起着重要作用。因为胆固醇是制造性激素的基本原料，而胆固醇大部分从动物性食物中获得，素食中较少。如果性激素不够，就会影响排卵，进而影响妊娠。

（3）多种矿物质对人的生殖功能有重大影响：肉类及内脏类食物中富含铁质、碘、钙质等。铁元素可促进卵巢的发育；碘对维持内分泌正常功能必不可少；钙则影响骨骼发育，特别是骨盆的正常发育。而长期单纯吃素的人会较容易缺乏这些营养元素，这对妊妊妇女及胎儿的影响深远。

（4）长期吃素导致维生素 A、维生素 D、维生素 E 等的缺乏：维持人体正常生理功能要依赖于各种微量元素和各类维生素，这些物质在动植物中各有所长，要全部满足这些营养物质，全面维持健康，应动植物食品兼吃。长期吃素必然会导致身体缺乏维生素。如缺乏维生素 E，女性会出现月经周期紊乱、卵巢功能下降。

那么如何吃肉才算吃得合适呢？就是医生常说的营养均衡、荤素搭配。如果高龄备孕女性本身属于偏胖或者肥胖的体质，建议可以适当减少肉食摄入，一周一天吃素或一天一餐吃素，这种饮食方式可降低胆固醇，减轻肠胃负担，延年益寿。

均衡营养才是有利于年轻女性生殖健康的正途。若女性不愿意自己的生育能力受影响，在进行素食前一定要三思而后行，尤其是年龄超过 30 岁的女性，生育能力本身就已经下降，更要谨慎行事。

7. 高龄女性备孕应如何补钙才合适

很多备孕女性很早就会关注是否补钙、怎样补钙这些问题，甚至有些人在备孕还没开始就吃起了钙片。殊不知，过早过多补钙对胎儿有害！所以要选择恰当的时间去补钙。

其实大部分备孕女性并不容易缺钙，如果平时饮食均衡，又有适当的外出日晒，再补充点维生素就足够了。但是到了一定年龄，尤其是 30 岁以上的女性，身体对钙的吸收每况愈下。如果是压力大的上班族，长期营养单一、久坐房间不太外出，在生活中就容易无缘无故地发生手脚抽搐、牙齿松动，甚至有腰腿乏力的情况。这个时候最好去医院查一查是否身体已经处于缺钙的状态了。如果体内钙不足，那通过食补或者服用钙片都可以，让自己的身体在受孕前储备好足量的钙。

一般来说妊娠早期的孕妇并不容易缺钙，这个时候胎儿的吸收量并不大。在妊娠前或者妊娠早期如无缺钙症状，一般是不需要额外补充钙。

到了妊娠中晚期，建议根据自身的情况增加每日钙的补充量。一般妊娠中期每日钙的需求量在1000mg左右，妊娠晚期每日钙的需求量在1200mg左右。这时候光靠饮食不一定能满足身体的需求，甚至有可能在胎儿吸收钙的同时孕妇自身在流失大量的钙，从而导致妊娠期或者产后出现缺钙的症状。

生活中有大量食物可补充钙，所以要学会从多种食物中科学补钙，如乳类与乳制品、豆类与豆制品、海产品、肉类与禽蛋、蔬菜类、水果与干果类都是富含钙的食品。需要注意的是，食物越新鲜越好。因为新鲜的食物才能减少营养的损耗和流失。如果烹饪食物，那么烹饪的时间不要过长。菠菜、茭白、韭菜含有的草酸较多，宜先用热水浸泡片刻以溶去草酸，以免与含钙食品结合成难溶的草酸钙。高粱、荞麦、燕麦、玉米等杂粮较稻米、面粉含钙多，所以建议平时多吃些杂粮。

直接补充钙片是孕妇补钙的另一种比较方便和快捷的方式。孕妇可以根据妊娠周期的不同特点进行补充。补钙最佳时间应是在睡觉前、两餐之间。注意要距离睡觉有一段的时间，最好是晚饭后休息半小时后即刻服用钙剂，因为血钙浓度在后半夜和早晨最低，最适合补钙。

但是，要特别提醒大家，补钙过多可能对胎儿有害！

若盲目补钙，每日钙剂量过多，可能会带来许多不良影响。一般孕妇每日钙的最高补充剂量不能＞2000mg。如果摄入量过多，不仅对孕妇有害，对胎儿也有害。因为会大大增加孕妇患肾结石、乳碱综合征的风险。至于对胎儿的影响，可能导致其出现颅骨过硬、囟门早闭的风险，从而影响胎儿的分娩过程和宝宝的智力发育。过多补钙还可能影响孕妇其他微量元素如铁、锌等的吸收。

综上所述，孕妇需要按实际需要补充钙，具体剂量安排应该咨询营养师。

8. 经常喝咖啡和茶会不会影响高龄女性的生育

对于上班族的不少女性来说，长期喝茶、喝咖啡提神已然成为一种习惯。长期饮用茶和咖啡对身体究竟有哪些影响？

中国人喜欢喝茶，各种名茶世界闻名，并且喝茶有各种好处，如提神醒脑，可以帮助排便、促进血液循环、补充矿物质等。据英国人研究发现，喝茶可以增加受孕率，但是并未说明原因。

茶叶里含有鞣酸、茶碱和咖啡因等物质。鞣酸在体内积累会影响孕妇对铁元素的吸收，容易导致贫血。虽然茶叶可以提神，但过多饮用容易失眠。众所周知，长此以往容易神经衰弱。对于脾胃虚弱者，饮用浓茶或者空腹饮茶也容易导致肠胃不适。茶叶里还含有咖啡因，有研究报道咖啡因是一种可以导致女性生理变化的物质，可以在一定程度上改变女性雌激素和孕激素比例，从而间接影响受精卵在子宫内膜的着床和发育。

虽然说备孕期间可以适当饮茶，但目前尚无衡量的标准来明确多少算适当。所以备孕者对饮茶需权衡利弊，建议至少应尽量不饮用浓茶。

咖啡同样是提神醒脑的饮品。咖啡中含有咖啡因、可可碱等生物碱成分，这些物质都会起到兴奋神经中枢的作用，服用后可能导致心跳加速、血压升高等症状。很多研究发现咖啡因可能减少体内雌激素的释放，从而影响卵巢功能的正常运转，降低受孕率。同时长期喝咖啡会导致备孕女性体内的钙质流失，体质下降，离开咖啡后反而更容易犯困。

国外研究显示，每天平均喝咖啡超过 3 杯的女性，其受孕率比不喝咖啡的女性要低 27%，每天平均喝 2 杯咖啡的女性，其受孕率比不喝咖啡的女性要低 10%，但是每天喝 1 杯咖啡的女性，其受孕率无明显改变。然而不能忽视的是，孕妇如果喝咖啡，咖啡因是可以通过胎盘循环被胎儿吸收的。而胎儿吸收了多少咖啡因，导致多大的后期影响目前尚无法预知，所以还是少喝为妙。

综上所述，建议高龄女性在备孕期间适当降低每日咖啡因的摄入量，很多饮品里都含有咖啡因，如茶、咖啡、可乐等。而受孕后的准妈妈，为了后代着想，也不建议摄入咖啡因，最好暂时戒除饮茶和喝咖啡的嗜好。

9. 爱吃甜食会不会影响备孕

甜品是大部分女性所爱，琳琅满目、各色各样的糖罐子，悠闲的下午茶糕点，遍布大街小巷的甜品屋，品牌繁多的奶茶店，这都是女性喜爱和逛街时必去的地方。

毕竟甜品没有被标识成不能吃的食物，只要本身没有糖尿病或者血糖偏高，一般医生都觉得备孕期间吃点甜食没有太大影响。但是凡事都有一个度，贪吃甜品也有诸多坏处。

在北美一项关于孕前摄入含糖饮料的前瞻性研究中，研究总人数高达 4000 多例。研究人员惊奇地发现女性对于糖分的摄入超过固定量时，生育力会明显受到影响。虽然统计结果的差异并无统计学意义，但也透露出一些让备孕女性需要警醒的信息。研究者针对各种含糖饮料做了对比，发现能量型饮料可能与女性生育力下降有关。国际运动营养学对于"能量饮料"的定义是除了含有水、碳水化合物、维生素、矿物质以外，还包含各种营养物质，如咖啡因、牛磺酸、氨基酸、瓜拉纳、烟酸、人参、银杏提取物等。它的特点在于为运动人群增加能量、缓解疲劳、提高注意力和敏感度及增强运动表现，是一种有兴奋作用的饮料。由此可见，不建议备孕女性摄入能量型饮料。

同时，备孕期间的女性一旦养成贪吃甜食的习惯，长期超量摄入容易导致潜在的血糖代谢异常，增加罹患糖尿病的风险。而妊娠之后，准妈妈摄入的糖分若仍然持续妊娠前的状态或者有所增加的话，则易出现妊娠期糖尿病。妊娠期糖尿病不仅影响孕妇本人的身体健康，降低免疫力。对于胎儿来说影响更甚，大量糖在体内代谢时会大量消耗人体内的钙质成分，从而影响胎儿牙齿、骨骼的发育。因此，孕期糖尿病严重时，巨大儿、流产、早产及死胎的风险会相应增加。

因此，对备孕女性的建议是均衡饮食，摄入足够的营养，不建议摄入过多含糖的食物及饮料。不管是备孕还是妊娠期间，都要适当控制甜食。

10. 贪吃油炸食品对备孕是不是有影响

生活中很多零食属于油炸食品，如薯片、油条、方便面、炸鸡等。人们对于美食大多是没有抵抗力的，所以很多人爱吃汉堡、烧烤，久而久之，油炸食品的危害在身体内潜伏，各种疾病正伺机待发。

既然油炸食品可能有害，那么它所包含的哪些物质成分才是罪魁祸首呢？油炸，是通过食用油在高温作用下让食物变熟的过程。油炸食物表面有时候会用米糠、面类、膨松剂、色素等来装饰表面，达到色香味俱全的目的。油炸时产生的大量反式脂肪酸对健康很不利，因为反式脂肪酸的熔点高，结合在细胞膜内部时能够改变膜的流动性和渗透性。因此，在人体产生代谢、物质转化时，其会干扰人体必需脂肪酸（EFA）和其他正常物质的代谢，容易增加以下疾病的风险。

（1）血栓风险：反式脂肪酸会增加血液的黏稠度和凝聚力，从而使冠心病、高血压等患病风险增加，尤其对于高龄备孕女性危害作用更大。

（2）影响发育：对于孕妇或者哺乳期的产妇来说，反式脂肪酸可以通过胎盘组织或者乳汁而被宝宝吸收，从而影响胎儿和婴儿对于必需脂肪酸的吸收，影响身体的生长和发育。

（3）影响男性生育：有研究已经发现，反式脂肪酸会影响男性的精子活力。

（4）容易肥胖：反式脂肪酸不容易被人体消化，导致体内各个身体器官内脂肪积累，而肥胖就是最直接的临床结果之一。

（5）记忆力下降：有研究发现，若青少年时期过多食用反式脂肪酸，则老年时期患阿尔茨海默病（老年痴呆症）的概率增加。

（6）导致糖尿病：食用反式脂肪酸使糖尿病的患病风险增加。

此外，要警惕油炸食品中的膨松剂，它是这类食品经常用的添加成分之一，因为在生产食物的过程中膨松剂可以使食物看起来松软、酥脆、蓬松，让人更有食欲。但是大部分膨松剂里都含有铅，过多食用会使铅元素在体内积累。铅可在体内与一些重要的蛋白质、酶结合，从而影响体内的代谢和功能，增加很多疾病的发生率。例如，干扰人类的大脑神经，导致记忆力减退或其他神经系统病变。

此外，有些肉类食物在表面虽然已经炸得酥黄，但实际还没有熟透，这样的食物一旦卖出，那就意味着买者吃了半生不熟的肉制品，肉里面含有的病原体未被完全杀死就已经被食用了；有些不良商家甚至会使用劣质或者变质的食物或油品。食用了这类有卫生问题的食物更容易导致吸收不良、胃肠炎症，甚至可能引起食物中毒。炸油经过反复的高温作用，会产生很多有毒、有害的致癌物质。因为油脂在反复高温的作用下，其中不饱和脂肪酸容易形成二聚体、三聚体等，如薯条在油炸过程中会产生高浓度的丙烯酰胺，丙烯酰胺就是一种致癌物质。

所以，建议高龄备孕女性远离油炸食品，科学饮食。

11. 多吃五谷杂粮对备孕有何益处

早在《黄帝内经》中就提到："五谷为养，五果为助，五畜为益，五菜为充，气味合而服之，以补益精气。"这就说明了从古代开始，五谷杂粮在饮食中就起着重要的作用。但是在都市生活中，忙于奔波的人群，大多以精制的米和面食为主。如果哪天有人问你："吃五谷杂粮了没有？"估计没有多少人能举出吃了哪些五谷杂粮。

五谷主要是指谷子、麦子、大豆、玉米、薯类，同时有人比较习惯地把大米和面粉以外的食物统称为杂粮。营养学里认为需要平衡膳食，粮食也应该如此。只吃精米和白面是不符合平衡膳食原则的，还需要多补充点粗粮。吃粗粮的好处有很多，具体如下。

（1）粗粮里含有的一些微量元素比细粮含有的成分多。例如，粗粮里含有铁、镁、锌、硒等成分。铁元素在人体造血功能中起着重要的作用，参与血红蛋白、细胞色素及各种酶的合成，并促进生长。铁还在血液中起着运输和交换氧与营养物质的作用。因此，体内缺铁可能导致小细胞性贫血、免疫力下降、新陈代谢紊乱等问题。

镁元素在体内是组成骨骼的重要成分，可以促进身体对钙质的吸收，可以防止钙在软骨里沉积，预防结石的发生。镁元素可以调节人体的神经和肌肉，是人体天然的镇静剂和调节剂。不仅如此，镁元素参与体内众多的蛋白质、碳水化合物和脂肪的代谢。镁元素也是"心血管卫士"，对心血管功能起着保护作用，也是高血压、高血脂、高血糖的"克星"。因此，人体如果缺少镁元素，容易出现心动过速、心律不齐、心肌坏死等问题。

锌元素在人体中参与各种酶和激素的合成。锌元素在性发育、性功能、生殖细胞的生成中起着重要的作用，有"生命的火花"之称。不仅如此，锌在肠胃吸收蛋白质方面起着重要的辅助作用，由此保证身体功能发育所需；另外锌是免疫器官胸腺发育的重要元素，有助于调节免疫功能；由于锌在体内可以促进维生素 A 的吸收，因此补锌对眼睛也有益。

硒元素对人体的好处更多。如今硒被认为是迄今为止发现的最重要的抗衰老元素，在医疗界被称为"生命之火"、"抗癌之王"等。硒对人体的多种生理功能中起着重要的作用，参与多种酶的合成，加速生长发育，增强创伤组织的再生能力，增强抵抗力，预防心脑血管疾病，可以保护肝脏，保护眼睛，抗氧化、抗衰老等。

（2）粗粮含有丰富的膳食纤维。膳食纤维作为食物本身能量较低，食用以后容易产生饱腹感，从而减少对其他食物的摄入，有助于减肥。对于"三高"人群都有很大的好处。膳食纤维不仅可以促进胃肠道蠕动，帮助消化和吸收，清理肠道，促进排毒，还可以预防便秘。

（3）五谷杂粮还可以防癌。这主要和杂粮里含有的木质素成分有关，木质素可以起到吞噬细菌和癌细胞的作用，在一定程度上可以抑制癌症和降低患癌率。

说到这里，来看看究竟哪些食物属于杂粮吧。其实生活中经常看到、吃到。常见的谷物类主要有玉米、小米、薏米、黑米、糙米、紫米、高粱、燕麦、荞麦等；豆类主要有赤豆、绿豆、黄豆、黑豆、蚕豆、豌豆等；块茎类主要有山药、马铃薯等。

既然粗粮有这么多好处，是不是吃得越多越好呢？根据平衡膳食原则，每种食物含有的营养物质应该都是有效的，但过多单一地食用某一种食物容易导致营养不良。而粗粮对于生长发育期需要大量补充能量的青少年来说不适合作为主食，对于消化不良的人群来说也不宜多吃，对于妊娠期和哺乳期需要各种营养的人群来说建议适当补充即可。

12. 长期熬夜为什么对备孕极为不利

年龄越大越容易牺牲睡眠，熬夜的理由也越来越多。上班忙忙碌碌，家里杂事繁多，久而久之，晚睡就成了一种习惯。排除主观原因，不能控制的还有加班和失眠。无论哪种原因，这种恶性循环不被控制，熬夜往往得不到缓解。

众所皆知，熬夜伤肝。中医上讲肝经是唯一绕生殖系统的经络，肝的气机不调畅，气血两虚。外貌上容易皮肤松弛，暗淡无光，色素沉着，且各种毒素容易在体内积累。气血两虚，不仅促使卵巢功能逐渐下降，各个脏器也都会受到影响。熬夜相当于提前扼杀卵巢生命，导致卵巢过早过快地衰老。"黄脸婆"就这样来了。

　　其实，睡眠对于女性生理来说是最大的保养。一天当中，皮肤新陈代谢最旺盛的时间在晚上，特别是22∶00到2∶00，而熬夜是最不利于美容养颜的，彻夜不眠将影响细胞再生的速度。夜间睡眠需经过深度睡眠－做梦－浅度睡眠的节奏。而深度睡眠是入睡后就能进入的状态，是人体彻底放松的状态。但是睡得越晚，深度睡眠越短，一个成人的深度睡眠只占总睡眠时间的15%～20%。

　　夜间体内排毒及代谢的时刻表如下：

21∶00～23∶00 免疫系统排毒

23∶00～1∶00 肝脏排毒（需熟睡）

1∶00～3∶00 大肠排毒

7∶00～9∶00 小肠大量吸收营养

　　所以奉劝熬夜者，快快改掉熬夜的坏习惯。亡羊补牢，为时不晚。改善睡眠状态，睡一个"美容觉"很重要，不但养生，还有助于妊娠。

13. 备孕女性吸烟、喝酒的危害有多大

　　现代女性，由于生活压力大，常把吸烟、喝酒视为一种消遣，或视为排解压力的方式，看似率性，殊不知危害甚大。

　　吸烟有害健康。烟中的醛类、烯烃类等物质对呼吸道有刺激作用，容易导致呼吸道疾病。尼古丁被吸收后，刺激交感神经，使人处于兴奋状态，其实这是以血管内膜损害为基础的。长此以往，呼吸系统受到严重的损伤，各种心血管疾病的发病率也大大增加。况且香烟中胺类、重金属等有害物质蓄积在身体中，其中的苯并芘、砷、镉等物质可致癌，甲醛则会加速癌变。吸烟的代价并不低啊！

　　对于孕妇而言，这些物质可以通过胎盘直接危害胎儿，导致胎儿畸形，出现流产、早产等风险。而对备孕的女性而言，长期吸烟容易引发经期腹痛、月经紊乱、卵巢功能下降等危害。有研究发现，吸烟可能导致女性生殖细胞的基因损伤，引起卵母细胞减数分裂的纺锤体、染色体数目异常。国外也有研究发现，吸烟对卵泡功能、

子宫受孕能力有影响，从而间接导致不孕。久而久之，高龄备孕患者不孕率上升。

此外，在备孕的高龄女性中，也不乏"酒精沙场"的人群。酒精对人体的伤害很大，尤其是消化系统，从胃肠道到肝脏代谢都是如此。酒精本身是一种刺激性的液体，长期大量饮酒会使机体对酒精产生依赖，酗酒者肝硬化、胃炎、消化性溃疡、食管静脉曲张、食管癌和急、慢性胰腺炎的患病率是一般人群的 10 倍。严重时会导致酒精中毒，除会引起一系列的精神障碍之外，还可能引起周围神经炎、小脑变性、癫痫和视神经萎缩等。长期饮酒还会影响胃肠的吸收功能，从而导致维生素 B 和蛋白质的缺乏。

长期喝酒的人，在酒精伤及心肝脾胃肾的同时，容易出现容貌枯槁憔悴，皮肤松弛，易怒、烦躁等问题。对家庭来说，还会伤及夫妻感情和家庭和睦。此外经证实，长期饮酒者还间接造成高血压、心脏病等心血管疾患的发病率升高。

对于备孕男性来说，很多研究发现，酒精会影响精子的产生和精子的活力，从而降低受孕的成功率。对于备孕女性而言，有报道称饮酒与子宫内膜异位症发病有相关性，也有研究发现喝酒可能影响卵子的成熟和排卵，证明酒精甚至能够通过胎盘循环，而胎儿的神经发育对酒精的影响很敏感，因此孕期喝酒易使胎儿畸形和流产概率大大增加。

为了胎儿的健康和自身的健康考虑，建议备孕男女一定要戒烟戒酒。

14. 情绪波动对于备孕期女性究竟有什么影响

备孕和妊娠过程不仅仅是一场与妊娠不良影响做斗争的过程，更是一段特别的身体和心灵旅程。很多高龄女性在备孕时，不仅受着工作方面的压力，还受到来自家庭方面的影响。无论是亲朋好友的"热情"关心，还是枕边人的"唠叨"，高龄还没妊娠，对女性本身就是一种负担，加上隐私顾虑、情绪好坏等各种精神负担，都让女性承受着难言的心理压力。

研究显示，备孕女性如果带着极大的心理压力和焦虑的情绪，都会对受孕不利，或者进一步降低妊娠成功的概率。

如果一直处于紧张焦虑状态，身体接收到这样的信号就会做出相应的反应。例如，影响女性体内的内分泌水平；使血管长期处于收缩的状态；影响卵巢子宫局部的血流；体内一些神经介质释放出现异常等，从而出现子宫、输卵管肌肉收缩紊乱等一系列不利于受孕保胎的情况，高龄女性更是如此。此外，一般精神高度紧张的人情绪也很容易激动，脾气相对比较暴躁，多伴随焦虑，个人睡眠质量下降，不思饮食，有的情况严重者还会使身体负担进一步加重，造成不良事件的发生。

这样的环境不利于胚胎形成，怎么能顺利着床呢？

常言道，爱笑的女孩运气不会差！乐观开朗、身心愉悦才能更有力量面对一切。所以，在备孕的过程中，女性一定要保持良好的情绪和愉悦的心态。

但注意这可不是女性一个人的事。如果您正在备孕，又处于高龄。那么在这里要给夫妻双方提一些建议，即日常生活中要共同关注、释放压力，丈夫要多关心妻子的心理情绪、多沟通，培养心灵上的放松平和的心态与氛围，让大家都在成为父母的旅程中获得心灵滋养。

对于处于备孕状态的高龄女性来说，对妊娠那些事儿不能一知半解，不要一遇风吹草动就患得患失，增加不必要的心理负担和忧虑。夫妻之间相互说些鼓励的话，增加对方的信心，当出现一些问题时也不要相互埋怨、相互指责，从而加重心情负担。可以适当地分散些注意力，多参加些轻松的娱乐活动，多方面增进夫妻情趣的同时保持乐观的精神状态。有压力的同时，最好学习一下下面的疏导方法，学会自己去缓解自己。

（1）正视自己现在做的事情。要明白，妊娠生子只是一场生命之旅，是一场美好的事情，要学会顺其自然。而不是只在乎得失，把妊娠生子当成一种任务、一种工作去完成。

（2）咨询医生。很多时候焦虑是因为不了解情况，猜测只会让自己更加焦虑。如果备孕超过半年，甚至一年都没有受孕。可以通过科学的方法去查找原因，而不是顾影自怜，沉浸在自己悲伤的情绪里不能自拔。最好的方法是主动询问医生，共同查找原因，找出适合自己的备孕途径。高龄女性备孕时，有些人会急于"效率"，那样只会影响自己受孕的成功率，其实如果有问题还可以通过辅助生殖技术实现梦想的。

（3）转移注意力。很多人开始备孕就什么都不做了，放弃正常工作、学习、生活，一心一意备孕。这样反倒增加了自己的压力。事实上，做一些力所能及的事情反而更利于放松心情，如做较为轻松的工作或家务，读书，听音乐，这些都是不错的选择。

（4）家人共同努力。全家一起会会餐，看一场想看的电影，听一场倾心已久的音乐剧，偶尔放松一下自我也不错。在放松的氛围中迎接小生命诞生的。

15. 为什么备孕女性要少用塑料类制品

都市生活，节奏越来越快。很多人产生了对塑料制品的依赖。从早晨开始，一次性塑料杯里的豆浆，塑料袋里装着的早餐，到中午的一次性饭盒，一次性打包袋，再到晚上买菜盛放的塑料盒袋，以及塑料瓶装饮料，一天似乎被"塑料制品"包围了。

日益增多的无法降解的白色垃圾不仅影响着环境，也影响着人们的健康。细思极恐，从吃的到喝的，这么多年在体内积累了多少有害的环境雌激素呀！

什么是环境雌激素呢？在塑料制品、塑料薄膜中存在一类能够干扰人体内分泌物质合成、运输、分泌、释放等过程的物质，这种物质成分被称为环境雌激素（EEs），它们能够激活或者抑制人体的内分泌系统，与人体内分泌的激素类物质相互竞争，从而造成内分泌系统紊乱，影响人体内源性激素的正常工作，导致各种相关功能的障碍。到目前为止，已经列入环境雌激素的化学物质有70多种。主要分为以下几类。

（1）人工合成用药雌激素。

（2）植物雌激素与真菌性雌激素。

（3）农药：主要为有机氯化合物。

（4）工业化学物质：包括多氯联苯、二噁英、双酚A、辛基酚、壬基酚、邻苯二四甲基酸酯、某些金属和非金属。

上述这类物质可影响包括人类在内的各种生物的生殖系统、内分泌系统、免疫系统和肿瘤发生等。

通过流行病学的调查研究发现，环境雌激素类物质的摄入能够增加女性子宫肌瘤、子宫内膜异位症、卵巢癌、子宫内膜癌、乳腺癌等疾病的患病风险。若孕妇也受到此类物质的影响，那么对胎儿的风险也是无法预估的。环境雌激素与雌激素有相似的作用，在关键时刻会影响胎儿的性别分化，使男胎向女性化发育，因此出生后各种发育缺陷、身体畸形、第二性征异常的疾病屡见不鲜。环境雌激素不仅在生殖方面有着重大的影响，对其他内分泌器官也有影响，如对甲状腺、肾上腺的正常功能也有些干扰作用，容易导致人体神经系统和免疫系统的功能障碍，从而引起神经性疾病、过敏性疾病的增加，影响人类的健康。

那么除了塑料里面含有的双酚A、邻苯二甲酸、聚乙烯、PCB聚氯联苯等，其他生活用品、生活环境里是不是也都可能随时接触到EEs类污染物呢？回答是肯定的。如化妆品里含有的苯酮、防腐剂BHA、羟苯等；农药里含有的敌敌畏、多氯联苯类化学物质；燃烧垃圾时产生的二噁英等有害物质；老式冰箱里含有的氟利昂等，都属于这类物质。

环境雌激素的种类繁多，环境污染的范围广泛，在大气、水、土壤、植物、人体和动物组织中都均可以检测出来。而且环境雌激素在环境中难于降解，易在生物体内蓄积，有些环境雌激素除直接进入人体外，还可以通过食物链进入人体。因此，对这些环境雌激素必须时刻提高警惕。

远离"塑料"制品是妊娠期要克服的难点，也是理智的选择。塑料不是无法替代的，生活中有许多环保类用品可供选择。养成良好的环保习惯，不仅对自身健康有益，也可以适当减少环境污染。偶尔使用塑料制品时，建议尽量不要存放直接食用的高温食物，也不要用塑料制品去加热。不要存放有腐蚀性的物品，如酒、醋等物质。

16. 经常使用手机和计算机对备孕女性的影响有多大

生活中可能有辐射的物品比比皆是，手机、计算机等都有辐射。鉴于手机和计算机在日常生活中使用的经常性，现代社会中它们的地位是无法替代的，尤其是手机。出门可以不带公交卡、身份证、银行卡、现金，但不能不带手机。无论在街角小店、公交车、地铁，还是在办公室，随处可见人手一部甚至多部手机。手机和计算机极大地影响着人们的生活。

手机在使用期间产生的辐射剂量目前尚无法度量，对身体的长远影响也尚未可知。现在只能通过一些研究数据去推测，是否可能有影响。就像做 X 线胸片检查、CT 检查一样，很多备孕者或者孕妇都会问，如果必须要做这类检查，是否对备孕或者胎儿有影响呢？

其实除了手机和计算机，生活中还常用到一些有辐射的家用电器，如电磁炉、电饭锅、微波炉等，它们在充电时辐射量也会大大增加。身边的辐射源真可谓是无处不在、无孔不入。如乘坐地铁、汽车、火车、飞机都要进行安检，安检机器也是辐射源的一种，都属于 X 线。人类生活在地球上，地球本身的辐射很低，但还有来自外层空间的宇宙辐射。短时间接触大剂量或者长时间接触小剂量辐射，其累积效应都可能诱导细胞基因突变、癌变等。

在自然环境下，胎儿会容受一定量的辐射，约为1mGy。而不同程度的辐射剂量对胎儿造成的影响是不同的，当辐射剂量＜0.05Gy（50mGy）时，目前还没有证据证明可导致胎儿畸形、智力障碍、生长受限或妊娠丢失的风险增加。在常用的检查中，胸部X线检查的胎儿辐射量通常为0.000 5～0.01mGy，而胸部CT的胎儿辐射量为0.01～0.66mGy，上述两种检查从电离辐射剂量上来说，远远低于可能造成胎儿不良影响的剂量（50mGy）。下面就来说说对于手机、计算机和一些其他常用的有辐射的用品如何防护。

（1）手机：神经外科专家认为，脑胶质瘤的发生可能与长期高频率使用手机有关。因此，建议平时摆放的安全距离为20～30cm。最好做到以下几点：①接听电话时，最好2～3秒后再放在耳边；②可使用耳机来接听电话；③手机信号不好时，最好不要接听电话；④手机不要放在胸前，睡觉时不要放在枕头下。

妊娠期女性不建议经常使用手机，尤其是在妊娠前3个月，胎儿尚未成型，处于性分化和发育期，此时受到的辐射可能影响到细胞的分化和发育，从而使胎儿畸形率上升。况且在使用手机期间，很容易长时间保持一个固定的姿势，久而久之会出现颈部、腰背酸痛不适，长时间盯着手机对视力也有影响。

（2）计算机：根据国际辐射防护协会和国际劳工组织的规定，电磁场的安全强度是0.11～0.3μT（这是24小时接触计算机时的电磁场安全限），低于此强度对人体没有危害。一些研究机构测试过计算机的电磁场强度，结果发现紧贴荧光屏处电磁场强度为0.9μT，但离开荧屏约5cm处，强度不到0.1μT，至30cm处，其强度几乎无法测出。但是台式计算机和笔记本计算机的辐射量还是有差别的。因此，建议如下：①台式计算机主机、显示屏保持在30cm以上；笔记本计算机保持10～20cm。②计算机开机瞬间电磁辐射最大，应予避开；③不让计算机长时间待机，此时可产生较微弱的电磁场，会积累辐射；④计算机辐射最强的是背面，因此，不要把计算机的背面对着人。

（3）电磁炉：经研究检测发现，电磁炉的电场强度最高达106.64V/m，磁感应强度最高达69.03μT，在使用电磁炉时周围环境的电磁辐射水平明显升高。我国出品的电磁炉40%的电场强度超过欧洲标准EN62233暴露限值87V/m规定；90%的电磁炉磁感应强度超过欧洲标准EN62233暴露限值6.25μT规定。因此，没有绝对安全的距离。若需要使用电磁炉，建议注意以下两点：①尽量在前侧使用，距离两侧和后面远一些；②使用不锈钢大尺寸锅具，能相对明显地减少电磁炉对人体的辐射。

（4）微波炉：微波炉的电磁辐射水平也较高。研究发现微波炉电场强度最高达34.4V/m，磁感应强度最高达99.68μT，并且微波炉周围2m内的环境电磁辐射水平明显升高。距离微波炉30cm以内，微波炉电磁场强度超过国家标准12V/m的规定，磁感应强度超过欧洲标准6.25μT；距离100cm电场强度最大为10.7V/m，磁感应强度最高为10.62μT；距离200cm时电场强度最大为3.3V/m，磁感应强度最高为1.13μT。由此可见2m以外才是微波炉的安全距离。因此，建议如下：①微波炉的辐射只有在工作时才会通过门缝泄漏，按完启动开关后赶紧离开，等结束运转后再取食物；②尽量不要在微波炉前久站；③食物从微波炉中取出后，放置几分钟后再吃。

对于高龄备孕女性来说，还可以适当做一些预防辐射的措施，如使用防辐射眼镜、衣服等。还可以多吃一些富含维生素、蛋白质及抗氧化的食物，如西红柿、海带、卷心菜等。

17. 汽车尾气对高龄女性备孕有哪些害处

在各个城市里汽车已经逐渐成为生活的必需品，交通拥堵、车水马龙，足以说明汽车数量的庞大。尤其是在大城市生活的人群，机动车排放物对空气的污染程度可以说是日趋严重。这些汽车尾气是否会影响备孕呢？

要想知道答案，首先要了解各种类型的汽油经高温燃烧后可以产生的不同颜色和气味的尾气，尾气主要包含的污染物有以下几类。

（1）一氧化碳（CO）：以前家里常用煤炭炉子，尤其在密闭空间燃烧时，人容易出现头晕、缺氧，这是因为 CO 在体内与血红蛋白结合的能力是氧气的 250 倍，使体内氧气供应受影响。吸入 CO 后，轻者出现头痛、眩晕、呕吐，严重时可能造成不可逆的脑组织损伤，甚至可能危及生命。若孕妇吸收了大量的 CO 不仅对自身有害，还有可能导致胚胎停育、流产、胎儿宫内缺氧等情况。

（2）二氧化碳（CO_2）：这就是传说中的"温室气体"。因为目前 CO_2 排放剧增，它在大气层中吸收红外线辐射，就像加热的电热毯一样，从而使全球气温上升。对于人体来说，CO_2 本身是无毒的，但如果吸入的气体中 CO_2 的比例上升，吸入氧气的比例就会相对下降，那么对应的氧气吸收量会减少，最终还是会导致人体氧气供应不足。

（3）碳氢化合物（HC）：主要是指发动机废气中未燃尽的部分，是导致光化学烟雾的主要成分。HC 在太阳的紫外线作用下会产生一种具有刺激性的浅蓝色烟雾。对人体最突出的危害就是刺激眼睛、上呼吸道黏膜，引起眼睛红肿、咽喉炎等疾病。

（4）氮氧化合物：当发动机有一定负荷时，会产生一种褐色的有刺激性气味的废气，其中的一氧化氮（NO）在空气中氧化形成二氧化氮（NO_2）等其他氮氧化合物，再经过肺吸入人体后产生亚硝酸和硝酸，对肺组织产生强烈的刺激作用。在二氧化氮浓度为 $9.4mg/m^3$ 的空气中暴露 10 分钟，即可造成人的呼吸系统功能失调。不仅如此，NO_x 和 HC 受阳光中紫外线照射发生化学反应后，可以形成有毒的光化学烟雾，可以使人呼吸困难、眼红喉痛、头脑昏沉，从而造成中毒。

（5）固体颗粒粉尘：在汽油燃烧的过程中，燃烧一半、未燃尽的、不可燃的物质等最后形成了可以在空气中飘浮的固体颗粒，其中除了含有炭黑外，还有碳氢化合物、硫化物和含有重金属成分的灰粉等。其不仅对人的呼吸系统有害，而且在炭烟粒的孔隙中还往往吸附着二氧化硫及有致癌作用的多环芳香烃等物质。

因此，建议备孕的高龄女性做好下面的防护。

（1）尽量远离汽车尾气的干扰，可通过防尘口罩、眼镜、手套进行适当防护。

（2）适当选择绿色环保的出行方式，如选择自行车、地铁出行。

（3）平时可以多补充富含维生素、蛋白质的饮食，提高自身免疫力。

（4）长期生活在都市的人群可以在节假日选择郊外出行，一来缓解一下心情和平时积累的压力，二来可以在郊外的森林氧吧多呼吸一些新鲜空气。

18. 备孕期间到底能不能使用化妆品

爱美之心，人皆有之。所以从古至今，人们尤其是女人都爱美。女性的柔美不仅表现在心灵上，还体现在外表上。因此，"爱美"带动了整个市场上化妆品事业的腾飞，出现了各种品牌。很多人已经养成了出门前化妆，不化妆不出门的习惯。

备孕或者妊娠期间究竟能不能用化妆品呢？这是很多女性十分关心的问题。下面根据化妆品的类型来讲一下它们对妊娠的影响。

（1）美白祛斑系列化妆品：这类化妆品最明显的效果就是美白。但是大部分美白的产品，包括 BB 霜、粉底、乳液等，大多都含有铅、汞、曲酸、果酸等成分，而且美白效果越明显的产品里汞的含量也可能越高。这些成分的刺激性大，危险性也大，对人体神经系统、消化系统、泌尿系统等都可能造成危害，尤其是长期使用劣质化妆品可能引起的危害更大，可能导致神经衰弱、致癌等后果。一般祛痘、祛斑类功能性的化妆品也可能或多或少含有一定的药物成分，有可能威胁胎儿健康。因此，备孕女性不建议使用这类化妆品，若希望保持皮肤美白和水润，可以选择一些纯天然、无添加的护肤品，也可以自己制作，如黄瓜面膜、鸡蛋蜂蜜面膜和唇膏等。

（2）指甲油：指甲油里含有邻苯二甲酸酯、酞酸酯，因此刺激性气味比较浓郁。它们不仅通过接触可以吸收，还可以通过呼吸系统刺激人体嗅觉神经。邻苯二甲酸酯主要起着软化的作用，可以通过皮肤黏膜被人体吸收。该物质在体内发挥着类似雌激素的作用，可以干扰女性内分泌。长期接触可能导致内分泌紊乱、排卵障碍、月经不调、不孕不育等疾病。此外，若人体长期接触酞酸酯，可能导致孕妇流产风险增加，胎儿畸形率增加。由于指甲油里面含有多种有害化学物质，可对人体产生危害，因此备孕女性不建议用指甲油。

（3）口红：涂上口红可以大大提高女性的气场，有画龙点睛之效。很多女性抵挡不住口红诱惑而经常使用。但是一般口红里都含有油脂、蜡质、色素、香料等，有一些油脂中含有羊毛脂，容易吸附空气中对人体有害的重金属。有一些变色口红，常用溴酸染料，又称为曙酸红，而此类染料有一定的不良作用。所以备孕期间还是不建议长期使用口红。

（4）香水：大多是将香料和乙醇按一定比例混合而成的，而乙醇就是酒精，虽然是经过多次脱醛的乙醇，但是添加的乙醇浓度还是在 75% ～ 95% 不等。乙醇对于孕妇危害明显，许多研究数据都明确了乙醇对于胚胎的毒性，与流产率增加有着直接的关系。部分香水里为了增加韵味，还添加了麝香，这无形中增加了不孕不育和孕妇流产的风险。已证明人工麝香有扰乱内分泌和影响激素分泌的作用，香水里一般还含有熏香剂，胎儿吸收后可能影响大脑发育。因此，孕妇禁用香水，而备孕女性要尽可能少用。

19. 备孕过程中染发或者烫发行不行

一般女性心情不好的时候除了购物就是美容美发了，换一种发型换一种心情，染烫一下让人容光焕发。然而有备孕计划时染发或者烫发就有害无益了。

（1）染发的危害：经研究发现，超过 90% 的人都染过发，特别是高龄女性难免会出现白发，染发的频率就更高。染发剂中含有的苯二胺是着色剂的必需成分，除容易导致皮肤过敏外，其还是公认的致癌物质。在染发过程中需要高温来增加毛发对染色剂的敏感性，但是皮肤毛孔在高温条件下会同时扩张、血液循环加快，从而促进了皮肤对染发剂的吸收。当大量致癌物质被吸收入人体或长期使用被蓄积在人体时，会导致细胞核内 DNA 被破坏，从而基因突变，引起皮肤癌、乳腺癌、白血病等恶性肿瘤，对胎儿也有严重的致畸风险。

除苯二胺外，染发剂中还有其他危险物质，如重金属物质、过氧化氢和氨水等。重金属物质包括铅、砷、汞等有毒物质成分。其中铅含量是油漆中的 5 倍以上，过多的铅元素被人体吸收后会影响人体的造血功能和神经系统，也会对心血管肾脏、胃肠道等系统和器官造成损伤。砷及其化合物都有毒性，局部皮肤大量吸收砷元素后可能导致皮肤炎或者皮肤癌。汞及其化合物都可以透过皮肤屏障，导致汞中毒。汞元素可以干扰皮肤内酪氨酸转变成黑色素，所以汞中毒容易形成大量的黑斑。

过氧化氢又称为显色剂或者氧化剂。染色时使用可以催化颜色的形成和保持更加持久的效果。显色剂的剂量使用越多，就会带走头发里的硫元素，从而导致发质干枯、变黄，严重时甚至可能脱发。染发剂里含有的氨水具有刺激性气味。若长期接触这类碱性物质，容易使皮肤出现色素沉着、皮肤表面溃疡等问题。

美国癌症协会曾经对 10 000 多名染发妇女进行调查，发现她们患白血病的概率是未染发女性的 3.8 倍，因此医学界称为染发性白血病。建议准备妊娠或者已经妊娠的女性，杜绝染发。

（2）烫发的危害：烫发剂里含有软发剂和定型剂，热烫过程中使用的硫基乙酸和氨水成分都是有毒物质，长期使用容易引起窒息、内脏功能受损等；而冷烫过程中使用硫基乙酸则有致癌的作用。对于人体来说，皮肤接触这些化学成分易导致皮肤局部产生瘙痒、红肿、皮疹、水疱等症状，严重时可能会波及全身。

综上所述，染发和烫发带来的危害并不能用肉眼来评估，其长远的危害是无法预测的。在这里建议备孕或者已经妊娠的女性，尽可能少或者不要烫发或染发。

20. 备孕女性为什么要避免长时间待在新装修的房屋里

说到装潢大家并不陌生，如涂料、壁纸、墙面砖瓦等，有金属的、塑料的、木质的。含有的主要有毒有害物质包括甲醛、苯、氡、胺等成分。部分装潢公司以次充好，过度宣传装潢产品，会导致大家盲目信任，而忽略其中的风险。

新房子、新家具的主要危害来自甲醛。各种人造板材、刨花板、密度板、胶合板等由于使用了脲醛树脂黏合剂，都可能含有甲醛。新式家具的制作，墙面、地面的装饰铺设，都要使用黏合剂，凡是大量使用黏合剂的地方也会有甲醛释放。

甲醛对人体健康的影响主要表现在呼吸道刺激、皮肤过敏、肺功能异常、肝功能异常和免疫功能异常等方面。皮肤直接接触甲醛可引起过敏性皮炎、色斑、坏死。装修污染物中甲醛对人体的危害最严重，潜伏期最长，被称为"室内污染第一杀手"。同时甲醛是导致新生儿畸形、儿童白血病、青少年记忆力和智力下降的主要原因，被 WHO 确定为致癌和致畸性物质。孕妇在妊娠期间摄入甲醛，可能引起胎儿异常发育，重则导致胎儿死亡。男性长期吸入可导致精子畸形、性功能下降，严重的可导致白血病、生殖能力缺失等。

另外还有一种有毒物质苯，主要来源于油漆涂料及其各种添加剂、各种黏胶。该物质对于人类皮肤、眼睛、上呼吸道都有刺激性作用，是一种强烈有毒的致癌物质。长期吸入苯易导致再生障碍性贫血、白血病等造血系统疾病。对于人体神经系统、生殖系统都有一定的损害作用，长期接触容易导致头晕、头痛、恶心，甚至降低机体免疫力。

氡气主要来源于石材装潢产品，有致畸、致癌、致突变的作用。长期接触氡气容易让人精神不振，昏昏欲睡。对于人体造血系统、生殖系统、免疫系统、呼吸系统均有害。

各种有害物质基本上都属于长期的挥发性物质，有人说房子空着挺可惜，通风一两个月就准备住进去了。如果家里有老人、孩子、孕妇，那么建议入住前一定要检测一下有害物质的浓度是否超标。有些除甲醛的方法只能暂时减少空气里已经挥发出来的甲醛，而不能根治性去除装修产品里的甲醛。甲醛挥发的时间最长可达 10 年之久。如果长期检测的指标超标，一定要请专业人员上门清除，经检测达标后再行入住。

（封　旭）

第四章 高龄女性备孕健康指导

1. 高龄女性备孕时需要做哪些检查

孕前检查很多，分为基本检查项目和评估生育力专项检查两大类，具体如下。

第一类是基本检查项目。

（1）基本检查项目：生命体征（血压、脉搏、体温、呼吸）、身高、体重及体重指数，常规的妇科检查。

（2）实验室必查项目：血常规、尿常规、血型（ABO 型和 Rh 型）、肝功能、肾功能、空腹血糖、HBsAg、梅毒螺旋体、HIV 筛查、宫颈细胞学检查。

（3）建议筛查项目：TORCH 筛查、宫颈阴道分泌物检查、甲状腺功能检测、地中海贫血筛查（广东、广西、湖南、湖北、四川、重庆等地）、口服糖耐量试验（针对高危妇女）、血脂、妇科超声、心电图、胸部 X 线。

第二类是生育力评估专项检查，包括月经第 1 ~ 5 天基础性激素测定、AMH 测定、阴超下窦卵泡（AFC）的计数等。

在此基础上，医生要对备孕女性既往疾病的病史及用药史进行评估。检查内容具体如下。

（1）血液系统：以贫血为例，严重贫血不仅可能影响孕产妇自身的健康，还有可能影响胎儿的生长发育。贫血的原因有多种，建议有贫血情况的患者在医生的指导下针对病因进行治疗，等到病情得到控制后再行备孕。

（2）呼吸系统：以结核病为例。结核病可以直接传染给胎儿，且治疗结核的药物有引起胎儿畸形的风险，建议先治疗结核再行备孕。

（3）心血管疾病：以高血压病为例，血压控制不佳的高血压患者妊娠期间可能出现胎盘早剥、胎儿生长受限甚至子痫，危及母胎的安全。高血压患者备孕前需经心内科及妇产科医生评估，必要时调整用药，待血压控制稳定后再备孕，妊娠期间也需要密切监测。

（4）代谢疾病：以糖尿病为例。病情控制不良的女性妊娠可能加重原有的糖尿病病情，引起胎儿流产、早产、胎儿窘迫，甚至胎死宫内。此外，生育巨大儿、畸形儿的风险也会增加。患有糖尿病的女性需要在备孕前评估病情。

（5）感染性疾病：既往有肝炎、梅毒等感染性疾病的患者妊娠期间可能将病原体垂直传播给胎儿，增加胎儿早产、流产的风险，部分病原体甚至可能引起胎儿畸形。如孕前发现感染，建议在医生的指导下积极治疗，待病情控制后再备孕。

2. 经历过异位妊娠的女性还能正常妊娠吗

不少女性在育龄期有过不幸的经历——异位妊娠（宫外孕）。宫外孕常被称为"孕妇杀手"，因为其一旦发生，有危及生命的可能。因此，很多女性有过宫外孕之后久久不敢再尝试妊娠。近年来，全球女性宫外孕的发病率比20世纪最后20年增长了3～5倍。宫外孕的发病率近年呈上升趋势，与正常妊娠之比达1∶50。那宫外孕到底是怎么回事呢？

当受精卵在子宫腔以外着床并生长发育，称为异位妊娠，俗称宫外孕。常见的异位着床部位有输卵管壶腹部、输卵管伞部、腹腔等。患者可能有停经、下腹痛、阴道不规则出血甚至休克等多种表现。宫外孕是妇科常见的急腹症。尿妊娠试验、HCG检测、妇科超声检查是诊断宫外孕简便且有效的手段，必要时可通过手术过程中看到孕囊、并经病理确认绒毛成分而进一步确诊。

输卵管异位妊娠的治疗方式主要有以下几种。

（1）生命体征平稳，有生育要求的女性可行保守性手术。根据受精卵种植的部位可行切开输卵管、取出胚胎后局部缝合或电离止血，或行伞端挤压术排出胚胎，以保留输卵管的功能。

（2）有一部分患者甚至可以采取保守治疗，无须手术。但是选择药物保守治疗者，如使用甲氨蝶呤等化学药物治疗的女性想要再次备孕，建议间隔 3 个月以上，并且在异位妊娠的包块已经消失，血 HCG 值已降至正常后方可备孕。

（3）当出现异位妊娠破裂等紧急情况时，医生可能权衡利弊后选择直接切除病变的输卵管。

异位妊娠的最常见位置是输卵管，而输卵管是精子和卵子结合的地方，有可能与患者的输卵管存在慢性炎症有关。因此，保守性手术或保守治疗后的女性再次备孕前也建议先至医院进行子宫输卵管造影术以明确输卵管情况，还需要评估卵巢功能。在医生的指导下，根据输卵管的通畅程度、卵巢功能选择合适的备孕方式。

接受过一侧输卵管切除术的高龄女性则建议至医院进行另一侧输卵管通畅程度的检查和卵巢功能的评估后再备孕。从理论上来说，女性每个月在排卵期两个卵巢中的一侧会随机发生排卵，所以切除一侧输卵管后，该侧卵巢发生的排卵就无法被同侧的输卵管捕获，从而降低了受孕的概率。此外，一侧输卵管出现过异位妊娠，对侧输卵管再次出现异位妊娠的风险也会增加。随着年龄的增长，女性的卵巢功能会不可逆转地下降。建议在医生的综合评估下，选择适宜的方式，必要时可通过辅助生殖技术，如试管婴儿（医学称为体外受精－胚胎移植）的方式来实现妊娠。

此外，还可以通过宫腔镜手术评估宫腔内环境，排除宫腔环境的影响，如宫腔粘连、子宫内膜息肉、子宫肌瘤等引起宫腔内结构发生变化的情况，从而避免异位妊娠的发生。

总之，异位妊娠治疗后再次备孕的患者，建议尽早去医院进行相应的咨询和检查，特别是高龄女性，不要错过了妊娠的时机。

3. 有生男生女的秘方吗

生男生女，始终是个话题。随着二孩政策的全面放开，不少家庭希望实现生育一儿一女凑成"好"。还有部分家庭认为生育女儿好，女儿是妈妈的"小棉袄"。生活中流传着许多偏方，认为按照偏方做某些特定的事、吃某些东西就可以生男孩或者生女孩，这实际上是没有科学依据的。没有生男生女的秘方。

正常女性的染色体核型是 46，XX，正常男性的染色体核型是 46，XY。科学地说，生男生女是由男性精子所携带的性染色体决定的，而在男性精子中，携带的 X 和 Y 染色体各占一半比例。

携带 X 染色体的精子与卵子结合，就会产生女性胎儿；而携带 Y 染色体的精子与卵子结合，则产生男性胎儿。

胎儿的性别在精子与卵子结合的那一刻就已经决定了。但是性腺发育，即内外生殖器的形成，是由性染色体和性激素共同影响完成的。假如让一个本身染色体为 46，XX 的女性胎儿，在胚胎或者胎儿期人为地暴露于过多的雄激素中，胎儿的外生殖器有可能出现不同程度的男性化，人为地造成两性畸形，这有可能影响原本是一个正常孩子的一生。那才是令人遗憾的事。

我国明确禁止非医学需要的胎儿性别鉴定和选择性别的人工终止妊娠行为。对于性别选择的要求仅出于医学需要，如针对患有血友病、神经性耳聋、葡萄糖 -6- 磷酸脱氢酶（G6PD）缺乏症等特定伴性染色体遗传的遗传病患者而做的性别检查。对于存在伴性染色体遗传的遗传病夫妻，可以通过第三代试管婴儿技术——胚胎植入前遗传学检测技术（PGT）的方式来进行胚胎筛选，实现优生优育，这是国家法律法规所允许的。

不管生男生女，都是上天对一个家庭的馈赠！

4. 高龄女性想生双胞胎的想法靠谱吗

生活中，看到一模一样的小朋友总是忍不住驻足多看几眼，羡慕生双胞胎，特别是龙凤胎的幸运父母。高龄女性适合生双胞胎吗？

双胞胎，医学上称为"双胎妊娠"，也就是说，妊娠1次，子宫里面同时有2个胎儿，可以分为双卵双胎和单卵双胎两种类型。

（1）双卵双胎：2个卵子分别与2个精子结合形成的双卵妊娠。形成的两个胎儿是有区别的，像血型、性别、指纹、外貌、性格等都有可能是不同的。日常生活中见到的"龙凤胎"也是双卵双胎的一种。双卵双胎可能与家族遗传、通过促排卵药物助孕、试管婴儿中多胚胎移植有关。

（2）单卵双胎：由1个卵子与1个精子结合形成的受精卵分裂形成的双胎妊娠。两个胎儿一般具有相同的遗传基因，因此两个胎儿的性别、血型及外貌等都是一样的。单卵双胎不受种族、遗传、年龄和胎次的影响。目前形成原因尚不明确。

那么，是否可以通过做试管婴儿来怀双胞胎呢？

试管婴儿在医学上称为体外受精 - 胚胎移植技术，是辅助生殖技术的一种，主要是针对有相应医学指征的不孕夫妇进行的，并不能为了想要怀双胞胎就使用该技术。此外，根据《中国高龄不孕女性辅助生殖临床实践指南》推荐意见，建议预后良好的35～37岁女性选择单胚胎移植，就是只移植1枚胚胎，以降低多胎妊娠率和母婴并发症。同时建议双胎妊娠的高龄女性接受减胎术，将双胎减为单胎。

为什么会有这样严格的要求呢？因为怀双胞胎虽然是一件喜事，但怀双胞胎的孕妇通常恶心、呕吐等早孕反应重，妊娠后期体重增加也比较快，腹围增加明显，下肢水肿、静脉曲张等症状出现得早且明显，妊娠晚期还有可能出现呼吸困难、活动不便等。而且双胎妊娠属于高危妊娠。怀双胞胎的孕妇在妊娠期发生贫血、妊娠期高血压疾病、胎膜早破、胎盘早剥、宫缩乏力等情况的可能性较单胎妊娠高，发生早产、流产、胎儿畸形等的风险也大大增加。此外，如果是单卵双胎中的单绒毛膜双羊膜囊双胎，还有可能发生多种严重并发症，其中有一种称为双胎输血综合征。因两个胎儿共用一个胎盘，通过胎盘的动－静脉吻合支，血液从动脉向静脉单向分流，使一个胎儿成为供血儿，另一个胎儿成为受血儿，情况严重时危及胎儿生命。

因此，从孕妇和胎儿安全的角度考虑，医学上并不建议人为促进怀双胞胎，平安生育健康的宝宝才是最重要的。

5. 备孕的高龄女性可以用药吗

很多女性在备孕过程中会有这样的疑问："医生，我之前吃的药，现在还能继续吃吗？"或者询问："我在不知道怀孕的情况下吃了药，孩子还能要吗？"

美国 FDA 根据药物对动物和人类具有不同程度的致畸危险，将药物划分为 5 类。

A 类：临床对照研究中未发现药物对妊娠早期、中期及晚期的胎儿有损害，其危险性极小，如维生素（水溶性维生素、正常剂量的维生素 A、维生素 D）。

B 类：临床对照研究中药物对妊娠早期、中期及晚期胎儿的危害证据不足或不能证实，如抗菌药物（如青霉素、阿莫西林、头孢呋辛、头孢克洛、红霉素、克林霉素等），降糖药（如阿卡波糖、二甲双胍、门冬胰岛素），解热镇痛药（如乙酰氨基酚），消化系统用药（如法莫西丁、雷尼替丁等）。

C 类：动物实验中发现药物造成胎儿畸形或死亡，但无人类对照研究，使用时必须谨慎权衡药物对胎儿的影响，如抗菌药物（氯霉素、万古霉素、环丙沙星等），抗病毒药物（更昔洛韦、奥司他韦），降糖药（格列吡嗪等），消化系统用药（奥美拉唑、多潘立酮等），降压药（氨氯地平、比索洛尔等）。

D类：药物对人类胎儿有危害，但临床非常需要，又无替代药物，应充分权衡利弊后使用，如抗菌药物（链霉素、伏立康唑等），降压药（卡马西平等）。

X类：对动物和人类均具有明显的致畸作用，这类药物在妊娠期禁用，如他汀类降脂药（如阿托伐他汀等）、抗病毒药（利巴韦林）、抗肿瘤药物（甲氨蝶呤等）。

A类和B类药物相对较安全，C类和D类药物则在必要时使用，而X类药物则是禁止使用的。虽然药物有致畸风险的划分，但临床上遵循的是"妊娠期没有特殊原因不要用药"的原则，尤其在妊娠早期。妊娠期必需的用药也应尽可能缩短用药时间。

因为胎儿在发育过程中，各器官发育未完善，孕妇的用药可直接或间接地影响胎儿，大多数药物可以通过胎盘直接影响胎儿，因此妊娠期的用药要十分的慎重。

另外还有研究表明，使用药物时的孕周与胚胎损伤程度有密切的关系，受精后2周内，也就是一般停经30天之内，孕卵着床前后药物对胚胎的影响为"全"或"无"："全"表现为胚胎早期死亡导致流产；"无"表现为胚胎继续发育，不出现异常。

受精后3～8周是胚胎器官发育的阶段。胚胎开始定向分化发育，受到有害药物作用后，即可能产生形态上的异常而出现畸形，故称为致畸高度敏感期。因为不确定何时有可能妊娠，备孕阶段的育龄女性都应当把自己视为妊娠期女性，用药应慎重，不建议用不必要的药物。此外，孕妇的健康有利于胎儿的正常生长发育，如患有急慢性疾病应在备孕前进行积极治疗，将病情控制在合适的范围内，在医生的指导下使用必需的药物，提前做好准妈妈的各项身体准备。

6. 备孕阶段能不能打 HPV 疫苗

有些女性听说"HPV感染会得宫颈癌"，准备打HPV疫苗，可是自己又处于备孕期，那 HPV 疫苗能打吗?

　　首先来了解一下什么是 HPV。所谓 HPV 指的是人乳头瘤病毒（human papilloma virus，HPV），属于乳头多瘤空泡病毒科，是一种环状双链 DNA 病毒。研究表明，HPV 感染能够引起子宫颈上皮内病变及子宫颈癌的发生，高危型 HPV 的持续感染是促使子宫颈癌发生的最主要因素。

　　HPV 主要感染人体皮肤、黏膜的复层鳞状上皮，可引起生殖器湿疣、子宫颈癌、阴道癌、肛门癌等，性接触是主要的传播方式。目前已知 HPV 有 100 多种基因型，40 余种与生殖道感染有关，其中 13 ～ 15 种与子宫颈鳞状上皮内病变和子宫颈癌发病密切相关。根据生物学特征和致癌潜能，HPV 被分为高危型和低危型。

　　（1）高危型：如 HPV16、HPV18、HPV31、HPV33、HPV35、HPV39、HPV45、HPV51、HPV52、HPV56、HPV58、HPV59、HPV66、HPV68 等与癌及癌前病变相关。

　　（2）低危型：如 HPV6、HPV11、HPV42、HPV43、HPV44 等主要与轻度鳞状上皮内病变和泌尿生殖系统疣、复发性呼吸道息肉有关。

　　已在接近 90% 的子宫颈鳞状上皮内病变和 99% 的子宫颈癌组织中发现高危型 HPV 感染，其中约 70% 与 HPV16 型和 HPV18 型相关。接种 HPV 预防性疫苗可刺激人体免疫系统产生保护性抗体，从而实现子宫颈癌的一级预防。

　　目前上市的 HPV 预防性疫苗有进口和国产之分。根据疫苗覆盖的病毒亚型的种类，HPV 预防性疫苗可分为二价、四价和九价三种，当然价格也不尽相同。

　　（1）二价 HPV 疫苗，可预防 HPV16 和 HPV18 型感染。

　　（2）四价 HPV 疫苗，可预防 HPV6、HPV11、HPV16、HPV18 型感染，能减少尖锐湿疣的发生。

　　（3）九价 HPV 疫苗，可预防 HPV6、HPV11、HPV16、HPV18、HPV31、HPV33、HPV45、HPV52、HPV58 型感染，种类最多。

这三种疫苗均为 3 种剂型，3 针的注射时间分别为 0、1 ～ 2 个月和 6 个月，通过肌内注射，首选的接种部位为上臂三角肌。

目前尚未进行研究评估疫苗对妊娠期妇女的影响。虽然目前依然未见负面影响，但医学界建议妊娠期间应避免接种 HPV 疫苗。如女性已经或准备妊娠，建议推迟或者中断接种，妊娠期结束后再接种。如果在接种 HPV 疫苗后发现妊娠，也不必太过惊慌，目前尚未发现 HPV 疫苗对胎儿有不良影响，不用终止妊娠，只需中断接种，后续剂次推迟至产后，不过建议孕妇在医生的指导下做好妊娠期检查。

需要提醒的是，不要认为接种了 HPV 疫苗后就可以高枕无忧。从前面 HPV 疫苗的构成来看，HPV 疫苗仅能预防部分型别的 HPV，不能完全覆盖，且 HPV 的接种不能代替宫颈癌的筛查，因此接种 HPV 疫苗后，仍需要定期做好宫颈癌的相关筛查，包括宫颈细胞学检查和 HPV 联合筛查。

7. 为什么肥胖的女性不容易妊娠

当前，随着生活质量的改善，肥胖已经成为世界性的问题，现在全球超重者约有 16 亿，肥胖者约 40 亿。中国《2014 年国民体质监测公报》数据显示，我国成年人和老年人的超重率分别为 32.7% 和 41.6%。

怎么知道自己是不是真的属于"肥胖"呢？有两个较为简单的方法。

（1）计算体重指数（BMI）：以体重 kg 为单位，以身高 m 为单位时，BMI 计算公式是：BMI= 体重 / 身高 ^{2}。根据 WHO 对亚洲人的调查报告及我国的流行病学调查结果，我国居民 BMI $\geqslant$ 24kg/m^2 为超重，BMI $\geqslant$ 28kg/m^2 为肥胖。

（2）测量腰围：即人站立位，双脚分开 30 ～ 40cm，用软尺在腰部的最窄部位沿水平方向绕腹部一周测得的数值。当男性的腰围≥ 90cm，女性的腰围≥ 85cm 时为肥胖。当男性的腰围≥ 85cm，女性的腰围≥ 80cm 时就应当引起重视。

肥胖的危害是深远的。众所周知，肥胖的人易发生高血压、脑卒中、高血脂、骨关节炎、乳腺癌等，导致寿命缩短，威胁人类健康。肥胖有可能导致全身内分泌代谢紊乱，引起胰岛素抵抗，进一步可发展为糖尿病。有研究表明，肥胖女性患子宫内膜癌的风险也会比较大。

此外，肥胖与妊娠期并发症密切相关，包括妊娠期糖尿病、妊娠期高血压、分娩前静脉血管栓塞、伤口感染等。肥胖女性早期流产风险增加，先天畸形风险增加 2 ～ 3 倍，包括神经管畸形、脐膨出、心脏缺陷及多发畸形等。

2015 年美国生殖医学会（American Society for Reproductive Medicine，ASRM）提出的《合并肥胖的不孕夫妇评估及治疗原则和策略》指出，女性肥胖可引起排卵障碍、促排卵的反应不良、影响卵母细胞质量和子宫内膜功能，从而降低活产率。有研究表明，体重或 BMI 越大，促排卵的用药剂量就越大，肥胖患者在试管婴儿中的获卵数及可移植胚胎数降低。因此，对于备孕的高龄女性而言，肥胖可影响卵巢功能，导致排卵障碍、不孕等一系列问题。

为了预防这些疾病的发生，最关键的措施就是要控制体重。运动不足、饮食不规律、偏食、酗酒、过量食用油脂等食物等不良习惯都会导致肥胖。

既然肥胖不好，那就积极减肥，闪电变瘦总是好事了吧？其实不然。女性的身体状况与体重相关。体重的突增或突减都有可能引起排卵障碍。不乏减肥过度导致的月经紊乱、月经稀发等病例。过度减肥所致体重的急剧下降、饮食不规律可能会引起神经功能的紊乱、女性内分泌的失调，从而影响卵巢的功能，最终引发月经紊乱、排卵障碍，甚至无月经、无排卵。

此外，人类体内的激素，如雌激素、孕激素等都是来源于脂肪，因此适当的脂肪对于维持女性正常的生理功能是非常必要的。如果在减肥的过程中一味地追求体重下降，不注重营养的均衡，也很难保证身体的健康。

所以控制体重重在锻炼，重在坚持，不能操之过急。对于女性肥胖患者而言，建议优先调整生活方式，必要时再进行药物治疗。其实减重的效果不是与减重的多少相关的，即使较少的体重减轻也会对妊娠有很大帮助。有报道证实减重 5% ～ 10% 即可达到改善月经周期和妊娠结局的良好效果。

8. 感染乙型肝炎病毒的女性妊娠会影响孩子吗

乙型肝炎简称乙肝，即乙型病毒性肝炎。致病的病原体乙型肝炎病毒（hepatitis B virus，HBV）是一种 DNA 病毒。乙肝是最为常见的病毒性肝炎，母婴垂直传播是乙肝的重要传播途径，它还可以通过血液、性生活、破损皮肤黏膜等方式传播。感染 HBV 后，主要症状有消化道症状和黄疸表现。妊娠期感染可能出现乏力、食欲减退、进行性皮肤黏膜黄染、肝功能异常、凝血功能异常等症状。我国是乙肝的高发国家，妊娠合并重型肝炎是我国孕产妇死亡的高发原因之一。

妊娠期如合并乙型肝炎病毒感染，病毒可通过胎盘屏障垂直传播感染给胎儿。乙型肝炎病毒感染可增加流产、早产、胎膜早破、死胎、胎儿先天畸形和新生儿死亡的发生率。肝功能异常时，围生儿死亡率高达 4.6%。因为妊娠前后、生育孩子前后女性体内会发生一系列生理变化，患者本身肝炎的病情也有可能加重，甚至进展为重症肝炎，增加孕产妇的死亡率。

医学上常通过筛查一项血液指标"乙肝两对半"来评估乙型肝炎病毒的感染情况。"乙肝两对半"主要包括 5 项指标，即乙肝表面抗原（HBsAg）、乙肝表面抗体（抗 -HBs）、乙肝 e 抗原（HBeAg）、乙肝 e 抗体（抗 -HBe）和乙肝核心抗体（抗 -HBc）。通常所说的"乙肝大三阳"是指 HBsAg、HBeAg、抗 -HBc 这三项阳性，往往提示体内乙型肝炎病毒复制比较活跃。而"乙肝小三阳"是指 HBsAg、抗 -HBe、抗 -HBc 这三项阳性，体内乙型肝炎病毒复制也比较活跃，但比"乙肝大三阳"略逊一筹。而体内乙型肝炎病毒有多少，有没有传染性则需要通过血液中 HBV-DNA 这一项指标来判断。

因此，发现感染乙型肝炎病毒的高龄女性均应在备孕前进行肝功能、血清 HBV-DNA 定量检测及肝脏 B 超的检查，以明确乙型肝炎是否处于活动期，经感染科医生评估当前疾病的严重程度，决定是否需要进行抗病毒治疗。

当反映肝功能的一项指标，如谷丙转氨酶（ALT）＞ 5 倍正常值上限的患者，或肝硬化的患者，都应立即进行抗病毒的治疗，待病情稳定后再妊娠。当 ALT ＜ 5 倍正常值上限，妊娠期间也需要定期监测肝功能指标的变化，随时准备启动抗病毒治疗。

抗病毒治疗药物主要有干扰素和核苷（酸）类似物（包括恩替卡韦、替诺福韦、拉米夫定等）两大类。若有明确抗病毒治疗指征，则应在感染科医生的指导下用相应药物积极治疗，尽量在孕前 6 个月完成治疗，并在治疗期间采取可靠的避孕措施。对于治疗期间意外妊娠的患者，如使用的药物是干扰素，需要终止妊娠；如使用的是替比夫定、替诺福韦或拉米夫定，在权衡利弊的情况下，可以继续妊娠；如使用的是恩替卡韦或阿德福韦酯，需换用替比夫定或替诺福韦继续治疗，不建议终止妊娠。

最佳的受孕时机为肝功能正常、血清 HBV-DNA 处于低水平、肝脏超声没有发现特殊改变时。患者妊娠后在后续的妊娠期间也应定期检测肝功能、血清 HBV-DNA 定量及肝脏超声，必要时接受抗病毒治疗。此外，宝宝出生后也要接受母婴阻断治疗，包括注射乙型肝炎免疫球蛋白（HBIG）和接种乙型肝炎疫苗。

9. 曾经感染过梅毒的女性对妊娠有什么影响

梅毒（syphilis）是苍白密螺旋体（treponema pallidum）感染引起的慢性全身性传染病。性接触是梅毒最主要的传播途径，还有可能通过血液、胎盘、与梅毒患者密切接触等途径传播。梅毒分为早期梅毒和晚期梅毒两类。

（1）早期梅毒：指患病期在两年内包括一期梅毒（硬下疳）、二期梅毒（全身皮疹）、早期潜伏梅毒（感染1年内）。

（2）晚期梅毒：可分为皮肤、黏膜、骨头、眼等梅毒；心血管梅毒；神经梅毒；内脏梅毒；晚期潜伏梅毒。

梅毒妊娠属于高危妊娠。妊娠期发生或发现的活动性或潜伏性梅毒称为妊娠期梅毒，是严重的妊娠合并症。感染后胎盘可以发生血管炎症、血管狭窄或阻塞，导致胎盘组织坏死，从而影响胎儿发育。梅毒可引起流产、早产、死胎、死产、低出生体重儿和先天梅毒等。

在急性感染的状态下，孕妇可通过胎盘将梅毒螺旋体传播给胎儿，引起先天梅毒。即使梅毒孕妇的病期超过4年，梅毒螺旋体仍可通过胎盘感染胎儿。新生儿有可能在分娩通过产道时、产后哺乳时、接触污染的衣物后感染梅毒。

梅毒有可能影响宝宝的健康，必须谨慎对待。常用的梅毒的检测方法如下。

（1）非梅毒螺旋体血清试验：指快速血浆反应素环状卡片试验（RPR），可用作临床筛选，并可作定量检查，用于疗效观察。

（2）梅毒螺旋体血清试验：即梅毒螺旋体血凝试验（TPHA），优点是这类试验特异性高，主要用于诊断试验。缺点是患者既往有过感染，该项指标始终是阳性。

高龄备孕女性最好在妊娠前3个月筛查梅毒，主要通过抽血的方式检测体内TPHA和RPR这两项指标，进行定性和定量检测，综合评估患者当前所处的疾病状态。假如备孕前夫妻任何一方发现梅毒感染，患者都应至皮肤科进行积极规范的治疗；如果夫妻有一方明确有过梅毒的病史，夫妻双方都需要抽血评估当前病情，必要时到皮肤科进行诊治。隐瞒梅毒病情本身是对配偶、子女不负责任的表现。

治疗药物常规选择长效青霉素，并及时复查抗体滴度来评价疗效，即梅毒螺旋体在患者体内的浓度。当患者自身梅毒滴度控制在较低水平，或者几乎测不到梅毒螺旋体的存在时再进行备孕比较合适。胎传梅毒对宝宝健康的影响是深远的。

宝宝的健康最为重要，当选择生育时，夫妻双方就应当做好准备，承担起孩子未来健康的责任。

10. 与家里宠物密切接触会影响女性备孕吗

现代社会，越来越多的人喜欢豢养宠物，在宠物身上寻找情感的寄托。但是也有人产生了这样的困惑，养宠物会影响要宝宝吗？

养宠物对生育的影响主要是弓形体病。弓形体是宠物（特别是猫）身上的一种寄生虫，密切接触以后可以传染给人。普通人感染了弓形体以后，一般没有症状或者只有一点点轻微的症状，但如果感染的是妊娠期的女性就非常容易感染给胎儿，引起胎儿流产甚至畸形。

因此，有明确动物接触史的孕前女性应尽早到医院进行与弓形体感染有关的血液检查，排除相关的高危因素。假如条件允许，备孕期间建议暂时不要豢养宠物。除了弓形体，备孕女性建议筛查一项病原体的组合项目，称为 TORCH。

TORCH 是几种病原微生物英文名称的首字母组合，包括：T（toxoplasma，TOX）指弓形体；O（others）指其他病原体，主要指梅毒螺旋体；R（rubella virus，RV）指风疹病毒；C（cytomeglovirus，CMV）指巨细胞病毒；H（herpes simplex virus，HSV）指单纯疱疹病毒。

妊娠期的女性若被以上其中任意一种病毒感染，虽然本人大多没有症状或只有轻微的不适，但均有可能在不知不觉中通过胎盘或产道感染、垂直传播给胎儿，造成胎儿宫内感染、流产、胎儿先天性畸形、胎儿中枢神经系统异常、死胎等不良事件的发生。而且妊娠的时间越短，先天性畸形的发生率越高，畸形也越严重，尤其妊娠早期的感染对胎儿的影响尤为严重。

因此，孕前做 TORCH 筛查可了解备孕女性对这几种病毒的感染和免疫情况，从而选择最佳的妊娠时机，尽可能避免上述不良事件的发生，达到优生优育的目的。TORCH 筛查是抽血项目，主要通过检测女性血清中 TOX、RV、CMV、HSV Ⅰ型和 HSV Ⅱ型的免疫指标，包括特异性抗体 IgM 和 IgG 来评估免疫状况。及时发现急性感染，确定安全妊娠的时间，避免在急性感染和活动性感染时受孕，可以使备孕女性减少或消除导致出生缺陷儿等不良妊娠结局的因素。下面分别介绍主要病原体的危害及应对。

（1）弓形体：妊娠期间感染 TOX 可引起胎儿死亡、流产或发育缺陷，包括视觉、听觉的丧失及智力低下等。如孕前检查发现 TOX 的急性感染，建议确认感染的 6 个月后再行备孕。孕前 IgG 阳性而 IgM 阴性提示感染过 TOX，孕妇将对 TOX 终身免疫，胎儿患先天性弓形体病的可能性很小。

孕前 IgG 阴性的女性表明对 TOX 没有免疫力，妊娠期间发生初次感染，有可能威胁胎儿的健康。因此，建议妊娠期间的女性避免接触动物的排泄物，食用清洗干净的蔬果和煮熟的蛋类、肉类，养成良好的个人卫生习惯。

（2）风疹病毒：RV 感染是一种以斑丘疹、淋巴结肿大和发热为特征的感染性疾病。妊娠早期母体感染可能引起流产、死胎及先天性风疹综合征，而先天性风疹综合征的患儿可能出现心血管畸形、先天性白内障、先天性耳聋等表现，严重危害宝宝的健康。孕前 RV IgG 阴性的妇女是妊娠期间风疹病毒感染的高危人群，且人体对 RV 是终身免疫的，建议接种 RV 疫苗，待 IgG 阳性且数值＞

10IU/ml 后再行备孕。IgM 阳性可能是近期急性感染或假阳性，不管是 IgG 是否为阴性，都建议间隔 5 ～ 10 天进行动态监测，明确当前情况，急性感染期间是不建议备孕的。

（3）巨细胞病毒：妊娠期间初次感染 CMV 可侵犯胎儿的神经、心、肝、脾等多个器官，引起流产、早产、死胎及畸形，危害严重。孕前 CMV IgG 和 IgM 均阴性的女性是可以备孕的，但因为人体没有免疫力，在孕前和孕早期进行动态定量检测，及时发现初次感染。孕前 IgG 阳性而 IgM 阴性的女性可以备孕，但因免疫保护力较弱，需要及时发现再次感染。

（4）单纯疱疹病毒：生殖器疱疹是常见的性传播疾病之一。女性妊娠期间感染 HSV 可能增加流产、早产、死产的风险。孕前 HSV Ⅰ型和 HSV Ⅱ型筛查 IgG 阴性，提示之前没有感染过 HSV，本身对 HSV 没有免疫力，妊娠期间要防止发生初次感染。而孕前 HSV IgG 阳性则提示感染过并且有抗体，可以通过取宫颈分泌物来检测 HSV 的病毒载量，从而确定是否需要治疗。

诚然，猫猫、狗狗可爱万分，但是宝宝的安全更是准妈妈要关注的重点，要把做好 TORCH 筛查放在首位。

11. 备孕为什么要查"支、衣、淋"

一般孕前检查包括一个重要的项目——"支、衣、淋"，若结果出来相当一部分"异常"时，患者禁不住会问："医生，这些是性病吗？我又没有做对不起我爱人的事情，为什么要查这些？"

"支、衣、淋"这三种病原体，即支原体、衣原体和淋球菌。

（1）支原体：是介于细菌与病毒之间能独立存活的最小微生物，常见的与泌尿生殖道感染有关的支原体主要有解脲支原体（Uu）、人型支原体（MH）和生殖道支原体（MG）3 种。支原体存在于阴道、子宫颈外口、尿道口周围及尿液中，主要通过性接触传播。孕妇感染后可经胎盘垂直传播，经生殖道上行扩散引起宫内感染出现早产、绒毛膜羊膜炎等不良妊娠结局。在孕妇分娩过程中也可能经产道感染胎儿。支原体感染可能与不孕、流产、胎儿发育异常等有关。

目前，主要通过男性尿道拭子、精液及尿液，女性宫颈拭子及尿液进行支原体的检测。因男性尿道及女性阴道中可能存在对支原体样本采集及培养的影响因素，所以目前认为经尿液中的支原体RNA 检测敏感度较高，且具有无创、方便的优点。

以解脲支原体为例，如果男女双方均无泌尿生殖道感染的相关症状，仅解脲支原体阳性，考虑为携带者，不必治疗。当解脲支原体经治疗后症状、体征消失，仅解脲支原体实验室检查结果为阳性时，应考虑是否转为解脲支原体携带，不必继续进行药物治疗。但如果男性确诊为解脲支原体性尿道炎，建议同时治疗性伴侣，其间注意使用安全套避孕。如果男性精液质量异常且有生育需求，男女双方建议同时治疗 1 个疗程。

支原体感染主要通过药物治疗，主要参考药敏试验，根据药敏试验的结果选择相应敏感的抗生素进行治疗，常用药物包括阿奇霉素、喹诺酮类抗生素等。明确为支原体感染的患者在治疗结束后需要及时复查支原体，明确治疗的情况。

（2）衣原体：主要是沙眼衣原体（CT），其感染是常见的性传播疾病之一。我国的沙眼衣原体感染呈上升的趋势。沙眼衣原体有 8 个血清型，与泌尿生殖道感染有关，主要经性接触传播，间接传播少见。

孕妇沙眼衣原体感染后大多没有症状或者症状轻微，主要以子宫颈管炎、尿路感染等多见，也有表现为输卵管炎、子宫内膜炎、腹膜炎等。孕妇感染可发生宫内感染，可能与流产、早产、胎膜早破、围生儿死亡等有关。孕妇通过产道感染新生儿，垂直传播率为30% ～ 50%，也有可能引起新生儿肺炎和眼炎。

医院内主要通过女性宫颈口的采样进行衣原体培养来诊断，也可通过尿液中的抗原检测试验来诊断。如孕前检查确实存在沙眼衣原体的感染，建议性伴侣同时治疗，常用药物有阿奇霉素、阿莫西林等，治疗后需复查转阴后再行备孕。

（3）淋球菌：淋病是最常见的性传播疾病，由淋病奈瑟菌（淋球菌）感染引起。孕妇感染淋球菌容易引起泌尿系统的感染，在妊娠期淋病有可能会引起流产、早产、胎儿宫内发育缓慢等。在孕妇分娩时，有可能经过产道感染引起新生儿淋病性眼结膜炎、新生儿淋病性咽炎，甚至新生儿败血症等。

因此，淋病患者应该先治愈疾病后准备妊娠，还需要在孕期监测有没有复发。一旦发现淋病，在医生的指导下进行及时、足量、规范的抗生素治疗，性伴侣也需要同时进行治疗。

12. 以前得过结核病的高龄女性备孕时要注意什么

提到结核，或许大家的第一反应是"肺痨"。其实结核是一种古老的疾病，最早甚至可以追溯到一万年以前的新石器时代。结核也不仅仅只有"肺痨"——肺结核这一种。

近年来，结核病的发病率有所上升。结核病是一种慢性感染性疾病，致病元凶是结核分枝杆菌。结核分枝杆菌是一种特殊的微生物，可以侵犯人体的很多部位，包括肺、肠道、骨关节、泌尿生殖系统、皮肤、淋巴结等。患者可以有长期低热、夜间咳痰、咯血等多种表现。

女性生殖系统结核（female genital tuberculosis，FGT）常继发于肺结核，通过血流扩散到全身，多见于20～40岁女性。当卵巢、输卵管、子宫内膜受到侵犯时引起炎症改变，有可能导致盆腔粘连、卵巢功能下降、排卵障碍、输卵管阻塞、宫腔粘连等，从而引起不孕。多数患者没有明显症状。

处于活动期的结核女性发生流产、早产、胎死宫内的可能性都会增大。孕妇还有可能将结核传给胎儿。因此，不论是出于患者本身还是宝宝的安全考虑，都建议先控制好结核，再行备孕。高龄人群的耐受能力更差，更需要及时诊治。

结核可以治疗，但需要严格按照医嘱进行足量联合的治疗。治疗结核多采用异烟肼、利福平、乙胺丁醇、链霉素等多种药物联合，常规需要较长时间的足疗程治疗。抗结核药物多不建议孕妇使用，因为可经过胎盘，有引起胎儿畸形的可能。

既往有结核病史或与结核病患者有过密切接触史的患者，应常规进行胸部 X 线检查、血沉、PPD（结核杆菌试验）、T-SPOT（结核感染 T 细胞检测）、子宫内膜活检等。如果确诊为活动性结核，则需至结核病专科医院实施正规抗结核治疗后再行备孕，必要时需手术治疗。对于潜伏性感染的患者，有时需要行预防性化学治疗。对结核病尽量做到早发现、早治疗，才能避免母儿不良结局。

虽然女性生殖系统结核经药物治疗后取得了较好疗效，但治疗后的自然妊娠成功率较低。以子宫内膜结核为例，早期病变通常出现在宫腔两侧角，子宫大小、形状并无明显变化。随着病情进展，子宫内膜受到不同程度结核分枝杆菌的破坏，形成瘢痕组织，引起宫腔粘连变形、缩小，较难自然受孕着床。

13. 有过葡萄胎的高龄女性应该怎样备孕

王女士，35 岁，妊娠 50 天了，近几天发现阴道不规则流血，来门诊要求"保胎治疗"，但 B 超检查未见胎儿，却提示"水泡样胎块"。医生告知她：葡萄胎可能性大，建议尽快终止妊娠。王女士大惑不解："什么是葡萄胎啊？我为什么会得这个病？我以后还能怀孕吗？下次怀孕还会是葡萄胎吗？"这些问题都需要好好回答。

葡萄胎属于妊娠滋养细胞疾病的一种类型，因妊娠后胎盘绒毛滋养细胞增生、间质水肿而形成大小不一的水泡，水泡间通过蒂相连成串，形如葡萄而得名，可有停经后不规则的阴道出血、

HCG 异常增高等表现。葡萄胎在东南亚的发病率约为妊娠次数的 2/1000，既往有过葡萄胎病史再次发生葡萄胎的概率随着妊娠次数的增加而增加。有 1 次葡萄胎病史的患者再次出现葡萄胎的概率为 1%，而既往有过 2 次的复发概率为 10% ～ 20%。重复性葡萄胎可能与基因突变有关，建议进行遗传咨询。

妊娠滋养细胞疾病除了良性的葡萄胎（完全性或部分性），还包括侵蚀性葡萄胎、绒毛膜癌（简称绒癌）、胎盘部位滋养细胞肿瘤等恶性疾病。因此，葡萄胎患者清宫后必须定期随访，以便尽早发现滋养细胞肿瘤并及时处理。随访期间应注意避孕，可通过安全套和口服避孕药避孕。葡萄胎清宫术后当 HCG 恢复正常后，发生葡萄胎的概率极低，建议避孕半年后再备孕。若患者清宫术后接受了预防性化疗，则应延长避孕时间，至少到化疗结束后 1 年再备孕。

葡萄胎的发病可能与营养状况和经济状况有关，饮食中缺乏维生素 A、前体胡萝卜素和动物脂肪者发生葡萄糖的概率显著升高。年龄也是葡萄胎的高危因素，> 35 岁和> 40 岁的高龄女性发生葡萄胎的概率分别是年轻女性的 2 倍和 7.5 倍，而> 50 岁的女性妊娠时约 1/3 可能发生葡萄胎。

因此，有过葡萄胎史的高龄女性在备孕时建议均衡饮食，注意补充维生素 A 及其前体胡萝卜素和动物脂肪，充分休息，避免劳累。女性在妊娠早期建议及时做超声和抽血测定 HCG 水平，明确是否为正常妊娠，产后也需复查 HCG 随访至正常，以排除滋养细胞肿瘤的可能性。

因葡萄胎后行清宫术的患者，手术对子宫内膜有一定损伤，如患者有月经量减少、周期性下腹痛等不适，建议先行宫腔镜手术评估宫腔环境，必要时可行病理检查以进一步诊断。

14. 为什么甲状腺功能对受孕很重要

甲状腺激素与女性内分泌息息相关，甲状腺激素不仅参与机体各种物质的新陈代谢，还对性腺的发育成熟、维持正常月经和生殖功能具有重要影响。

妊娠对甲状腺腺体本身及甲状腺功能都有深远的影响，而甲状腺功能亢进可导致死胎、早产、先兆子痫、甲状腺危象、流产、足月小样儿等，严重的甲状腺功能减退可引起成年女性性欲减退、慢性不排卵等，对胎儿可增加胚胎停育、智力低下等风险。

（1）孕前检查发现甲状腺功能亢进的应对：甲状腺功能亢进简称甲亢，是甲状腺腺体本身产生的甲状腺激素过多，导致甲状腺激素过高，引起机体的神经、循环、消化等系统兴奋性增加和代谢亢进的内分泌疾病。患者可有怕热、多汗、皮肤潮红、易激动、脉搏快等表现。

妊娠期女性的甲状腺处于活跃状态，血清中的甲状腺激素（T_3、T_4）增加。妊娠前未经控制的甲亢孕妇更容易发生流产和早产、胎儿生长受限、胎儿甲状腺功能减退等不良妊娠结局。在分娩、感染、手术及不适当的停药时可能会诱发孕产妇的甲亢危象，出现焦虑、烦躁、恶心、高热、厌食、腹泻等表现，情况严重者甚至出现休克，危及生命。

因此，建议甲亢患者在备孕前应达到甲状腺功能正常的稳定状态。^{131}I 为放射性元素，有辐射，可能对胎儿有影响，建议治疗6个月后再行备孕。常用的治疗药物有对胎儿影响较小的丙硫氧嘧啶和甲巯咪唑，建议血清中甲状腺激素达正常范围，停用药物3个月后才可妊娠。甲亢患者在妊娠期也需在产科与内分泌科医生共同监测下进行合适的治疗。

（2）孕前检查发现甲状腺功能减退的应对：甲状腺功能减退简称甲减，也是一种甲状腺常见疾病。女性备孕做孕前检查时，有的患者可能会有这样的困惑：明明甲状腺功能的报告单上面都是好好的，也没看见提示升高或下降的箭头，医生怎么就说我是甲减了呢？

其实甲减是由于甲状腺激素合成和分泌减少或组织作用减弱导

致的全身代谢减低的内分泌疾病。有的人可能会有全身乏力、困倦、怕冷、记忆力和食欲减退、反应迟钝等表现（图 4-1），也有的患者并没有什么特别的不适感。多见于以前有过甲状腺手术或甲亢病史的患者。甲减的发生率随年龄的增长而增加，女性的发生率高于男性。

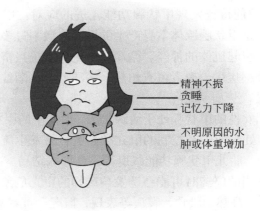

精神不振
贪睡
记忆力下降

不明原因的水
肿或体重增加

图 4-1　甲状腺功能减退女性的可能表现

甲减患者妊娠期的产科并发症明显增加，如子痫前期、胎盘早剥、心力衰竭等。甲减还可能损害后代的神经系统、智力发育，意味着宝宝的大脑发育可能会受到影响，还会增加早产、流产、低出生体重儿、胎盘早剥、胎儿死亡和妊娠高血压等风险。妊娠期亚临床甲减可能危害胎儿脑部发育，因此美国临床内分泌医师协会和美国甲状腺协会联合公告建议常规筛查促甲状腺激素（TSH）水平，以排除妊娠和备孕妇女亚临床甲减的风险。此外，甲状腺功能异常也可能导致排卵障碍而引起不孕。

不同于一般的人群，育龄期女性在备孕前应常规进行甲状腺功能的筛查，特别是有甲状腺疾病病史的女性。如果确实发现甲减，则应在内分泌科的医生指导下积极治疗，控制 TSH 的目标值为 0.1 ～ 2.5mIU/L，常用的治疗药物有左甲状腺素（优甲乐）。在备孕期要积极用药，定期监测甲状腺功能的变化，及时调整左甲状腺素的用量，不能自行停药。等到妊娠之后，也要密切监测甲状腺功能，必要时继续补充左甲状腺素片。

甲状腺功能这么重要，备孕前当然要仔细检查！建议孕前尽早对甲状腺功能进行筛查，尤其是有以下高危因素患者：①妊娠前已服用甲状腺激素制剂的女性；②有甲亢、甲减、产后甲状腺炎、甲状腺部分切除及 ^{131}I 治疗的女性；③有甲状腺病家族史的女性；④已知存在甲状腺自身抗体的女性；⑤甲状腺肿大的女性；⑥提示存在甲减表现的女性；⑦ 1 型糖尿病患者；⑧患有其他自身免疫疾病的女性，如系统性红斑狼疮等；⑨有颈部不适的女性；⑩不孕的女性。

15. 高催乳素血症影响受孕吗

催乳素是人体血清中的一种激素，由垂体分泌，在体内与雌激素、孕激素、生长激素等多种激素协同作用促进乳腺腺泡小叶生长发育、乳汁生成及产后乳汁分泌。因此，在非妊娠期或哺乳期，体内催乳素分泌＞ 1.14nmol/L（25μg/L）时称为高催乳素血症。

高催乳素血症是一种下丘脑－垂体－卵巢功能失调的疾病，可能与下丘脑疾病、垂体疾病、原发性甲状腺功能减退症、特发性高催乳素血症或其他如多囊卵巢综合征、自身免疫性疾病、创伤、长期服用某些药物等有关。患者可能出现月经紊乱、不孕、泌乳、头痛等表现，也有一些患者并没有症状，可能只是因为不妊娠到医院查激素时偶然发现的。

催乳素在体内的分泌多不稳定，常会因本身身体状况而发生变化，如睡眠差、紧张、寒冷、麻醉、低血糖、运动后均可影响催乳素的分泌，使催乳素出现即时短暂性升高。为了排除以上的因素，在第一次发现催乳素偏高的情况下，先复查催乳素。为保证检测的准确性，一般建议在早晨空腹或进食纯碳水化合物早餐后，于9：00～11：00到达医院，静坐或休息半小时后再进行抽血，在抽血过程中力求"一针见血"。

确诊为高催乳素血症的妇女中，有20%～30%可能存在垂体的肿瘤，最常见的是催乳素瘤，按体积分为微腺瘤（直径≤10mm）和大腺瘤（直径＞10mm）。其中大腺瘤可引起压迫视交叉、下丘脑及第三脑室等，引起如视野缺损、头痛等症状。通过头颅MRI检查可以发现或排除。

催乳素的水平异常可能引起女性内分泌的紊乱，造成排卵障碍，并引起月经紊乱或黄体功能不全等。

确诊高催乳素血症后，医生将根据情况选择治疗方式，包括手术治疗或药物治疗。高催乳素血症、垂体催乳素（PRL）腺瘤首选多巴胺受体激动剂治疗，常用药物有溴隐亭、二氢麦角隐亭、卡麦角林，需定期复查PRL。有些人可能在口服溴隐亭后出现不舒服的感觉，则可以尝试选择睡前服药或者餐后服药来帮助改善不适。服用溴隐亭期间是可以妊娠的，而且在成功妊娠前要坚持服药，不能私自停药。一旦停药，大部分患者的催乳素水平会再次升高。有报道称，高PRL血症的妇女，不管有没有PRL瘤，单独服用溴隐亭2个月内约70%的患者血PRL水平会恢复正常、异常泌乳停止、月经恢复。下列情况则需要考虑手术治疗：①药物治疗无效或效果欠佳，或者药物治疗不耐受；②极大垂体腺瘤伴视交叉压迫急需减压者；③药物治疗2～3个月血PRL水平正常但瘤体无改变，疑为无功能瘤者；④侵袭性垂体腺瘤伴有脑脊液鼻漏者；⑤拒绝长期服用药物者；⑥复发性垂体腺瘤。

有的女性担心备孕期间服用药物可能对未来的胎儿造成影响，其实，通常药物治疗后大部分患者可建立有排卵的月经周期。若在服药期间发现妊娠，因妊娠期不应使用任何非必需的药物，建议停药。通常建议有生育要求的患者等催乳素值正常并稳定一段时间后再备孕比较合适。

16. 患有高血压的高龄女性应该怎样备孕

随着生活水平的改善，越来越多的患者饱受"三高"（即高血压、高血糖、高血脂）的困扰。"三高"人群也在慢慢趋向年轻化。而生育结构的调整也让高龄女性的生育需求不容忽视。不少患者特别是高龄女性会向医生咨询：得了高血压，还能正常备孕吗？

我国是一个高血压大国，据统计，大约每 5 个成人中就有一个人有高血压。高血压的诊断标准是，在没有使用降压药物的情况下，收缩压≥140mmHg 和（或）舒张压≥90mmHg。有的人可能有头晕、头痛、心悸等不适感，尤其是在情绪突然变化后。高血压最基本的治疗是服用降压药物，利用降压药物将血压控制在平稳的范围内。常用的降压药物有 α 受体拮抗剂（如哌唑嗪）、β 受体拮抗剂（如美托洛尔）、血管紧张素Ⅱ受体拮抗剂（ARB，如缬沙坦）、血管紧张素转换酶抑制剂（ACEI，如卡托普利）、钙通道阻滞药（如氨氯地平）、噻嗪类利尿剂（如氯噻嗪）等。

那么，对于备孕的女性或者妊娠的女性，得了高血压会产生影响吗？

妊娠合并高血压容易并发子痫前期，而且治疗比较困难，容易导致早产、子痫、脑血管意外等严重的并发症。本身患有严重的高血压或者在有高血压心脏病等并发症情况下，妊娠期间病情有可能会加重，从而引起心力衰竭、脑血管意外，甚至危及生命。

此外，众所周知，孕妇用药需要特殊的选择。部分降压药物，如缬沙坦、卡托普利等在医学上属于 ARB/ACEI 类（X 类），以及噻嗪类利尿剂（D 类）都有可能增加胎儿畸形的风险，备孕期女性应避免使用此类药物。如既往使用，也应提前在医生的指导下调整、更换药物。

因此，患有高血压的育龄期女性在准备妊娠前首先要咨询专科医生，确定身体状况是否可以妊娠，在高血压得到有效控制后再准备妊娠。为了尽量减少药物对胎儿的不良反应，还需要在医生的指导下选择对胎儿影响较小的降压药，调整药物的剂量，并对效果进行监测。α受体拮抗剂（哌唑嗪）、β受体拮抗剂（如拉贝洛尔、阿替洛尔）、钙通道阻滞剂（如硝苯地平、氨氯地平）等，目前尚没有足够证据认为会增加胎儿先天畸形发生的风险。而对于本身有严重高血压并伴有动脉硬化、心力衰竭、肾功能减退的患者则不建议妊娠。

在孕前发现高血压者，除了遵医嘱用药之外，还建议积极进行生活方式的调整：①适度锻炼；②合理饮食；③补钙，日常饮食中摄入钙含量不足的患者建议补钙，至少摄入 1g/d；④抗凝治疗，经专科医生评估血液有高凝倾向的患者，建议在医生的指导下行抗凝治疗；⑤定期监测血压，将目标血压控制在收缩压＜130mmHg 和舒张压＜80mmHg。

17. 患有糖尿病的女性备孕时要注意什么

糖尿病是常见病、多发病，其严重威胁着人类健康。近30年来，随着我国经济的高速发展，人口老龄化、肥胖率的增加，糖尿病的发病率快速增长，2013年成人糖尿病的发病率占到总人口的比例高达 10.9%。

糖尿病是遗传因素和环境因素相互影响的结果，引起胰岛素分泌障碍或周围组织对胰岛素产生抵抗，从而造成持续性高血糖症。有的患者可以表现为典型的"三多一少"，即多饮、多尿、多食、体重下降。患病时间长且血糖控制欠佳的患者有可能引起肾脏、眼睛、心脏、神经等多个器官系统的病变。

糖尿病容易导致妊娠早期自然流产，发生率甚至可高达15%～30%；容易并发妊娠期高血压，发病率为正常妇女的3～5倍；容易合并感染，主要体现在泌尿系统感染；羊水过多的发生率较非糖尿病孕妇高 10 倍；还容易导致巨大儿，使难产、产道损伤和手术产的概率增加。此外，糖尿病患者的一种并发症称为酮症酸中毒，其可能引起胎儿生长受限、早产及胎儿畸形。

糖尿病患者在妊娠期血糖水平波动比较大，血糖较难控制，大多数患者需要使用胰岛素才能控制血糖。此外，年龄大，即高龄本身也容易引起妊娠期糖尿病。因此，对于有糖尿病病史的高龄备孕女性，孕前评估和处理非常重要。

高龄女性糖尿病患者准备妊娠前应先做以下的准备：①全面检查，包括血压、心电图、眼底、肾功能、糖化血红蛋白（HbA1c）等。②停用口服降血糖药物，改用胰岛素来控制血糖。严格控制血糖，加强血糖的监测，控制餐前血糖在 3.9 ～ 6.5mmol/L，餐后血糖＜ 8.5mmol/L，HbA1c ＜ 7.0%（在避免低血糖的情况下尽量控制在 6.5% 以下）。③停用他汀类及贝特类调脂的药物。④加强糖尿病患者的教育，戒烟戒酒。

需要注意的是，妊娠合并糖尿病对母儿的影响取决于糖尿病病情及血糖控制水平。糖尿病妇女在血糖没有得到满意控制之前，应采取避孕措施。只有经过内分泌科与妇产科双方的评估确认后，才能备孕。

18. 有系统性红斑狼疮病史的女性还能妊娠吗

系统性红斑狼疮（systemic lupus erythematosus，SLE）是一种全身弥漫性的结缔组织病，属于免疫系统疾病。在患有系统性红斑狼疮的患者体内，有多种抗体对抗自身，从而引起多个器官系统，如皮肤、关节、心脏、肾脏、血液、神经等的损伤。这种疾病多见于 15 ～ 45 岁，女性远高于男性。系统性红斑狼疮患者可能出现光过敏、面部蝶形红斑、关节炎、口腔溃疡、蛋白尿等全身性的多种表现。

临床发现，系统性红斑狼疮患者大多正值育龄期，想拥有宝宝也是她们中很多人的诉求。但需要警惕的是，有系统性红斑狼疮的女性患者，妊娠后有可能会引起系统性红斑狼疮病情的改变，大约有 1/3 的患者病情可能会加重，妊娠期间相关疾病发作的概率可能增加，少数有可能会因并发肾衰竭而导致死亡。

系统性红斑狼疮疾病对妊娠也有影响。女性患者有较高的概率发生流产、早产、子痫、胎儿宫内生长受限和死胎、死产，甚至还有可能引起胎儿和新生儿狼疮。

妊娠曾经被视为系统性红斑狼疮患者的禁忌证，即认为系统性红斑狼疮的患者是不能妊娠的。而现在随着科技的进步，治疗理念的不断更新，现在大多数医生认为，大多数系统性红斑狼疮患者在病情得到控制以后，可以安全完成妊娠和生育。

医学上所说的系统性红斑狼疮的"病情得到控制"大多是指这样的情况：在没有肾脏、神经等重要的器官系统病变的情况下，病情稳定 ≥ 1 年，治疗疾病中使用的细胞毒性免疫抑制剂（如环磷酰胺、甲氨蝶呤等）停药超过半年，仅使用较小剂量的激素（泼尼松 ≤ 10mg/d）就可以控制病情。在这样的情况下是可以准备妊娠的。但在妊娠期间，也需要定期复查系统性红斑狼疮相关的血液指标，在医生的指导下进行药物剂量的调整。日常生活中，仍要注意避免过度劳累，避免日晒，防止受凉感冒，补充维生素，增强机体抵抗力。

没有达到缓解期的系统性红斑狼疮患者贸然妊娠，妊娠期间有可能会发生流产、早产、死胎，甚至引起患者本身病情的恶化，因此系统性红斑狼疮患者的病情经专科医生评估后认为尚没有达到控制标准时，不建议备孕。

每一个家庭，对于新生儿的降临，都给予了百分之百的祝福和期许。做好孕前评估，积极配合治疗，有系统性红斑狼疮病史的女性，生下盼望已久的宝宝已经不是梦想了。

（顾佳怡 章 翊）

第五章　高龄女性助孕策略

1. 什么是人工授精

　　辅助生殖技术的发展给众多家庭带来了生育的希望，进入生殖中心就诊，医生会讲到许多专业术语，这使得不学医的备孕夫妻们听起来似懂非懂，仔细想想，许多概念如人工授精、试管婴儿、鲜胚、冻胚等还是没弄明白。下面聊聊人工授精这些事。

　　人工授精（artificial insemination，AI）是指将男性精液通过非性交的人工方式注入女性生殖道内，以使卵子和精子自然受精达到妊娠目的。通俗地说，就是男方通过手淫方式取出精液，精液通过优化处理去除活力较差的精子后，将精液注射到女性的阴道或子宫里（图 5-1），在一定程度上提高受孕率。虽然免去了同房的过程，但是依然需要排卵，卵子在输卵管中等待着与精子相遇，形成受精卵，最终有机会回到子宫腔。

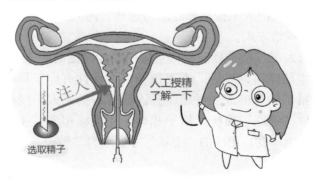

图 5-1　人工授精的过程

113

人工授精可以按照不同的方法进行分类。

（1）按照精液的来源不同可以分为2类：①精子来源于自己丈夫的，称为夫精人工授精（artificial insemination with husband's sperm，AIH）；②精子来源于他人的，称为供精人工授精（artificial insemination by donor，AID）。

（2）按照精液储存时间的长短可以分为2类：①鲜精人工授精，是指精液排出后就处理并进行人工授精操作（一般在排精后1小时内使用），主要用于夫精人工授精；②冻精人工授精，是指精液排出后采用超低温冷冻储存（一般保存在﹣196℃液氮罐中），当需要时再将冷冻精液复温后进行人工授精，主要用于供精人工授精。

（3）按照授精部位不同可以分为：①直接阴道内人工授精（IVI），这种方法是将整份精液注入女性阴道后穹隆处和宫颈外口。主要用于女性生育无障碍、男方精液正常但性生活困难的患者。②宫颈内人工授精（ICI），这种方法是直接将处理过的精液注入宫颈管内。主要适用于宫腔内人工授精困难者。③宫腔内人工授精（IUI），是临床上应用最为广泛的一种方法。将处理过的精子悬液通过导管直接注入子宫腔内，让精子与卵子走得更近。主要适用于男性不育（如少、弱、畸形精子症）、女性宫颈因素不孕、免疫因素及不明原因不孕等。④其他种类人工授精，即腹腔内人工授精（DIPI）、卵泡内人工授精和经阴道输卵管内人工授精（TITI），不作为常规授精方式。

宫腔内人工授精是目前临床上应用最为广泛的人工授精方式，免去了性生活障碍的尴尬。人工授精需要女性有卵子排出，这样才可以与精子结合形成"种子"；输卵管通畅是人工授精的先决条件，这样"道路"通畅，精子和卵子才能够相遇；还有子宫内膜要达到适当厚度，肥沃的"土壤"才能孕育"种子"，最终结出丰硕的"果实"。

2. 哪些高龄女性可以做人工授精

35 岁以上的女性想妊娠时已属于高龄备孕，不容易受孕，往往需求助于辅助生殖技术。

专家指出，高龄女性随着年龄的增长，生育存在诸多问题，年龄＞ 35 岁并且连续 6 个月或小于 6 个月尝试妊娠失败者，建议进行积极评估和治疗；特别是年龄＞ 40 岁的女性，应当立即进行积极评估和治疗，采用人工授精或试管婴儿技术助孕。

但有的女性会问："听说取卵很痛，我不想做'试管婴儿'，我想做'人工授精'，这样就不用打针吃药了。""人工授精"和"试管婴儿"可以随便选择吗？当然不是。各种辅助助孕方式都有要遵循的原则。

既然妊娠是两个人的事儿，那么夫妻双方哪些情况下可以做人工授精，也就是人工授精的适应证是什么？哪些情况下不能做人工授精，也就是人工授精的禁忌证到底是什么呢？解答如下。

（1）夫精人工授精的适应证：①男方存在性功能障碍或生殖道畸形造成的性交障碍，如严重尿道上裂、尿道下裂、不射精、逆行射精、严重早泄、勃起功能障碍等；②男性精液质量异常，如轻度或中度少精症[精子浓度（5 ～ 15）× 10^6/ml，精子总数（7.5 ～ 39）× 10^6]，弱精症[精子前向运动百分率（PR）为 10% ≤ PR ＜ 32%]，非严重畸形精子症（2% ≤正常精子形态率＜ 4%）、精液过度黏稠、精液液化不良等；③女方存在阻碍精子在生殖道运行的因素，如女性阴道狭窄、阴道内瘢痕粘连、阴道过于松弛不能储存精液；④宫颈黏液异常，如宫颈炎症及黏液中存在抗精子抗体等；⑤免疫性不育，夫妇双方或一方抗精子抗体阳性，性交后试验不佳；⑥不明原因不孕。

（2）供精人工授精的适应证：①男性绝对不育，明确的且多方治疗无效的无精子症、严重畸形精子症、死精子症等；②男性患有严重遗传性缺陷或遗传性疾病，或男性携带不良遗传基因，经遗传咨询被认为出生患遗传性疾病婴儿风险大者；③夫妻间特殊的血型不相容或其他免疫性不相容因素可致流产、早产及新生儿畸形或严重胎儿溶血症等；④男性输精管阻塞、外伤或输精管结扎术后无法再复通，致精子排出障碍等。

（3）人工授精的禁忌证：①女性输卵管不通者；②夫妻双方或一方意见不一致或有异议者；③夫妻双方或一方有严重的精神障碍者；④女方有严重的全身性或传染性疾病，如严重的心脏病、肝炎、肾炎等，不宜妊娠或妊娠后加重乃至危害生命；⑤女方生殖器官严重发育不全或畸形；⑥女方存在生殖道急慢性疾病，如急性盆腔炎、阴道炎症等；⑦夫妻双方或一方近期接触致畸量的放射线、有毒物质，或服用有致畸作用的药品、毒品等并处于作用期者。

建议以下高龄女性接受辅助生殖技术时可以先尝试人工授精：卵巢功能尚可；输卵管通畅；男方精液无明显异常。

如人工授精尝试失败后，可考虑尽快转试管婴儿治疗。

3. 为什么人工授精前要做一系列的检查

人工授精前要做各项检查，评估孕前状态，指导备孕。

（1）超声检查：子宫提供孕育生命的土壤，卵巢是产生种子的源头，输卵管是输送种子的通道，B超检查可以了解子宫、卵巢大小及位置，是否存在子宫解剖结构的异常，如纵隔子宫、单角子宫等，卵巢是否存在囊肿及多囊倾向。三维超声还可以初步评估宫腔内形态，了解子宫内膜厚度及是否存在病变，如子宫内膜息肉、宫腔粘连、子宫黏膜下肌瘤等。

（2）卵巢储备功能评估：卵巢储备是指卵巢的皮质区卵泡的生长发育，进而形成可受精卵母细胞的能力，包括卵巢中卵泡的数量及其卵母细胞质量。卵巢储备功能可反映女性的生育能力。一般在月经来潮第 2 ～ 3 天，阴道超声观察卵巢内基础窦卵泡的数目及大小，结合基础性激素和 AMH 来评估女性卵巢储备功能。

（3）妇科检查及阴道分泌物检查：妇科炎症可能影响自然受孕时精子的通过及精子质量。严重时也会增加妊娠后自然流产的风险，因此妇科检查和分泌物检查必须要做。妇科检查可以了解阴道、宫颈、子宫及双侧附件的情况。白带常规检查可以明确是否存在细菌、真菌或滴虫感染。支原体、衣原体、淋球菌检查可以明确是否存在病原体感染，如处于感染状态，则需对症治疗后再行备孕，如男方检查后发现也存在感染现象，则需要夫妻同时治疗，以免出现再次交叉感染。

（4）宫颈癌癌前筛查：液基薄层细胞学检查（TCT）是目前宫颈癌癌前筛查的常用手段，可以结合妇科检查初步了解宫颈是否存在病变。如已出现宫颈上皮内病变，建议先行治疗。

（5）TORCH 感染的血清学检查：TORCH 是指可导致先天性宫内感染及围生期感染而引起围生儿畸形的病原体，它是一组病原微生物的英文名称缩写（参见第四章），其中 T 是弓形体；O 是其他病原微生物，如梅毒螺旋体、带状疱疹病毒、细小病毒 B19、柯萨奇病毒等；R 是风疹病毒；C 是巨细胞病毒；H 是单纯疱疹病毒Ⅰ／Ⅱ型。TORCH 感染可引起流产、早产、死胎或畸胎等，以及引起新生儿多个系统、器官的损害，从而造成不同程度的智力障碍等症状。因此，从优生优育的角度考虑，对备孕女性进行 TORCH 特异性抗体检查，尤其是有饲养或接触宠物史或其他接触史者，应于计划妊娠前 3～6 个月进行 TORCH 的特异性抗体检查。

（6）甲状腺功能检查：常规包括 5 项，即血清总三碘甲状腺原氨酸（TT_3）、总甲状腺素（TT_4）、游离三碘甲状腺原氨酸（FT_3）、游离甲状腺素（FT_4）、促甲状腺素（TSH），高龄女性往往容易合并甲状腺功能减退，可能伴有月经紊乱，严重时可能引起闭经和不孕，若妊娠，可增加自然流产风险及胎儿呆小症风险。若出现甲状腺功能亢进，妊娠概率无明显下降，但未经治疗的甲状腺功能亢进，妊娠后发生先兆子痫、心力衰竭、胎儿宫内生长迟缓和死胎的危险性增加。

（7）染色体检查：染色体结构异常如平衡易位、罗氏易位等可导致反复流产。

（8）传染病的免疫学检查：包括多种传染病病原体检查。主要有：①乙型肝炎病毒（HBV）感染。据 WHO 报道，全球约 20亿人曾感染过 HBV，其中 3.5 亿人为慢性 HBV 感染者。每年约有100 万人死于 HBV 感染所致的肝衰竭、肝硬化和原发性肝癌，是当前严重危害身体健康的传染病。②丙型肝炎病毒（HDV）感染。丙型病毒性肝炎的全球感染率约为 3%，抗 -HCV 阳性的孕妇将HCV 垂直传播给胎儿的危险性为 2%，若孕妇在分娩时 HCV-RNA阳性，那么传播的危险性可高达 4% ～ 7%。③梅毒，是由苍白（梅毒）螺旋体引起的慢性、系统性性传播疾病。患有梅毒的孕妇可通过胎盘传染给胎儿，引起胎儿宫内感染，导致流产、早产、死胎，或者分娩已感染梅毒的胎儿。④艾滋病（AIDS），是由 HIV 感染引起的一种病死率极高的严重传染病。HIV 感染者的血液、精液、阴道分泌液、乳汁、伤口渗出液中含有大量 HIV，具有很强的传染性。1/3 感染了 HIV 的女性会通过妊娠、分娩和哺乳把病毒传染给婴儿。对于高危患者及携带者需进行相关科室复查，减少或避免母胎垂直传播的可能性。

（9）男性精液检查：精子的浓度、活力、形态都会影响受孕结局，因此建议在禁欲后 2 ～ 7 天完成精液检查，最好采用手淫法采集精液，禁欲时间太短或太长都会影响精子质量的评估。精液射出后会很快呈现半固体凝胶的外观，通常在数分钟内开始液化变得稀薄，液化大多在 15 分钟内完成。正常精液会形成不连续的小滴，黏稠度异常时液滴会形成超过 2cm 的拉丝，质地均匀，呈灰白色，禁欲时间长时可略带黄色。正常男性一次射精精液量 ≥ 1.5ml，pH ≥ 7.2，精子浓度 ≥ 15×10^6/ml，1 次射精精子总数 ≥ 39×10^6，精子前向运动百分率 ≥ 32%，正常形态率≥ 4%，精子存活率≥ 58%，白细胞计数 ＜ 1×10^6/ml。

4. 高龄女性人工授精的一般流程是什么

对于适合做人工授精的高龄女性，在进入人工授精周期前，需要如何安排工作生活才能做到时间优化而更有利于人工授精助孕成功呢？要做好4件事。

（1）完善夫妻双方术前检查：这是首先要做的，包括男女双方采集病史、体格检查、辅助检查等，这些内容已在前一个问题的讨论中详细叙述。

（2）预约时间建立人工授精档案：第二件事是待夫妻双方术前检查结果出来后，如果没有人工授精禁忌，就可以预约时间建立人工授精档案了。此时需要核对夫妻双方身份证、结婚证，随着2016年全面二孩政策的开放，目前没有违反国家计划生育政策的行为，可以给予助孕的不再需要提供生育证明。建档日需要夫妻双方携带身份证原件、结婚证原件（2本）、所有术前检验单，建立档案，签署知情同意书，了解人工授精相关事宜及可能存在的风险。

（3）排卵监测：这是第三件事，进入人工授精周期的女性最关心的就是排卵监测期间的时间如何安排，下面予以详细解释。

对于平素月经周期规律者，可选用自然周期监测。①月经来潮第2～3天评估卵巢功能；②月经第8天开始规律监测卵泡发育及内膜生长状态；③当卵泡发育至14mm以上时，需要测尿LH试纸，并建议每天复诊，避免卵泡早排；④当卵泡发育至16～20mm、宫颈黏液增加呈稀薄透明状、血或尿LH水平开始上升大于基础值2倍以上时，可以考虑12～36小时后行宫腔内人工授精。

对于平素月经周期不规律、不排卵的高龄女性，可进行促排卵治疗，以增加受孕机会。常规做法是在月经来潮第2～3天评估卵巢功能，结合性激素结果，使用促排卵药物进行促排卵。从月经来潮第2～3天开始口服或肌内注射促排卵药物，5天后B超监测卵泡发育及内膜增长情况，如果卵泡未发育，可以继续每日或隔日注射促性腺激素，2～3天后复诊。当优势卵泡发育，直径≥14mm，需要监测尿LH水平，每日复诊，直到优势卵泡平均直径≥18mm时，注射HCG，促使卵泡最终成熟和排出，就是俗称的"破卵针"。在HCG后12～36小时做人工授精，可增加精子和卵子结合的机会。建议人工授精次日采用B超监测卵泡是否排卵。

人工授精当天，夫妻双方一定要带齐身份证、结婚证（2本）前去生殖中心按时就诊。

（4）随访：这是最后一件事。人工授精术后14天抽血查人绒毛膜促性腺激素（β-HCG），确认是否生化妊娠，术后35天行超声检查确定是否临床妊娠，同时明确是否存在异位妊娠等情况。

对于进行供精人工授精的高龄夫妇，依据我国《人类辅助生育技术管理办法》规定，除术后35天B超检查判断临床妊娠、异位妊娠外，孕期有异常情况需随时反馈，新生儿娩出后必须登记出生日期、性别、出生体重、分娩方式及健康状况等。

5. 高龄女性人工授精是否都需要促排卵，成功率高吗

对于符合人工授精助孕的高龄女性在进入人工授精周期时可能存在诸多顾虑，如人工授精都需要进行促排卵吗？什么时间进行人工授精？成功率高吗？

其实，选择适合自己的卵泡监测方法在恰当的时间段进行人工授精，可以事半功倍。原则上在排卵时进行操作最为合适，因此在排卵前48小时至排卵后12小时进行授精成功率较高。而且人工授精操作时不会有明显的痛感，所以不用过于焦虑。

对于高龄特别是月经周期不规律的女性而言，自然周期人工授精的成功率较低，为5%～10%，甚至5%以下。但如果结合促排卵的方式可能会提高妊娠率。促排卵主要有以下几种：

（1）氯米芬促排卵：氯米芬（clomiphene citrate，CC）是类似于己烯雌酚的非甾体激素，具有抗雌激素和弱雌激素作用。本药主要适用于排卵障碍的女性。一般在月经来潮 2 ～ 3 天开始用药，根据体重和既往促排卵史调整剂量。用药后 4 ～ 5 天阴道超声监测卵泡发育，依据卵泡发育情况调整用药时间及剂量。

（2）促性腺激素促排卵：对于排卵障碍并且使用 CC 促排卵多个周期仍然没有妊娠的患者，可以应用促性腺激素（Gn），如尿源的人绝经后促性腺激素（HMG）进行促排卵周期的宫腔内人工授精。一般在月经来潮 2 ～ 3 天依据患者年龄、基础窦卵泡数目、基础性激素水平及既往促排卵史给予每天一定剂量的 Gn，5 ～ 7 天后监测卵泡发育，评估宫颈黏液及性激素水平（尤其是雌二醇），并相应调整 Gn 用量。当最大卵泡直径达到 18 ～ 20mm 时，给予 HCG 促进卵泡成熟并排出，可以在 HCG 后 24 ～ 36 小时进行人工授精。建议人工授精术后次日 B 超监测卵泡是否排卵。如果打过"破卵针"卵泡还没有破裂，那么可能出现未破裂卵泡黄素化综合征（LUFS），也就是说卵泡成熟但不破裂，卵子不能排出，这样就需要"试管婴儿"来帮忙了。

（3）联合促排卵：在单用药无效的情况下可以考虑联合用药。对于排卵障碍或促排卵失败的患者，可以优先选择这种方案，提高成功率。

对于黄体功能不足的女性，人工授精术后可以给予适当的黄体支持。采用口服给药、阴道用药或者肌内注射等方式，以提高黄体酮水平，增加受孕概率。无论哪种方式的促排卵方案，都是为了使优质有效的卵子排出，增加人工授精的成功率。那么对于高龄女性来说，人工授精是最优选择吗？

有统计显示，IUI 妊娠率为 8% ～ 22%，30 岁以下女性 IUI 的成功率最高，约为 16.8%，随着年龄的增长，成功率随之下降，40 岁以上的女性 IUI 临床妊娠率明显降低，可能只有 5% 左右。

究其原因，可能与以下几种情况有关：① 40 岁以上不孕女性的卵子染色体异常率增加、卵子线粒体数量减少、卵细胞质三磷酸腺苷（ATP）含量下降、卵子的细胞凋亡改变增加；②卵子老化，透明带变硬，精子不易穿透或胚胎不易孵出；③随着女性年龄的增长，子宫内膜容受性下降，卵子的受精能力、胚胎发育潜能和着床能力均降低，导致临床妊娠率降低；④不孕年限越长，患者心理压力就越大，精神因素也会间接影响内分泌的调节，导致 IUI 成功率下降；⑤大多数高龄女性的伴侣已是高龄男性，随着男性年龄的增长，精子质量下降，IUI 妊娠成功率降低，流产率随之升高。

由此可见，对于 30 岁以上的女性，其 IUI 临床妊娠率随着年龄的增长而逐渐下降，40 岁以上患者尤其明显。因此，如果有效的人工授精助孕失败 3 次，需要重新评估不孕原因；卵巢功能尚好的女性可以积极对症治疗；对于卵巢功能下降及 40 岁以上的高龄女性不建议进行 IUI 助孕，而应该直接通过"试管婴儿"的方式来提高妊娠机会。

6. 什么是试管婴儿

有人问"试管婴儿"是从试管里面长出来的胎儿吗？当然不是。他（她）是通过人工的方法让精子与卵子在体外结合并形成早期胚胎，然后被放入母体子宫内发育而形成的胎儿。这项"造人技术"有一个学名，称为体外受精－胚胎移植（in vitro fertilization and embryo transfer, IVF-ET）。由于称呼有点冗长，所以被人们戏称为"试管婴儿"（图 5-2）。

世界上第一例试管婴儿布朗·路易丝于 1978 年 7 月 25 日在英国的奥尔德姆市医院诞生，引起了科学界的轰动，甚至被称为人类生殖技术的一大创举，也为治疗不孕不育症开辟了新的途径。随着生殖技术的发展，现在全球已有约 600 万人通过试管婴儿技术出生。

试管婴儿技术的不断发展和更新为人们解决了更多不孕不育的问题。1978 年 Steptoe 和 Edwards 所创造的常规 IVF-ET 是第一

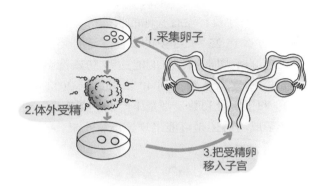

图 5-2　"试管婴儿"的过程

代试管婴儿，主要解决的是因女性因素导致的不孕；1992 年由比利时 Palermo 医师等首次在人体成功应用卵细胞质内单精子注射（ICSI）使试管婴儿技术的成功率得到很大的提高。ICSI 被称为第二代试管婴儿技术，不仅提高了成功率，而且使试管婴儿技术适应证大为扩大，特别是解决了因许多男性因素引起的不育问题。ICSI 技术发明后，世界各地诞生的试管婴儿数量迅速增加。随着分子生物学的发展，近年来，在人工助孕与显微操作的基础上，胚胎植入前遗传学诊断（PGD）开始发展并用于临床，被称为第三代试管婴儿，使不孕不育夫妇不仅能喜得贵子，而且能优生优育。2017 年 9 月 1 日开始对三代试管婴儿技术重新定义，统称为胚胎植入前遗传学检测技术（PGT）。

　　我国的生殖医学技术发展迅速，与国际水平同步。目前全国每年已有超过 20 万试管婴儿诞生。在 IVF-ET 助孕过程中，其成功率及是否有"不良作用"成为大家最为关注的问题。从 20 多年前的"试管婴儿"诞生到今天，人类辅助生殖技术有了很大的发展。特别是最近的几年中，因为各项技术的成熟，"试管婴儿"的成功率在世界范围内逐渐提高，从原来的 20%～25% 已经提高到 60% 甚至更高的水平。"试管婴儿"的成功率取决于很多方面，如患者的年龄、患者的子宫和卵巢条件及有没有其他的疾病等，都有可能影响成功率。例如年龄因素，在 25 ～ 35 岁的女性"试管婴儿"的成功率要高于 30% ～ 40% 的平均水平，有的能达到 50% 甚至更高，但是到了 35 岁以后成功率逐渐下降，到 40 岁只达到 20% 左右，这与随着年龄的增长，卵子质量和数量都呈下降的趋势有关。要说明的是，IVF-ET 术后受孕成功后还是可能出现流产、死产、早产等情况的。

7. 哪些高龄女性可以做试管婴儿

以"试管婴儿"为代表的辅助生殖技术经历 30 余年的发展，给很多不孕症家庭带来了福音。不少人会问，既然试管婴儿这么先进，是不是人人都可以做呢？其实这项技术有着严格的适应证和禁忌证，不同的技术，适应人群也不同。下面就具体说一说适应证。

（1）体外受精－胚胎移植（IVF-ET）适应证：主要有 5 种。①女方各种因素导致的配子运输障碍：如双侧输卵管阻塞、输卵管缺如、严重盆腔粘连或输卵管手术史等造成输卵管功能丧失者。②排卵障碍：难治性排卵障碍经反复常规治疗，如反复诱发排卵或超促排卵，或结合宫腔内人工授精技术治疗后仍未获得妊娠者。③子宫内膜异位症：子宫内膜异位症导致不孕，经常规药物或手术治疗仍未获得妊娠者。对于子宫腺肌病合并不孕的患者，经药物或手术治疗失败，也可以选择 IVF-ET 助孕。④男方少、弱、畸形精子症：男方少 $[1.0×10^6/ml ≤ 精子浓度 < 10×10^6/ml，1.5×10^6 ≤ 精子总数 < 15×10^6]$、弱（1% ≤ PR < 20%）、畸形（1% ≤ 精子正常形态率 < 3%）精子症或复合因素的男性不育，经人工授精治疗仍未妊娠，或男方因素严重程度不适合进行人工授精者。⑤免疫性不孕与不明原因不孕：反复宫腔内人工授精或其他常规治疗仍未妊娠者。

（2）卵细胞质内单精子注射（ICSI）适应证：其适应证的种类较多，包括①严重的少、弱、畸形精子症。精子浓度<5×10^6/ml，精子总数<7.5×10^6，前向运动精子<10%，正常精子形态<2%。②不可逆的梗阻性无精子症。通过手术从睾丸或附睾中获得精子。③生精功能障碍（排除遗传缺陷疾病所致）。通过手术从睾丸或附睾中获得精子。④免疫性不孕。由于抗精子抗体（AsAb）阳性，能够阻碍精子释放透明质酸酶，抑制精子的顶体反应，造成受精失败。⑤常规体外受精失败或受精率低。⑥精子顶体异常。⑦需行植入前胚胎遗传学检查者。

（3）胚胎植入前遗传学检测（PGT）适应证：目前主要用于单基因相关遗传病、染色体病、性连锁遗传病及可能生育异常患儿的高风险人群等。

那么，哪些人不适合做"试管婴儿"呢？主要有以下几种：①男女任何一方患有严重精神疾患、泌尿生殖系统急性感染、性传播疾病；②患有《中华人民共和国母婴保健法》规定的不宜生育、目前无法进行植入前胚胎遗传学检测的遗传性疾病；③男女任何一方具有酗酒、吸毒等严重不良嗜好；④男女任何一方接触致畸量的射线、毒物、药品并处于作用期；⑤女方子宫不具备妊娠功能或严重躯体疾病不能承受妊娠。

8. 高龄女性一定要做试管婴儿吗

由于卵巢功能减退，卵子质量下降，很多高龄女性生育能力较年轻女性降低，妊娠生子之路较年轻女性艰难。但这些女性部分是晚婚，期望自然受孕，大多数排斥"试管婴儿"这一助孕方式。

对于年龄≥35岁的女性，如果在未避孕6个月或更久仍未能成功妊娠时，临床认为需要全面进行不孕症的临床评估和指导治疗，包括卵巢储备功能（血清学和超声检查）的评估、输卵管通畅度、排卵是否正常、有无子宫及内膜的器质性病变及配偶精液检查等。

对于年龄＞40岁的女性，可以考虑立即进行临床评估及相应治疗，也就是用试管婴儿助孕。

对于进行试管婴儿助孕的＞35岁的高龄女性，随着年龄每增长1～2岁，其体外受精胎儿活产率降低约10%，体外受精胎儿流产率约增加10%，累计妊娠率约降低10%。因此，接受体外受精治疗的≥35岁的女性，随着年龄的增大，其体外受精的累积妊娠率和活产率会降低，流产率会增加。虽然高龄女性在做试管婴儿时成功率较年轻女性降低，但是相比于自然受孕的概率来讲已经非常高了。

年龄虽然是影响生育的不可逆转的独立因素，但也并不是绝对控制生育的条件，有一些高龄女性卵巢储备功能正常，甚至可能存在多囊卵巢的情况，那么自然生育还是有可能的，这个时候可以考虑自然妊娠；相反，卵巢功能减退的高龄女性，其卵子数量少、质量欠佳，那么选择试管婴儿助孕也许是最佳的妊娠途径。

9. 高龄女性做试管婴儿成功率高吗

无论男性还是女性，从生理角度出发都存在一个最佳生育年龄。但是随着近年来生活方式的改变，工作压力的增加，高龄女性生育问题成为一个新的社会问题。不少人存在这样的疑问：高龄女性做"试管婴儿"，成功率高吗？

高龄女性做"试管婴儿"的成功率小于正常生育年龄的女性。据悉，接受人工辅助助孕的女性中，年龄每增长1岁，妊娠率降低6%。女方年龄≤34岁，妊娠率相对稳定；35岁后呈线性下降趋势，到44岁以后，妊娠率可能降至为零。在进行IVF-ET治疗时，女性卵巢储备功能受年龄影响，卵巢对促排卵药物的反应性降低，卵母细胞质量下降，胚胎着床率降低，因此流产率增加，分娩率下降。有统计数据表明，对于＜35岁的女性，每个体外受精治疗周期的活产率为33.1%，35～37岁的女性为26.1%，38～40岁的女性为 16.9%，41 ～ 42 岁的女性为 8.3%，43 ～ 44 岁的女性为 3.2%，> 44 岁的女性仅为 0.8%。

有的高龄女性在生育力评估时发现卵泡数量没有明显下降，成功率是否也受影响呢？来看一下客观情况。对于有多囊卵巢综合征（PCOS）倾向的高龄女性来讲，往往在试管婴儿治疗过程中获得的卵子数尚可，但临床妊娠率仍然随着年龄的增长而下降。据统计，年龄 < 40 岁的 PCOS 患者，其体外受精周期胚胎着床率、临床妊娠率较单纯输卵管因素不孕的患者高 20% ～ 30%，但 40 岁以后两者胚胎着床率和临床妊娠率就没有明显差异。年龄 > 38 岁的 PCOS 患者，其临床妊娠率也比 36 ～ 38 岁年龄段下降超过 60%。有的生殖中心统计表明，PCOS 患者的胚胎着床率、临床妊娠率优势只能保持到 38 ～ 42 岁，卵巢储备优势并不能弥补因年龄增长对 PCOS 患者卵泡质量的影响，加上自然流产率随年龄的增长而升高，最终使得活产率在 40 岁以后与对照人群相似，换句话说，PCOS 患者的生育窗并未被延长。

而且，流产率随年龄的增长而升高，35 岁以下为 9.27% ～ 13.21%，36 ～ 40 岁时增至 20.27%，41 岁后高达 36.14%。对于 PCOS 患者，33 ～ 38 岁的活产率（LBR）是同龄非 PCOS 的 1.4 ～ 2.6 倍，但 38 岁后的活产率则下降至 6.3%。

另外，男性年龄也不可忽视。大多数高龄女性的配偶也存在高龄问题。年龄 > 40 岁的男性使配偶成功妊娠所需时间明显增多，> 45 岁的男性所需时间更长，甚至超过 2 年。在男方精液正常的夫妇中，男性年龄的影响可忽略不计。但在男方患有少精子症的夫妇中，随着男方年龄每增大 1 岁，妊娠的概率就降低 5%。另外有统计显示，在选用供卵助孕过程中，若男性年龄 > 50 岁，"试管婴儿"出生率降低约 15%；若男性年龄 > 60 岁，受精率、胚胎着床率都会明显降低。因此，高龄男性也同样影响女性"试管婴儿"的成功率。

10. 高龄女性做试管婴儿会加速早衰吗

不少患者会有疑问：女性的卵子数目是一定的，做"试管婴儿"每次都取那么多卵子，卵巢里的卵子都取出来了，卵巢不就衰退了吗?

其实，目前卵巢早衰发病率虽然呈增加趋势，但发生的原因多与遗传因素、自身免疫性因素、先天性酶缺乏乃至长期焦虑、恐惧等精神心理因素有关。"试管婴儿"是不会加速甚至导致卵巢早衰的。

由于自然月经周期的长短因人而异，在进行试管婴儿助孕时，不易把控取卵时间，并且自然周期中只有一个优势卵泡发育，受精后只能形成一个胚胎，而对于高龄女性来说移植一个胚胎的妊娠率是较低的。所以需要采用控制性超促排卵来增强与改善卵巢功能，以达到不受自然周期的限制而获得多个健康卵子的目的，提供多个胚胎移植的机会，并尽可能使黄体发育与子宫内膜功能同步。

也就是说，备孕女性需要通过外源性促性腺激素的刺激，人为地一次排出多个卵子。女性一生中的卵子是有限的。女性的卵子在胎儿时期的数量约为几百万个，出生时减少至 100 万个左右，而一个正常生育功能女性一生中仅有 400～500 个卵子发育成熟并排卵，大多数卵子的命运是走向凋亡和闭锁。当所有卵泡都耗尽之后，就会出现卵巢功能减退，雌激素分泌减少，月经紊乱，甚至闭经的现象。常理来推，一次"试管婴儿"助孕可能要取出十几枚甚至几十枚卵子，是不是意味着使用了一整年的排卵量呢?

正常女性每个月经周期一般只有一个优势卵泡发育。不过，这种情况却并不意味着这个周期仅仅只动用了卵巢储备中的这一枚卵子，而是募集了一大批卵泡。但人体分泌滋养卵子的促卵泡生成素（FSH）仅有一份，只可供应一枚卵子长大成熟。因此，在每个周期的数十个卵泡中，通过人体自身复杂的筛选系统，只有一个会被选为"继承人"，享受 FSH 的滋养，这就是优势卵泡，可以生长成熟并排出。而其他"非继承人"卵泡则走向凋亡。

辅助生殖技术为了获得更多的"继承人"，需要给准备做"试管婴儿"的助孕者打促排卵针，其目的在于使原本得不到养分、准备消失的卵子也能长大成熟，因此可以多排一些卵子，这属于"耗损资源利用"，不会额外耗损卵子存有量，也不会加速卵巢早衰。

11. 什么是一代、二代、三代试管婴儿，级别越高越好吗

在中国，大家习惯将"试管婴儿"技术按级别称为一代试管婴儿、二代试管婴儿、三代试管婴儿，甚至四代试管婴儿，其实在国际上并没有这种说法。只是试管婴儿技术根据引进到我国的时间早晚定义了一代、二代、三代，但是在国际上，其实三代试管婴儿技术比二代试管婴儿技术出现的还早，但是我国开展的相对晚，所以定义为第三代。

那么一代、二代、三代试管婴儿技术分别代表什么含义呢？

（1）一代试管婴儿技术（如 IVF）：指把卵子取出来，精液经过优化处理，把一定浓度的精子和卵子放在体外培养系统中，让精子与卵子自然结合，这是最简单的体外受精方式。

（2）二代试管婴儿技术（如 ICSI）：是指如果男方精子太少、太弱，或者没有能力和卵子自然结合，就需要用细针吸取单个精子注射到卵细胞质里去帮助二者结合。此技术主要适用于严重的少、弱、畸形精子症，需要通过手术从睾丸或附睾中获得精子的梗阻性无精症、生精功能障碍（排除遗传缺陷疾病所致），常规体外受精失败、不明原因不孕症、免疫性不孕症、不成熟卵体外培养和冻融卵母细胞受精、植入前遗传学检测等。

（3）三代试管婴儿技术（如 PGT）：是指胚胎培养到一定程度之后，通常到达囊胚期，将胚胎的一部分细胞取出来（图 5-3），进行体外检测，同时还得保持胚胎存活状态，取出这一部分细胞做遗传学检测，明确胚胎是否有遗传学方面的问题。其中，PGT-A 用

于检测胚胎的染色体是否存在非整倍体，以提高活产率、降低不良妊娠率；PGT-M 用于检测胚胎是否携带某些可导致单基因病的突变基因；PGT-SR 用于检测胚胎染色体是否存在结构异常。

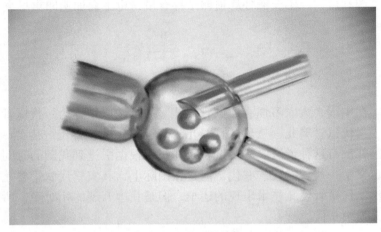

图 5-3　囊胚期取细胞做活检

综上所述，一代试管婴儿技术适用范围最广，二代试管婴儿技术解决了受精过程坎坷的问题，三代试管婴儿技术在一定程度上解决了受精卵发育坎坷的问题，因此要针对不同的病情选择合适的助孕方式，而不是盲目追求高级别的试管婴儿。

12. 做试管婴儿会疼痛吗，需要住院吗

对于打算做"试管婴儿"助孕的女性来讲，一旦决定了做"试管婴儿"，就会担心是不是有打针的痛苦，是不是有取卵的痛苦，甚至担心是不是需要请假甚至住院？

最早的试管婴儿取卵是通过开腹手术进行的，后来又应用腹腔镜下取卵。世界上首例试管婴儿就是在腹腔镜下取卵获得的，但是无论是开腹还是腹腔镜，对于取卵来说都具有较大的创伤性，具有

手术和麻醉相应的风险，并且重复性差，取卵率较低。如果有盆腔粘连，在卵巢不易暴露的情况下，还会造成取卵失败。然而目前随着试管婴儿技术的发展，上述两种方式早就被摒弃了，各生殖中心都采用阴道超声引导下穿刺取卵的方式。这一方式既安全、微创、简便、快捷，还不需要麻醉，无论盆腔是否有粘连均可以操作，取卵率可以高达90%以上，所以应用范围越来越广。

　　另外，试管婴儿已是一项很常见的辅助助孕技术，操作日趋完善，取卵时通常不会有明显的疼痛感。取卵是在B超引导下用一根较长的细针，通过阴道后穹隆穿刺进入腹腔到达卵巢，然后把卵巢里的卵泡液吸出（图5-4），吸出以后将卵泡液送到实验室检查有没有卵子。所以这个过程会有一定的不适感。有些中心可以进行麻醉取卵，也就是在取卵过程中可以采用静脉麻醉的方法，没有感觉，睡一觉就完成取卵，但经麻醉后有可能出现头痛、恶心、呕吐等不适。因此，如果卵泡多、取卵时间长、卵巢位置过高，可能有取卵困难，疼痛阈值较低的患者可以酌情选择麻醉无痛取卵方式。有些中心会在取卵前静脉给予一些镇静药物或止痛药物来减轻疼痛。但无论麻醉与否，建议女性在取卵时放松心情，不要过度紧张，这样才能配合医生顺利快速地完成取卵，减轻自己的不适感。

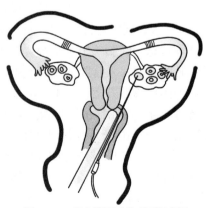

图 5-4　"试管婴儿"取卵过程

有些女性会有疑问，做"试管婴儿"还能正常上班吗？需要住院吗？其实做"试管婴儿"因个人身体差异，制订的方案不同，很难提前确定具体时间安排，请假在所难免，但治疗的周期并不影响正常工作，不需要住院。因为"试管婴儿"的整个治疗过程是以门诊的形式完成的，前期准备一些检查材料、签署知情同意书，然后每天促排卵、用药，都可以随时来，随时回去。取卵当天在取卵后观察 2 小时就可以回家，移植胚胎后观察 1 小时也可以随时回去，所以不需要住院治疗。移植后胚胎不会掉出来，所以移植后的次日即可正常活动或上班，不是民间传闻的一定要绝对卧床。

总的来说，"试管婴儿"助孕期间不需要住院，也不影响日常的活动和工作。保持良好心态很重要，精神处于放松状态，有利于胚胎着床和生长。只要平时工作、生活中注意避免重体力劳动，保持适当活动即可完成正常的胚胎移植了。

13. 高龄女性试管婴儿助孕的一般流程是什么

胚胎移植前要完成一些程序性的工作，相关内容在人工授精部分已经介绍，这里简要回顾一下主要的几个步骤。首先完善术前检查，与人工授精类似。其次建立档案。一般建档日安排在月经黄体期，相当于月经来潮后 20～22 天，同时进行宫腔探查操作，了解子宫位置、大小、宫腔深度、宫颈状态、胚胎移植管是否置管顺利等，为日后胚胎移植做准备，避免胚胎无法移入宫腔的情况发生。最后，依照女性的卵巢储备功能制订个体化诊疗方案，最重要的技术过程包括控制性超促排卵、取卵、受精培育与胚胎移植等步骤。常规过程如下。

（1）控制性超促排卵：由于月经周期的长短因人而异，同一患者不同周期也存在差异，所以不易安排取卵时间，而且自然周期中只有一个优势卵泡发育，受精后只能形成一个胚胎，而移植一个胚胎的妊娠率较低。因此，需要采取控制性超促排卵来增强与改善卵巢功能，以达到不受自然周期的限制、获得多个健康卵子的目的，这样可以提供多个移植胚胎，并尽可能使黄体发育与子宫内膜功能同步。控制性超促排卵一般是使体内 FSH 和 LH 降调，再给予促排卵药物，刺激卵巢中的卵泡成长，依据患者对药物的反应性调整药物使用剂量。

以标准黄体期长方案为例，通常在月经来潮第 2～3 天评估卵巢功能，符合长方案促排卵的女性可口服避孕药至月经第 20～22 天，B 超监测卵泡发育是否同步。没有服用避孕药的女性则要抽血查性激素，B 超检查是否排卵。如果卵泡大小一致，自然状态下也已排卵，就可以打"降调"针了，通常给予短效或长效 GnRH-a 降调，14 天后复诊，B 超及性激素检查提示降调满意了就可以启动周期，打促排卵针了，也就是大家说的"进周"。

（2）监测卵泡：一旦进入促排卵周期，就要按照医生拟定的时间复诊，每次复诊都要行抽血、B 超检查，性激素结合卵泡影像可以有效评估卵泡发育情况，调整用药并推测取卵时间。从启动日到取卵日，一般需要 12～14 天，期间需复诊 4～5 次。

（3）取卵：当主导卵泡发育成熟，可以注射人绒毛膜促性腺激素（HCG），促进卵子成熟，为取卵做准备。HCG 一般在晚上注射，所以被称为"夜针"，一般注射"夜针"后隔天上午取卵。取卵当日夫妻双方一定要按时就诊，携带双方身份证、结婚证（2 本）。最常用的取卵方式是经阴道 B 超引导下取卵。取卵针穿过阴道穹隆，直达卵巢吸取卵泡液，并立即在显微镜下寻找卵子，将卵子移到含胚胎培养液的培养皿中，置于 37℃培养箱中等待受精。

（4）取精：女性取卵当天男性取精。取精前洗净双手，采用手淫法留取精液。采精杯为无菌物，留取时不要触摸杯缘及杯内。

（5）体外受精：取卵 4～5 小时后将处理的精子与卵子放在同一培养皿中，共同培养 18 小时后，可在显微镜下观察受精情况，也就是观察精子与卵子是否结合。若精子质量太差，无法自然受精，则需要进行卵泡浆内单精子注射，帮助受精。

（6）胚胎体外培养：胚胎在培养箱中继续发育。

（7）胚胎移植：受精卵在体外培养 48 ～ 72 小时后，可以依据患者的年龄、既往生育情况，以及胚胎质量，挑选胚胎移植并决定移植胚胎的数目，剩余的胚胎可以冷冻保存。胚胎移植不需要麻醉。

（8）黄体支持：胚胎移植后需要使用黄体酮进行黄体支持，如果确定妊娠，则一般需要黄体支持到妊娠 12 周。

（9）胚胎移植后 14 天，可通过尿妊娠试验或抽血查 β-HCG 确定是否妊娠。

（10）胚胎移植后 35 天，B 超检查可明确是否宫内妊娠，以及胎儿数、胚胎着床部位。

最后，试管婴儿需要完成随访，包括妊娠期任何异常情况均需随时反馈。新生儿娩出后必须登记出生日期、性别、出生体重、分娩方式及健康状况等。

14. 高龄女性做试管婴儿时在饮食生活上需要注意些什么

一旦进入试管婴儿助孕过程，女性就特别在意饮食生活上需要注意什么。很多女性会问备孕期间需要吃补品吗？还可以吃辛辣、煎煮之类的重口味食物吗？还能喝含酒精的饮料及咖啡吗？答案很简单，养成良好的饮食习惯，营养均衡，规律作息，这样做可以让试管婴儿助孕事半功倍。

养成良好的饮食和生活习惯对提高受孕成功率非常重要，具体内容如下。

（1）饮食习惯。主要包括：①备孕期间不可盲目进补。其实，高龄备孕女性在备孕期间只要保持均衡的饮食，多吃新鲜蔬菜、水果，增加蛋白质摄入即可，切忌偏信吃某些食物或偏方。②油炸食物、饼干、糕点等零食存放时间过长便会产生过氧脂质，该物质为不饱和脂肪酸过氧化物，对人体有害。备孕期间应合理控制饮食，不可摄入糖分过高的食物,避免巨大儿、妊娠期糖尿病等情况发生。③过度地摄入酒精会降低血清睾酮水平,并且酒精会对卵子、精子质量造成严重的影响,所以最好戒酒。备孕期间还应少饮咖啡,咖啡因可能与早期流产有关。④腌制类食品易产生亚硝酸铵等有害物质,应少食。⑤叶酸在人体代谢中起着重要作用,能够有效预防先天性心脏病、神经管畸形、唇腭裂等疾病,在备孕前3个月开始补充叶酸可以有效提高优生优育水平。⑥蛋白质是精子和卵细胞的基本原料,对提高精子活力、受孕概率是非常重要的,因此要补充优质蛋白质,如禽畜、鱼肉、奶类、蛋类等有较高的优质蛋白质。⑦适当补充微量营养素如钙、铁、维生素A、维生素D和B族维生素等,以促进胎儿健康发育。

（2）生活习惯。主要包括:①备孕期间不可滥用药物,避免感冒、发热等情况的发生,避免接触猫犬粪便,以减少麻疹病毒、风疹病毒、单纯性疱疹病毒及弓形体的感染。②避免处于过分拥挤、吵闹的环境内。③避免接触放射物质,如放射碘,接受放射线治疗的患者也要尽量远离。④备孕期间要保证充足睡眠,可帮助提高机体免疫力。⑤保持适当规律运动,能够促进激素合理调配,有效降低孕早期流产率。⑥良好的心态能够提高受孕率,切勿太着急,情绪波动频繁都会在一定程度上降低受孕率,因此在备孕期间一定要有一颗平常心。如果工作压力较大或事务繁忙,可以适当放松一下,如适当减轻工作分量、平时多听舒缓轻快的音乐,避免看紧张或悲情的电视剧和电影等。

15. 高龄女性试管婴儿助孕都有哪些促排卵方案

试管婴儿要获取适当数量高质量的成熟卵母细胞,需要通过控制性超排卵(controlled ovarian hyperstimulation, COH)技术来实现。一般在试管婴儿过程中控制 10 ～ 15 个卵泡同时生长发育,能取到

10 个成熟卵子比较理想。高龄女性存在不同的卵巢储备功能情况，应用的超促排卵方案就不尽相同。主要有以下几种。

（1）促性腺激素释放激素类似物（GnRH-a）长方案：该方案是试管婴儿治疗中最常用的方案。为了使卵泡同步发育，一般在月经黄体期，也就是周期的第 20～22 天，开始打针。14 天后复诊，此时刚好月经来潮，对 B 超和性激素检查结果进行联合评估，如果降调满意了，就可以给予促性腺激素刺激卵泡发育，也就是大家说的"进周"。有的患者可能打了一针降调针，有的可能每天打针，直到"夜针"当天，其实这都是长方案降调，只是降调针的剂型不同而已。长方案降调能够有效抑制体内黄体生成素的分泌，增加获卵数、胚胎数，提高妊娠率，因此卵巢功能正常或存在多囊卵巢倾向的高龄女性可以选择长方案促排卵。

（2）促性腺激素释放激素拮抗剂（GnRH-A）方案：一般从月经周期第 2～3 天开始给予促性腺激素，4～5 天后复诊，结合 B 超和性激素检查结果决定添加拮抗剂的时机。对于高龄女性，加用拮抗剂的同时适当添加黄体生成素，有助于改善卵子质量。拮抗剂方案从进周到取卵为 10～12 天，期间监测 4～5 次。这一方案能够有效抑制早发排卵峰，降低卵巢过度刺激的发生，而且周期相对较短，卵巢高反应、正常反应、低反应的患者都可以选择。

（3）GnRH-a 短方案：通常自月经周期第 2 天开始给予短效 GnRH-a 激动剂（如达菲林、达必佳）直至"夜针"当天，第 3 天开始给予促性腺激素促排卵。后期监测过程同长方案。短方案促排卵周期相对较短，目前一般用于卵巢功能减退的患者。

（4）微刺激方案：通常自月经周期第 2～3 天开始给予氯米芬或来曲唑，加或不加促性腺激素，后期需要密切监测 LH 水平，也可以给予 GnRH-A，预防卵泡早排。微刺激方案经济、简单、周期短，卵巢过度刺激综合征（OHSS）及不适风险低；能够获得较好的卵子和胚胎质量及内膜容受性。因此，对于常规方案效果不佳或卵巢功能减退的高龄女性尤其适合。

（5）自然周期取卵：自然周期就是不使用任何药物刺激卵泡发育及诱发排卵，根据女性自然的周期进行取卵。其主要适用于因病不能进行卵巢刺激；至少2个刺激周期胚胎质量差；女方年龄大于40岁；自愿选择自然周期者。根据月经周期的长短可在月经的第6～8天开始监测，监测过程中随时关注性激素的变化，以决定取卵时机。自然周期往往具有自然激素诱导的子宫内膜环境，更接近女性生理周期，有利于胚胎种植，同时也减轻患者的经济负担。但高龄女性自然周期监测，每个周期只能获得一枚卵子，而且很难把握卵泡发育及排卵时间，容易出现卵泡早排的情况，从而增加取消取卵率。

（6）改良自然周期取卵：对于月经周期极不规律，卵巢功能已濒临衰竭状态的患者，偶然监测到卵巢内有生长的卵泡后，为促使卵泡生长和防止卵泡提前破裂而加用促性腺激素或者拮抗剂，之后监测卵泡，适时取卵。

（7）黄体期促排卵：一般自排卵后1～3天，卵巢内仍有＜8mm卵泡3枚左右的患者，可以尝试黄体期促排卵。HMG和来曲唑联合用药促进卵泡发育，当主导卵泡达12mm时停用来曲唑，卵泡发育后期可以给予醋酸甲羟孕酮来预防阴道出血，"夜针"后32～36小时取卵，所有胚胎冷冻，待以后复苏移植。对于卵巢储备功能差或其他促排卵方法无法取得有效胚胎的高龄女性，以及前次取卵周期未获得卵子或者无可移植胚胎的高龄女性，可以选择黄体期促排卵方案。

对于高龄女性，没有绝对有效的方案，也没有千篇一律适用于所有患者的解决方案，个体化治疗才是最佳的解决方案。

16. 助孕用药是不是进口的比国产的好

促排卵是"试管婴儿"助孕的关键环节，在这一过程中，需要用多种药物促进卵泡的发育和成熟，如促卵泡生成素（FSH）、黄体生成素（LH）、人绒毛膜促性腺激素（HCG）等。它们有各自的作用机制。

（1）FSH：主要在卵泡发育过程中对卵泡的募集和生长有增强作用，可以促进颗粒细胞内芳香化酶活性，使雄激素转化为雌激素，增加雌激素水平和促进内膜的增殖，可用于诱发排卵。

（2）LH：主要刺激卵泡膜细胞产生雄激素，LH协同FSH发挥作用，促进卵泡和卵母细胞的最后成熟、诱发排卵、促进黄体形成和维持黄体功能。

（3）HCG：不但结构上与LH相似，生物学功能上也与LH接近，可以模仿LH峰刺激排卵，形成黄体后也能维持黄体功能。

那么究竟该选什么药呢？进口药还是国产药？进口药一定比国产药好吗？

首先要了解两者的概念。国产药是指中国大陆医药企业研发生产的药品，市场上的国产药大致可以分为中药、化学药和生物制剂三大类。进口药是指在中国大陆境外生产，从外国或港、澳、台地区进口，在大陆注册销售的药品。下面分别来讲述。

（1）国产药：促排卵过程中应用的国产药主要还是从女性尿液或胎盘中提取的促性腺激素，如HMG，每支含75IU的FSH和75IU的LH，是从绝经后女性小便中提取的，目前广泛应用于促排卵和超促排卵。尿源HMG内不同程度地含有少量HCG，这种粗提取的促性腺激素含有大量非特异的尿蛋白，有可能引起过敏反应，仅能肌内注射。还有纯化尿源得到的FSH（uFSH），这是近20年研发出来的，通过加入抗HCG抗体，经免疫吸附柱去除尿中的LH成分，制造出纯化的uFSH。早期的uFSH（75IU）含有低于1IU的LH，但含一定量的其他尿蛋白成分，影响生物学活性，仅能肌内注射。更高纯度的产品，仅含不到0.001IU的LH和更少的尿蛋白，可以皮下注射。以前国产药的生物效能可能较进口药低，但价格便宜。然而随着科技的发展，注射用重组人卵泡激素已实现国产化，提高了生物利用度，效能与进口药相当，并且价格低于进口药，有广阔的应用前景。

（2）进口药：多为通过遗传工程合成出的重组制剂，如重组促卵泡生成素（rFSH）、重组促黄体生成素（rLH）、重组人绒毛膜促性腺激素（rHCG）。rFSH 含有少量的酸性 FSH 异构体，其半衰期较尿源性 FSH 短，但刺激雌激素分泌的作用相同或更有效。rFSH 没有 LH 的污染，具有更高的生物学活性，批次之间纯度具有更稳定的一致性，可以皮下注射。rFSH 不会抑制多个卵泡的发育生长，并且可能减少药物用量和用药持续时间，但也更容易导致卵巢过度刺激综合征（OHSS）的发生。rLH 的理化性质、免疫性和生物学活性均与人垂体 LH 相似。而 HCG 结构和生物活性与 LH 极其相似，因此直至今天，当外源性促性腺激素刺激周期中一旦卵泡发育成熟即用 HCG 激发 LH 峰。尽管 HCG 也是由妊娠期女性的尿液和胎盘提取，但仍被广泛使用。现已有重组的 HCG（rHCG）面世，250μg 的 rHCG 相当于 5000～10 000IU 尿源性 HCG。进口药为重组制剂，生物效能较国产药稳定，但价格一般较为昂贵。

有生殖中心统计，两种药在临床妊娠率、活产率、成熟卵子数、获卵数上都没有差异。但也有生殖中心宣布，无论年龄 ≥ 35 岁，还是 < 35 岁，应用国产 FSH 的获卵数、可用胚胎数均少于应用重组 FSH 的患者，但临床妊娠率、流产率没有差异。

可见，国产药和进口药都能达到相同的促排卵目的，患者应遵医嘱并依据自身的卵巢储备情况及家庭经济状况选择用药，不要一味崇尚进口药。

17. 卵子取得越多越好吗

取卵是试管婴儿手术中十分重要的一步，取出有效的卵子是试管助孕成功的前提条件之一。一次性取出多枚卵子，培养出多枚胚胎的可能性就越高，试管婴儿的成功率也会相对较高。那么，试管婴儿取卵是越多越好吗？

　　原则上讲，并不是说取卵越多越好。在一个取卵周期中，多取些卵子的目的是多配成些胚胎。因为并不是所有卵子都能够成功受精的，也不是所有的受精卵都能发育成为有活力的胚胎的，所以获得多一些的卵子，在胚胎移植时才能得到更有力的保障。

　　虽然取卵的数量和质量对试管婴儿助孕治疗起着重要的作用，但这并不意味着取卵越多越好。据各生殖中心的统计资料发现，患者年龄在 30 岁以下，目标取卵数为 10 ～ 15 枚，移植 2 枚优质胚胎时有较高的临床妊娠率，同时可以降低卵巢过度刺激的风险；年龄为 30 ～ 37 岁的患者，受精数目越多，成功率越高，当受精胚胎数达 5 枚时相对有较高的成功率，当超过 5 枚以上时则成功率不再增加。而当患者为 37 岁以上时，受精卵数目每多 2 枚便会提高成功率。但是，当取卵数超过 20 枚以上时，发生卵巢过度刺激的风险也大大提高，患者术后不适感增加，同时新鲜周期移植的取消率也增高，患者的治疗费用自然也会增加。

　　所以，取卵并不是越多越好。医生要依据患者的卵巢功能制订个体化促排卵方案，获得适当数量的优质卵子，争取新鲜周期移植，一次成功。同时也可减少就诊次数，减少经济支出。

18. 高龄女性选择第几代试管比较合适

　　有些高龄女性卵巢功能已经出现减退的征象，预期可能取到的卵子比较少，但男方精液检查都是正常的，这时该如何选择受精方式呢？

　　无论一代还是二代试管婴儿技术，都有可能出现异常受精的情况，如多精受精。一般认为，一个卵子表面结合多个精子，但通常只有一个精子穿过透明带并和卵子发生融合，受精时阻止多个精子穿入主要是由卵母细胞的质膜和透明带完成的。多精受精是指受精时有 2 个或者 2 个以上的精子进入卵母细胞。多精受精可导致受精卵发育停止或者非整倍体，而后者是导致胚胎死亡、流产、胎儿遗传性疾病的主要原因。多精受精卵不能正常发育和着床，因此必须废弃，不能用来移植。生理条件下，多精受精的发生率约为1%，有报道显示，其在体外受精中的发生率波动很大，有的竟高达30%以上。多精受精卵的出现主要有两个方面的原因。

（1）卵子方面：主要表现为卵母细胞的不成熟或过成熟。卵母细胞在受精过程中主要通过向卵周间隙释放皮质颗粒防止多精受精，不成熟卵母细胞和过熟卵母细胞的皮质颗粒都不能发挥正常的作用，增加了多精受精的机会。

（2）精子方面：正常受精时，一个卵子的周围不是只有一个精子的，而是有数以千计的精子，这样才能保证有一个精子可以进入卵子。如果卵子周围精子过少，卵子就不能被受精，而精子过多，将会导致多精受精。因此，一代试管婴儿助孕时，加入精子的浓度是有要求的，在30～50μl的液滴内加精5000～10 000条，或在1ml的培养液内加精15万～30万条，以减少多精受精的发生。

其实，选择一代技术还是二代技术与患者年龄及卵巢储备功能是没有明确相关性的。理论上讲，二代技术不能改善高龄女性辅助生殖治疗的结局，对于非男性因素导致不孕的患者，二代与一代相比，并没有改善受精后的妊娠结局。有生殖中心统计显示，IVF及ICSI两组优质胚胎率、异位妊娠率、流产率、分娩率之间均没有显著性差异。因此，对于男方精子质量正常，有可能获卵少的女性选择一代技术受精是对卵子干预最少的受精方式，同样能得到良好的妊娠结局，而且费用也比二代技术低。但是如果患者是卵巢功能明显下降的高龄女性，特别是大于40岁的高龄女性，如果获卵只有1～2枚，并且有过受精失败的情况，在下次取卵中优先选择二代技术受精。

而在安全性方面，二代试管婴儿技术是要将精子通过显微注射方式注入卵子的，对卵子有一定机械刺激，因而会有患者担心其子代的出生会有健康问题。理论上二代受精方法在辅助生殖技术方面是一种有效、安全的受精方法。据统计，行ICSI助孕引起先天性畸形的发生率为 1.9%～2.3%，与自然妊娠的畸形发生率相近。说明卵子能够耐受 ICSI 的一系列操作，并能修复 ICSI 操作引起的机械性损伤。而且有专家指出 ICSI 的畸形发生率与精子来源和精子质量无关，ICSI 本身并不增加胎儿和出生婴儿畸形的发生率，但是染色体异常，特别是性染色体异常可能会略有增加。因此，无论是一代还是二代试管婴儿技术，都不能解决多精受精的问题，需要根据患者具体病情及既往受精情况，酌情进行最适合的受精方式。

19. 哪些辅助药物可以提高试管婴儿成功率

卵巢储备功能减退的高龄女性在"试管婴儿"助孕中常出现卵巢反应不佳，周期取消率高，获卵数少，胚胎质量差，妊娠率低等现象。目前临床上对这类患者的处理除了选择合适的促排卵方案外，也开始重视使用某些帮助卵泡发育、改善卵子质量的药物，在取卵前进行预处理。常用的辅助药物主要有脱氢表雄酮（DHEA）、辅酶 Q10、生长激素等。另外，还有传统中医药治疗措施，如中草药和针灸，在提高试管婴儿成功率方面也发挥着重要作用。

（1）脱氢表雄酮（DHEA）：是由肾上腺、中枢神经系统、卵巢卵泡膜细胞共同分泌的一种具有雄激素活性的激素，广泛分布于人体的组织器官和循环系统中，并在外围组织中转化为更具活性的雄激素和雌激素。随着年龄的增长，DHEA 分泌减少。统计显示，DHEA 可降低流产率、减少胚胎异常比例。另外，DHEA 还能提高卵子或胚胎质量，增加获卵数，提高临床妊娠率。虽然 DHEA 在短期应用中可能出现轻微痤疮、肥胖或多毛改变，但并没有严重的不良反应。因此，可以适当补充 DHEA，改善助孕结局。

（2）辅酶 Q10：存在于线粒体内膜上，参与呼吸和能量代谢，具有抗氧化作用。随着女性年龄增长，线粒体活性下降，卵母细胞减数分裂、受精和囊胚形成过程都会受到影响，导致卵子质量下降，受精率低，胚胎质量差，继而妊娠率降低。据报道，卵巢储备功能减退的高龄女性适当补充辅酶 Q10 可显著增加基础卵泡和成熟卵泡数，改善卵巢储备，提高卵巢反应性。而且对于男性不育症患者，辅酶 Q10 还可以提高精子浓度和活力。

（3）生长激素（GH）：是由脑垂体分泌的蛋白质激素。在取卵前注射重组人生长激素能够直接改善胚胎的整倍体率，获得更多的优质胚胎，改善妊娠结局。另外，生长激素能够增加高龄女性体内促黄体生成素受体水平，提高促性腺激素的作用效果，改善卵巢储备及胚胎质量，提高临床妊娠率。同时能减少周期取消率，为患者节省了时间，减轻了经济压力。

（4）中药：中药治疗卵巢功能减退遵循补肾养血、活血化瘀、疏肝理气的治疗原则，以补肾健脾为主。另外配合因时制宜，经期促使经血排出，促进卵巢功能改善和恢复。在促排卵过程中，脾、肾双补，健脾益气，调节患者紧张焦虑情绪。补肾的中药可配合促排卵方案减少促性腺激素用量，提高卵巢反应性，增加获卵数，改善卵子质量，提高妊娠率。

（5）针灸理疗：针刺能够调节分泌功能，使促性腺激素的分泌趋于正常，同时低频电刺激还可以改善卵巢血供，调节月经周期，改善卵巢功能和卵子质量，提高临床妊娠率。因此，取卵前对症的针灸理疗也是有益处的。

20. 鲜胚移植好还是冻胚移植好

接受辅助生殖技术时，胚胎配好了，到底是移植鲜胚还是移植冻胚？哪种移植方式好呢？这应该是不孕女性胚胎移植时最为关注的问题了。下面介绍相关的基本概念。

（1）鲜胚：不难理解，就是新鲜周期的胚胎，这是相较于冻胚而言的。也就是说只要没有冷冻过的胚胎都可以称为鲜胚，这和胚胎的发育阶段无关。胚胎直接来自体外培养体系，没有经历冷冻和复苏等环节的干扰，保留了原有的发育潜能。

（2）冻胚：顾名思义就是经过冷冻的胚胎。将胚胎与冷冻液一起装入冷冻管中，做降温处理，然后存放于 -196℃的液氮中，使胚胎迅速静止下来。等待时机成熟，再把胚胎取出进行解冻复苏，然后移植入子宫腔内。

鲜胚移植和冻胚移植的主要区别就是鲜胚没有经历冷冻与复苏这两个环节。冻胚移植时，根据人为调节子宫内膜发育情况，复苏胚胎能与其更好地保持一致。

那么在冻胚移植过程中，为什么还有人会问："我是移植冻胚还是移植囊胚呢？"其实，大家所说的"冻胚"实际上是卵裂期胚胎，它和囊胚都是冷冻胚胎，只是胚胎的不同发育阶段而已。卵子和精子结合形成受精卵，受精卵会不断分裂产生卵裂球。随着卵裂球数目增加，细胞逐渐变小，到第 3 天时可达到 8 个细胞或以上，此时称为卵裂期胚胎（图 5-5）。胚胎继续发育到第 5 ～ 6 天时，称为囊胚。囊胚和卵裂期胚胎的区别在于囊胚比卵裂期胚胎在体外多培养了 2 ～ 3 天，在胚胎继续发育过程中，那些染色体异常的、发育潜能差的就可能被淘汰掉了，因此移植囊胚后的种植率和妊娠率会更高一些。

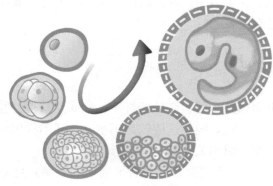

图 5-5 胚胎培养的过程

有统计显示，在 27 ～ 33 岁的女性试管周期中，冷冻胚胎移植可能提高持续妊娠率和临床妊娠率。不管移植哪个阶段的冷冻胚胎，种植率均不差于新鲜胚胎移植，而且囊胚移植的种植率还高于卵裂期。

有人要问，既然囊胚移植成功率高，为什么不干脆让患者直接移植囊胚呢？应该说，虽然囊胚的种植率高，但囊胚培养也是有风险的，如果患者的卵裂期胚胎数量不多，或者胚胎自身发育受限，那么在继续培养过程中可能发育不到囊胚阶段就"阵亡"了，最终可能出现没有可移植胚胎的情况。

那有人又问了，既然冷冻胚胎移植成功率高，为什么不放弃鲜胚移植而移植冷冻胚胎呢？答案是，因为冷冻胚胎需要经历冷冻和解冻的操作过程，尽管目前没有明确证据证实该操作会对子代产生不良影响，但也没有明确证据证实其不会对子代产生影响。

因此，根据促排卵方案及取卵后各项指标，接受辅助生殖技术的女性，尤其是高龄女性依据自身条件选择胚胎移植方式才是理智的选择。

21. 胚胎冷冻是怎么回事

有的患者在新鲜周期移植后还有剩余胚胎，这些剩余胚胎该怎么处理呢？冷冻起来就可以了。

随着胚胎冷冻技术的发展及冷冻保存液的研发，大大改善了冷冻胚胎的条件，减少了冷冻技术对于胚胎本身的影响，因此将剩余胚胎和冷冻液一同装入冷冻管中做降温处理，然后存放于 -196℃的液氮中，使胚胎迅速静止下来，以备后期再利用（图 5-6）。

有的生殖中心会将部分优质卵裂期胚胎冷冻，剩余胚胎进行囊胚培养。形成的囊胚玻璃化冷冻保存，不仅可以有效地减少冷冻胚胎的数目，还可以对胚胎的发育潜能进行有效的筛选，有助于提高冷冻胚胎移植周期的临床妊娠率。

那么什么情况下需要冷冻胚胎呢？

（1）卵巢过度刺激综合征（OHSS）：如果卵巢过大，获卵数

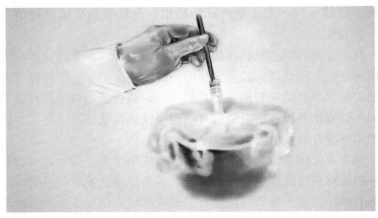

图 5-6　胚胎冷冻

多于 15 个的情况下，不适合新鲜胚胎移植，为避免卵巢过度刺激，患者可以优先考虑全胚冷冻后行冷冻胚胎复苏移植。

（2）子宫内膜因素：如果胚胎移植前，子宫内膜过薄或者过厚、有子宫内膜息肉等情况，可以先处理宫腔再进行移植。特别是对于卵巢储备功能下降又伴有宫腔环境异常的高龄女性来说，积累胚胎，保存生育能力，即使改善宫腔环境消耗大量时间，卵巢功能进行性下降，也有充足的"种子"冷冻保存。

（3）黄体酮高反应：如果在促排卵过程中黄体酮过高，就会影响子宫内膜对胚胎的接受能力，降低移植成功率，因此全胚冷冻不失为理想选择。

（4）新鲜周期移植后仍有剩余胚胎：如果新鲜周期移植后没有成功受孕或者出现异位妊娠、流产等情况，可以为患者提供再次移植的机会，降低医疗费用，避免患者再次取卵的痛苦。

（5）合并疾病：如果患者在胚胎移植前出现甲状腺功能异常、高血压、糖尿病等情况都不适合鲜胚移植。

冷冻胚胎在超低温环境下可以长期保存，不会因为冷冻时间长而影响胚胎质量，因此选择胚胎冷冻可以增加"存粮"，还能为再生育做好准备。

22. 高龄女性试管婴儿助孕移植几个胚胎好

有子有女即为"好"，家中有儿有女历来被认为是人生圆满。如果能一次生育两个，还是"龙凤胎"，那就更圆满了。但是自然怀上双胞胎的概率很低，而试管婴儿技术为了增加胚胎着床率，往往会移植两个或以上胚胎到子宫里，这样就导致了试管婴儿双胎率增加，甚至达 30% 以上。

多胎妊娠带来的母亲安全风险和子代风险已受到专业技术人员、卫生行政管理部门及社会各界的关注。为降低多胎妊娠，无论任何年龄、移植周期次数，专家建议每周期胚胎移植数目应≤ 2 枚。通过选择性单胚胎移植（eSET）策略，持续关注减少多胎妊娠。

那么在什么情况下建议 eSET，什么情况下综合考虑其他因素呢？业内已有共识。

（1）一般性选择：只要胚胎的发育阶段符合下列条件均应优先考虑选择性单胚胎移植。①第 1 次移植：没有明显影响妊娠因素的患者；②子宫因素不宜于双胎妊娠者：如瘢痕子宫、子宫畸形或矫形手术后、子宫颈功能不全或既往有双胎妊娠，流产，早产等不良孕产史者；③全身状况不适宜双胎妊娠者：如全身性疾病得到有效控制后助孕，尚包括身高＜ 150cm、体重＜ 40kg 等；④经过 PGT 检测获得可移植胚胎者；⑤经卵子捐赠的受卵者胚胎移植周期。

（2）从年龄角度考虑的选择：主要原则是①对于年龄＜ 35 岁并且具有充足优质胚胎的患者，可以选择性单胚胎移植，以降低多胎妊娠率和母婴并发症；②对于＞ 35 岁的高龄女性，结合囊胚培养后 PGT 检测的选择性单胚胎移植，可降低多胎妊娠率而不影响妊娠结局；③对于年龄＞ 37 岁、没有生育过，或没有额外冷冻胚胎的患者，移植 2 枚胚胎（第 3 天卵裂期胚胎）比单个胚胎有着更好的围产期结局；④在＜ 42 岁的患者中，移植 1 枚三代技术筛选过的囊胚和移植 2 枚没有筛选过的囊胚妊娠率相当，同时又可以有效降低多胎妊娠率。

（3）从经济学角度考虑的选择：因为想着要生双胞胎，有的人移植 2 枚胚胎的意愿特别强烈，但双胎所造成的并发症风险高，应对风险所需要的花费也明显增加，而且同时养育两个新生儿的费用也会增加。这些均是医生应讲清楚的，不应只从被移植者的愿望考虑。

因此，高龄女性需要根据自身条件，权衡利弊，选择最佳移植方案。

23. 胚胎移植后出现腹胀、胸闷是怎么回事

胚胎移植后腹胀多与注射黄体酮、肠蠕动减少、过度休息有关。胚胎移植后适当休息 2 ～ 3 天是可以正常上班的，只要不做重体力劳动，避免增加腹压就可以了。但是如果患者打"夜针"当天雌激素水平过高，取卵过多，就要格外注意了，应当警惕是否出现了卵巢过度刺激综合征，特别是身材瘦小，有多囊卵巢综合征的患者。

那么什么是卵巢过度刺激综合征？都有哪些表现？

卵巢过度刺激综合征（ovarian hyperstimulation syndrome，OHSS）是辅助生殖技术超促排卵引起的并发症。新鲜胚胎移植后妊娠者 OHSS 发生率比未妊娠者高，程度也较重。目前认为轻度患者仅仅出现腹胀，体重不增加，B 超提示卵巢直径 < 5cm。中度患者可能出现恶心、呕吐、腹胀甚至腹水，体重增长 4kg 以内，B 超显示卵巢直径 5 ～ 10cm。重度患者出现明显的恶心、腹痛、腹胀、胸闷、心悸甚至少尿，B 超显示卵巢直径 > 10cm。

重度 OHSS 的患者可能增加卵巢扭转、破裂风险及动静脉血栓，甚至引起死亡。这是因为卵巢受到激素刺激后体积增大，盆腔积液增多，卵巢漂浮于盆腔内，突然的体位变化就可以导致卵巢扭转的发生。而且，卵巢体积增大后包膜张力增高，容易出现自发性破裂。

如果腹部受到撞击或压力时，破裂就更容易发生。严重的话可能引起失血性休克，甚至死亡。另外，患者在 OHSS 状态下长期卧床，若合并多胎妊娠，就更容易出现凝血和纤溶系统的失衡，导致血栓形成。

无论患者是否进行新鲜周期移植，一旦出现 OHSS 可能，尽量避免过度的翻身活动，应当尽快尝试增加蛋白质摄入，如水煮蛋的蛋白，增加有利尿作用的水果、蔬菜摄入，如冬瓜汤或西瓜，含糖分高的食物可以增加渗透性利尿的效果。当然，多喝水是最基本的解决方案，主要目的是多排尿。轻度的卵巢过度刺激可以通过简单的饮食和药物调节很快恢复正常；但重度的卵巢过度刺激应当尽早住院观察，配合医生治疗，尽快减轻症状，减少对妊娠的影响。

24. 高龄女性胚胎移植后阴道出血怎么办

胚胎移植是整个"试管婴儿"操作过程中的重要环节，也是女性同胞们最紧张的时刻。有的患者在胚胎移植后不敢走动、打喷嚏，更不敢上厕所，生怕一个动作就会让胚胎跑出宫腔。其实，胚胎移植后正常的走动、打喷嚏是不会影响胚胎着床的，更不会因为上厕所而使胚胎掉出来，因为胚胎着床的子宫和排泄系统并不在一条路上。

不过，有些人胚胎移植后出现阴道出血怎么办？这几乎是每个移植后女性关心的问题。

此时，移植后女性切莫紧张焦虑，首先要明确出血原因。常见的出血情况如下。

（1）移植当天出血：一般来说，移植手术属于无创手术，如果操作顺利，是不会发生出血的。有些患者可能存在宫颈糜烂样改变，在消毒、器械碰触时会发生少量接触性出血。这种出血一般很快就会缓解，也不会影响胚胎移植结局。

（2）移植 10 天左右出血：胚胎进入宫腔后并不是马上着床的，

胚胎需要继续发育，待 7 ～ 8 天后，外层滋养层细胞与子宫内膜密切接触，这时的内膜血运丰富，毛细血管分布密集，胚胎要想进入肥沃的"土壤"就可能穿破这些毛细血管，因此就会表现为少量阴道出血。这时的阴道出血并不一定意味着移植失败了，也有可能是胚胎着床期出血。所以，如果在这个时候出血，千万不要自行停止用药，不然就会导致本来成活的胚胎得不到足够的黄体支持而夭折。

（3）确定妊娠后出血：如果已经确定妊娠，在等待 B 超确认时出现少量阴道出血，这种出血也不用过于紧张，及时联系医生就可以。但是如果出现持续性阴道出血，并伴有下腹部疼痛，要及时就诊，因为这时是不能排除异位妊娠的。

（4）确定宫内妊娠后出血：有些患者在确定宫内妊娠后仍会有出血的情况发生，有时 B 超会提示孕囊周围有少量积液，这些积液形成之后需要慢慢吸收，或者排出宫腔，所以就会有少量阴道出血的表现。这时一旦出现阴道出血，移植后女性就会很不淡定，猜测是不是要胚胎停育、自然流产了。其实如果孕囊和胚芽发育是正常的，大家就不需要过于焦虑。

总之，少量出血时应及时与主管医生沟通咨询，遵医嘱观察、用药，必要时住院保胎治疗。如果出血量较多，像月经量或超过月经量时，要立即就近到医院就诊，同时联系主管医生，沟通后续的保胎措施。

保胎的药物治疗措施有很多，对于进行"试管婴儿"助孕的高龄女性而言，可以以肌内注射、阴道塞药或者口服黄体酮的形式进行黄体支持。

阴道塞药的黄体酮缓释凝胶或者黄体酮软胶囊直接作用于子宫，保胎效果与黄体酮肌内注射相比，操作简单方便，生物利用度高，临床妊娠率、流产率和持续妊娠率是没有明显差异的。但是对于经常发生真菌性阴道炎的患者来说，就不适合用了。黄体酮注射液是油溶液型，在注射部位吸收缓慢，反复多次注射容易引起局部药物吸收不良、蓄积，从而发生皮肤红肿、结节，有时会伴有瘙痒及疼痛等过敏反应，并且随着用药剂量的增大，不良反应发生率会增高。另外，黄体酮注射液还可能出现迟发性不良反应，也就是说打针时没事，后期慢慢出现注射部位的硬结，有的生完孩子很久了，硬结还依然存在。口服用药方便简单，但是大多要经过肝脏代谢，单独使用可能会影响黄体支持的效果。

专家认为所有的黄体支持方案给予的药物剂量已经足够，并不是所有的黄体支持都表现为血清黄体酮升高，所以没必要频繁监测血清黄体酮水平的变化。因此，当出现明显阴道出血时，可以先用黄体酮注射液进行保胎治疗，待症状消失时再用阴道塞药的方式进行黄体支持，既可以提高保胎效率，又可以减少不良反应的发生。

25. 高龄女性胚胎移植后出现胃肠道反应怎么办

高龄女性进行胚胎移植后充满了期待，在经历数十天促排卵、取卵、胚胎培养后，终于迎来了期盼已久的胚胎宝宝。自己的生命将得以延续，这种期盼、激动、紧张的心情让她们对胚胎移植后的饮食、睡姿、举手投足都格外小心，生怕因自己不小心而导致移植失败。

其实，胚胎移植后完全可以正常地生活，只要避免误区，注意一些小细节就可以了，具体如下。

（1）憋尿移植后要及时排尿，避免尿潴留情况的发生。

（2）胚胎移植术后可以适量活动，特别是新鲜周期移植的女性，这样可以减少因肠蠕动减弱造成的大便干燥和便秘，同时可以缓解因长期卧床导致的腰酸、背痛、全身僵硬，减少血栓的发生风险。

（3）避免去人多、空气流通不畅的地方；遇到天气变化，及时添加衣物，避免感冒。

（4）按时、按剂量服用黄体支持的药物，胚胎移植后 14 天，早孕试纸测到两条红线，一般就是妊娠了，需要到医院抽血查人绒毛膜促性腺激素及黄体酮水平，以指导后续用药。如果只有一条线，还是建议患者医院就诊，抽血明确是否妊娠，因为尿检有时不一定准确。

（5）保持愉悦心情，全身放松有利于子宫平静，减少子宫平滑肌收缩。

如果出现了便秘，该怎么办呢？

（1）调节饮食结构，合理膳食。①多吃蔬菜、水果，行高纤维饮食；②多喝水，可以湿化肠道，促进排便，也可以喝点蜂蜜水，起到润滑肠道的作用；③适当喝点酸奶，调节肠道菌群，有助于排便，但避免过量而引起腹泻；④清淡饮食，低盐低脂，避免食用辛辣生冷刺激的、过于坚硬粗糙的、不容易消化吸收的食物；⑤少吃多餐，避免暴饮暴食。

（2）养成良好习惯，规律生活。主要是早睡早起，不要久坐不动，可以适当地散步，促进胃肠蠕动，促进消化。

（3）及时就诊。如果便秘时间较长，自我改善无法缓解，那就只好到消化科就诊了，在没有孕妇禁忌的情况下，可以使用一些改善便秘的药物。

胚胎移植术是否成功与便秘症状没有直接关系，只是便秘如厕时腹压增高可能会对胚胎着床有影响，所以便秘既不是移植成功的表现，也不代表移植失败。大家不要过于纠结。

除了便秘，部分女性还出现移植后腹泻的情况，这可能与着凉、精神过度紧张导致的肠激惹有关。理论上讲，腹泻并不影响移植后的成功率。如果轻微腹泻，只是 1～2 次，与移植后是否妊娠没有关系。但如果是严重腹泻，出现了电解质紊乱、脱水，甚至到需要住院的程度，否则会影响移植结局。所以胚胎移植之后一定要注意保暖，避免感冒，注意饮食清洁卫生，避免油腻，不要造成胃肠功能紊乱，从而导致腹泻不止。

无论胚胎移植术后出现哪些症状，关键还是要保持一种良好的心态和愉悦的心情，只有这样，身体内分泌状态才有利于胚胎着床和生长。对于有工作的女性，可以做些轻松的活儿，减少精神压力。

26. 胚胎移植后还会发生异位妊娠吗

许多女性有这样一个疑虑：做"试管婴儿"不是把胚胎放到子宫里面去吗，已经不经过输卵管了，为什么还会出现异位妊娠？

异位妊娠（ectopic pregnancy，EP）就是人们常说的宫外孕，是最常见的妇科急症之一，也是孕产妇死亡的主要原因之一，在自然妊娠过程中其发生率约为 1%。在辅助生殖技术周期中，异位妊娠的发生率为 2.1%～8.6%，而且输卵管因素不孕的女性通过试管婴儿助孕的异位妊娠发生率可能高达 11%。

为什么选择"试管婴儿"助孕没有经过输卵管还会发生异位妊娠呢？原因主要是在试管婴儿助孕过程中，卵裂期或者囊胚期的胚胎移植到子宫腔内，比自然妊娠状态下胚胎进入到宫腔内的时间要提前 2～3 天，在这个时间段，输卵管纤毛由宫腔向伞端摆动，这就使得胚胎有机会顺着纤毛蠕动的方向游走到宫角、输卵管，甚至腹腔。

如果此时输卵管功能障碍，就更增加了异位妊娠的发生概率。具体原因有以下几点。

（1）输卵管黏膜炎症：炎症可使黏膜皱褶粘连，管腔增粗，纤毛脱落，瘢痕挛缩，管腔僵硬、变窄，管壁蠕动受限，从而导致游入输卵管内的胚胎运行受阻，停留在输卵管或宫角发育。

（2）输卵管积水：积水可使输卵管增粗，使胚胎更容易游入输卵管内，输卵管积水逆流入宫腔，可产生"冲刷作用"，导致胚胎在宫腔内着床失败。输卵管积水中的一些炎性因子具有胚胎毒性，也会降低子宫内膜对胚胎的接受能力，从而影响胚胎着床。

（3）超促排卵后的高雌激素环境：可能导致子宫平滑肌收缩

敏感性和输卵管峡部肌层节律性收缩幅度增加，纤毛活动减弱，形成"假性堵塞"，进入输卵管的胚胎不能及时输送回宫腔。

（4）早期过高的孕激素：可使输卵管峡部扩张，胚胎容易向输卵管方向游走。

（5）子宫内膜息肉：息肉占据宫腔位置，影响胚胎着床。同时多次人工流产损伤子宫内膜，甚至引起宫腔粘连，也不利于胚胎在子宫内着床，而使受精卵有机会游离至输卵管、宫角甚至是宫颈，导致异位妊娠发生。

（6）子宫收缩及子宫内膜的蠕动也可能将宫腔内的胚胎挤压进入输卵管或宫角。

输卵管积水、盆腔炎症性疾病（pelvic inflammatory disease，PID）、感染、输卵管周围粘连、既往异位妊娠史及吸烟等都是异位妊娠的高危因素。因此，戒烟、注意生殖卫生是预防异位妊娠的有效生活方式。另外，生殖中心尽量保证囊胚移植与胚胎着床时机一致，可有效减少异位妊娠的发生。宫腔镜检查摘除息肉、分离粘连也是降低胚胎移植异位妊娠的重要措施。

27. 什么是减胎术

随着国家生育政策调整，高龄孕妇增多，辅助生殖技术应用更为广泛，多胎妊娠（图 5-7）的发生率也出现了上升趋势。多胎妊娠减胎术（multifetal pregnancy reduction，MFPR）成为减少多胎妊娠的补救措施。

多胎妊娠减胎术就是在多胎妊娠早期或中期妊娠过程中减灭一个或多个胎儿，从而改善多胎妊娠结局的一种操作手段。减胎手术主要是通过 B 超找到胎儿心脏位置，将穿刺针经阴道准确刺入胎囊胎心部位，必要时注入氯化钾溶液，导致胎儿心搏骤停、死亡，停止发育。下面回答几个普遍关注的问题。

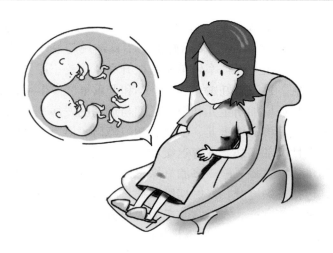

图 5-7　多胎妊娠

（1）哪些人要做减胎术？我国《人类辅助生殖技术规范》明确规定"对于多胎妊娠必须实施减胎术，避免双胎，严禁三胎和三胎以上的妊娠分娩"。三胎及三胎以上必须要进行减胎术。对于双胎，虽然并不都需要减胎，但是有以下情况的仍然建议减胎：①瘢痕子宫，包括前次剖宫产分娩、巨大子宫肌壁或黏膜下肌瘤剔除手术、子宫腺肌瘤剔除手术等；②体型瘦小的女性，身材矮小、子宫较小的女性；③合并其他疾病，如妊娠期合并甲亢、家族血栓性疾病、妊娠早期并发重度卵巢过度刺激（有血栓风险）等；④前次妊娠有中期流产或引产病史，怀疑有宫颈功能不全的女性；⑤双胎之一有异常者；⑥高龄孕妇多胎妊娠者，建议减为单胎。

双胎减为单胎好处很多，可降低早产率和低体重新生儿发生率，增加足月产率、平均妊娠孕周和新生儿体重均值。同时也可减少高龄女性妊娠期并发症的发生风险。

（2）为什么要减胎？多胎妊娠对母婴健康有显著危害。首先，多胎妊娠对胎儿发育及婴儿生长不利。因为多胎妊娠发生并发症的风险增加，如脐带异常、胎头绞索、双胎输血综合征等，胎儿畸形发病率也相对较高。另外，多胎妊娠增加了胎儿和婴儿的发病率与死亡率。相对单胎妊娠，多胎妊娠早产的风险增加6倍，在32周之前分娩的风险增加13倍。多胎妊娠的不良结局与妊娠囊数量相关，双胎妊娠的围生儿死亡率较单胎妊娠升高4倍，三胎妊娠较单胎妊娠升高6倍，且三胎妊娠自然流产率和严重早产发生率在25%以上。多胎妊娠还增加新生儿和婴儿近期与远期的发病率，如胎儿早产、低体重儿、极低体重儿、脑瘫、学习障碍、语言发展缓慢、行为困难、慢性肺部疾病、发育迟缓和死亡的风险增加。其次，多胎妊娠增加母体并发症风险。多胎妊娠母体的并发症较单胎妊娠增加了7倍，包括妊娠剧吐、妊娠期糖尿病、高血压、贫血、羊水过多、胎盘早剥、剖宫产、产后宫缩乏力大出血、产后抑郁症等。例如，妊娠期高血压的发生与总胎儿数成正比，单胎为6.5%、双胎为12.7%、三胎为20%。高龄孕妇的并发症发生率更高。既往有分娩史的孕妇，有较高的剖宫产比例，增加了子宫破裂的风险。除此之外，多胎妊娠还产生显著的经济负担，如对婴幼儿特殊护理，医疗支出使父母的压力显著增加，从而导致了一系列的社会和家庭问题。

（3）减胎术存在哪些风险？虽然减胎术是为了保证母婴安全，但也存在一定风险，主要包括：①减胎术为宫腔内操作，增加流产风险；②减灭的胎儿有心搏复跳可能，需要再次减胎；③不能保证继续妊娠的胚胎没有畸形，也不能保证留下的胚胎不会流产。

辅助生殖技术的目的是保证单胎、足月、健康的婴儿出生，尽量减少双胎妊娠，杜绝三胎妊娠分娩。将多胎减为单胎，可以减低妊娠期并发症，降低早产率和新生儿低体重发生率，提高足月产率、平均妊娠孕周和新生儿体重均值。因此，为了保证母婴安全，需要进行必要的多胎减胎。

28. 哪些高龄人群可以用别人的卵子

据统计，我国每年有上万名女性需要通过赠卵助孕解决生育难题，但每年能够接收供卵的人仅有数百人；85%～95% 的需要赠卵治疗的女性由于没有捐赠来源而无法获得治疗。

那么，按照我国法律规定，哪些女性可以接受卵子赠送呢？①对于丧失产生卵子能力的女性；②女方为严重遗传性疾病携带者或患者；③具有明显影响卵子数量和质量因素者。美国专家也将反复体外受精失败的患者列入其中。

对于受卵者，生殖专家建议：①受卵者胚胎移植时年龄不应超过 52 岁；②助孕前需要进行身体和心理健康的评估；③助孕周期建议采取选择性单胚胎移植。

目前我国女性平均预期寿命为 80 岁，通常健康状况的寿命较平均寿命低 10 岁，也就是说健康存活年龄为 70 岁。孩子出生后，按 18 岁成人算，父母双方至少还需有 18 年健康状态下的寿命，故建议将受卵者胚胎移植时年龄限制在 52 岁。另外，考虑我国女性平均绝经年龄为 49.5 岁。女性围绝经期面临着不同程度的潮热、多汗、失眠、情绪易波动，甚至心悸、胸闷、头晕等躯体不适及精神压力；绝经后性器官萎缩，第二性征逐渐消失，并且容易出现骨质疏松及心血管、泌尿生殖系统等疾病，生育对其本身的身体和心理均是较大的挑战。因此，从女性生理的角度考虑，不建议已经自然绝经的女性接受供卵助孕。

对于赠卵者，同样也有严格要求，必须遵守以下这些要求。

（1）赠卵者仅限于接受人类辅助生殖治疗周期中取卵的女性，并参照供精者筛选程序和健康检查及管理，严禁任何形式的商业化赠卵和供卵行为。

（2）接受人类辅助生殖技术助孕治疗的女性，在获卵数达到 15 枚自用前提下，超出的卵子可建议捐赠，可采用新鲜卵子捐赠，但必须将胚胎冷冻保存半年后对赠卵者检测 HIV，检测阴性才可以解冻移植；或将捐赠卵子冷冻保存，待自行完成生育意愿后，检测 HIV 阴性才可以再将剩余冻存的卵子捐赠给他人。

（3）为保障卵子及胚胎质量，卵子共享赠卵者年龄建议为

20 ～ 35 岁。

（4）基于辅助生殖技术的发展及成熟，建议受卵者接受卵子捐赠数目为 3 ～ 5 枚。

虽然有生殖中心统计 45 岁以下的供卵妊娠率趋于平稳，但是 45 岁以上的受卵者种植率、临床妊娠率、活产率均显著下降。高龄受卵者受孕后面临的妊娠期、围生期并发症及母婴风险明显升高，如妊娠期高血压疾病（PIH）、妊娠期糖尿病、产后出血、剖宫产、医源性或自发性早产等的发病数量均增加。

除此之外，高龄受卵者还需面临一系列心理挑战。申请受卵者多有各种原因丧失子女、晚婚、再婚经历，自身可能存在一定的心理障碍。母亲与孩子的年龄差距过大，儿童期碰撞老年期，容易引发过度溺爱；高龄女性的配偶往往年龄也较大，因此存在孩子成人前父母一方或双方去世的风险，这将是儿童或青少年成长过程中最致命的打击之一。

因此受卵者，特别是高龄受卵者，在妊娠前应认真考虑子代的抚养问题，慎重评估受者的心理状态和经济能力，同时应评估受者伴侣的年龄和健康状况，以保证能给即将出生的孩子一个完整、温暖、和谐的家。

（庞文娟）

第六章　高龄孕育的子代风险及遗传咨询

1. 高龄妊娠易流产的说法是流言还是事实

随着年龄的增长，女性不孕概率增加的同时，流产、生育畸形儿的风险也会增加。

在临床上对于"自然流产"的定义是妊娠 28 周前、胎儿＜ 1000g 而发生妊娠中断的情况。早于妊娠 12 周发生的流产称为早期流产，妊娠 12 ～ 28 周发生的流产称为晚期流产。

导致自然流产的原因有很多，如感染、内分泌异常、免疫异常等，其中胚胎染色体异常在早期流产中占有较高的比例，为 50% ～ 60%。有研究发现，胚胎停育的时间越早，染色体的异常率越高。染色体异常的类型也有很多，其中染色体三体最为常见。引起胚胎染色体异常的原因也很多，如夫妻双方至少有一方染色体异常、胎儿基因突变等。

而女性＞ 35 岁，卵子老化，在产生配子的过程中易发生染色体不分离或不完全分离，从而导致胚胎染色体异常。最根本的原因还是"高龄"。

正常的卵子是这样产生的。简单来说，人类基因组由 23 对（46 条）染色体组成，其中包括 22 对常染色体和 1 对性染色体。而产生的精子和卵子则含有一半的染色体，这就需要染色质在体内复制后分裂再分裂，表现为一个卵母细胞可以产生四个细胞，其中一个就是卵子，而其他三个称为第二极体。

但是随着年龄的增长，有些卵细胞分裂在过程中就发生了"偷懒"行为。在产生卵子的过程中，可能因为染色体未均匀分配到各个细胞中，从而导致卵子细胞内的染色体"缺斤少两""移形换位""成倍增加或者减少"等情况发生，从而导致受精后形成的胚胎的染色体产生嵌合的概率增加、非整倍率增加等。

由此可见高龄女性备孕时，胚胎停育、流产、胎儿畸形等概率都会大大增加。

此外，除了 > 35 岁的高龄女性，医学上也建议下列人群在孕前接受遗传咨询，以判断是否有影响正常生育的问题：有不良妊娠史（包括自然流产、畸形儿引产等）、遗传性患儿出生史、家族遗传性疾病的夫妇；出生缺陷病患者；严重精神障碍患者；近亲结婚者；有环境致畸物接触或暴露史等的夫妇。

以上高风险人群建议夫妻双方都尽早接受遗传学咨询、细胞遗传学或分子遗传学检查，做好产前诊断、胚胎植入前遗传学诊断等预防工作。

目前常规染色体检查是染色体病诊断的"金标准"，对于怀疑染色体病的患者首先应完成常规染色体检查，以发现显著的染色体数目异常与结构畸变；当常规染色体检查无阳性发现时，可以选择分辨率更高的基因组检查。

2. 什么是染色体病

染色体是组成细胞核的基本物质，是基因的载体，由染色体数目异常和结构畸变所致的疾病称为染色体病。正常人都有 46 条染色体成双成对，其中 22 对为常染色体，1 对为性染色体，女性和男性的差别也就在于性染色体的不同。女性形成的配子也就是卵细胞，其中含有的染色体为（22，X）；男性形成的配子也就是精子，其中含有的染色体为（22，X）或（22，Y）；形成的受精卵也称为合子，其染色体为 46，XX（女性）或者 46，XY（男性）。

染色体病构成了人类遗传性疾病的一大类，根据累及的染色体不同，染色体病可以分为常染色体病和性染色体病。

常染色体病通常有以下一些共同的临床表现，如先天性非进行性智力障碍，生长发育迟缓，常伴有颅面部、五官、四肢、内脏等方面的畸形。而性染色体病通常有与性发育不全、两性畸形等疾病共同的临床表现，但有的患者仅表现为生殖力下降、继发性闭经、智力稍差、行为异常等。

染色体病的类型很多，现已发现 2 万多种染色体畸变，200 多种染色体综合征。一般可以分为数目异常染色体病、微结构异常染色体病、携带者等多种。

（1）数目异常染色体病：顾名思义，就是染色体的数目发生异常，可能多几条或者少几条染色体。常见的染色体数目增多的疾病有 21- 三体综合征、18- 三体综合征、XXX 综合征等，在后面的内容会有具体的介绍，而染色体数目减少的疾病有特纳综合征等。看来这 46 条染色体是一个不能多，一个也不能少啊！

（2）微结构异常染色体病：顾名思义，是染色体上具体精确到小片段区域内发生的异常病变。例如，22q11.2（指 22 号染色体长臂 1 区 1 带 2 亚带）微缺失综合征。这种染色体病是由22q11.21—q11.23 区域杂合性缺失或关键基因突变而引起的一类临床症状，包括先天性心脏病、腭裂和特殊面容，免疫缺陷病和自身免疫病也较多见。由此可见，哪怕是再小的染色体片段出现了问题，也有可能导致严重的临床症状。

（3）携带者：如果染色体的结构发生了重排，在此过程中就可能发生染色体易位、倒位、插入等改变，但是未导致染色体缺失、重复，且断裂重接后并没有影响基因功能，携带这种染色体异常结构但并没有染色体病表现的个体，称为携带者或平衡易位者。

虽然患者本身无外表畸形和智力异常，但是易位的方式很多，在产生配子的过程中会发生很多问题。易位携带者是指两条或者两条以上染色体相互交换染色体片段，这种重组形式包括单向易位、相互易位、复杂易位及罗伯逊易位等类型。科学家评估指出，相互易位者在理论上能形成 18 种配子，完全正常的只有 1/18 的概率，1/18 与携带者有相同的结构异常而遗传物质无增减，其余的都是异常的。所以这类患者，虽然自身没有疾病表现，但得忧心下一代的问题。在妊娠时出现反复自然流产就是典型的临床表现。如何怀上健康的后代，胚胎植入前遗传学诊断是到目前为止最有效的方法。

3. 遗传病是否代代相传

高龄无法预知的除了卵巢功能的变化外还有身体情况的改变。有些疾病往往在到了一定年纪才会发病，而有些疾病却是一出生就已经发病；有些疾病出现代代都有发病的情况，而有些疾病却隔代发病，甚至无迹可寻。那遗传病是怎么回事呢？

先从基因说起。所谓基因指的是 DNA（脱氧核糖核酸）上具有遗传效应的特定核苷酸序列的总称，是具有遗传效应的 DNA 片段。基因位于染色体上，并在染色体上呈线性排列。基因不仅可以通过复制把遗传信息传递给下一代，还可以使遗传信息得到表达。基因的遗传方式有很多种，如单基因遗传、多基因遗传、线粒体基因遗传等。下面对单基因遗传病的世代传递遵循的孟德尔定律进行介绍。

先来了解一些基本概念：生物的形态、结构、生理特征称为性状。比如人的眼睑形态就是一种性状，性状有不同的表现形式，俗称双眼皮和单眼皮，其中单眼皮为隐性遗传，双眼皮为显性遗传。同种生物同一性状的不同表现类型称为相对性状。性状是由基因控制的，一对等位基因之间可能存在显隐关系，如果等位基因中一个基因的作用可以抑制另一个基因的作用，就称前者对后者为显性，后者对前者则为隐性。控制显性性状的基因为显性基因（用大写字母表示，如 A），控制隐性性状的基因为隐性基因（用小写字母表示，如 a）。基因在体细胞中成对存在，所以一个个体的基因型就有：AA、Aa、aa。因此，通常根据致病基因所位于的染色体位置，基因的显性或者隐性的性质，将单基因遗传方式分为 5 种类型：

①常染色体显性遗传（AD）；②常染色体隐性遗传（AR）；③ X 连锁显性遗传（XD）；④ X 连锁隐性遗传（XR）；⑤ Y 连锁遗传。后 3 种属于性染色体的问题，在后面章节介绍，以下介绍常染色体问题对后代的影响。

（1）常染色体显性遗传：这就是 A（显性基因）遇到 a（隐性基因），后面的介绍都以这种类型举例。常染色体显性遗传的致病基因为 A，那么基因型为 AA、Aa 就会发病，基因型为 aa 才会正常。

显性遗传的特点如下：①致病基因在常染色体上，与性别无关，所以男女双方的患病机会均等。②家系图谱中可以看出代代相传，疾病呈连续传递。③双亲未患病，一般子女不会患病，除非发生新的基因突变。父母中有一方患病而本人未患病时，他的子孙也不会患病。④患病者的双亲中必有一个患病，并且致病基因由其延续；若无患病双亲，则可能是新发的基因突变所致。⑤患者子女中出现病症的发生率为 50%（图 6-1）。

人类很多表现是由常染色体显性遗传的，如耳朵的形状，长耳朵、宽耳朵和有耳垂都是显性症状，很多疾病也是呈常染色体显性遗传

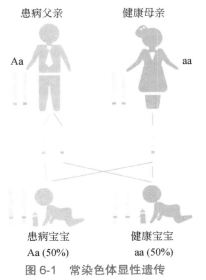

图 6-1　常染色体显性遗传

的，如多发性结肠息肉、软骨发育不全、神经纤维瘤、并指Ⅰ型等。

如果与患病者结婚，那么后代发病风险有多大呢？如果患病者为 Aa，和正常个体基因型 aa 结婚，后代有 1/2 是 Aa 基因型，也就是患病概率为 50%。如果患病者为 Aa，配偶也是患者，基因型也是 Aa，那么正常后代的概率只有 1/4。如果患者基因型为 AA，不论配偶是否患病，则所有后代都患病。

（2）常染色体隐性遗传：常染色体隐性遗传的致病基因为 a，A 为正常基因，如果 a 遇到 A，基因型为 AA 或者 Aa 则都是正常性状，而基因型为 aa 则为患病者。

常染色体隐性遗传的特点如下：①致病基因位于常染色体上，与性别无关，也就是说男女患病机会均等；②家族系谱中通常看不到连续传递的现象，往往是散发病例，但同胞中可能有多人患病；③患者的双亲一般不患病，但都是致病基因的携带者；④患者的后代一般不患病，但一定是致病基因携带者；⑤患病者同胞中有 1/4 的患病风险，未患病者有 2/3 为致病基因携带者；⑥近亲婚配的子女患病率显著提高（图 6-2）。

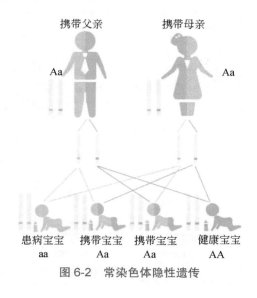

图 6-2　常染色体隐性遗传

那么患者生育后代的风险有多大呢？在上面的特点中可以看到，患病者的致病基因型为 aa，如果遇到一个完全正常的基因型 AA 结婚，那么后代无患病者，但是 100% 都是携带者。如果患病者 aa 与携带者基因型为 Aa 者结婚，理论上后代 1/2 为携带者，1/2 为患病者。那么如果不幸的是两个患者结婚，那么后代 100% 都是患病者。

常见的常染色体隐性遗传病有先天性耳聋、苯丙酮尿症、白化病等。

4. 为何有些遗传病"传男不传女"

有一类遗传疾病从遗传规律上看似乎与性别有关，或者传女不传男，或者传男不传女。一般来说这类遗传疾病的致病基因在性染色体上时才会有以上的遗传规律表现。所以称为性连锁遗传，可分为 X 连锁遗传和 Y 连锁遗传。

（1）X 连锁显性遗传：同样，性染色体上携带的致病基因也分为显性基因和隐性基因。医学上以 XA 来表示 X 染色体携带的显性致病基因，Xa 表示 X 染色体携带的隐性致病基因。因为正常女性有两条 X 染色体，X 连锁显性遗传时 XAXA 或者 XAXa 都会患病，所以女性的患病率一般为男性的 2 倍。

X 连锁显性遗传的特点：①群体中女性患者数目多于男性患者，但女性病情通常较男性轻。②患者双亲中必有一个患病者；如果双亲均不患病，则致病基因为新发的突变。③存在交叉遗传，也就是说男性患者的女儿全部患病，儿子全部正常；女性患者（XAXa）杂合子的子女中各有一半的患病风险。④家族系谱中可见疾病呈连续传递，但绝无父子传递（图 6-3）。

那么患者后代的患病概率怎样呢？如果女方患者基因型是 XAXA，那么不管配偶是怎样的基因型，后代 100% 患病。如果女方患者基因型为 XAXa，男方为正常表型的 XaY，那么后代患病的

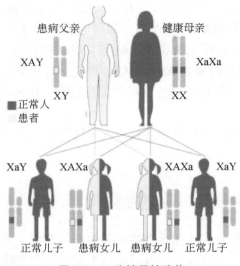

图 6-3　X 连锁显性遗传

概率为 1/2。如果双方都是患者，女方为 XAXa，男方为 XAY，那么理论上后代只有 1/4 正常人并且都是男性，后代患病的概率是 3/4。

　　临床上常见的 X 连锁显性遗传疾病有抗维生素 D 佝偻病、口面指综合征、色素失调等。

　　（2）X 连锁隐性遗传：这种疾病的致病基因也是位于 X 染色体上，为隐性突变基因。女性患病的基因型为 XaXa，男性患病基因型为 XaY。女性必须是遇到两个 Xa 型致病基因（纯合子）才会患病，XAXa（杂合子）女性不得病，为携带者。而男性只有一条 X 染色体，Y 染色体上缺少同源节段，因此只要 X 染色体上有一个隐性致病基因 XaY（半合子）就会患病。

　　X 连锁隐性遗传的特点：①男性患者数目远远多于女性。②男性患者的致病基因均由母亲传递，而如果母亲无致病基因，则可能是基因突变。③携带者母亲（XAXa）再生育时，其儿子有 1/2 患病的风险，女儿有 1/2 携带致病基因的风险。④存在交叉遗传，男性患者的兄弟、外祖父、舅父、姨表兄弟、外甥、外孙等也可能是患者。⑤如果出现女性患者，也有如下几种可能：父亲是患病者，同时母亲是携带者；X 染色体丢失或者重排导致女性半合子；遗传异质性（指表现型一致的个体或同种疾病临床表现相同，但可能具有不同的基因型）（图6-4）。

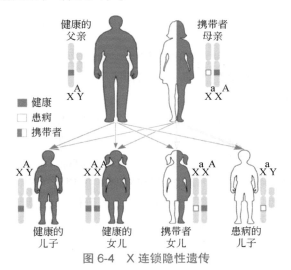

图 6-4　X 连锁隐性遗传

那么患者生育的后代的患病概率如何？如果女性患者基因型为 XaXa 和正常男性基因型为 XAY，那么后代 1/2 为患病者并且都为男性 XaY，1/2 虽未患病但都是携带者，且都为女性 XAXa。如果男性患者 XaY 和正常女性基因型 XAXA 结婚，那么后代 100% 无患病，但是 1/2 是女性携带者 XAXa。如果患病男性 XaY 与女性携带者结婚 XAXa，那么后代患病概率为 1/2，且男女均等，1/4 为女性携带者 XAXa，1/4 为正常男性。

目前临床上人类的 X 连锁隐性遗传病有假肥大性肌营养不良、红绿色盲、血友病 A 等。

（3）Y 连锁遗传：致病基因位于 Y 染色体上，这种遗传方式称为 Y 染色体连锁遗传。因为人类的 Y 染色体只存在于男性，所以遗传规律很简单，传男不传女。

人类的 Y 连锁遗传病和基因较少，目前已经发现的疾病有外耳道多毛症等，基因有 Y 染色体性别决定区 *SRY* 基因及无精子因子 *AZF* 基因等。

5. 什么是唐氏综合征，如何尽早发现和预防

三体综合征为一种重要的遗传性疾病，人类对其中三种疾病的发病率了解得相对清楚，即 21- 三体综合征、18- 三体综合征和 13- 三体综合征。

（1）21- 三体综合征：就是唐氏综合征（Down 综合征），是目前最常见、认识最深入的染色体病，也是最常见的导致轻度至中度智力障碍的遗传性疾病。因为正常人有一对即 2 条 21 号染色体，而患儿在此基础上多了一条 21 号染色体，所以称为 21- 三体。

其典型的症状：面容（眼距增宽、鼻梁低平、眼裂小而上斜、内眦赘皮、张口吐舌、流涎多）（图 6-5），伴神经系统（全身肌张力下降），心脏（杂音），骨骼系统（手指粗短、第 5 指内弯）等多系统异常。

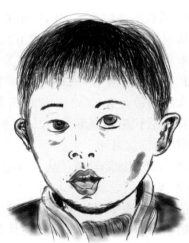

图 6-5　唐氏综合征患儿面容

21- 三体综合征主要有 4 种不同的核型，但是标准型（47，XN，+21）占 95%。几乎所有标准型都属于新发，孕妇年龄是高风险的重要因素，与父母核型无关。

染色体异常是胚胎早期流产的一个重要原因，21- 三体综合征胚胎发生流产风险为 75% ～ 80%。但顺利出生的平均年龄能达到 50 岁，不过患者的智商却停止在三四岁。试着想想看，自己老了，还要带着大龄儿童生活，真是苦不堪言。有 21- 三体综合征生育史的女性再发生率比同龄女性的风险明显升高。

（2）18- 三体综合征：患儿整体表现为生长发育迟缓、肌张力增高、特殊面容（上睑下垂、小眼球、低位耳、耳廓发育不全、偶有颅面裂）、心血管畸形、四肢畸形等。18- 三体综合征是仅次于 21- 三体综合征的第二大常见的三体综合征。

（3）13- 三体综合征：相比 21- 三体综合征及 18- 三体综合征，此类患儿的多发畸形更为严重，主要特征为严重智力下降、特殊面容、手足及生殖器畸形，并伴有严重的致死性畸形，90% 的患儿在 1 岁内死亡。

因此，高龄女性在备孕期间建议做好染色体检查和遗传学咨询，必要时需行胚胎植入前遗传学筛查。产前筛查和产前诊断对预防三体综合征具有重要意义。

（1）产前筛查：超声筛查一般在妊娠 11 ～ 13 周，测量胎儿颈后透明层厚度（NT）和鼻骨完整性（NB）。孕早期血清学检查也就是唐氏筛查，一般在妊娠 10 ～ 13 周，其检出率在 40% ～ 50%。2011 年以来，有一项基于母体外周血中测量胎儿游离 DNA 的技术，检测 13 号、18 号和 21 号染色体的三体综合征技术，称为无创产前检测技术（NIPT），经临床验证在高危孕妇中的灵敏度达到 99.5% 以上，被国内外发布的指南推荐作为高危孕妇上述三种染色体非整倍体的无创产前监测方法（妊娠 12 ～ 26 周）。妊娠 20 ～ 24 周，第二次超声筛查是发现并检出大部分胎儿畸形最佳时期。妊娠 28 ～ 34 周，第三次超声筛查主要对胎儿生长发育情况再次评估，同时检出孕晚期才表现出来的胎儿畸形。

（2）产前诊断：建议对下列高危情况尽早做出有关产前诊断。①羊水过多或者过少；②产前B超检查怀疑胎儿可能有染色体异常；③产前筛查提示胎儿染色体异常呈高风险；④曾生育染色体病患儿或者夫妻一方为染色体异常携带者；⑤高龄女性，预产期年龄 ≥ 35 岁等。

产前诊断是指通过绒毛穿刺、羊膜腔穿刺或者脐静脉穿刺采集绒毛、羊水或脐血细胞进行胎儿染色体核型分析，这是诊断染色体病的金标准。

6. 真假两性畸形究竟是怎么回事

现代人崇尚个性自由，从穿衣打扮上有时候很难判断性别，有些老人家看不惯，会说"怎么打扮得不男不女的"。而现实生活中，确实存在着一些"不男不女"的染色体类型的患者。

先来看一下正常男女的染色体是如何区分的。女性染色体核型为 46，XX，男性为 46，XY。X 染色体上有 1098 个蛋白编码基因，其中只有 54 个在对应的 Y 染色体上有相应功能的等位基因，且 Y 染色体比 X 染色体小得多。Y 染色体在男性性别决定中起着主导作用，主要因为 Y 染色体上具有 *SRY*（睾丸决定因子基因），其表达产物锌脂蛋白具有抑制雌激素发育途径、启动雄激素发育途径的调控性别分化的作用。

但是也有一部分胚胎在性别分化时不按照规则来，比较"随心所欲"。最后出现真两性畸形和假两性畸形的患者。"出生看着像是女儿，染色体却是 46，XY"的情况并不罕见。据统计，全球约每 4500 人中就有一例这样的情况发生。

那么第二性征不明显或者生殖器畸形，有可能是哪些疾病呢？

（1）真两性畸形：真两性畸形和假两性畸形的区别在于究竟体内存在几套内生殖器。真两性畸形就是患者体内同时存在卵巢和睾丸组织，而外在的生殖器官也可能有畸形的表现。真两性畸形生殖腺必须是完整的，即睾丸必须有正常的结构，有曲细精管、间质细胞及生殖细胞的迹象；卵巢必须有各种卵泡并有卵细胞生长的现象。而患者的染色体核型可以有多种类型，如 46，XY、46，XX 或前两者的嵌合型。

造成这种情况的原因可能是：①单合子性染色体镶嵌，这是减数分裂或有丝分裂错误所致；②非单合子性染色体镶嵌，这往往是两个受精卵融合或两次受精的结果；③ Y 染色体向 X 染色体易位；④常染色体突变，家族性患者的遗传方式是常染色体隐性或显性遗传。

遗传咨询：完善患儿和双亲的遗传学检查。若双亲染色体正常，患儿染色体异常，建议再生育时孕前远离诱发染色体畸变的各种因素，如药物、各种辐射场所、化学物质等，必要时需行产前诊断，甚至胚胎植入前先做遗传学筛查。若双亲染色体异常，嵌合度高，建议再生育者行胚胎植入前遗传学筛查。

（2）假两性畸形：与真两性畸形不同之处在于假两性畸形只有一套内生殖器，也就是只有卵巢或者睾丸。两者相似处就是该类患者的外生殖器畸形，第二性征的发育有可能缓慢，甚至与内生殖器的性别表现相反。

女性假两性畸形的主要原因：①肾上腺皮质增生疾病，皮质激素转化过程中，21- 羟化酶或 11β- 羟化酶等缺乏，雄激素向雌激素转化受影响，从而出现雄激素积累，出现女性男性化表现。例如，无乳房发育、有喉结、声音雄厚、身材高大、小阴茎生长等；②孕期母亲发生男性化肿瘤，如分泌雄激素过多的卵巢囊肿、黄体瘤或卵巢男性化肿瘤，或肾上腺良性肿瘤。导致胎儿在母体中性分化阶段出现男性化分化表现；③孕期母亲使用雄激素类药物，亦可使女胎发生男性化表现。

男性假两性畸形主要原因：①性腺发育不全；②促性腺激素的异常；③睾酮合成的酶缺乏；④雄激素终末器官的敏感性缺乏；

⑤器官内激素分泌延迟。

遗传咨询：先天性肾上腺增生症是一组肾上腺的先天性常染色体隐性遗传病，所以家族史阴性常见，需完善家族史调查，不能忽视同胞中出生后夭折的情况。再生育者建议完善遗传学检查和相关基因检测，备孕期间做好充分的孕前检查，排除相关疾病，孕期尽量避免激素类药物的使用，或者在医生指导下使用。

7.性染色体数量异常还能否生育后代吗

染色体疾病中染色体数量的改变是其中重要的一种类型，特别是性染色体，决定了性别的分化，那么性染色体的异常会对健康及后代带来什么影响呢？

（1）特纳综合征：笔者看到过这样的女性患者，身材矮小，外形看起来与常人并没有太大区别，就诊的理由是从来没有过月经，乳房也不发育。

这种疾病是较常见的性染色体异常疾病，该病的染色体核型可以有多种表现。①45，XO是最常见的类型，95%经自然流产淘汰，仅少数存活出生，有典型临床表现；②45，XO/46，XX，即嵌合型，约占本征的25%；③46，Xdel（Xp）或46，Xdel（Xq），即一条X染色体的短臂或长臂缺失；④46，Xi（Xq），即一条X染色体的短臂缺失，形成等臂染色体。

45，XO型染色体核型的患儿大部分不伴严重畸形，因为缺少一条性染色体导致女性性腺不能正常发育，临床表现为原发性闭经，青春期的妇科B超表现为典型的性腺发育不良，如始基子宫、卵巢偏小等，其他临床症状主要有身材矮小、后发际低、颈蹼、胸平而宽、乳头间距增宽等。这一类患者是无生育能力的。

这个病是由于双亲配子（精子和卵子）形成时，在减数分裂过程中X染色体的同源染色体或者姐妹染色体单体不分离导致部分配子缺失一条X染色体或者Y染色体，与正常配子结合后形成核型为 45，X 的合子。

遗传咨询：特纳综合征大多为新发，再发风险低，已生育此类患儿的双亲再生育时，需进行产前检查，必要时行产前诊断。夫妻双方孕前尤其是男方需远离诱发染色体畸变的各种因素，如药物、辐射、化学物质等。

（2）XXX 综合征：即在 46 条染色体的基础上多了一条 X 染色体，一般患者智力正常或者偏低。XXX 综合征的患者一般都可生育后代，但少数存在低生育能力或者无生育力，查体可发现患者身高较高、头围较大，外生殖器无明显异常。

那么，既然大部分患者能正常发育，可以生育后代，还有必要看病吗？有必要。因为这类患者的后代在理论上有 1/4 的概率生出 47，XXY，也就是下面要说的 Klinefelter 综合征患儿，为了避免下一代出现问题，要尽早进行遗传咨询。

遗传咨询：XXX 综合征患者一般为新发，再发风险低，已生育该类患儿的双亲再生育时，建议完善孕前检查。该病与母亲高龄有一定的关系，建议有异常生育史的高龄女性再妊娠时要进行产前诊断。孕前双方需远离诱发染色体畸变的各种因素，如药物、辐射、化学物质等。

（3）XXY 综合征：即在 46 条染色体的基础上多了一条 X 染色体，又称为 Klinefelter 综合征（克氏征）。

女性多一条"X"性染色体也许影响并没有很突出，但是男性多一条这样的染色体就会有许多"女性化"的改变。例如，声音尖细，无胡须和腋毛，肌肉欠发达，阴茎发育不良，双侧睾丸小，男性乳房发育等。几乎所有患者都会不育，表现为无精症，部分患者智商稍低，有精神异常或者分裂症的倾向。

遗传咨询：该类疾病大多为新发，再发风险低。该疾病与女性高龄有关，33 岁产妇发病率为 1/2500，43 岁产妇升高到 1/300，故应对高龄女性进行产前诊断。

8. 多囊肾家族如何生出正常的后代

多囊肾是人类最常见的单基因遗传性肾脏疾病，顾名思义，就是肾脏上面长了很多囊肿（图6-6），用"千疮百孔"来形容比较贴切。这些囊泡随着年龄的增长而增大、增多，侵占及破坏肾脏的正常结构组织，导致肾功能进行性下降。

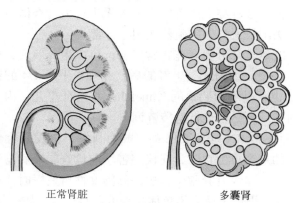

正常肾脏   多囊肾

图 6-6 　多囊肾的表现

尽管大多在成人以后才出现症状，但在胎儿期即开始形成。囊肿起源于肾小管，其液体性质随起源部位不同而不同。

随着疾病的进展，患者可能出现腰背部疼痛，然后出现血尿、蛋白尿等情况；因肾源性高血压导致的头痛、头晕症状也时有发生；因肾脏实质性的损伤导致肾功能下降直至肾衰竭。多囊肾患者肾衰竭的临床症状比较复杂，除有腰痛、腹部肿块（增大的肾脏）、血尿等多囊肾特征性的变化外，还可出现许多并发症，常见的有高血压、囊肿感染、囊肿破裂等，晚期可出现腹部膨大、腰部胀痛、呼吸困难、尿路感染、恶心、呕吐等，患者十分痛苦。终末期的患者只能靠血液透析来维持正常的生活，或者进行肾移植手术。其巨额的医疗费用也不是一般家庭能够承受的。

　　既然治疗路程漫长又费用高昂，如何才能把这类疾病扼杀在摇篮中呢？

　　多囊肾是一种遗传性疾病，并且后代遗传的概率很高，所谓的"罪及子孙"。一般来说，它分为常染色体显性遗传和常染色体隐性遗传两种类型。常染色体显性遗传（ADPKD）是成人型，常伴有肝、胰、脾等器官组织的多囊性改变，并且多在中年发病。常染色体隐性遗传是婴儿型，出生的婴儿常伴有其他先天畸形存在，出生后即发病，常于数月内死亡。

　　目前发现多囊肾可能存在 3 种常见的突变基因，按发现先后顺序分别命名为 *PKD1*、*PKD2*、*PKD3*，其中 *PKD1* 及 *PKD2* 基因已被克隆。*PKD1* 是造成成年人多囊肾的最主要病因，约占 85%，且症状最为严重。临床上诊断的方法有很多，基因诊断是最重要的办法。

　　PKD1 和 *PKD2* 基因的分子遗传学检测是病因诊断与分类的重要手段，也是进行产前诊断的必备技术。因为两个基因都没有固定的高频率突变区域，并且缺乏各自特异性疾病表型，因此需要同时对两种基因的突变进行分析。常染色体显性遗传的多囊肾患者，其后代遗传率高达 50%。所以有家族史的患者，建议备孕前及时做好遗传咨询。

　　若基因诊断和定位明确，那么准备生育后代的多囊肾患者建议行胚胎植入前遗传学检查，也就是第三代试管婴儿。因检测方法非常复杂，并且所有的检测方法都无法达到 100% 的准确率，所以通过第三代试管婴儿受孕的女性，建议在妊娠 16 ～ 19 周及时行羊水穿刺进一步明确胎儿的遗传基因。目前通过第三代试管婴儿来阻断致病基因，并且获得正常后代的案例已越来越多。

9. 糖尿病会不会遗传

　　随着社会发展和居民生活水平的提高，"三高"人群越来越多，严重危害现代人的健康。其中糖尿病在高龄人群中的发病率不断攀升。于是一些高龄女性生育前常会问："糖尿病会遗传吗？我能不能生个健康的孩子呢？"

糖尿病是血液中葡萄糖增高超过正常水平的一种慢性代谢异常的疾病。一般患者是由胰岛素分泌相对不足或者缺乏引起的血糖升高，同时可能有蛋白质和脂肪的代谢障碍。患者可能表现为多饮、多食、多尿、体重下降，是典型的临床"三多一少"表现。

其实这类疾病在家族里好发，也不意味着就一定是遗传性的疾病。很多疾病是属于多基因遗传病，而且发病机制很难解释。发病的时机也与环境因素有些关联。也就是说单单一个基因突变不一定致病，但是在多个基因突变和环境因素共同作用下就可能导致疾病的发生，或者导致疾病容易发生。先来看看与糖尿病都有哪些相关的基因变化吧。

（1）新生儿糖尿病（NDM）：通常指出生后 6 个月内发病的糖尿病，为一组 B 细胞功能缺陷的异质性单基因遗传病。临床上又分为暂时性新生儿糖尿病（TNDM）和永久性新生儿糖尿病（PNDM），约各占 50%。其中 PNDM 致病基因达 20 多种，并且临床表现多样化，与其不同基因突变类型有关。最常见的为编码 ATP 敏感性钾通道（KAPT）的几个相关基因改变。当然，根据不同基因突变，患儿除了高血糖的表现外，还有一些其他系统受累的表现，如合并骨骼发育不良、智力体力发育迟缓、顽固性腹泻、肝纤维化等。

致病基因不同，遗传方式也不同。有一些临床研究数据显示，*KCNJ11* 基因杂合子激活突变是 PNDM 主要致病基因，多为显性遗传。也有报道 *ABCC8* 基因突变，多为隐性遗传。

对于无家族史的人群，一般不推荐产前诊断，检测结果不可靠，可能出现假阳性或假阴性。但是如果有明确家族遗传史并且准备再生育的夫妻，可以根据发病者的基因突变类型进行遗传学检测。若能定位明确的基因突变位点，准备再生育的夫妻可以进行胚胎植入前遗传学检查，进一步保证下一代的健康。若是无法定位突变基因，或者突变基因为多基因突变，或者为新发突变的患者，无法进行第三代试管婴儿，准备再生育时需要进行充足的遗传咨询，必要时需行产前诊断。

（2）硫胺素敏感性巨幼细胞贫血综合征（TRMA）：又称Rogers 综合征，这是一类常染色体隐性遗传病。患者主要有以下三大症状：糖尿病、巨幼细胞贫血和感音神经性耳聋。这类疾病的发生率极低，发病期多在婴儿至 6 岁，三大症状可以不同时出现。患儿可能还同时合并先天性心脏病、心律失常、心肌病、视神经萎缩、内脏转位等疾病。

该疾病的病因在于 1 号常染色体上一个编码硫胺素运载蛋白的 *SLC19A2* 基因发生突变。这是一种常染色体隐性遗传疾病，也就是说父母双方可能为患者或基因携带者。

对于诊断不明确的患者建议行基因检测。若行产前诊断，必须在患病者遗传诊断明确的基础上，并且根据结果进行遗传咨询。

（3）青少年发病的成人型糖尿病（MODY，2 型）：这是一种以常染色体显性遗传方式在家系内传递的疾病，患病者早发病，但是临床表现类似 2 型糖尿病的特殊类型糖尿病。发病者通常小于 25 岁，以胰岛 B 细胞功能缺陷为主要特征。MODY 型的糖尿病占总糖尿病患者的 1% ～ 6%。迄今为止，由于基因突变导致的 MODY 型糖尿病可以分为 11 种类型。各种类型的 MODY 型糖尿病的基因突变都有不同程度和性质的胰岛 B 细胞分泌胰岛素功能缺陷，MODY2 型的 *GCK* 基因突变者中无论血糖水平高低，胰岛素分泌率均不及正常人。

基因型分析是临床分类的一个重要手段。但是目前发现可以导致 MODY2 型的 200 多个 *GCK* 基因突变分布于胰岛 B 细胞 *GCK* 基因的各个外显子，不存在突变位点。顾名思义，就是突变类型多，而且不典型。

目前通用的 MODY 型糖尿病的诊断标准如下：①家系内至少

三代直系亲属内均有糖尿病患者，并且符合常染色体显性遗传规律；②家系内至少有一个糖尿病患者的诊断年龄≤25岁；③糖尿病确诊后至少2年内不需要使用胰岛素以控制血糖。

这类疾病产前诊断须建立在发病者遗传诊断明确的基础上。如果为遗传型，双亲之一是患病者，就有可能遗传给子女，其中一半可能发病。若双亲都是患病者，子女可能有3/4的可能性发病，而如果患者为致病基因纯合子，那么后代全部患病。

以上仅列出可能由遗传因素导致的糖尿病，其实糖尿病致病的基因突变类型很多，可能还有很多未知的基因，做好充分的遗传学咨询、遗传学检查和产前诊断才可以预测新生儿的发病风险，以便于及时预防和治疗。

10. 先天性心脏病会不会遗传给下一代

先天性心脏病（CHD）是先天性畸形中最常见的类型，是指在胚胎时期就存在心脏及大血管的结构和功能异常问题，以至于死胎、死产、早产、新生儿死亡、青少年时期的死亡率增加。这类疾病的患病原因有很多，是遗传和环境因素的共同作用导致的心血管发育异常。其中遗传因素可能有很多，如单基因遗传缺陷、多基因遗传缺陷、染色体易位和畸变；环境因素可能与宫内感染、孕期药物作用、吸烟饮酒、其他有毒有害物品的接触等有关。

下面介绍先天性心脏病的几种主要类型及其临床表现。

（1）间隔缺损：主要分为房间隔缺损、室间隔缺损和房室间隔缺损，从而导致血液从左向右分流，也就是逆向分流，容易使机体缺氧，临床上出现发绀的情况。室间隔缺损是临床上最常见的先天性心脏缺陷，约占所有先天性心脏病的40%，其中完全性心内膜垫缺损有60%见于唐氏综合征。房间隔缺损约占全部心脏缺陷的10%，与之相关的综合征有 Holt-Oram 综合征、Ellis-van Creveld 综合征、Noonan 综合征等。

（2）梗阻性缺陷：主要有肺动脉狭窄、主动脉狭窄、二叶式主动脉瓣、主动脉缩窄等。其中，肺动脉狭窄约占先天性心脏病的10%，容易导致肺动脉高压，从而使右侧心室进入肺动脉的血流受阻，这类疾病与 Noonan 综合征、Alagille 综合征、Costello 综合征、Leopard 综合征等有关。主动脉狭窄占先天性心脏病的 5% ～ 10%，容易导致瓣膜及瓣膜上、瓣膜下的各个水平狭窄，这类疾病主要与Noonan 综合征、Turner 综合征及 Williams 综合征有关。二叶式主动脉瓣是一种常见的遗传类型，可以单独存在，也可以合并其他心脏缺陷。

（3）复杂性心血管畸形：通常包含一种以上发育异常，可以导致右向左分流，导致发绀。常见的复杂性心血管畸形有法洛四联症、大动脉转位、共干畸形即动脉干区域未能分化成独立的主动脉和肺动脉导致的心血管发育畸形、左心室发育不良综合征等。

了解了先天性心脏病的种类，再来学习先天性心脏病的遗传基础。

（1）遗传特征：①染色体畸变，一般来说染色体的数目和结构的畸变都可能引起各类综合征，如唐氏综合征，多伴有先天性心脏病。②单基因缺陷，如 Noonan 综合征，是一种临床上表现多样化的常染色体显性遗传病，已经确定有多个致病基因；Alagille 综合征是一种临床表现多样的多系统发育异常的常染色体显性遗传病，常伴有心脏畸形。③多基因缺陷，负责心脏结构和功能的基因有多种，如与心脏发育相关的 TBX1 和 TBX2 亚家族，如含有锌指结构的一组维持心脏发育的转录因子 GATA 家族。

迄今为止发现，与先天性心脏病相关的单基因病变约有 55 种，与先天性心脏病相关的染色体异常综合征有 300 多种。

（2）遗传咨询和产前诊断：产前诊断的高危人群主要包括①≥ 35 岁的高龄孕妇；②生育过染色体病患儿的夫妻；③夫妻双方一方为染色体异常或携带者；④有不明原因反复流产或者死胎的情况等。

产前诊断可以分为三类：①第一类属于形态学检查，采用特殊仪器检查胎儿是否有畸形，如用 B 超扫描间接观察或胎儿镜下直接观察，还有 X 线检查或体表造影；②第二类属于生化遗传学检查，主要采取孕妇血、尿液等间接诊断胎儿先天性心脏病。这类检查主要是因为在孕期，胎儿的部分血细胞、可扩散的代谢产物及蛋白质、酶等可以通过胎盘进入孕妇的血液循环；③第三类属于细胞遗传学检查，是通过直接获取胎儿血液、羊水或胎儿组织来诊断。

根据目前的诊断技术，85% 以上的患儿可以通过产前筛查被发现。因此，产前筛查和遗传咨询至关重要。

11. 是否所有贫血都可以通过补铁来治疗

临床上"贫血"的定义是指单位容积循环血液内的血红蛋白量、红细胞数和血细胞比容低于正常范围的病理状态。我国血液病学专家认为，在我国海平面地区，成年女性（未妊娠）血红蛋白＜ 110g/L，孕妇＜ 100g/L 属于贫血。

贫血患者可能有口唇发白、头晕、乏力、心悸、气促等症状。贫血的原因也有很多，主要可分为造血不良性贫血、失血性贫血、溶血性贫血。

提及贫血该怎么补，大家比较一致的想法是"补点铁"，还有人说"吃点红枣、猪肝！"而这里要提及的贫血被称为地中海贫血，它是绝对不能补铁的。

地中海贫血是一种常染色体隐性遗传病，也是最常见的单基因遗传病之一，其中 α- 地中海贫血和 β- 地中海贫血分别是以 α- 珠蛋白链和 β- 珠蛋白链合成减少为特征的遗传性溶血性疾病，是两种最常见的地中海贫血。

（1）α- 地中海贫血：其致病原因是染色体 16p13.3 上的 α- 珠蛋白基因发生先天性突变。全世界已经发现 300 多种 α- 地中海贫血突变，突变类型也存在种族和地域差异。

α- 地中海贫血是我国南方区域性高发的遗传性溶血性贫血。根据症状的严重程度可以分为轻型、中间型、重型。中间型 α- 地中海贫血又称为 HbH 病，由于缺陷的基因型不同，HbH 病的临床表型、发病年龄（平均 4 ～ 14 岁）和病情严重程度差异很大，发病时间越早，病情越严重。

α- 地中海贫血为常染色体隐性遗传病，患儿的父母必为致病基因的携带者，所以家系的基因分析是进行遗传性疾病尤其是单基因病临床诊断的重要辅助手段，也是单基因遗传病确诊的金标准。α- 地中海贫血基因携带者具有小细胞［平均红细胞体积（MCV）降低］、低色素［平均红细胞血红蛋白量（MCH）降低］和 HbA2 水平降低的临床表现。

临床上一般先进行以下 3 类项目的实验室检查：①患儿及父母的血常规监测，包括血红蛋白含量、红细胞数值等；② HbA2 和 HbF 含量监测，以及是否存在反映 α- 地中海贫血和 β- 地中海贫血的特异性异常 Hb 成分，如 HbH 和 HbE 等；③检测血清铁蛋白（SF）水平，了解体内铁储积情况。根据以上结果，再进行致病基因 HBA 或 HBB 基因的突变分析来确定该病的遗传病因。

治疗过程中，需要补充叶酸、钙制剂、抗氧化剂和维生素 D，而需要注意的是要避免食用富含铁的食物，治疗中也避免食用铁制剂和氧化剂。这是因为患者体内因血细胞的破坏而导致大量铁元素在体内积累，所以这类疾病绝对不能补铁，必要时需要服用铁螯合剂来治疗。

对于有生育过此类疾病患儿的双亲，再生育的后代有多少患病风险呢？理论上来讲，表型正常的双亲生育后代的风险有 1/4 的概率生出正常基因型的后代，有 1/4 的概率生出患病的后代，而有 1/2 的概率生出携带者。双亲中有 1 人患病，那么后代在理论上讲，有 1/2 概率生出患病儿，1/2 的概率生出携带者。若双亲都为患病者，那么后代则无一幸免，都是患病儿。少数罕见的自发突变与常见缺失组成的双重杂合子也会导致 HbH 病。近亲婚配会提高中间型 α-

地中海贫血的发病概率。

遗传咨询是此类疾病产前诊断的重要环节，被咨询者需要向求诊者解释和说明产前诊断的适应证、胎儿的发病风险、胎儿取样知识、所使用的相关取样和检测技术及其可能出现的意外风险等。如查及胎儿为重型 α- 地中海贫血，建议尽快引产。如果再生育的最佳意见是行相关基因检测，如果达到做胚胎植入前遗传学检查的标准，建议行第三代试管婴儿助孕技术，这样筛选正常基因型后代的概率最高。

（2）β- 地中海贫血：其致病基因在染色体 11p15.3 上的 *HBB* 基因发生先天性突变。全世界已经发现 300 多种 β- 地中海贫血突变。*HBB* 基因突变使 β- 珠蛋白链合成下降。

β- 地中海贫血是我国南方区域高发的遗传性溶血性贫血，重型 β- 地中海贫血出生后 2 岁内发病，发病时间越早，病情越严重。根据临床表现的严重程度，β- 地中海贫血主要分为中间型 β- 地中海贫血（TI）和重型 β- 地中海贫血（TM）。

一般来说先进行以下实验室检查，获取必要的资料：①患儿及父母的外周血常规分析，主要获得包括血红蛋白含量，血红细胞参数（MCV 和 MCH）的相关指标；②分析血红蛋白的成分，主要获取 HbA2 和 HbF 的水平，以及是否存在反映 α- 地中海贫血和 β- 地中海贫血特异性的异常 Hb 成分，如 HbH 和 HbE 等。根据以上结果，再进行致病基因 *HBA* 和 *HBB* 基因的突变分析，确定该病的遗传学病因。

在治疗过程中，反复输血治疗后体内铁负荷会增加，铁贮积会导致发育迟缓、肝硬化、心力衰竭等严重并发症。因此，在输血治疗同时还需要用铁螯合剂治疗。所以铁超负荷时就绝不能再"补铁"啦！

该类型疾病属于常染色体隐性遗传，患儿的父母必然为致病基因携带者。生育过患儿的夫妻再生育的风险、产前诊断和遗传学筛查同 α- 地中海贫血。

12. 家族中有肿瘤病史是否也会出现遗传

有一部分肿瘤确实在家族中好发，并且容易使一个家族中的多个成员患某一种或某多种肿瘤，称为家族性肿瘤。肿瘤在家族中的聚集现象多数符合常染色体显性遗传方式，部分符合常染色体隐性遗传方式。下面介绍几种较常见的类型。

（1）视网膜母细胞瘤（RB）：是一种婴幼儿最常见的眼部恶性肿瘤，来源于未成熟的视网膜感光细胞。其可以分为遗传型 RB（呈常染色体显性遗传）和非遗传型 RB（散发性）。致病基因 *RB1* 是第一个被克隆鉴定的肿瘤抑制基因，定位于染色体 13q14.2。

"白瞳症"和"猫眼"反射是 RB 的最具特征的早期症状。临床上分为 4 期，眼内生长期、青光眼期、眼外期和全身转移期。早期及时治疗还是有治愈可能的。

如果夫妻中一人是视网膜母细胞瘤患者，那么子女患病风险有多大呢？如果夫妻一人是双眼 RB 患者，或检测出 *RB1* 基因的胚系突变，其生育的子女将有 45% 可能患病，50% 基因型正常，5% 为 *RB1* 突变基因的携带者。遗传性 RB 呈常染色体显性遗传，外显率约为 90%。如果夫妻一人是单眼 RB 患者，其生育的子女有 7%～15% 可能患有 RB，85%～93% 的可能正常。

如此高的遗传概率，建议对于可疑的遗传性 RB 患儿应进行 *RB1* 基因的胚系突变分析，在患儿的家系中展开 RB 相关的遗传咨询和基因诊断，如果达到做胚胎植入前遗传学检查的标准，建议行第三代试管婴儿助孕技术。

（2）家族性腺瘤性息肉病（FAP）：典型的家族性腺瘤性息肉病是从青少年期开始的，结肠和直肠可高密度发生腺瘤性息肉，严重者从胃到直肠、肛管都可能发生，一般达到上百甚至上千个息肉。如果发生了息肉的结肠和直肠患者未行手术切除，几乎所有患者都会在 40 岁以前发展为直肠腺癌。

　　FAP是一种高度外显的常染色体显性遗传病，一般在青少年期开始发病，早期最常见的临床症状为便血和排便习惯的改变，可伴有腹痛和腹泻症状，严重时可能发生贫血。典型的FAP病例腺瘤发病一般从直肠开始，逐渐向上蔓延。部分患者可能伴发其他症状，如眼底视网膜色素上皮肥大、甲状腺肿瘤、纤维瘤等肠外的症状。部分患者也可能表现为减弱型的FAP，发病期与典型的FAP相比息肉量较少，转变成癌症的时间比较晚。

　　FAP的发生是由于患者遗传获得了肿瘤抑制基因——*APC*基因的胚系突变，这个致病基因位于染色体5q22.2，*APC*基因是细胞周期调控的重要基因之一，并在细胞损伤修复、细胞迁移的调控中发挥重要作用。FAP在所有种族人群里均有发病，发病率为1/15 000～1/10 000。

　　那么如何诊断FAP？一般来说考虑的因素包括：①年龄＜40岁，结直肠镜检出息肉数量＞100个；②亲属中已经有临床诊断的结直肠息肉或家族性腺瘤性息肉患者；③*APC*基因胚系突变的检测为FAP基因诊断的遗传学依据。

　　约80%的*APC*基因相关家族性腺瘤性息肉病患者的父母有一人也是患者，约20%的患者为*APC*基因新发突发所致。

　　（3）遗传性非息肉性结直肠癌（HNPCC）：这是一种较为常见的遗传性直肠癌，与家族性腺瘤性息肉病转化的结直肠癌不同，其发病时结直肠内没有大量的息肉病变。除患结直肠癌外，错配修复基因胚系突变携带者的子宫内膜癌、胃癌、卵巢癌、肾盂癌等发病风险也增高。

　　HNPCC病呈常染色体显性遗传，在结直肠癌患者中占3%～5%。主要发生于右半结肠（约占2/3），肿瘤可以多发。HNPCC发生的原因是细胞DNA错配修复系统功能缺陷，表现为细胞微卫星DNA（人类基因组中的短串联重复序列可作为分子标记，用于分析组织细胞基因组的稳定状况）不稳定。细胞错配修复系统中至少含有7个基因，参与细胞的复制、损伤中DNA错配的修复，维持细胞基因组的稳定。但 HNPCC 的发生主要与其中 5 个基因的胚系突变有关。因为出现错配修复基因纯合突变的细胞基因型不稳定，细胞增殖、分裂过程中，易出现抑癌基因、癌基因的突变，细胞发生恶性转化，导致 HNPCC 的发生。

HNPCC 阿姆斯特丹诊断标准 Ⅱ 如下：①家族中 ≥ 3 人罹患 HNPCC 相关癌症（结直肠癌、子宫内膜癌、胃癌、卵巢癌、输尿管或肾盂癌、脑癌、肝癌或胆管癌、皮脂腺肿瘤等）；≥ 1 名患者是其他 2 名患者的一级亲属；②家族中 ≥ 2 代人中有 HNPCC 相关性癌症患者；③家族性 ≥ 1 例 HNPCC 相关癌症在得到临床诊断时 < 50 岁；④临床排除家族性腺瘤性息肉病诊断。

如果符合以上诊断标准，首先应对患病者进行基因诊断。以在患病者检测出的突变基因为靶点，对患者的家族成员可以进行相关基因学检查、产前诊断、遗传咨询或植入前遗传学诊断。

13. 女性乳腺癌或者卵巢癌是否会遗传给下一代

高龄女性十有八九会有不同程度的乳腺小叶增生、乳腺小结节、卵巢囊肿等问题。因此，每年的常规体检是必要的，如果有相关肿瘤史，就要注意做好遗传咨询了。

这里要说到的是一种称为遗传性乳腺癌 / 卵巢癌（HBOC）的癌症综合征，在其家族成员中，乳腺癌和卵巢癌呈聚集发生。患者的临床表现为双侧器官发病，或者乳腺、卵巢相继发病，亦可表现为家族中多人发生乳腺癌、卵巢癌。

HBOC 占全部乳腺癌或卵巢癌发病总数的 10% ～ 15%，约 85% 的患者发病与家族成员携带 HBOC 易感基因（*BRCA1*、*BRCA2*）的胚系突变有关，并且癌症在家族中呈常染色体显性遗传。约 15% 的患者与 *TP53*、*MMR*、*PTEN*、*CHEK2*、*CDH1* 等基因突变有关。

那么对于自身患病或家族中有患病者的人群来说，如何进行遗传咨询呢？

在癌症确诊的前提下，建议应详细询问患者的家族患病史：应注意家族中患病者的发病年龄，是否存在第二肿瘤的现象，家族性是否有男性乳腺癌患者等情况；若临床拟诊 HBOC 患者，应进行遗传咨询，知情后实施 *BRCA1* 和 *BRCA2* 基因胚系突变检测；在患病者检测出 *BRCA1* 或 *BRCA2* 基因的基础上，对家族其他成员进行相关基因诊断。

那么对于临床上尚无症状的胚系突变携带者，建议定期实施健康检查，对于癌症的及早发现和早期治疗都十分重要。建议如下：① 18 岁开始，每月进行一次乳腺自检；② 25 ～ 30 岁开始，每 2 年请专科医生检查一次乳腺；③ 25 岁开始，每年双侧乳腺进行一次磁共振扫描，或者每半年进行一次乳腺钼靶检查；④ 30 岁开始，每半年进行一次盆腔及妇科超声检查。

随着科学技术的进步，肿瘤虽然没有被攻克，但是在及时发现、及时治疗的前提下能够大幅度提高患者的生存期。所以无论是否有家族史，建议高龄备孕女性每年常规做好体检，做好乳腺和妇科方面的相关检查。

14. 汗液里有鼠臭味是什么病

这是一种常染色体隐性遗传的疾病，是苯丙氨酸羟化酶（PAH）缺乏或者其辅酶四氢生物蝶呤缺乏，导致血液里苯丙氨酸增高的一组氨基酸代谢病，称为高苯丙氨酸血症（HPA）。苯丙氨酸不能转化成酪氨酸，从而在体内积累，并且从尿液里排出，最终导致苯丙酮尿症。主要的临床症状有智力低下、尿液和汗液里闻到鼠臭味、头发和皮肤颜色浅淡等。

这类疾病在我国的平均发病率为 8.5/10 万，已列入我国普遍开展的新生儿筛查，主要通过对出生 72 小时内的新生儿足跟采血完成。新生儿期的 PAH 缺乏症患儿无任何临床表现，早期筛查可使患儿在临床症状尚未出现而其生化等方面的改变已经出现时得以早期诊断、早期治疗，而且能够避免智商落后。20 天龄的新生儿即可开始以低苯丙氨酸奶粉治疗，其临床症状可以得到很好的预防和控制。其实苯丙氨酸羟化酶缺乏症是由 *PAH* 基因突变导致的，该基因位于染色体 12q23.2 上，全长 90kb，有 13 个外显子和 12 个内含子。突变类型多样化，包括氨基酸置换、翻译提早终止、mRNA 剪切异常、阅读框架移位等，突变类型呈现高度的种族和地区差异。

PAH 缺乏症属于常染色体隐性遗传，需要纯合（也就是前面举例的基因型为 aa）或者复合杂合突变方能致病（基因型为 ab，其中 a 和 b 都是致病基因）。

关于患者父母再生育后代的患病概率，若患者父母双方都是致病基因杂合携带者（基因型为 Aa 或者 Bb），其杂合位点遗传给后代的风险均为 50%，后代遗传到父母双方致病突变位点的概率为 25%，仅遗传到一方突变位点，则杂合子携带者的概率为 50%。

患者本人生育后代的患病概率如下：①若患者配偶是正常非携带者（基因型为 AA），其后代均为杂合子携带者。②若患者配偶为杂合子携带者（Aa 和 Bb），其后代携带 2 个致病基因的概率为 50%，其后代为杂合子携带者的概率为 50%。③若患者配偶也携带 PAH 纯合（aa 或者 bb）或者复合杂合突变（ab），则后代为纯合或者复合杂合突变致病概率为 100%。

对于 PAH 缺乏症高危家庭，产前诊断是防止同一遗传病在家族中重现的重要措施。PAH 基因的分子遗传学检测是确诊和分类的重要手段，采用 PCR 测序的方法对基因编码区进行突变分析，确定点突变或者小的片段插入 / 缺失，也是临床确诊患者的首选方法。对于有该病家族史的夫妇可以进行基因突变检测，明确患者突变类型。产前诊断于妊娠 10 ~ 13 周取绒毛或者妊娠 16 ~ 20 周取羊水细胞进行 DNA 分析。

15. 唇腭裂会不会遗传给下一代

唇腭裂是颜面部最常见的先天性畸形，是由于胚胎时期唇部、腭部的正常发育受阻所致，发生率高达 1/1000 ～ 1/700，男女比例为 2 ∶ 1。

（1）唇裂：一侧唇裂时，面部冠状切面可显示上唇连续性回声中断，鼻歪向患侧，并可见鼻孔与裂隙相通；双侧唇裂时，上唇对称性或不对称性左右裂开；中央性唇裂时，上唇中线裂缺，常伴无鼻、鼻裂和喙鼻等鼻异常。

（2）腭裂：唇裂合并腭裂时常可见上唇和上牙槽裂口，向上向内延伸至上腭；双侧唇裂合并腭裂时可看到正前方的上颌骨向前向外突出，悬挂于两个鼻孔之间。单纯腭裂尤其是隐腭裂和不完全腭裂，超声不易诊断。

导致胎儿唇腭裂的原因有很多，如遗传因素、药物使用史、孕期感染史等。

唇腭裂与上百种遗传综合征相关，所以了解患儿父母亲及其家族的相关成员患病史极其重要，可以为诊断遗传综合征提供线索。单侧单纯性唇裂患儿染色体异常的风险较低，为 5% ～ 15%；中央性唇腭裂或双侧唇腭裂的染色体异常率高达 15% ～ 30%。常见的染色体异常为 13- 三体、18- 三体、18 号染色体部分缺失、22 号染色体长臂 11.2 微缺失和其他染色体异常。

唇腭裂患儿中约 5% 是由母亲服用药物导致的，常见的可能致畸药物有苯妥英钠、环磷酰胺、沙利度胺、链霉素、可的松和地塞米松等。

若孕期有感染史导致宫腔内感染，也可能导致胎儿唇腭裂，尤其是发生羊膜带综合征时。

非综合性腭裂的再发风险与畸形的分类和家族中受累患者数、亲缘关系、性别等因素有关。唇腭裂的严重程度不同，其再发风险不同。双侧唇腭裂的再发风险为 5.7%，单侧唇腭裂为 4.2%，单侧单纯唇裂为 2.5%。

性别对再发风险有一定影响：唇裂 / 不伴腭裂男性的儿子再发风险为 6.7%，女儿再发风险为 4%。而唇裂伴 / 不伴腭裂女性的儿子再发风险为 2.4%，女儿再发风险为 8.7%。

染色体疾病和综合征性唇腭裂根据疾病类型、遗传方式、父母是否为携带者等情况综合评估再发风险。

研究表明，备孕期和孕晚期服用叶酸可以降低唇腭裂的发生率。孕早期避免服用致畸药物，孕前进行 TORCH 检查，急性感染期建议推迟备孕。孕期产检可以早点进行超声诊断，最早诊断孕周为妊娠 13 ～ 14 周。

16. 出血不止、凝血异常的遗传病属于什么病

通常人体内有一套完整的凝血系统，其中富含多种凝血因子。而这里要说的"流血不止病"称为血友病（HA），是较为常见的遗传性凝血因子缺陷导致的出血性疾病，主要分为血友病 A（HA）、血友病 B（HB）两型，分别由凝血因子Ⅷ和Ⅸ的相关基因缺陷导致的激活凝血酶原酶的功能发生障碍引起。凝血因子缺陷导致的出血主要是以关节、肌肉、深部组织和器官出血为主，成年患者多有关节、肌肉的畸形。

在男性中 HA 的发病率为 1/5000，HB 的发病率为 1/25 000。女性血友病患者罕见。该疾病呈 X 连锁隐性遗传。HA 型患病基因为 *F8* 基因，该 *F8* 基因位于 X 染色体长臂末端（Xq28）。HB 型患病基因为 *F9* 基因，该基因也位于 X 染色体长臂末端（Xq26）。

对于血友病 A/B 患者而言，凝血因子活性测定是诊断与鉴别诊断的"金标准"。血友病 A 的检测结果是 F8：C 降低，F9：C、F11：C 和 F12：C 正常。血友病 B 的检测结果是 F9：C 降低，F13：C、F11：C 和 F12：C 正常。而 *F8* 和 *F9* 基因的分子遗传学检测是确诊的一个重要手段，也是进行产前诊断的必备检查。

　　患者父母的患病风险评估内容如下。

　　（1）父亲既不是患者，也不是携带者。

　　（2）若母亲亲属中有其他患者，则该母亲可能为携带者。

　　（3）若母亲生育一个以上患儿，即使没有其他亲属患病，该母亲可能为携带者或者生殖腺嵌合携带者。约2/3无家族史的男性患者母亲为致病基因携带者。

　　（4）若患者为家族中唯一的患者，其母亲及其他家族成员的携带者风险有几种可能：①突变发生在卵子形成或第一次卵裂前，患者每一个细胞都有突变，其母亲不携带突变；②突变发生在第一次卵裂后形成体细胞嵌合，患者外周血 DNA 有可能检测不到突变，其母亲不携带突变；③患者母亲为新发突变携带者。

　　血友病的遗传咨询按照 X 连锁隐性遗传进行。女性携带者生育时应做好产前诊断，携带有相同基因的男性胎儿可采取治疗性流产。患者（男性为主）后代的患病风险评估：女儿全为患病基因携带者，儿子全正常。如果再生育，建议进行相关基因检测；如果达到做胚胎植入前遗传学检查的标准，建议进行第三代试管婴儿助孕技术，筛选出正常基因型后代的概率最高。

17. 红色和绿色无法分辨，究竟是得了什么病

　　大多数人都可以区分下图（图6-7）中的数字，但红绿色盲患者就无法看清。正常情况下看东西，是通过在视网膜上的成像，通过视锥细胞和视杆细胞的共同作用来识别各种颜色。如果视锥细胞视色素缺失，眼睛将无法通过正常的方式识别颜色，这就是色觉缺失或者色盲。最常见的色盲就是红绿色盲，在患者眼里红色和绿色没有区别。红绿色盲者把颜色看成两种基本的色调，长波（红橙黄绿）部分看成黄色，短波（青蓝紫）部分看成蓝色。有学者认为红绿色盲是因为视网膜上缺少识别红光或者绿光的视锥细胞；也有学者认为患者视网膜上同样具有识别这两种颜色的细胞，只是把这两

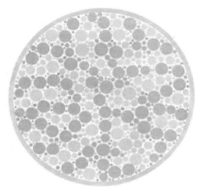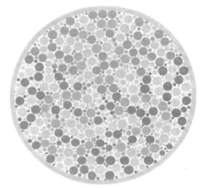

图 6-7　色盲检查图

种颜色的信息混淆到一起了，所以无法加以识别。

红绿色盲是一种 X 隐性遗传病，男性发病者多于女性发病者。患者可以用 Xb 表示，Y 染色体由于过于短小，缺少与 X 染色体相应的同源区段而没有控制色盲的基因。通过遗传的规律，女性的色盲基因遗传自父亲，男性的色盲基因遗传自母亲，遗传学上称为交叉遗传。

若正常女性和患病男性结婚，后代中女儿全部是患病基因携带者，儿子全部正常；若女性为患病基因携带者和正常男性结婚，后代有 1/4 为患病基因携带者并且都是女儿，1/4 为患病者并且都是儿子，其余 1/2 为正常人并且男女比例一样。

若女性红绿色盲患者和正常男性结婚，后代中女儿全部是致病基因携带者，儿子全部患病；若女性为患病基因携带者和男性红绿色盲患者结婚，后代中女儿有 1/2 概率为患病者，1/2 概率为致病基因携带者。儿子有 1/2 概率为患病者，1/2 概率为正常人。

家系中有患病史的女性建议做好产前咨询和遗传咨询，可疑携带者可做基因检测来确诊，确诊患病基因后可通过胚胎植入前遗传学筛查（第三代试管婴儿）实现优生优育。

（封　旭　汪　翔）

第七章 高龄女性备孕须积极
应对妇科合并症

1. 为什么真菌性阴道炎总是反复发作

外阴阴道假丝酵母菌病（VVC）又称为外阴阴道念珠菌病，也曾称为霉菌性阴道炎，也就是真菌性阴道炎。很多女性饱受其苦，真正是"难言之隐"，全世界约75%的女性一生中至少得过一次，而40%～45%的女性会有2次或更多次的感染。

为什么说是"难言之隐"呢？真菌性阴道炎发作起来会让人感觉外阴瘙痒，还会伴有烧灼感，严重的可伴有尿频、尿痛及性交痛，部分伴有阴道分泌物增多。白带的改变则比较有特异性，表现为白色稠厚的豆腐渣样，很多患者再次出现上述症状时会凭经验自行买药用药，症状改善就停药，不正规的用药常造成真菌性阴道炎反复发作。

真菌性阴道炎病原体多数为白色假丝酵母菌，属于真菌，是一种条件致病菌。白色假丝酵母菌存在于10%～20%的非孕期妇女及30%的孕妇阴道中，当全身及阴道局部细胞免疫能力下降，阴道内菌群失调时，假丝酵母菌会大量繁殖，当转变成菌丝相时就出现上述症状。

（1）真菌性阴道炎是怎样引起的？通常，能打破阴道微环境平衡、导致免疫力下降的因素都会诱发。

常见的发病诱因：①妊娠。妊娠后雌激素升高导致阴道局部糖原含量增加，为白假丝酵母菌提供了更好的生长环境；妊娠后免疫力下降，也易发生白假丝酵母菌感染。②大量使用广谱抗生素，使用抗生素会破坏阴道内菌群平衡，有益的乳酸杆菌被抑制，诱发阴道炎。③糖尿病，尤其是血糖控制不佳的患者，假丝酵母菌营养充足，容易大量繁殖，并且很容易反复发作，成为难治性真菌性阴道炎。④免疫力下降，如大量使用免疫抑制剂，导致免疫力下降，发生感染。⑤其他的不良生活习惯，如穿紧身裤、穿化纤内裤、久坐等，会阴部长期不透气，闷热潮湿，有利于假丝酵母菌繁殖生长。有些女性过于讲究卫生，经常用洗液清洗外阴甚至冲洗阴道，反而使阴道内环境紊乱，更容易发生感染。

（2）如何诊断真菌性阴道炎？很多疾病都会有外阴瘙痒的症状，所以不能随意自我诊断真菌性阴道炎，随意用药，应到医院就诊，医生结合临床表现，妇科检查发现外阴红斑、水肿，伴有抓痕，以及显微镜检查在白带分泌物中找到白假丝酵母菌的芽孢及菌丝即可确诊。还有一些隐性或顽固性的感染，在确诊是否为非白假丝酵母菌感染时可采用培养法。

（3）真菌性阴道炎会不会影响妊娠？真菌性阴道炎发作时产生外阴灼痛、性交痛，影响性欲；还有些女性因同房后阴道炎常复发，害怕同房；阴道炎导致阴道内酸碱度的改变，不利于精子通过，炎症因子杀死精子、炎性细胞吞噬精子等均会影响妊娠。但是真菌性阴道炎导致不孕是暂时性的，治愈后并不影响妊娠。

（4）如何预防真菌性阴道炎？主要注意以下内容：①不随意使用抗生素。抗生素不是万能药，滥用抗生素弊大于利。生病了还是去医院靠谱，在专业医生的指导下使用抗生素；②改正不良生活习惯。不长期穿紧身裤，内裤要选纯棉的，不长期使用卫生护垫，不要久坐等；③不要过度清洁外阴及阴道。日常清洗使用温水即可，不主张清洗阴道；④健康生活、均衡饮食，提升自身免疫力。少熬夜，劳逸结合，自我调节减压，不吃含糖量高的食品，少喝奶茶等；⑤避免不洁性行为，同房前清洁性器官，便后洗手，避免使用公共坐便器及公共浴盆、浴巾等；⑥糖尿病患者要控制好血糖。

（5）如何治疗真菌性阴道炎？规范的治疗至关重要。首先要消除诱因，如及时停用抗生素、雌激素等药物，积极治疗糖尿病，控制好血糖。

真菌性阴道炎的药物治疗常采用唑类抗真菌药物。单纯性 VVC 一般以局部用药为主，疗程为 7～10 天，月经期停药，治疗结束后 7～14 天门诊复查，用药期间暂禁性生活，不能症状一缓解就擅自停药，否则容易复发。

复发性真菌性阴道炎的治疗，选择的药物与单纯性 VVC 基本相同，无论局部用药还是全身用药，强调巩固治疗和强化治疗。强化治疗的目的是使在开始巩固治疗前达到真菌学治愈。而巩固治疗是在强化治疗的基础上进一步减少真菌性阴道炎的发作。中国的指南建议，对每月规律发作 1 次的患者，可在每次发作前预防用药 1 次，连续 6 个月；对于没有规律的发作者，可每周用药 1 次，连续 6 个月。

另外，生活习惯要注意：内裤要勤洗勤换，要单独清洗，不要跟其他衣物混洗。碱性环境不利于真菌生长，建议使用肥皂清洗。真菌不耐热，内裤清洗后可使用开水烫或用蒸汽熨斗熨烫，然后通风放置，在阳光下晾晒。

2. 如果查出宫颈 HPV 阳性能不能妊娠

自从 2016 年宫颈 HPV 疫苗在国内上市以来，越来越多的女性关注到人乳头状瘤病毒（HPV）的检测和宫颈癌的预防，但同时因为对宫颈癌的恐惧及对 HPV 病毒的不了解，还是有很多疑惑、烦恼和担心。

宫颈癌的发病率和致死率极高，严重威胁女性健康。目前中国每年约有 13 万新增宫颈癌病例，占全球新发病例的 1/3，其中约 8 万女性去世，该病是威胁 15～44 岁女性健康的第三大高发癌症。绝大多数宫颈癌是由致癌型（也称高危型）HPV 在女性生殖道持续性感染引起的疾病。HPV 是一种很小的环状 DNA 病毒，目前被 WHO 确认的引起宫颈癌的高危型人乳头状瘤病毒有 14 种，其中 HPV16 和 HPV18 对宫颈癌的影响最大，超过 70% 的宫颈癌患者是因为感染了 HPV16 和 HPV18。

有关"HPV 阳性"的知识，普及如下。

（1）HPV 感染就是得了宫颈癌吗？不是。HPV 感染其实是一件很常见的事，宫颈 HPV 感染并不等于得了宫颈癌。一些数据表明，有性生活的女性约 80% 曾感染过 HPV。

HPV 分为低危亚型和高危亚型，低危亚型 HPV 感染主要导致皮肤、黏膜疣状物生长，如尖锐湿疣；高危亚型 HPV 感染主要导致宫颈癌、外阴癌的发生。高危型 HPV 感染的女性，绝大多数能靠自身的免疫系统在 2 年内将病毒清除，只有极小一部分女性会有 HPV 持续感染。而在这极小一部分 HPV 持续感染的女性中，又只有极小一部分将来会有患宫颈癌、阴道癌或外阴癌的可能。

（2）如何治疗 HPV 感染？绝大多数感染 HPV 的人可以依赖自身免疫系统清除病毒，因此并不需要特殊治疗。目前也并没有针对 HPV 感染的有效治疗方法，临床上宫颈局部应用干扰素和一些中成药可能有一定协助清除病毒的效果，但是妊娠期是禁用干扰素的。

预防性 HPV 疫苗也不能治疗已经感染的 HPV。因此，增强机体免疫力是加快 HPV 感染清除的有效途径。加强锻炼，改变不良生活及卫生习惯，如戒烟、不熬夜和避免过度劳累，积极治疗阴道炎、宫颈炎，增强宫颈的局部免疫能力。

（3）感染了 HPV 能妊娠吗？从感染 HPV 到癌前病变再到宫颈癌，是一个相当缓慢的过程，需要 10 ～ 20 年的时间。所以，感染了高危型 HPV，特别是 HPV16 型或 HPV18 型的女性，若已经结婚，应尽快将妊娠计划提上日程。孕前要进行宫颈脱落细胞学检查，必要时进行宫颈活检以排除宫颈癌前病变及宫颈癌。

（4）备孕期有什么要注意的呢？备孕期的女性，特别是高龄备孕的女性，建议先做宫颈的防癌检查，如 HPV、TCT 或淋巴细胞细胞毒试验。

如果宫颈的防癌检查有问题，需再做阴道镜检查，以排除宫颈的癌前病变；如果发现宫颈的癌前病变，那么要在孕前治疗好宫颈的癌前病变再妊娠；如果检查排除了宫颈病变，而仅仅是携带病毒的状态，那么是可以先妊娠的。其实在妊娠女性中，有很多人是HPV-DNA 阳性的。

如果孕前没有进行宫颈的防癌检查，也可在孕早期体检时做一次宫颈防癌涂片。

（5）母亲感染 HPV 会影响胎儿发育吗？HPV 感染宿主后并不进入人体血液循环，所以孕期不会影响胎儿发育，也不会致畸，准妈妈可以放心。但宝宝出生时感染 HPV 是可能的，主要是由于接触了被 HPV 污染的羊水，不过很多婴儿出生两年多就自己清除掉了。

3. 宫颈功能不全是否影响受孕

子宫就像一个倒置的瓶子，如果因某些原因使宫颈出现解剖结构或功能的异常，"瓶口"将因此变短变松，无法维持妊娠，易引起流产（图 7-1），这种情况称为宫颈功能不全。宫颈功能不全的发生率为 0.1% ～ 1.0%。

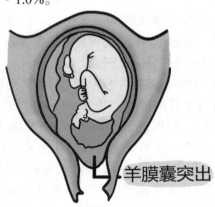

羊膜囊突出

图 7-1　宫颈功能不全引起的羊膜囊突出

高龄备孕的女性可能既往遭遇过宫颈的手术创伤（如冷刀锥切术、宫颈 LEEP 术、宫颈切除术、产伤）、人流时机械性宫颈扩张、先天性米勒管发育异常等诱发宫颈功能不全的危险因素，因此可能在足月妊娠前出现进行性、无痛性宫颈缩短、扩张、展平及漏斗状宫颈，由此造成复发性孕中期流产或早产。

（1）如何诊断宫颈功能不全？作为临床诊断性疾病，宫颈功能不全缺乏客观的诊断标准。病史询问时主要追踪宫颈手术创伤、人流时对宫颈机械性扩张及先天性发育异常等危险因素。

宫颈功能不全在非妊娠期超声或造影检查时可能提示宫颈呈漏斗形，妊娠期超声可能提示宫颈长度或宫颈管内径异常。如在妊娠 24 周前宫颈长度＜ 25mm，就需要引起警惕。此外，如非妊娠期 9 号扩宫棒能顺利通过宫颈管，经宫颈峡部牵拉球囊或 Foley 导尿管的施力评估等也可诊断。

（2）宫颈功能不全怎么治疗？如果将宫颈功能不全理解为"瓶口松了"，那么可以通过宫颈环扎术把子宫下端这个"变短变松的瓶口"扎紧，从而维持妊娠。宫颈环扎术为弱化的宫颈结构提供了一定程度的支持，保持了宫颈长度并保留了宫颈黏液栓，黏液栓对防止上行感染十分重要。宫颈环扎术是目前治疗宫颈功能不全唯一的术式和有效方法。

（3）哪些情况需要宫颈环扎？宫颈环扎有几种手术方式，每种方式都有各自的适应证。①预防性阴道宫颈环扎术：基于病史指征（既往有中期妊娠流产或极早产史）及超声检查（非偶发性的妊娠 24 周前宫颈长度＜ 25mm），通常于妊娠 12 ～ 14 周进行。②预防性经腹环扎术：有典型中期妊娠流产病史且经阴道环扎手术失败者或广泛宫颈切除术后有生育要求的女性可利用腹腔镜或开腹行经腹环扎术，通常于妊娠前或妊娠 10 ～ 14 周施术。③紧急环扎术：通常于妊娠期发生宫颈扩张后作为治疗手段实施。手术指征包括体征或超声提示宫颈管扩张 1 ～ 2cm，且无明显宫缩，伴或不伴羊膜囊外凸出宫颈外口，除外绒毛膜羊膜炎的临床征象。即使当宫颈管扩张达 4cm 时也应考虑实施紧急环扎术。双胎妊娠患者宫颈管已扩张（＞1cm）且一旦发生早产胎儿尚无自然存活力时，应考虑行紧急宫颈环扎手术。

环扎术前需进行超声检查确认胎儿存活、排查胎儿畸形，结合血清标志物及超声评估，在发现非整倍体或胎儿畸形风险高的情况下，应暂缓或取消手术。

环扎术前应全面回顾病史、评估高危因素，在充分考虑临床及超声指征的情况下根据患者的宫颈条件实施个体化手术。术后加强产检，及早发现并治疗阴道内感染。环扎缝线的拆除通常在妊娠 36～38 周进行。如果发生胎膜早破或出现宫缩，使用宫缩抑制剂无效的早产临产、高度怀疑败血症等严重感染需急诊拆除缝线。

4. 宫颈糜烂到底要不要先治疗再备孕

不少人在进行孕前检查时会被报告为"宫颈糜烂"，那么，子宫颈糜烂究竟严不严重呢？会不会影响妊娠？

其实，现在已经废除"宫颈糜烂"这个疾病名称了，以"宫颈柱状上皮异位"生理现象来替代。由于过去对正常生理现象的错误认识，把宫颈柱状上皮向外生长，替代了原本属于鳞状上皮的区域当成病理改变，也就是说子宫颈管内柱状上皮外翻，虽然看上去像"糜烂"，却是正常的生理现象。以往的妇产科教科书根据宫颈糜烂的范围将其分为轻度、中度、重度，这只是柱状上皮外翻的程度不同。绝经后女性机体雌性激素水平下降，外翻的柱状上皮退回颈管内，妇科检查又可看到光滑的宫颈了。

因此，"宫颈糜烂"并不可怕，在排除宫颈出现"糜烂"的疾病后即可安心备孕。

（1）排除宫颈炎。当宫颈出现炎症时也可表现为宫颈糜烂，尤其是急性宫颈炎，体检时宫颈可见殷红呈细颗粒状的充血糜烂区，而且容易出血。但是宫颈炎症还会有白带异常增多、有异味或合并外阴阴道瘙痒等症状，检验有衣原体及淋球菌等病原体感染。如果没有这些症状，仅仅是体检所见，并不能诊断为子宫颈炎，也不需要处理。

（2）排除宫颈癌前病变或癌变。不论宫颈看上去是光滑或是"糜烂"，备孕前都应行宫颈癌筛查，尤其是高龄备孕的女性。

宫颈癌前病变或癌变是依据宫颈液基薄层细胞学检查（TCT）、人类乳头瘤病毒（HPV）检测、阴道镜活检等辅助检查诊断的。宫颈光滑不一定没有癌前病变，宫颈病变靠肉眼看是诊断不了的，所以"宫颈糜烂"与癌前病变是两码事，不能等同。

宫颈糜烂伴有同房后出血怎么办？同房后阴道流血需要高度警惕，及时就诊。最好进行 TCT 和 HPV 检测，以便及早发现宫颈癌变。如果已排除宫颈癌变等情况，对症处理即可。

总之，如果备孕前 TCT 是正常的，"宫颈糜烂"就不需要用药治疗，更不需要对宫颈进行任何所谓的"保养"及手术，也不会影响妊娠。

5. 高龄备孕女性如何应对宫颈鳞状上皮内病变

宫颈病变泛指所有发生在宫颈部位的病变，但临床上狭义的宫颈病变主要指宫颈的癌前病变，包括宫颈鳞状上皮内病变（cervical squamous intraepithelial lesion，SIL）和腺上皮内病变（glandular intraepithelial neoplasia，CGIN）。高级别腺上皮内病变比较少见，主要介绍宫颈鳞状上皮内病变。

（1）子宫颈鳞状上皮内病变的分类和转归：子宫颈鳞状上皮内病变（SIL）分为低级别鳞状上皮内病变（LSIL）和高级别鳞状上皮内病变（HSIL）。LSIL 指异型细胞局限于上皮下 1/3 层，而 HSIL 中异型细胞扩展到上皮下 2/3 层甚至全层。这种二级分类法简便实用，提高了病理诊断的可重复性，较好地反映出 HPV 病毒相关病变的生物学过程，能更好地指导临床处理及预后判断。

SIL 是与子宫颈浸润癌密切相关的一组子宫颈病变。流行病学调查发现 SIL 和子宫颈癌与 HPV 感染、多个性伴侣、吸烟、性生活过早（＜ 16 岁）、性传播疾病、经济状况低下和免疫抑制等因素相关。常发生于 25 ～ 35 岁的妇女。大部分 LSIL 可自然消退，但 HSIL 具有癌变潜能。SIL 反映了子宫颈癌发生发展中的连续过程，如通过筛查发现 SIL，及时治疗 HSIL 是预防子宫颈浸润癌行之有效的措施。

（2）导致宫颈鳞状上皮内病变的原因：HPV 感染是引起宫颈癌前病变的重要因素。目前发现的 HPV 基因型已超 200 种。按其致癌能力，可分为高危型、潜在高危型和低危型三类：①高危型包括 16、18、31、33、35、39、45、51、52、56、58、59、68 型；②潜在高危型包括 26、53、66、67、70、73、82 型；③低危型包括 6、11、40、42、43、44、54、61、72、81、89 型。

已在近 90% 的 SIL 和 99% 的子宫颈癌组织中发现有高危型 HPV 感染，其中约 70% 与 HPV16 型和 HPV18 型相关，具有最强的致癌能力。

（3）宫颈鳞状上皮病变的临床表现：HPV 的阴险之处在于它总是悄悄地搞破坏，即使造成宫颈上皮内病变也多无特殊症状，偶有阴道排液增多，伴或不伴臭味。也可在性生活或妇科检查后发生接触性出血。检查子宫颈可光滑或仅见局部红斑、白色上皮，或子宫颈呈糜烂样表现，未见明显病灶。

（4）宫颈鳞状上皮内病变的诊断：宫颈上皮内病变的诊断应采用子宫颈细胞学检查和（或）高危型 HPV-DNA 检测、阴道镜检查、子宫颈活组织检查的"三阶梯"程序，确诊需靠病理活检。

（5）高龄备孕对宫颈鳞状上皮内病变的基本应对措施：①备孕前进行宫颈细胞学和（或）高危型 HPV-DNA 检测，如筛查阳性，需行阴道镜检查、子宫颈组织活检等。②诊断为 LSIL，细胞学检查为 LSIL 及以下者，可仅观察随访。

但有下面这些情况应及时处理：①病理结果是 CIN Ⅰ，而细胞学结果提示可能有更重的病变，如细胞学为 ASC-H（不典型鳞状上皮细胞 - 不除外高度鳞状上皮内病变）、LSIL、HSIL；②虽然细胞学结果为 ASCUS（意义未明的不典型鳞状细胞）或者 LSIL，但是阴道镜检查不满意，则需要进一步评估以明确宫颈管内有无 HSIL，即需要行宫颈管诊刮术（endocervical curettage，ECC），当宫颈管内有更重的病变时也需治疗。

出现上述情况后应按照阴道镜满意程度进行治疗，如阴道镜检查充分，可采用冷冻、激光等物理治疗；如阴道镜检查不充分或不能排除 HSIL 或 ECC 阳性者可采用子宫颈锥切术。

（6）高危的宫颈鳞状上皮内病变的治疗：诊断为 HSIL 后，大部分的 HSIL（CIN Ⅱ / Ⅲ）患者都需要治疗。HSIL 治疗包括手术治疗（宫颈锥切或 LEEP 刀）和物理治疗。①物理治疗是一种子宫颈消融性治疗（包括冷冻、激光、电凝、冷凝治疗等），它能破坏病变组织，但不能留取组织行进一步的病理评估，可能会造成漏诊和误治。物理治疗有严格的条件限制，选择时一定要慎重，并且术后需要密切随访。②宫颈锥切术后由于宫颈长度缩短、宫颈壁变薄，术后对于患者妊娠可造成不良影响，如宫颈功能不全发生晚期流产、早产等。锥切术后妊娠需进行宫颈功能的评估。

（7）妊娠期的宫颈鳞状上皮内病变的处理：妊娠期间雌激素分泌增多，可使宫颈组织细胞出现类似原位癌的形态变化，且妊娠期间抵抗力低下，易发生 HPV 感染。但目前没有证据表明妊娠期间 CIN 比非孕期更易发展为宫颈浸润癌。绝大多数病变可于产后自行缓解，因此一般妊娠期 SIL 的患者可以保守处理。只有高度怀疑癌变时才行宫颈锥切术，但需要加强监护，患者可以每 10 ～ 12 周复查一次，观察病情变化，产后 6 ～ 8 周时再次复查，以明确有无癌前病变并做相应的处理。

6. 备孕时发现宫颈息肉该怎么办

宫颈息肉是由于长期慢性炎症刺激宫颈的黏膜，引起子宫颈管腺体和间质的局限性增生，并向宫颈外口突出所形成的息肉。

宫颈息肉多为单个生长，也可为多个，息肉呈红色、舌状，质地软而脆，触之易出血。息肉可有蒂，蒂宽窄不一，根部可附在子宫颈外口，也可以在子宫颈管内；大小不一，小的如米粒样，大的直径达 1cm 左右。宫颈息肉的发病率占育龄妇女的 5% 左右，占所有宫颈病变的 4% ～ 10%，尤其好发于 30 ～ 49 岁的女性。

（1）引起宫颈息肉的好发因素：①炎症因素，一般认为宫颈息肉是由慢性炎症长期刺激引起的，促使宫颈黏膜过度增生，增生的黏膜逐渐自基底部向宫颈外口突出而形成息肉；②激素水平变化，当激素发生变化，特别是雌激素水平过高时，可能造成宫颈息肉；③病原体感染，通常由分娩、流产、产褥期感染、手术操作或机械刺激、性交损伤子宫颈，病原体侵入引起感染而导致的。

（2）宫颈息肉的症状：女性往往感觉不到宫颈息肉，主要原因是宫颈的神经属于迷走神经，对痛觉不敏感，很多时候没有明显症状，只有医生检查时才发现。即使有症状大多也轻微，常表现为少量鲜红色点滴出血或在性生活后少量出血。部分患者可有白带异味或白带中带有血丝等情况。

（3）宫颈息肉对妊娠的影响：宫颈息肉的形成和增大会影响宫颈口形态，堵住宫颈口，不利于精子通过；宫颈息肉如果伴随有白带增多，黏稠的白带也不利于精子游走。妊娠以后，雌激素水平升高和局部血流增加，宫颈息肉会长得比较快且充血明显，容易出血，出血被误认为流产而造成恐慌。长期出血可能继发感染，易导致流产。

综上所述，虽然小的没有症状的息肉不会影响妊娠，但由于妊娠特殊的生理状态容易继发出血和感染。如果备孕期检查发现宫颈息肉，建议先行息肉摘除术并送病理检查。

7. 得了早期宫颈癌还能生育吗

早期宫颈癌患者首选的治疗方式是手术。文献显示，最早期的宫颈癌，手术后5年生存率可达100%，稍晚一些的也可以达到90%多。也就是说，发现得越早，手术的治疗效果越好。那能不能只切除患病的宫颈而保留子宫，从而保留生育功能呢？

什么期别的宫颈癌才能保留生育功能呢？只有早期的宫颈癌才有可能保留生育功能。

随着对宫颈癌的认识及技术的发展，现今的医疗技术已经能帮助部分有生育要求的宫颈癌患者实现生育的梦想。简单地说，就是切除患病的宫颈而保留子宫体，保留宫颈癌患者的生育能力，前提是确诊为宫颈癌早期，即分期为ⅠA1、ⅠA2和ⅠB1期的宫颈鳞癌、腺癌或腺鳞癌患者，并且病变直径不能过大（直径＜4cm），才能考虑保留生育功能。不符合上述条件的不能保留。

目前的临床数据显示，保留生育功能的宫颈癌手术并不会影响妊娠，同时，妊娠也并不会改变宫颈癌或癌前病变的预后。妊娠合并宫颈癌的患者，其总体复发、转移率和普通患者没有区别。但是，当妊娠期间，患者出现一些可能威胁到她自身安全的问题，如病变进展、复发、转移，病灶有残留等不利情况时则需要终止妊娠，毕竟母亲的生命安全是第一位的。

8. 子宫内膜息肉会影响妊娠吗

子宫内膜息肉是妇科疾病中常见的一种良性疾病，临床表现以阴道异常流血为主。据不同的研究者报道，子宫内膜息肉的发病率为8%～35%。子宫内膜息肉发展的高危因素包括年龄、高血压、肥胖等。育龄期到绝经后女性均为该病的高发人群。

　　许多子宫内膜息肉没有明显临床症状，仅仅是在体检时发现，当出现症状时，大多数表现为月经失调、月经淋漓不尽、排卵期出血等异常子宫出血，还可表现为不孕。子宫内膜息肉数量可单个或多个，直径从数毫米到数厘米，可分无蒂或有蒂两种。事实上，子宫内膜息肉的发病机制尚不明确，其形成的机制可能与雌激素受体失调、感染、炎症刺激、氧化应激等多种因素相关。

　　超声检查子宫内膜息肉的敏感度为 86%，特异度为 94%，但是超声下不能区分子宫黏膜下肌瘤与子宫内膜息肉，需以最终的病理结果进行最终诊断。彩色多普勒超声可以提高子宫内膜息肉的检出率，但是 B 超检查结果不能替代病理检查结果。

　　宫腔镜引导下的活检是最常见的诊断子宫内膜息肉的检查方法。在宫腔镜的直视下检查并摘除息肉送病理，具有最高的敏感性和特异性。

　　药物治疗对于子宫内膜息肉的作用有限，所以目前不推荐药物治疗。

　　临床研究发现，不孕的女性似乎更容易发生子宫内膜息肉，在去除子宫内膜息肉后可以提高受孕能力，这可能与受精卵的着床受影响有关。宫腔内人工授精前切除息肉可以显著提高妊娠成功概率，65% 的患者在切除子宫内膜息肉后可以自然受孕。切除息肉后可以有效提高低生育力妇女的生育能力。所以，高龄备孕患者如果检查发现子宫内膜息肉，推荐积极治疗。通过宫腔镜摘除息肉能改善宫腔内环境，有利于自然受孕或给予辅助生殖技术更大的成功机会。子宫内膜修复的时间一般为 1～2 个月，对于急于妊娠的女性，一般建议术后正常月经来潮一次后再试孕，手术当月建议避孕，术后 2 周建议避免性生活。

　　子宫内膜息肉恶变并不常见，因此还有一种方法就是不加干预的期待疗法。证据显示一部分息肉可自发消退，并且与长度大于 10mm 的息肉相比，较小的息肉更容易消退。医生应告知患者并与其讨论后，方可选择保守的观察治疗。但最新研究显示，随着年龄的增长，其恶变概率已开始呈明显上升趋势。

9. 有卵巢囊肿的高龄女性怎么办

卵巢是一个神奇的组织器官，对于女性来说，它既能分泌激素以维持正常的生理功能，又能产生和排出卵子，繁衍下一代。而卵巢肿瘤在妇科肿瘤中也是很常见的，可以发生于任何年龄。因以囊性居多，俗称"卵巢囊肿"。

发现卵巢囊肿不要慌张，在临床上，卵巢囊肿有生理性和病理性两类：随着月经周期的更替可自行消失的既往被称为卵巢生理性的囊肿，现称为卵巢瘤样病变；3个月经周期后仍持续存在的常被称为病理性囊肿。

（1）卵巢瘤样病变（卵巢生理性囊肿）：其中以滤泡囊肿和黄体囊肿最为常见，前者是由于卵泡未破裂，或卵泡液未被吸收或自身增多而形成；后者是因排卵后形成的黄体持续存在或伴有出血，吸收不良而成。多为单侧、壁薄，直径≤8cm，观察或口服避孕药2～3个月后可自行消失。

（2）病理性囊肿：病理性的卵巢肿瘤在临床上分为良性、恶性、交界性三类。卵巢肿瘤组织成分非常复杂，是全身各脏器原发肿瘤类型最多的器官，被分为14大类，不同类型的肿瘤组织学结构不同，表现不同、处理的方案不同，预后也不同。

良性卵巢肿瘤：常见的有卵巢浆液性囊腺瘤、黏液性囊腺瘤、成熟性畸胎瘤、子宫内膜异位囊肿（俗称"巧克力囊肿"）等。它们属于上皮性肿瘤、生殖细胞肿瘤等。此外，还有炎性因素导致的输卵管卵巢囊肿。良性卵巢肿瘤多为单侧囊性包块，表面光滑，活动度较好。但也有个别例外，如子宫内膜异位囊肿和输卵管卵巢囊肿常与子宫或周围组织粘连，导致活动度较差。

恶性卵巢肿瘤即人们常说的卵巢癌，最常见的组织学类型是卵巢上皮性癌，占卵巢恶性肿瘤的85%～90%，其中又以浆液性囊腺癌发病率最高，其他病理类型还包括黏液性囊腺瘤、子宫内膜样癌。非卵巢上皮性癌，如未成熟畸胎瘤、无性细胞瘤、卵黄囊瘤、颗粒细胞瘤等。肿块多为双侧，呈实性或半实性，表面凹凸不平，活动度差，与子宫分界不清。

还有交界性卵巢肿瘤，即介于良恶性肿瘤之间的一种低度恶性潜能肿瘤。常见的病理组织学类型为浆液性、黏液性及其他少见类型，如浆黏性交界性肿瘤、子宫内膜样肿瘤、透明细胞肿瘤及Brenner 肿瘤等。与卵巢癌相比，交界性肿瘤好发于年轻女性，合并不孕率较高，以早期病患多见，总体预后较恶性卵巢肿瘤好很多。

下面介绍有关卵巢囊肿的症状、诊断及治疗。

（1）卵巢囊肿会有哪些症状？卵巢在盆腔深处，大多数的卵巢囊肿通常无明显症状，有时也可伴发以下不适。①黄体囊肿可伴有月经紊乱；②子宫内膜异位囊肿可表现出痛经或性交痛；③短期内生长迅速的囊肿可有下腹胀痛感；④约 3% 卵巢肿瘤会发生破裂，若发生囊肿破裂，囊液刺激可引起急性腹痛；⑤卵巢囊肿扭转导致卵巢缺血坏死也会发生急性腹痛，并伴发恶心、呕吐等症状；⑥输卵管卵巢囊肿炎症发作时常伴发热、急性腹痛等症状。

卵巢癌患者晚期可有腹胀、腹痛等消化道症状，以及消瘦、贫血等恶病质表现，也有部分患者因腹胀行 B 超检查发现大量腹水，进一步检查诊断为卵巢肿瘤。

（2）如何诊断卵巢囊肿？卵巢囊肿确诊在临床上常需结合以下检查结果进行综合判断。①妇科检查：通过双合诊或三合诊，医生可以摸到附件区有包块，通过触诊感知包块的大小、包块是否规则、边界是否清楚、是囊性还是实性、与周围有无粘连、有无压痛等，结合病史表现可以进行初步诊断。但是如果患者比较胖，腹部脂肪厚或腹痛不能放松，通常双合诊检查比较困难。②B 超检查：作为妇科最常用的检查，可了解卵巢肿瘤的大小、形态、囊实性、囊内是否有乳头，其临床诊断符合率可达 90% 以上，但不易测出直径＜ 1cm 的实性肿瘤。③MRI 和 CT 检查：MRI 可较好地显示肿块及与周围组织的关系，而盆腹腔 CT 可判断肿瘤周围侵犯及远处转移情况，对手术方案的制订有较大优势。④肿瘤指标物检查：临床上推荐联合检测血清 CA125、HE4 水平判断肿瘤良恶性，血清 HCG 对非妊娠性卵巢绒癌有特异性。此外，AFP 对卵黄囊瘤的诊断具有特异性。⑤穿刺或胸腔积液、腹水细胞学检查：B 超引导下对肿瘤组织进行穿刺活检，以及抽取胸腔积液、腹水行细胞学检查，可帮助卵巢肿瘤的进一步诊断。

（3）发现卵巢肿瘤一定要手术吗？初次发现的卵巢肿瘤，若 B 超提示为囊性且未见乳头等实性成分，可以先观察，通常会连续观察 3 个月经周期，医生会嘱咐下次月经干净后立即复查 B 超，从而排除如滤泡囊肿和黄体囊肿的生理性囊肿的干扰。

若照此随访 3 个月经周期，囊肿仍然存在，就要考虑为病理性囊肿了，需要进一步诊断并判断是否手术，所以并不是所有的卵巢囊肿都需要立刻手术。因手术有可能因影响卵巢血供引起医源性卵巢功能下降。

（4）如果手术，需要把卵巢都切除吗？对于良性卵巢肿瘤，需根据患者年龄、生育要求及对侧卵巢情况决定是否手术及手术范围。年轻、单侧卵巢肿瘤行患侧卵巢肿瘤剥除术或卵巢切除术，保留同侧正常卵巢组织和对侧正常卵巢；双侧良性肿瘤应行肿瘤剥除术。绝经后妇女可行子宫及双侧附件切除术或单侧附件切除术。术中应尽量防止肿瘤破裂、囊液流出，完整取出肿瘤后要剖开探查，术中行快速冰冻切片检查，明确肿瘤性质以确定手术范围。

对于年轻的、有生育要求的交界性卵巢肿瘤或早期卵巢癌患者，生殖咨询应纳入临床管理的一部分，可根据肿瘤的范围仔细讨论，慎重考虑后行保留生育功能的手术，包括全面手术分期 + 患侧附件切除，保留子宫及对侧附件。术后需在生殖专业医生的指导下尽早完成生育任务，推荐在完成生育后行再分期手术。

对于恶性或交界性肿瘤，需行全面分期手术或肿瘤细胞减灭术。术后进行必要的化疗、放疗等辅助治疗。

10. 高龄备孕女性发现卵巢内膜样囊肿怎么处理

卵巢内膜样囊肿俗称"巧克力囊肿"（图 7-2），有人干脆简称为"巧囊"，是卵巢良性囊肿中多见的一种类型。因囊肿内的陈旧积血呈黑褐色、黏稠，看上去就像融化了的巧克力液而得名。发生巧囊的原因简单来讲，是原本只有子宫里才有的内膜组织"偷渡"异位长在了卵巢上，当每一次月经来潮时，卵巢上的子宫内膜组织也会增生脱落出血，逐渐形成囊肿。有研究表明，25% ～ 50% 的不孕妇女合并子宫内膜异位症。

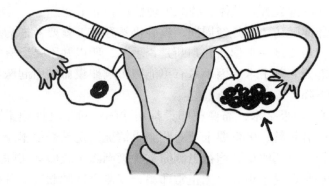

图 7-2 巧克力囊肿

（1）巧囊可能出现的症状：痛经是卵巢内膜样囊肿的主要症状，一般为继发的逐年加重的痛经，多是从月经前就开始甚至是在月经周期的后半期就开始了，要持续到月经后的数日才会结束消失，位在下腹或是偏于一侧。但是临床上也有少数患者没有明显的痛经。

其他的症状包括：①月经不调，卵巢内膜样囊肿患者可能出现月经量过多、经期延长等症状。②囊肿破裂，月经期卵巢内膜样囊肿可多次出现小的破裂，破裂后立即被周围组织包裹，可能会造成一过性下腹部或盆腔深部疼痛。如果比较大的卵巢内膜样囊肿出现比较大的破裂时，囊内液体流入盆腹腔可引起突发性剧烈腹痛，常伴恶心、呕吐和肛门坠胀感，症状严重时需行急诊手术。③排卵障碍，17% ～ 27% 内膜异位症患者有排卵障碍，可能与腹腔液中前列腺素升高有关；有时即使有排卵，也会发生黄体功能不足而影响受孕。还有部分患者发生未破裂卵泡黄素化综合征，即卵泡发育至成熟，发生了黄素化，最终卵子没有排出。④卵巢储备功能下降，异位病灶对卵巢正常组织的破坏造成卵巢储备功能下降。⑤不孕，排卵障碍、卵巢储备功能下降、盆腔微环境紊乱等都可造成不孕。⑥卵巢内膜样囊肿恶变，巧囊和卵巢子宫内膜样癌、透明细胞癌之间的关系密切，巧囊恶变率约为 1%，不容忽视。

巧囊手术后易复发，需要长期治疗及随访。

（2）合并巧囊的高龄女性备孕时的应对措施：高龄备孕时合并巧囊的患者，其治疗方案主要取决于患者的相关症状、囊肿是否怀疑恶变、生育力评分等。

如果采用药物治疗，适用于有慢性盆腔痛、痛经明显、有生育要求及无卵巢囊肿形成的患者，包括假孕疗法、假绝经疗法等，常用药物有非甾体抗炎药、口服避孕药、孕激素、促性腺激素释放激素激动剂等。

如果决定手术治疗，则手术处理的适应证有：①卵巢内膜样囊肿达 4 ～ 5cm 及以上；②有较明显的痛经症状；③血清 CA125 异常升高怀疑癌变；④突发腹痛怀疑卵巢囊肿破裂。

首选手术方式为腹腔镜下囊肿剥除术，术中同时将可见到的内膜异位症病灶清除干净；合并不孕者，还能进行通液检查输卵管通畅程度；疏理输卵管周围粘连等。手术中，医生会根据盆腔腹膜、卵巢病变的大小及深浅，卵巢、输卵管粘连的范围及程度，以及直肠子宫陷凹封闭的程度予以评分决定分期，计算内膜异位症的生育指数，以预测其合并不孕症患者腹腔镜手术分期后的自然妊娠情况。简单地讲，生育指数评分越高，术后妊娠概率越高。

对于囊肿不超过 4 ～ 5cm，痛经不严重，没有试孕过的女性，可以在医生的严密观察下试孕。如果有不孕症证据，建议尽早手术或直接借助辅助生殖技术妊娠。

总之，高龄备孕合并内膜异位囊肿者不仅需要评估囊肿的性质，更要评估生育力的情况，在保证安全的情况下，尽快解决生育问题。

11. 如何处置卵巢囊肿蒂扭转才不影响妊娠

卵巢囊肿蒂扭转为常见的妇科急腹症，约 10% 卵巢肿瘤并发蒂扭转。本病好发于瘤蒂长、中等大、活动度良好、重心偏于一侧的肿瘤（如畸胎瘤）。它常发生在突然改变体位时或妊娠期，产褥期子宫大小、位置发生改变时也会引发蒂扭转，表现为突发一侧下腹剧痛，常伴恶心、呕吐甚至休克。当扭转蒂部自然复位或肿瘤完全坏死时，腹痛可减轻。一经确诊，应尽快行急诊手术治疗。下面回答 3 个主要的相关问题。

（1）为什么卵巢囊肿扭转不及时处理后果很严重？首先来了解一下卵巢肿瘤扭转的"蒂"包含哪些结构：蒂部是由骨盆漏斗韧带、卵巢固有韧带和输卵管组成，提供卵巢血供的血管走行于这些韧带里。

当发生急性扭转后，卵巢静脉回流受阻，瘤内极度充血或血管破裂瘤内出血，致使瘤体增大；动脉血流受阻，肿瘤发生缺血坏死变为紫黑色，可发生肿瘤破裂和继发感染。所以简单来说，卵巢囊肿扭转后发生缺血，如不及时处理会引起卵巢和输卵管坏死，后果当然严重。

（2）如何诊断卵巢囊肿扭转呢？除了依据突发的一侧下腹剧痛，伴恶心、呕吐甚至休克等症状，卵巢囊肿扭转时，妇科检查可发现宫颈有举痛和摇摆痛，子宫正常大小，一侧附件区可扪及张力高肿物，有压痛，以蒂部最明显。B 超检查是必要的，可明确盆腔有无卵巢肿瘤，并且可以了解肿块的部位、大小、形态及性质，还可以了解卵巢的血流情况等。

（3）为什么卵巢囊肿蒂扭转要尽快手术？卵巢蒂扭转造成卵巢和输卵管血供的阻断，缺血时间长会造成卵巢和输卵管坏死，因此应尽快行急诊手术。好处是：①手术探查可以明确诊断；②如果扭转时间短，血供闭塞不是很久，是有机会挽救卵巢的。

医生对于扭转时间不长的患者，先行蒂复位，复位后如果血流复通，卵巢和输卵管的颜色恢复红润，可行保守性手术（剥除囊肿，保留正常卵巢组织）。如果卵巢和输卵管缺血坏死，血流不能复通，无正常卵巢组织可保留，就只能切除卵巢和输卵管了。如果考虑保守治疗不保险，可以行卵巢切除，同时与生殖医生合作，尽量保存患侧卵巢上的正常皮质，进行生育力的保存。

由此可见，对于卵巢囊肿蒂扭转只有积极处理才是保留卵巢、保留生育功能的上上策，不能因为犹豫不决、一味观察等待而造成终身遗憾。

12. 卵巢畸胎瘤与妊娠有什么关系

卵巢畸胎瘤既不是从娘胎里带来的，也不是寄生胎，它是卵巢生殖细胞肿瘤中比较常见的一种类型，来源于卵巢组织中的生殖细胞，由多胚层组织构成，生殖细胞能发育成不同的组织，偶见只含一个胚层成分。根据其分化程度，可以分为成熟性（良性）畸胎瘤和不成熟性（恶性）畸胎瘤。

成熟性畸胎瘤又称为皮样囊肿，最为常见，占卵巢畸胎瘤的95%以上，可发生于任何年龄，以20～40岁者居多，多为单侧，中等大小，呈圆形或卵圆形，囊肿内充满油脂和毛发，有时可见骨质或牙齿、脑组织等。偶见的单一胚层分化则形成高度特异性畸胎瘤，如卵巢甲状腺肿，能分泌甲状腺激素，可使患者出现甲状腺功能亢进的症状。

恶性畸胎瘤多为实性，由分化程度不同的未成熟胚胎组织构成，主要为原始神经组织。肿瘤的恶性程度根据未成熟组织所占比例、分化程度及神经上皮含量而定。未成熟畸胎瘤复发及转移率均较高，但是复发后再次手术可见到未成熟肿瘤组织向成熟转化，恶性程度会比上一次下降。有恶性程度逆转的现象是这种肿瘤独有的特征。

下面解答有关卵巢畸胎瘤的常见问题。

（1）卵巢畸胎瘤后续如何处理？是不是都需要手术？一般畸胎瘤表现为混合性包块比较多，而混合性包块最需要的就是与盆腔恶性肿瘤相鉴别。医生鉴别主要靠妇科 B 超和肿瘤标志物来根据结果及患者有无生育要求决定采取下面哪种处理方案。①严密观察暂不处理：如果肿块大小＜ 3cm，界线比较清楚，超声表现为"面团征"等典型的畸胎瘤表现，且肿瘤标志物结果均在正常范围之内，短期有妊娠的打算，则一般不影响受孕，孕期加强超声检查，如果没有明显增大，可以留待以后处理。②手术治疗：如果超声检查结果不是典型的"面团征"，或者肿瘤标志物有异常增高，或者包块＞ 5cm，为了避免卵巢囊肿蒂扭转而导致急腹症，需要手术取得病理组织以明确诊断。

目前，没有药物可以治疗畸胎瘤，吃药是不可能缩小或消散畸胎瘤的。所以手术可能还是最终的解决办法，只是时间早晚的问题。

（2）畸胎瘤剥除手术对高龄女性的备孕有影响吗？现在卵巢畸胎瘤手术多采用腹腔镜微创剥除手术，妇科医生也越来越重视对生育的保护，手术中剥除畸胎瘤的同时会尽可能保留卵巢正常组织，这样可以将手术对于妊娠的影响降到最低程度。手术以后一般休息2 ～ 3 个月即可考虑妊娠。畸胎瘤手术后需要定期复查，医生会根据术中的情况，嘱患者 3 ～ 6 个月来医院复查。

（3）妊娠对畸胎瘤会有影响吗？是否需要手术？妊娠对畸胎瘤的生长一般没有太多影响。但是，孕期可能发生卵巢囊肿蒂扭转或卵巢囊肿破裂，导致急腹症、流产、早产等。

畸胎瘤由于囊壁内组织成分密度不均匀，易发生卵巢囊肿蒂扭转，扭转过度或者时间过长容易导致输卵管、卵巢缺血坏死而需要手术切除，是妇科常见的急腹症之一，特别是在孕早期，发生蒂扭转容易导致流产。此外，在妊娠期间，由于子宫不断增大，肿瘤受到排挤，或者在分娩后盆腔突然空虚，都容易诱发扭转。因此，对于较大的畸胎瘤，建议孕前就手术处理。此外，孕期腹部受压还可能导致畸胎瘤破裂，引起腹痛等表现，在诊断和处理上都增加了难度。

如果孕前没有检查，孕期发现的畸胎瘤在处理上需要权衡利弊。对于孕早期（孕 12 周前）发现的，如果卵巢肿块比较大（＞5cm），或者肿块的性质不确定（无法确定良恶性），还是建议手术，明确肿块性质，以免贻误治疗。

（4）孕期的畸胎瘤剥除手术应该怎样做？手术时间选择在妊娠 3 个月（12 周）以后，18 ～ 20 周之前的这一孕中期时段内较好，因为这时手术发生流产的概率相对较小，妊娠的子宫也不至于过大影响手术视野。通过腹腔镜实施微创剥除畸胎瘤，手术中尽量避免刺激子宫。孕中期麻醉药物一般也不会造成胎儿器官结构的异常，手术不管采用全身麻醉或者脊椎麻醉、硬膜外联合麻醉，对胎儿来说都是安全的。

如果是妊娠晚期才发现的肿块，或者早期考虑为良性肿块，严密观察到妊娠晚期，是可以在剖宫产的同时行卵巢囊肿剥除术的。但是在妊娠期间可能发生卵巢囊肿蒂扭转、破裂而导致急腹症，需要急诊手术；极少数准妈妈可能会因为肿瘤为恶性而延误治疗时机。

（5）如果是恶性畸胎瘤怎么办？未成熟畸胎瘤多是恶性肿瘤。但和卵巢癌相比，好发于年轻女性，发现时多为早期，预后好，5 年生存率高，因此如果有生育要求，可以保留子宫和一侧卵巢，从而保留生育功能。早期患者术后可以观察，中晚期的患者需要辅助化疗。

保留生育功能的未成熟畸胎瘤患者，术后要定期监测，主要通过超声及肿瘤标志物 CA125 和 AFP。在手术及化疗后要尽快完成生育计划，必要时通过辅助生殖技术完成生育。完成生育计划后的高龄患者要按照卵巢癌的标准进行全面的分期手术，除了切除卵巢和子宫，淋巴结也要切除。这样既能全面分期，治疗也更彻底，不因心存侥幸而造成病情贻误。

13. 高龄备孕女性发现子宫肌瘤怎么办

子宫肌瘤是女性生殖系统最常见的良性肿瘤，由子宫平滑肌及结缔组织组成，可为单发或多发，大小从数毫米到30cm不等。估计育龄期妇女的子宫肌瘤患病率可达25%。根据尸体解剖统计，30岁以上妇女发病率可达50%以上。育龄期女性子宫肌瘤的发生率随年龄的增长而升高。

子宫肌瘤的确切病因尚未明了。高危因素为年龄＞40岁、初潮年龄小、未生育、晚育、肥胖、多囊卵巢综合征、激素补充治疗、黑色人种及子宫肌瘤家族史等，这些因素均与子宫肌瘤的发病风险增加密切相关。

子宫肌瘤大小不一，数目可以1个至数十个，生长部位可以在子宫的任何位置，而使子宫的形状增大及改变。按生长部位分为子宫体肌瘤和子宫颈肌瘤，前者约占90%，后者仅占10%。根据肌瘤与子宫壁的关系分为4种，即肌壁间肌瘤、黏膜下肌瘤、浆膜下肌瘤及阔韧带肌瘤（图7-3）。

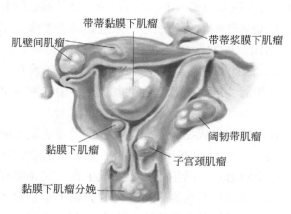

图 7-3　根据肌瘤与子宫壁的关系分类

　　子宫是子宫肌瘤最常见部位。子宫肌瘤一般无症状。一旦出现症状，症状十分典型，其中肌瘤的位置可能对症状和生活质量产生一定影响。主要包括：①月经期严重出血和不孕等问题，多数是由于黏膜下子宫肌瘤导致的。②大的子宫肌瘤可能占据更多部位，可能从子宫内膜腔扩大到子宫浆膜表面。③有的大肌瘤可导致对膀胱、输尿管的压迫，造成尿频；宫颈肌瘤可引起排尿困难、尿潴留。④阔韧带肌瘤或巨大宫颈肌瘤向侧方发展，压迫输尿管使上泌尿道受阻，造成输尿管扩张、肾盂积水等。⑤对直肠的压迫出现便秘等症状。⑥还可能伴有盆腔痛、继发性痛经、腹胀、不孕等。以上各种症状会对生活质量产生消极影响。这种情况常需要进行治疗。

　　子宫肌瘤和不孕之间的确切关系目前尚不清楚。一些证据表明黏膜下子宫肌瘤导致不孕；壁间肌瘤影响尚不能确定；浆膜下肌瘤似乎并无影响。观察性研究支持对黏膜下肌瘤进行子宫肌瘤剔除术。尽管肌壁间肌瘤与不孕的关系尚不能确定，但当前的共识并不认为剔除肌壁间肌瘤可改善不孕。另有研究表明，患有子宫肌瘤的女性自然流产率明显升高，但是早产率未发现明显差异。靠近胎盘的子宫肌瘤很可能与妊娠早期出血和流产有关。妊娠期子宫肌瘤"红色样变"可导致剧烈疼痛、流产甚至早产。

　　既然生育年龄较大会增加子宫肌瘤和流产风险，那么高龄备孕女性遭遇子宫肌瘤怎么办呢？研究认为，子宫肌瘤剔除术（不论是开腹手术、腹腔镜手术还是宫腔镜手术）不一定能改善不孕或妊娠结局效果。所以高龄备孕女性如果发现有子宫肌瘤，一定要先进行专家咨询及评估后再决定。主要的处理方式如下。

　　（1）如果有月经过多、异常出血甚至导致贫血；或压迫泌尿系统、消化系统、神经系统等出现相关症状，经药物治疗无效，需行手术治疗。

　　（2）如果明确不孕或流产的原因系子宫肌瘤所致，需先处理子宫肌瘤。子宫肌瘤患者准备妊娠时，若肌瘤直径≥4cm，建议剔除。如超声评估宫腔容积因子宫肌瘤的存在减小，或子宫肌瘤压迫宫腔、肌壁肌瘤突破直接到达宫腔等可能影响受精卵着床，也需要积极处理。

（3）高龄备孕女性合并子宫肌瘤时在有的情况下可以考虑保守治疗，但保守治疗时一定要注意随访子宫肌瘤的生长情况，如肌瘤生长较快，为了明确肿瘤的良恶性，仍然要在医生指导下及时手术治疗。

子宫肌瘤的保守治疗分两种：①观察，对于无症状且生长缓慢的子宫肌瘤，可以每隔 3 ～ 6 个月做一次 B 超检查，了解肌瘤的生长情况；②药物，如果肌瘤生长较活跃而患者又有生育要求的可以适当采用药物治疗。常用的药物包括促性腺激素释放激素拮抗剂（GnRH-a）、雄激素丙酸睾酮、孕激素受体拮抗剂如米非司酮（息隐）等，还有一些活血化瘀、软坚散结的中成药如消瘤丸、宫瘤宁等。

此外，高龄备孕女性合并肌瘤者建议还要经生殖专家评估卵巢功能。因为 35 岁以后，卵巢的功能开始减退，而处理子宫肌瘤需要的时间可能较长，需要生殖医生评估是否在手术剥除肌瘤之前实施促排卵及体外受精、冷冻保存胚胎等处理。

总之，高龄备孕女性合并肌瘤时不要盲目试孕，建议尽早咨询专家，在全面的评估及专业指导下实现尽快妊娠、安全妊娠、安全分娩。

14. 患有子宫腺肌病的高龄备孕女性需不需要辅助生殖

子宫腺肌病是由于子宫内膜腺体和间质侵入子宫肌层形成弥漫性或局限性的病变，是妇科常见的疾病，多发生于 30 ～ 50 岁的经产妇，约 50% 的腺肌病合并子宫肌瘤，约 15% 的合并子宫内膜异位症。

该病近年来发病率呈现上升趋势，但发病机制至今仍然不清楚。可能与多次妊娠及分娩、人工流产、慢性子宫内膜炎等造成子宫内膜基底层损伤密切相关。腺肌病也常合并子宫肌瘤和子宫内膜增生，提示高水平雌孕激素也可能是促进内膜向肌层生长的原因。

子宫内膜可以弥漫性侵入子宫肌壁层，造成子宫均匀性增大；局限型是异位内膜仅侵及某部分子宫肌壁，形成瘤样改变，但其与子宫肌瘤不同，腺肌瘤与周围正常组织并无分界。医生在妇科检查中可发现子宫增大，多数为均匀增大，但子宫正常大小甚至小于正常者也可有子宫腺肌病存在，往往质硬，有压痛。腺肌瘤的表现为结节状突起或表面不规则状。

子宫腺肌病临床表现以月经过多、进行性痛经为主要表现。痛经逐渐加重，表现为生孩子后数年开始出现月经期小腹痛，且通常越来越重，呈持续性下腹痛、腰痛、肛门坠胀感伴有恶心、呕吐。患者一般需使用止痛药，不少患者需要打止痛针。因为月经量过多，子宫腺肌病常引起贫血，子宫增大变硬、宫腔内环境差导致不孕。少数患者在性生活中有疼痛感，面部长有痤疮、黄褐斑等。月经失调主要表现为月经量过多与经期延长。

经常会有热心的"经验人士"劝说腺肌症患者，怀孕生宝宝就把这个毛病带走了，便不会痛经了。"老经验"真的管用吗？

实际上，子宫腺肌病会造成子宫蠕动增加或紊乱，影响精子运输、胚胎着床及胎盘发育，30%以上的子宫腺肌病患者合并不孕。"生个宝宝把毛病带走"这个愿望常难以实现。而且，子宫腺肌病患者的流产率、早产率、难产的风险都比较高。

由于子宫腺肌病合并不孕的患者，尤其是高龄患者，药物治疗方法有限，辅助生殖技术仍是首选。所以，应积极寻求生殖医学专家的帮助，采取相应的干预措施。

15. 为什么说宫腔粘连是备孕路上的大麻烦

正常宫腔在生理状态下前后壁接触合拢，即使在月经期子宫内膜剥脱时也不会出现粘连，这主要是依赖于子宫内膜基底层的完整性和功能正常。有个形象的比喻：子宫内膜基底层是土地，功能层是长在上面的庄稼，庄稼随季节（月经周期）慢慢长高，如果没有妊娠，庄稼就会坏死脱落形成月经。

　　一旦因手术或炎症等物理或化学因素刺激损伤了子宫内膜，造成内膜基底层的破坏，即土地受破坏，改变了正常月经周期中子宫内膜有规律的生长脱落，则可导致子宫间质中的纤维蛋白原渗出、沉积，造成宫腔前后壁粘连（图7-4）。

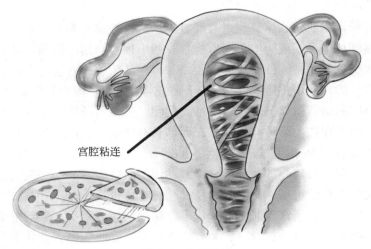

宫腔粘连

图7-4　宫腔粘连

　　那么，哪些情况会造成宫腔粘连呢？主要如下。

　　（1）宫腔操作史：①妊娠因素，人工流产术、中孕钳刮术、中孕引产刮宫术、产后出血刮宫术和自然流产刮宫术等。这可能是由于妊娠子宫的内膜基底层更容易受损伤，导致子宫壁互相黏着，形成永久性的粘连。②非妊娠因素，子宫肌瘤剜除术（进入宫腔）、子宫黏膜下肌瘤经宫腔摘除术、子宫纵隔切除术、双子宫矫形术等破坏了内膜的基底层，使子宫肌层暴露于宫腔内，导致子宫壁的前后粘连。

　　（2）炎症因素：宫内感染结核分枝杆菌、绝经后老年性子宫内膜炎、宫腔操作术后继发感染、产褥期感染、放置宫内节育器术后引起继发性感染等。

（3）人为因素：人为地破坏子宫内膜基底层，使之出现宫腔粘连，如子宫内膜电切除术后、宫腔内微波、冷冻、化学药物治疗及局部放射治疗后。

如果发生了宫腔粘连，由于粘连部位和程度不一，患者的临床表现也略有不同。但无论怎样，主要症状都在下列症状的范围中可以找到。

（1）闭经（或月经过少）：宫腔完全粘连者可出现闭经，闭经时间可很长，且用雌激素、孕激素治疗不引起撤退性出血。宫腔部分粘连和（或）内膜部分破坏者，则表现为月经过少，但月经周期正常。

（2）周期性腹痛：一般在人工流产或刮宫术后1个月左右出现突发性下腹痉挛性疼痛，有一半以上伴有肛门坠胀感。有些患者腹痛剧烈、坐卧不安、行动困难，甚至连排气、排便都很痛苦，有时有里急后重感。疼痛一般持续3～7天后逐渐减轻、消失，间隔1个月左右，再次发生周期性腹痛，且渐进性加重。

（3）不孕及反复流产、早产：子宫腔粘连后易发生继发性不孕，即使妊娠也容易发生反复流产及早产。由于子宫腔粘连、内膜损伤，子宫容积减小，影响胚胎正常着床，还可能影响胎儿在宫腔内的存活。

对于宫腔粘连进行治疗是必需的。其治疗方向是恢复宫腔解剖学形态及宫腔容积，治疗相关症状如不孕、疼痛等，预防再粘连的形成，促进子宫内膜再生修复，恢复生育能力。对无临床症状且无生育要求的患者可暂不采取手术治疗。

宫腔镜下宫腔粘连松解术是有症状的宫腔粘连的治疗选择。因宫腔镜操作也可能造成进一步内膜损伤，所以广泛而致密的宫腔粘连需要至少一名有经验的专家进行操作。当宫腔镜技术不适用或无法修复子宫形态时，开腹手术应该保留为最后一种治疗方式。

宫腔粘连患者的子宫内膜如破坏严重，宫腔镜术后创面愈合困难，粘连复发率高，因此在宫腔粘连松解术后需使用宫内节育环或球囊等隔离支撑预防再粘连，并且需进行 2 ～ 3 个月的雌孕激素治疗。

宫腔粘连分离术后备孕的主要方法如下：

（1）轻度宫腔粘连未合并子宫腔以外的原因和男方因素时，可尝试自然受孕或人工授精；如伴有子宫腔以外因素时，应及早通过辅助生殖技术进行治疗。

（2）中、重度宫腔粘连治疗后宫腔形态恢复正常，子宫内膜厚度（增殖晚期）> 7mm 时，可考虑用辅助生殖技术助孕。

16. 患有输卵管积水的高龄备孕女性该怎么办

输卵管因素在临床上是导致女性不孕的最常见因素，占女性不孕的 25% ～ 30%。其中输卵管堵塞、输卵管积水是最常见的。输卵管堵塞，尤其是伞端的粘连闭锁，黏膜细胞分泌的液体不能排出而存积于输卵管内就会造成积水。

造成输卵管粘连堵塞的原因有很多，盆腔炎性感染最为常见，如盆腔的细菌感染、支原体感染、结核感染等。一些造成盆腔粘连的疾病，如盆腔子宫内膜异位症、盆腔手术史、阑尾炎、输卵管妊娠保守治疗等也是引起输卵管积水的重要因素。还有药物性的原因，如在促排卵过程中，由于激素的刺激也可以引起输卵管积水或使输卵管积水加重。

输卵管积水肯定会影响妊娠，原因如下：

（1）输卵管积水常合并有输卵管堵塞，输卵管堵塞后精子和卵子无法相遇形成受精卵。

（2）如果输卵管峡部没有粘连堵塞，输卵管里的积水会不断地反流进宫腔，干扰胚胎在子宫内膜的着床，影响胚胎种植。

（3）输卵管里的积水促使组织释放出细胞因子、前列腺素、白细胞趋化因子和其他炎性物质，影响子宫内膜，造成内膜容受性降低。输卵管积水中含有的微生物、组织碎片及一些毒性物质对胚胎也是有"毒性"的，影响胚胎发育。

总之，输卵管积水可影响精卵结合，降低种植率和妊娠率，并且增加流产率和异位妊娠的概率。因此，肯定会影响妊娠的。

那么，怎样才能知道输卵管是否有积水呢？诊断主要通过 B 超检查，影像中表现为卵巢周围有长条状或"腊肠"样的管状积液结构；子宫输卵管造影也能发现输卵管增粗积水，造影剂不扩散；但诊断的金标准是腹腔镜或开腹手术直视下发现输卵管增粗、积水。

既然输卵管积水肯定影响妊娠，一旦发生又想要孩子的高龄女性该怎么备孕呢？积极干预。目前处理输卵管积水的手术方法主要包括输卵管造口术、输卵管近端结扎术、输卵管切除术、超声引导下输卵管积水穿刺术等。下面给大家介绍几种主要方法。

（1）输卵管远端造口近端结扎术：结扎并切除输卵管与子宫相连的部分，既可以防止积水逆流回宫腔，又不影响卵巢血运，同时对远端伞端进行造口，恢复了伞端结构，排出了积水，还可改善盆腔内环境。

（2）输卵管远端造口术：对于输卵管积水情况较轻又不能接受输卵管结扎的，可以采取输卵管远端造口的方法。优点是患者尚有可能自然受孕，但因输卵管伞端造口术后复发率较高，术后需积极试孕或人工授精助孕。如果试孕半年未孕或人工授精助孕 2～3 次未孕，要积极转做试管婴儿。此外，如输卵管积水复发，需再次手术结扎，同时发生异位妊娠的可能性增加。高龄备孕的患者要结合卵巢功能的评估，如卵巢功能低下，结扎术后应尽快通过辅助生殖技术实现生育。

（3）输卵管切除术：对于备孕的女性不主张行输卵管切除术，因为切除输卵管后可能会同时影响到卵巢的血液供应，导致卵巢功能的减退，影响排卵。

（4）B 超监视下输卵管积水抽吸术：B 超监视下抽吸术只能暂时缓解输卵管内积液的压力，并且很快复发，不作为常规治疗首选。

（5）其他：输卵管内注射硬化剂或放射线下弹簧圈粘堵术。

原理同输卵管结扎术，起阻断积液反流宫腔的作用。此外，还有中医中药、针灸等保守治疗方法。

17. 子宫瘢痕憩室与妊娠有何关联

二孩政策实施以来，许多已生育过的女性开始积极准备，想再要一个宝宝，但是不少人第一胎时是剖宫产，留下了"子宫瘢痕憩室"这个术后并发症。我国以前的剖宫产率相对较高，剖宫产术后并发子宫瘢痕憩室的现象并不少见。

所谓子宫瘢痕憩室就是剖宫产术后，切口愈合不良，子宫瘢痕处肌层变薄，形成与宫腔相通的凹陷或腔隙。有研究认为，超声是诊断子宫瘢痕憩室最便捷且应用最广泛的检查方法；宫腔镜检查直视下观察子宫瘢痕憩室则是诊断的金标准，造影和 MRI 等检查也可以协助诊断。

子宫瘢痕憩室主要的表现有以下几种。

（1）异常子宫出血。约 80% 的女性是因为月经期延长、月经淋漓不尽或经量明显增多而就诊时发现瘢痕憩室的，其中最常见的是月经后阴道点滴出血。

（2）慢性盆腔痛、性交痛。症状严重程度与憩室大小有关，但也有存在大憩室而无症状者。

子宫瘢痕憩室会影响妊娠吗？剖宫产术后继发不孕和子宫瘢痕憩室有一定的相关性，可能的原因来自以下几点。

（1）子宫瘢痕憩室内经血积聚，导致长期阴道流血，宫腔积液改变宫腔内环境，不利于妊娠。长期流血对性生活也有影响。

（2）子宫瘢痕憩室内经血及宫腔内其他分泌物刺激宫颈黏液性状改变，阻碍精子的游走。

（3）子宫瘢痕憩室内积血可能导致慢性盆腔炎、输卵管粘连堵塞，造成继发性不孕。

那么，子宫瘢痕憩室需要治疗吗？怎么治疗呢？

（1）没有症状的子宫瘢痕憩室可以随访，不需要特殊处理。

（2）保守治疗：暂无再次生育要求的患者可口服避孕药，抑制内膜生长，减少月经量，从而减少出血；或使用曼月乐避孕环，减少月经量。

（3）手术治疗：目的在于减少积血和切除瘢痕修复憩室。如果憩室距浆膜层＞3mm，有活瓣样边缘，可于宫腔镜下电切以扩宽憩室，改善积血；若憩室距浆膜层＜3mm，注意宫腔镜下电切有穿孔灼伤其他内脏的风险，并且妊娠后子宫破裂风险加大。而腹腔镜下切除瘢痕修补术及经阴道修补憩室仍有可能出现瘢痕愈合不佳，阴道流血症状改善并不理想。憩室切除修补后再次妊娠的时间通常建议为术后2年。而对于腹腔镜下"折叠对接缝合法"及宫腔镜手术者，由于没有破坏子宫的完整性，可适当缩短避孕时间，在术后6个月可酌情计划妊娠。

瘢痕憩室患者再生育前需进行B超检查并由医生做出综合评估。前次剖宫产史或有子宫肌瘤剥除史的女性，再次生育前一定要评估子宫下段的瘢痕情况，明确有无子宫瘢痕憩室，憩室距子宫浆膜层的距离（若距离＜3mm有发生妊娠子宫破裂可能），憩室是否有积血，瘢痕憩室是否影响妊娠等。对瘢痕憩室处理后妊娠的准妈妈要注意下列并发症的发生。

（1）瘢痕妊娠：胚胎种植于瘢痕处，该处子宫内膜薄，易发生流产。绒毛种植于瘢痕内，造成大出血，严重者可能需切除子宫。

（2）子宫破裂：瘢痕憩室距浆膜层＜3mm，妊娠后由于子宫下段瘢痕处子宫肌层菲薄，弹性和伸展性差，易发生子宫自发性破裂或分娩期发生梗阻性破裂。

（3）胎盘植入：如果胚胎着床于子宫瘢痕附近，会引起凶险型前置胎盘，若合并胎盘植入，分娩时可造成致命性大出血。

18. 备孕时子宫内膜越厚越好吗

常有女性朋友咨询，妇科B超提示子宫内膜增厚，这是好事还是坏事？

要判断子宫内膜厚不厚，首先要知道子宫内膜的生长变化规律。正常育龄期女性子宫内膜在卵巢激素的调控下会周期性地生长—增厚—脱落—变薄，所以说子宫内膜的厚度不是一个固定值，会随月经周期的变化而变化。主要的变化规律如下：

（1）子宫内膜最薄时是在月经刚干净后，此时 B 超检查双层内膜厚度 < 5mm。

（2）在卵巢分泌的雌激素刺激下，内膜逐渐增厚，在卵巢排卵前达到 8mm 左右。

（3）排卵以后，卵巢分泌的孕激素使内膜进一步增厚，在月经来潮前可以达到 12～14mm，甚至可达到 20mm 厚，如果没受孕，内膜就会脱落出血，形成月经。

因此，内膜厚度是否正常，不能光看数字，而是要看是否与月经周期符合，并且要动态观察。通常会选择下次月经干净后通过 B 超了解内膜情况。但是，如果出现月经不规律、阴道异常流血、月经经期长、复查 B 超在月经期的内膜呈持续增厚，甚至能看到宫腔内有占位，或者伴有不孕，就要考虑是否有内膜增生、子宫内膜息肉或内膜癌等疾病了。

子宫内膜增生是一种非生理性、非侵袭性的内膜增生，是子宫内膜癌的癌前病变。目前，根据是否存在细胞不典型性将子宫内膜增生分为两类：①子宫内膜增生不伴不典型增生；②子宫内膜不典型增生。子宫内膜增生不伴不典型增生进展为分化良好的子宫内膜癌的风险为 1%～3%，而子宫内膜不典型增生患者合并子宫内膜癌的风险高达 25%～59%，患子宫内膜癌的长期风险增加 14～45 倍，所以对子宫内膜不典型增生要加倍提高警惕了。

子宫内膜增生的主要原因与长期无拮抗的雌激素刺激有关，如多囊卵巢综合征、排卵障碍性异常子宫出血、分泌雌激素的卵巢肿瘤等都伴有雌激素升高；还有肥胖女性来源于脂肪细胞的雌激素过多、长期外源性雌激素摄入、乳腺癌术后接受长期他莫昔芬治疗等，均是内膜增生和子宫内膜癌的高危因素。

那么，备孕期间哪些临床表现提示可能有内膜增生的风险因素呢？

（1）异常子宫出血：是最常见的表现，表现为不规则子宫出血、周期延长或缩短、出血时间长、出血量时多时少，有时表现为经间出血，月经周期规则但经期长或经量过多等。

（2）其他症状：包括阴道异常排液、宫腔积液、下腹疼痛等。

B超可以筛查子宫内膜是否增厚，但确诊子宫内膜增生需要进行诊断性刮宫或宫腔镜手术获取子宫内膜，进行病理学检查。现主要使用的方法有 3 种。

（1）诊断性刮宫：是经典获取子宫内膜的方法，但因存在"盲刮"，有漏诊的风险。

（2）内膜吸取活检法：通过样本管取样，与诊断刮宫相比可能漏取率过高，尚缺乏足够的临床研究证据。

（3）宫腔镜检查下取内膜标本：准确性及敏感性方面优于单纯诊断性刮宫。

19. 子宫内膜增生患者该如何备孕

对于已经确诊的子宫内膜增生应该如何治疗？什么时候才能备孕？这是高龄女性备孕时常问的问题。

首先回答子宫内膜不伴不典型性增生的治疗方法和如何备孕。该类子宫内膜增生治疗主要分为药物治疗和手术治疗两种，备孕也有要求。

（1）药物治疗：为单纯子宫内膜增生的首选治疗方式，大部分患者可以通过药物治疗转化为正常内膜。单纯孕激素口服或局部治疗为首选，主要用法如下。①孕激素后半周期序贯治疗：推荐的药物包括醋酸甲羟孕酮、黄体酮胶囊、醋酸甲地孕酮、炔诺酮、地屈孕酮等。从月经周期第 11 ～ 16 天起始，持续用药 12 ～ 14 天，连续用药 3 ～ 6 个周期。孕激素后半周期治疗的内膜逆转率可达 80% ～ 98%。②孕激素连续治疗：近年来更为推荐，如甲羟孕酮、炔诺酮，连续用药 3 ～ 6 个周期。③含左炔诺孕酮的宫内节育系统（LNG-IUS）：研究认为 LNG-IUS 的疗效更好，有报道其缓解率可达 81% ～ 94%。植入后持续用 6 个月至 5 年。因其是在子宫局部起作用而全身不良反应少，被国外推荐为治疗无不典型性增生的子宫内膜增生首选的治疗方案。

（2）手术治疗：全子宫切除不是子宫内膜单纯增生过长的首选方案，大多数子宫内膜单纯增生过长患者可经规范孕激素治疗逆转至正常。只有在下列情况下才可考虑选择手术：①随访过程中进展为子宫内膜不典型增生而不愿意继续药物治疗；②完成孕激素规范治疗后复发的子宫内膜增生；③单纯子宫内膜增生过长治疗12 个月内膜无逆转；④持续的异常子宫出血；⑤不能定期随访或治疗依从性差的患者。手术方式为全子宫切除术。

（3）相关备孕：国内外对子宫内膜单纯增生的随访和活检间隔时间尚无共识。大部分文献采用治疗 3 ～ 6 个月后行内膜活检1 次；由于患者的备孕需求，推荐治疗 3 个月后行宫腔镜检查取子宫内膜复检，在逆转子宫内膜后积极促排卵受孕。如暂无生育要求，在至少有连续 2 次间隔 6 个月的组织学检查结果为阴性后，可考虑终止随访。但对于内膜增生高风险的患者，如长期无排卵或稀发排卵、肥胖、胰岛素抵抗、用孕激素拮抗剂等，建议 2 次转阴后改为每年活检随访一次，以便及时发现病变发展而决定治疗。

下面介绍子宫内膜不典型增生的治疗。

（1）手术治疗：子宫内膜不典型增生的治疗对于无生育要求的患者主张手术治疗（即子宫切除术），但是对于有生育要求的患者可在病理学监测下使用大剂量孕激素尝试保守治疗。内膜完全逆转的中位时间是 6 ～ 9 个月，如果治疗 9 ～ 12 个月病灶持续存在或进展，仍应进行手术治疗。

（2）全面评估：对于希望保留生育功能的女性，因子宫内膜不典型增生存在潜在恶性和进展为内膜癌的风险，应和医生充分探讨保留生育能力治疗的可能性，包括获益及风险，在保守治疗前进行全面评估以除外子宫内膜癌和可能并存的卵巢癌，并咨询生殖科医生了解什么条件下可以考虑保留生育治疗。

（3）保留生育治疗：保留生育适应证包括，①强烈要求保留生育能力；②年龄＜45岁；③无药物禁忌证或妊娠禁忌证；④有良好的依从性，能及时随访并进行定期病理检查。

首选大剂量孕激素治疗，可选择醋酸甲地孕酮、醋酸甲羟孕酮等。醋酸甲羟孕酮治疗6个月的缓解可达92%。对于存在胰岛素抵抗或糖尿病的患者，可以采用二甲双胍联合达英-35的治疗方法，还可以用宫腔镜切除病灶及其周围组织＋醋酸甲地孕酮治疗6个月的方法。

药物治疗的随访要求：①治疗期间3个月进行一次诊刮或宫腔镜联合诊刮评估疗效，根据对药物的反应情况调整治疗剂量或方案，直到连续两次内膜活检阴性；对保留子宫、无症状、活检已经连续两次转阴的妇女，建议每6～12个月进行一次内膜活检；②治疗期间应积极去除导致内膜增生的危险因素，如肥胖、胰岛素抵抗等；③长期大剂量孕激素的应用可能发生肝肾功能受损及血栓风险，要定期随访并监测相应指标。

对于子宫内膜不典型增生的患者，药物治疗后如何备孕？建议在内膜病变逆转后（至少一次内膜活检转阴）尽快考虑妊娠。很多内膜增生患者存在排卵障碍，自然妊娠率较低，建议积极进行促排卵或辅助生育治疗。对于近期无生育要求的患者，建议用孕激素保护内膜以预防复发（可采用后半周期孕激素治疗或置入LNG-IUS的方法）。治愈后每3～6个月采用B超随访观察内膜情况，必要时进行内膜活检。对于完成生育的患者，国外建议产后尽快行手术切除子宫，国内对此处理尚有争议，建议长期随访、观察。

（章　青　王忆宁）

第八章　中医药在高龄女性助孕中的应用

1. 卵巢保养真的有效吗

目前美容院常见的"卵巢保养"项目是将从某些植物中提炼出来的精油涂抹在下腹部，并对某些穴位进行按摩、推拿。相关人士称这样就能达到保养卵巢、调节内分泌功能的作用，起到养颜、祛斑、抗皱、防衰的效果。然而从医学的角度分析，如此操作是难以真正实现上述效果的，原因如下。

（1）精油无论是从植物中提取或是其他来源，其化学结构及成分、进入人体的途径、吸收利用率、代谢途径等都缺乏严格的科研数据支撑。

（2）任何经皮肤吸收的物质要经静脉进入体循环，才能到达相应组织器官。精油成分几乎不可能渗入血液，更谈不上输送到卵巢、垂体、下丘脑，又如何发挥生理效应呢？

（3）卵巢位于盆腔深部，B超检查时，不仅要求B超分辨度极高，而且要求技师具有丰富的经验才能探查到卵巢。腹腔镜检查时还要做好气腹，再取头低足高体位，才能观察到卵巢。因而，体表用药及按摩对卵巢没有任何直接作用。

真正的"卵巢保养"是指女性保养卵巢要顺应卵巢的周期性变化特点来改善卵巢功能，提高卵巢储备能力，促进卵泡发育和排卵，延缓卵巢早衰，调整月经周期，延缓衰老。卵巢保养得好，可以使面部皮肤细腻光滑，白里透红，永葆韧性和弹性；促进生殖健康，调节并分泌雌性激素，提高性生活质量；同时使胸部丰满、紧实、圆润。

那该如何进行卵巢保养呢？

卵巢可以保养，但一定要针对每个人的身体状况和生理需要进行。

首先，保养卵巢要顺应卵巢的周期性变化特点。卵巢在1个月经周期中有卵泡期、排卵期和黄体期，中医认为月经周期不同的阶段体内阴阳气血处于不同的状态，如月经期过后的时期是阴长为主，就不能过分温阳，而应静养阴血，宜吃清淡滋养的食物，如豆类食品、块茎类食品；月经来潮前的阶段是阳长的时期，可以适当吃一些温养的食物或药物，并增加运动以使气血流畅、月经按时来潮等。

其次，保养卵巢要根据自己的体质特征。中医认为，人的体质有阴、阳、寒、热、虚、实偏盛、偏虚之不同，食物亦有补泻寒热之别，如一些女性朋友，体质偏热且并不虚弱，为了保养卵巢而长期或大量服食一些阿胶、核桃、芝麻等温补滋腻的食物，就会使体内的火热或湿热更盛，反而出现月经失调和身体"上火"的症状。

再次，保养卵巢时身心健康最重要。健康的生活方式、良好的心态对维护卵巢功能比什么方法都好，女性的生殖内分泌受大脑皮质的影响，长期劳累、精神紧张或郁郁寡欢的人，大脑皮质也受抑制，可直接影响女性内分泌功能。

最后，保养卵巢要适当运动。适当的运动可以有效地保养卵巢，因为运动能够帮助促进新陈代谢和血液循环，延缓身体内脏器官衰老和功能衰退。当然也一定要持之以恒才可以。

2. 拔罐可以保养卵巢吗

拔罐是以罐为工具，利用燃火、抽气等方法产生负压，使之吸附于体表，造成局部皮肤瘀血，以达到通经活络、行气活血、消肿止痛、祛风散寒等作用的疗法。罐的种类很多，临床常用的有竹罐、陶罐、玻璃罐和抽气罐等。

现代女性对于卵巢的保养特别关注，因为卵巢分泌的激素是女性不可缺少的，关乎女性的身体健康，甚至会让女性的身体变得"青春永驻"。很多人用拔罐来保养卵巢，可是效果怎么样呢？

其实拔罐对于保养卵巢没有什么效果。下面为大家介绍几种卵巢中医保养方法。

（1）中药：女贞子 15g、旱莲草 15g、大生地 15g、京玄参 12g、粉葛根 30g、紫丹参 15g、益母草 20g、淮山药 12g、山萸肉 12g、莲子肉 12g、野百合 12g、淫羊藿 15g。

制作与食用：大火沸腾后，以文火慢煎 1 小时。饭前服，1 天 2 次，1 次 1 碗；在月经干净后连续服两周，到下个月经期结束后再服，连续服 3 个月经周期。

（2）食疗：红皮花生米 250g、红枣 150g、莲子肉 250g、猪蹄 3 ～ 4 个。

制作与食用：先将猪蹄去毛洗净，用 1500 ～ 2000ml 水慢火熬 3 小时后，将花生、红枣和莲子放进去，同煮 1 小时。每天早晨和临睡前空腹喝 1 小碗。

此外，要多吃卷心菜、菜花、葵花籽油、芝麻油等富含维生素 E 的食品和富含维生素 B_2 的动物内脏、蛋类、奶类及豆制品，以及富含维生素 B_6 的谷类、豆类、瘦肉等。平时注意饮食调理，保证摄入足够的营养成分，可以帮助女性获得维持生殖系统功能的必要营养。

（3）按摩：按摩膝关节上的血海，踝关节上的三阴交，踝关节旁边的复溜、照海，足底的涌泉，下腹部的关元、气海、神阙等穴位，方法为用示指在这些穴位上点按，每天 2 ～ 3 次，每次 20 分钟，可促进女性内分泌和生殖系统功能的改善，有益于卵巢的保养。

3. 高龄女性不孕的病因病机是什么

中医称不孕症为"全不产"、"无子"、"断绪"等。认为肾主生殖，肾－天癸－冲任－子宫是女性生殖轴。素性忧郁，性格内向，七情内伤，常使冲任不能相资。由肾虚和肝郁导致的生殖功能失调是不孕症病机本质或原发病因病机的反映，而瘀滞胞中和痰湿内阻是不孕症最多见的继发病因病机。

（1）肾虚：先天肾气不足，阳虚不能温养子宫，令子宫发育不良，或冲任、胞宫虚寒；或房事不节、反复流产、大病久病、穷必及肾；或年事已高，肾气渐衰；或寒湿伤肾。若肾气虚，则冲任虚衰；肾阳亏虚，命门火衰，或阴寒内滞于冲任、胞宫，均不能摄精成孕；若肾阴亏虚，精亏血少，天癸乏源，冲任亏虚，子宫干涩；或阴虚生内热，热扰冲任、胞宫，亦不能摄精成孕。更有严重者是肾－天癸－冲任－子宫生殖轴失调，发生闭经或崩漏而致不孕。

（2）肝气郁结：若素性忧郁，性格内向，或七情内伤，情怀不畅；或由于婚久不孕，承受家庭、社会和自身的心理压力致情绪低落，忧郁寡欢，气机不畅，加重肝气郁结，以致冲任不能相资，不能摄精成孕；又肝郁克伐脾土，脾伤不能通任脉而达带脉，任、带损伤，胎孕不受。

（3）瘀滞胞宫：瘀血既是病理产物，又是致病因素。寒、热、虚、实、外伤均可发生瘀滞胞宫，导致不孕。早在西晋《针灸甲乙经·妇人杂病》已指出："女子绝子，虾血在内不下，关元主之"；唐代《备急千金要方》亦指出"瘀血停凝……恶血内漏"是无子原因之一。明清医家更重视血瘀导致不孕之理。如《张氏医通》说："因瘀积胞门，子宫不净"导致不孕；同时经期、产后余血未净、房事不节亦可致瘀，瘀积日久成症。正如《诸病源候论》引《养生方》说："月水未绝，以合阴阳，精气入内，令月水不节，内生积聚，令绝子。"经期、产后余血未净即合阴阳可致盆腔炎，可致不孕。中医学对此论理深刻，节欲以防病，足以为鉴。

（4）痰湿内阻：素体脾虚或劳倦思虑过度，饮食不节伤脾或肝木犯脾，或肾阳虚不能温脾，脾虚则健运失司，水湿内停，湿聚成痰；或嗜食膏粱厚味，痰湿内生，躯脂满溢，闭塞胞门，不能摄精成孕。金元时期朱震亨首倡痰湿不孕，他在《丹溪心法·子嗣九十三》中指出："若是肥盛妇人，禀受甚浓，恣于酒食之人，经水不调，不能成胎，谓之躯脂满溢，闭塞子宫。"明确地指出了本证型的病因、病机、症状，并提出了行湿燥痰的治法及方药。傅山在《傅青主女科·种子》中对此也有详细论述："妇人有身体肥胖，痰涎甚多，不能受孕者……乃脾土之内病……不知湿盛者多肥胖，肥胖者多气虚，气虚者多痰涎，外似健壮而内实虚损也。……夫脾本湿土，又因痰多，愈加其湿。脾不能受，必浸润于胞胎，日积月累，则胞胎竟变为汪洋之水窟矣！且肥胖之妇，内肉必满，遮隔子宫，不能受精，此必然之势也。"

（5）其他：此外，免疫、生物、环境、生殖器官损伤等多种因素都可能影响冲任，导致不孕。

上述各病机既可独立发病，又常因脏腑相生相克，气血、脏腑、经络间的有机联系而兼夹发病。更由于不孕病程长，以年为计，病因往往并非单一，病机涉及多脏受损，往往脏腑、气血、经络同病。如肾虚宫寒、肾虚肝郁、肾虚血瘀、肾虚痰湿或瘀痰互结、气滞血瘀、瘀阻冲任胞脉等，必须细加分析主要病机及其兼夹病机并采取相应的方法治疗。

4. 中医中药可以促排卵吗

中医理论认为肾为先天之本，藏精而主生殖。肾气充、精血旺是卵泡发育成熟的基础；冲任气血调达，肾阴阳的转化正常，是排卵的条件；排卵后肾精充足，肾阳旺盛是维持黄体功能正常的关键。

肾精不足则气化无力，血失流畅，乃至血瘀。故肾的阴阳失衡、生津化气生血功能不足可致冲任失养或不畅，引起排卵障碍，终致月经失调和不孕。肾虚为本，血瘀为标，故补肾调理阴阳是恢复排卵的根本。

中医促排卵的方法有三种：①针灸可以改善卵巢的供血，改善卵泡生长不良的因素，还可以改善微环境血供的情况，改善子宫内膜的容受性，促进子宫内膜的生长，还可以治疗卵巢早衰。②中药可以促进卵泡的生长发育，促进卵泡的排出。③针灸加中药同时治疗，除了促排卵还有保胎作用。

下面为大家介绍几种促排卵的药方。

（1）促卵泡汤：本方重在促卵泡发育。当归15g、熟地12g、白芍15g、女贞子10g、山药15g、田大云12g、旱莲草20g、菟丝子15g、何首乌12g。肾阳虚重者加仙茅、淫羊藿、补骨脂；肾阴虚重者加山萸肉、金樱子、枸杞。脾虚者加党参、黄芪、白术。血亏者加鸡血藤、黄精，重用当归、熟地。腰痛者加续断、杜仲、桑寄生。胖人多痰湿者加陈皮、半夏、枳壳、苍术。肝气郁结者加香附、柴胡、郁金、全瓜蒌。从月经周期第5天开始服用，每天1剂，连续6天。

（2）促黄体汤：本方主要促使黄体生成并分泌足量的黄体酮。龟板12g、丹参15g、旱莲草20g、续断12g、肉苁蓉15g、枸杞20g、菟丝子15g、女贞子10g、巴戟天12g、淫羊藿15g、制附子6g、肉桂3g（另包冲服）。痛经者重用肉桂，并加乌药、元胡；血瘀者加泽兰、桃仁。寒甚者重用附子、巴戟天，并加炮姜、山萸肉。其余加减见促卵泡汤。从月经第17天开始服用，隔日1剂，共5剂。

（3）促排卵汤：本方主要促使发育成熟的卵泡排卵。当归12g、赤芍10g、丹参15g、泽兰10g、枸杞15g、熟地12g、金樱子15g、王不留行15g、香附9g、红花15g、茺蔚子12g、淫羊藿15g。加减见促卵泡汤。从月经周期第11天开始服用，每天1剂，连服6天。

关于灸法促排卵，主要介绍两种方式。

（1）灸方1

主穴：归来、三阴交、血海。

配穴：①行间、太溪；②足三里、公孙；③命门、关元、太冲。

方法：艾条适量。上方主穴必选，经行先期者加配穴①；经行后期者加配穴②；经行先后无定期者，加配穴③。各穴每天施灸2次，每穴灸6～10壮，至月经正常为止。可奏补益肝肾，调经种子之功，适用于月经周期失常之排卵障碍性不孕症。

（2）灸方2

主穴：带脉、隐白、三阴交、神阙、气海、脾俞。

配穴：关元、中极、白环俞、肾俞、足三里、阳陵泉。

方法：艾条温和灸，每次选用2～4个穴，每穴每次施灸15～30分钟，每天灸治1次，7次为1个疗程。可奏温阳除湿止带之功，适用于排卵障碍性不孕之脾虚带下证。

5. 足浴有促孕作用吗

足浴就是泡脚，属于中医足疗法内容之一，也是一种常用的外治法。足浴的历史有数千年，最早的文献记载见于晋代《肘后备急方》，至今已有千余年历史。

脚又被称作人体的第二心脏，这是因为科学已经证明，人的双脚上存在着与各脏腑器官相对应的反射区和经络分布。足浴时，可以刺激这些反射区，促进人体血液循环，调理内分泌，增强器官功能，取得防病治病的效果。足浴的好处有许多，具体如下：

（1）促进血液循环。脚离人体的心脏最远，而负担最重，因此这个地方最容易血液循环不好。医学典籍记载："人之有脚，犹似树之有根，树枯根先竭，人老脚先衰。"尤其是对那些经常感觉手脚冰凉的人，足浴是一个极好的方法。

（2）可刺激足部的穴位、反射区和经络。脚上有人体各脏腑器官的反射区、穴位及经络。很多人都做过足疗，按摩师点压脚时，会感觉疼痛、酸胀，这种情况基本可以说明相应的反射区脏腑有问题。所以当人们做完足底按摩后，会感觉浑身轻松。脚上有6条主要的经络循行，包括三条阳经（膀胱经、胃经、胆经）的终止点和三条阴经（脾经、肝经、肾经）的起始点都在脚上，因此足浴也等于刺激了这6条最主要的经络。

（3）对很多疾病的治疗有很好的辅助作用。人们常说一句话说"富人吃补药，穷人泡泡脚"，可见足浴的作用很大。

那么足浴对助孕有没有功效呢？大家都知道足浴可以缓解疲劳，让人感到身体轻松、心情愉悦，可以提高人体的抗病能力，抵抗力提高了，也就间接提高了妊娠的概率，对备孕是有好处的。

足浴时，水的温度以38～43℃为宜，但最好不要超过45℃，水量以能没过脚踝部为好，双脚放热水中浸泡5～10分钟，可以配合用手按摩脚心，按摩的手法要正确。每晚足浴后坐在床边，将腿屈膝抬起，放在另一条腿上，膝心歪向内侧。按摩左脚心时用右手，按摩右脚时用左手，交替按摩，直到局部皮肤发红、发热为止。动作要缓和、连贯，轻重要合适。刚开始速度要慢，时间要短，等适应后再逐渐加快按摩速度。在按摩脚心的同时，还要多动动脚趾。

也可以用艾叶足浴，取干艾叶50～100g（根据水的多少定，没有严格标准），先用水煮开后加凉水或待温度降低后足浴，也可先用部分热水浸泡艾叶20分钟后再加水泡脚。但足浴时有以下注意事项。

（1）足浴时间不能太长，最好控制在15～20分钟。时间过长，双脚的局部血液循环长时间过快，体内血液也会更多地流向下肢，会造成心血管超负荷。皮肤在热水中浸泡时间过长，还会导致皮肤过于干燥，容易得皮肤瘙痒症，结束以后最好使用一定的润肤产品。

（2）要选对足浴容器。足浴容器质地应无害、安全、保温性能好。最好是比较深的木桶，能把小腿整个放进去。市场上售卖的带加温装置的足浴盆亦可。

（3）饭后 30 分钟内不宜足浴，会影响胃部血液的供给，长期下来会使人消化不良。

（4）足浴后不能马上睡觉，揉揉脚底，及时穿好袜子保暖，待热度降低后再入睡效果最好。

（5）足浴时后背感觉有点出汗，或者额头略出汗，就算是泡好了。只要出微汗就可以，注意千万不要出大汗，因为汗为心之液，出汗太多会损伤机体。

（6）妊娠或经期内的女性不适合足浴或做足疗。因为中药足浴和穴位按摩可能会刺激到女性的性腺反射区，影响女性及胎儿的健康，严重的还会导致出血或流产。

6. 备孕期间是否可以吃中药

备孕期间首先要做相关的孕前检查，如果没有异常情况，是没有必要用中药调理的。根据情况可以适当地服用一些滋补、助孕的中药，但不能盲目地喝，必须在医生指导下服用。

哪些中药是备孕期间禁服的呢？希望备孕前后及备孕期间的女性，特别是正在服用调理汤药的女性要知道以下内容。

（1）具有抗着床和抗早孕作用的药物：昆明山海棠、关木通、槐花、槐角、王不留行、川牛膝、红花、阿魏、莪术、益母草、骆驼蓬、喜树、苦瓜、天花粉、金银花和贯众。

（2）可引起妊娠终止的药物：大黄、关木通、水蛭、郁金、乳香、姜黄、冰片、天山雪莲花、苦瓜和天花粉。

（3）具有胎儿毒性的药物：猪苓、茵陈、白芍、青蒿和石菖蒲。

（4）可引起畸胎率上升的药物：蝉蜕、肉桂和斑蝥。

（5）可导致流产的药物：龙葵、芫花、蒲黄、红花、甘遂、芫花、蒲黄、川芎、川牛膝、水蛭、红花、阿魏、益母草、贯众和麝香。

下面推荐几种备孕女性可以用来调养身体的中医药膳。

（1）生熟地淮山茯苓猪䐁汤：适合阴虚血少的女性，尤其是对于月经不调的女性。

材料：熟地 15g，生地 10g，干淮山药 10g，茯苓 15g，2～3 块的猪展肉。

做法：先将猪展肉清洗干净之后，放入沸水中焯过后捞起放入砂锅中。其他的材料清洗干净之后，一同放入到砂锅中，放入适量的水，大火煮开，改小火慢炖 1～1.5 小时，最后加入适量的盐调味。

（2）麒麟养血汤：适合气血亏虚的女性，对于补血养血有益。

材料：党参、枸杞、当归、黄芪各 10g，以及红枣数枚，鸡一只。

做法：先将鸡清洗干净后，切成块，放入砂锅，然后将其他的材料清洗干净之后一同放入，加入适量的水，大火煮开后改小火慢炖 1 小时，最后加入适量的盐调味。

（3）三花枸杞茶：适合工作压力大、情绪压抑或容易烦躁、失眠多梦、月经不调的女性。

材料：玫瑰花 10g，绿萼梅 10g，合欢花 10g，枸杞 10g。

做法：三款花及枸杞放入杯中，倒入开水，第一遍先倒掉，然后再加入开水浸泡代茶饮。

特别提醒准备妊娠的女性备孕期间吃中药时要注意以下事项。

（1）不宜盲目服药。备孕女性往往会听信一些江湖偏方，这种方法是最不安全的。备孕中药调理是在女性身体存在异样的情况下进行的，如果身体健康则不需要进行中药调理。是药三分毒，盲目服药只会起反作用。

（2）排卵后不宜服用。考虑排卵后妊娠的可能，为不影响受精卵的正常着床及胎儿的健康，所以排卵后不建议继续吃中药。

（3）注意饮食。吃中药讲究忌口，备孕吃中药期间女性的饮食应该尽量以清淡为主，避免吃辛辣、生冷、刺激性的食物，以免影响药物的作用。

（4）避免过夜服用。吃隔夜的中药不仅影响药效而且还有可能滋生细菌，所以备孕吃中药一定要现煎的才行。

最后讲讲有关膏方的问题。膏方又称为膏剂，以其剂型为名，属于中医里丸、散、膏、丹、酒、露、汤、锭八种剂型之一。膏方一般具有很好的滋补作用。春生、夏长、秋收、冬藏，根据中医理论，冬季是一年四季中进补的最好季节，而冬令进补，更以膏方为最佳。

中医认为，女性乃气血之人，容易出现气血虚亏，全身器官气血不足而失养，从而造成内分泌及各种代谢功能紊乱，这时就会出现各种虚证。对于女性来说，气血是非常重要的，气血不足容易造成女性的不孕和衰老。

中医采用的膏方调理，优点是根据个体状况辨证调补。孕前女性服用膏方，可以益气补血温肾，使得阴阳平衡，气血充盈。丈夫同时服用膏方，可以提高精子质量。当然，在服用膏方前，还可先服用1周的开路方，主要是为了益气健脾，清理脾胃，同时恢复脾胃功能，以便于更好地吸收膏方的营养。

综上，备孕期间可以服用膏方，但要注意不要补得过猛，不然会起反作用。当准备怀孕的当月，建议不要继续补了，特别是刚刚妊娠时则一定不要补，防止造成流产。

7. 食疗对备孕有何用处

众所周知，备孕是为妊娠做准备的，每一对夫妻都想生出最健康的宝宝，那么就要做好充足的准备。女性在备孕期间需要养成健康良好的习惯，这样才能最大程度地提高女性的生育能力。因此，在备孕期间一定要多吃对健康有益的食物，这样才能提高女性的受孕概率。

在备孕期的饮食上，一般需要多吃富含维生素C的食物。维生素C能助力卵子的发育，备孕女性可多吃点当季的新鲜蔬菜、水果，如番茄、脐橙等；鱼汤不仅营养丰富，还有活血化瘀、舒筋活络等功效，能有效促进排卵。

那么，备孕女性多吃哪些食物对提高生育功能有利呢？列举说明如下。

（1）甲鱼汤：备孕期的女性朋友可以经常喝点甲鱼汤。甲鱼汤的营养价值非常高，它能够有利于滋养女性的子宫和卵巢，能够提高卵巢的功能，加速卵泡的成熟，这样会大大提高卵子排出的效率，而且还有利于提高卵子的质量，更容易与精子结合，大大提高女性的受孕率。

（2）生蚝：含有丰富的锌元素，可以达到良好的抗氧化功效，对女性子宫、卵巢均有保养作用。因此，备孕期间的女性可以适当进食生蚝。

（3）蜂蜜：蜂蜜中含有丰富的植物生殖细胞，作为内分泌素的一种，和人体垂体激素的作用相似，能够活跃生物活性。蜂蜜中含有的糖类物质容易被人体吸收。因此，平时女性可以适当进食蜂蜜，有利于提高抵抗力，还能够增强女性生育功能。

（4）核桃：核桃营养丰富，含有丰富的蛋白质、不饱和脂肪酸、矿物质、微量元素等，这些物质均可以达到补益身体的作用。因此，女性备孕期间可以适当进食核桃。

（5）牛奶：女性在备孕期间需要多吃富含蛋白质的食物，因为蛋白质是人类生命活动的物质基础，缺乏蛋白质很容易降低生育能力。女性多喝牛奶，补充蛋白质、氨基酸等，这些物质可以提高免疫功能，满足身体的营养需求。

另外，还有一些食物建议尽量少吃或者不吃，也列举如下以提醒平日注意忌口。

（1）辛辣食品：这类食物可引起人的消化功能紊乱，如胃部不适、消化不良、便秘，甚至引发痔疮。在妊娠前的3个月时间里，备孕的夫妻双方都应该避免吃辛辣食物。

（2）高糖食品：备孕期间，尽量避免吃高糖的食物，以免引起糖代谢紊乱，甚至成为潜在的糖尿病患者。在妊娠后，如果孕妇继续保持着吃高糖食物的习惯，可能会出现妊娠期糖尿病。

（3）腌制食品：腌制食品中含有大量的亚硝酸盐、苯丙芘等，对身体很不利。特别是过敏体质的孕妇，对于这类食物更应该避免食用，以免对胎儿造成不可逆转的影响。

（4）咖啡因食品：在备孕期间女性一定要注意避免进食含有咖啡因的食物。如果过量地饮用咖啡、茶及其他含咖啡因的饮料和食品，将会影响到女性的生理健康。

（5）罐头食品：罐头食品在生产过程中通常会加入大量的添加剂，这些添加剂虽然对人体没有什么影响，但如果孕妇经常食用会影响胎儿对营养的吸收。

（6）酒精类饮品：酒精是造成婴儿畸形和智力迟钝的重要原因。酒精可通过胎盘进入胎儿体内，使得胎儿体内的酒精浓度和母体内酒精浓度一样，且酒精对大脑和心脏的危害也非常大。

8. 中医能够治疗卵巢功能减退 / 卵巢早衰吗

随着社会的高速发展，人们的生活节奏也在不断加快，各种压力也随之而来，女性在社会和家庭中发挥着不可替代的作用，不可避免地出现相应的生理、心理方面的健康问题。内分泌紊乱已经成为影响女性健康的主要发病因素，卵巢功能减退是其中最常见问题之一。

卵巢储备功能减退、早发性卵巢功能不全和卵巢早衰代表了卵巢功能下降的三个不同阶段，临床主要表现为月经频发或稀发、经量减少、闭经、不孕、潮热出汗、情绪改变、皮肤衰老加快、乳房萎缩、阴道干涩萎缩、阴毛腋毛脱落、性欲减退、骨质疏松等。

西医针对卵巢功能减退的治疗原则是对无禁忌证者给予激素补充至平均自然绝经年龄，而试管婴儿是解决大多数患者生育问题的主要途径。

中医在 1000 多年前就有此类症状的论述，归纳起来大致属于月经不调、闭经、不孕不育、脏躁、郁证、虚劳病范畴，其有一套成熟的理论体系和治疗原则。中医认为肾虚是本病的主要病因病机，肝郁气滞是起病之因，血瘀是其重要环节，虚实夹杂是其最终结果，治疗重在调补肾阴肾阳、益养冲任胞宫。主要有以下几种辨证分型。

（1）阴虚火旺兼血虚

主证：40岁之前断经，月经稀少渐至经闭，或者忽然停经，烘热汗出，潮热面红，五心烦热，头晕耳鸣，腰膝酸软；或足后跟痛，尿赤便干，阴部干涩。B超检查显示子宫偏小，两侧卵巢见没能发育的小卵泡甚至没发现卵泡，血清雌二醇（E_2）水平低下，卵泡刺激素水平升高。舌红或有裂纹，苔少，脉细数或带弦。

治法：补肾或滋阴降火，以滋养精血、活血为主。

方药：二仙汤合知柏地黄汤、四物汤加减：知母12g，黄柏6～9g，生地12g，熟地12g，淫羊藿9～12g，仙茅9g，巴戟天12g，女贞子12g，山萸肉12g，炙龟板12g（先煎），肉苁蓉15g，菟丝子15g，炒当归12g，白芍12g，虎杖根12g，怀牛膝12g。

（2）肾阳虚

主证：早发绝经或超龄没有月经初潮，精神不振，形寒肢冷，头晕耳鸣，腰脊冷痛，性欲淡漠，尿频或夜尿，或五更泄泻，或面浮肢肿，白带无或极少，第二性征萎缩。B超检查显示子宫或卵巢缩小，未见卵泡，E_2水平低下，FSH升高。面色晦暗，舌质淡红，苔薄白，脉沉细或沉迟而弱，尺脉尤甚。

治法：温肾助阳，调养冲任。

方药：右归益冲汤。炙黄芪15g，党参15g，淫羊藿15g，菟丝子15g，覆盆子15g，炒山药15g，仙茅12g，巴戟天12g，炒当归12g，枸杞子12g，山萸肉12g，鹿角片12g（先煎），砂仁2g，拌熟地12g，淡附片10g，蛇床子10g，茺蔚子10g，紫河车10g，紫石英30g（先煎）。

加减：五更泄泻者去当归，加四神丸12g（吞），以温涩止泻；水肿者，加车前子15g，泽泻15g，以利尿退肿；合并脾阳虚而纳少腹胀、四肢倦怠者，加炒白术12g，干姜6g，茯苓12g，炙甘草6g，以温补脾肾调冲任。

中医调节卵巢功能需要辨证各人的体质类型，然后才可以决定中药的治疗方案，中药调理效果并不保证一定就更快，这需要看个人的体质、吸收及辨证的准确程度。

下面再介绍几种调节卵巢功能的方法。

（1）中成药：坤泰胶囊、养血当归糖浆、归芪口服液、阿胶当归口服液、乌鸡白凤丸、阿胶等中成药，可以根据症状用于不同的卵巢早衰患者。

（2）针灸：对卵巢功能减退的治疗包含了中医"治未病"的思想，治宜补肾疏肝，活血调经，用电针或艾灸，取穴关元、气海、子宫、卵巢、肾俞、三阴交、血海、太溪、太冲等。肝郁加曲泉、阴廉；痰盛加阴陵泉、丰隆、中脘；血瘀加膈俞。从月经干净后第3天开始，电针留针30分钟，隔日1次，10次为1个疗程。艾灸取穴同上，每穴灸15～20分钟，每日1次，10次为1个疗程。

（3）食疗：①黑豆。相比其他含植物雌激素的豆类，黑豆无疑是含量最高的。长期坚持黑豆打豆浆喝，可安全地补充植物性雌激素，对子宫和卵巢保养有很好的疗效。②茯苓。茯苓可以保养卵巢，有效推迟女性衰老，双向调节雌激素水平，抑制卵巢囊肿。③野葛根。野葛根所富含的异黄酮能模拟雌激素，长期服用可以调理女性本身雌激素的分泌和供应。④碱性食物。如瘦肉、豆制品、蘑菇、水果、冬瓜、绿豆等碱性食物可以很好缓和代谢性酸性产物的刺激，保养卵巢。⑤水果。在日常生活中多吃一些富含维生素C的水果，如鲜枣、山楂等。苹果含有大量类黄酮，也非常有益于调理身体。

9. 中医治疗月经不调有效吗

月经与每一位女性都息息相关，女性朋友戏称它为"大姨妈""好事""倒霉""老朋友"……虽然每个月那么几天的经期让很多女性焦虑、不安、烦躁，可它真的是女性的好朋友，因为它是女性青春的见证。

月经不调表现为月经周期或出血量的异常，或是月经前、经期时的腹痛及全身症状。女性一旦出现了月经不调，便预示着女性正常的生理过程发生了"故障"，便会有痛经、头痛、精神萎靡、腰膝酸软、肤色晦暗等症状，长期如此，轻者会加速容颜衰老，重者将导致妇科疾病，还会直接导致不孕。

引起月经不调的病因是多方面的，但主要的有外感六淫，内伤七情，以及饮食、起居、环境的改变等因素。其机制与肝、脾、肾及冲任等脏腑功能失常，气血阴阳失调有关，与妇女"血少气多"的生理特点也有关系。

中医分具体情况行具体调理。

（1）月经先期的调理。①实热型：症见月经提前而至，量多，呈深红色或紫红色，质黏而稠，伴心烦、口干、面红、尿黄、大便干，舌质红，舌苔黄。治疗选用止血片。②虚热型：症见经行提前，量少色红，质稠，伴手足心热，两颧骨潮红，舌红苔少。治疗可选用知柏地黄丸。③肝郁化热型：症见月经提前，量或多或少，色红或紫，或夹有瘀块，伴乳房、胸胁、小腹胀痛，心烦易怒，口苦，舌苔薄黄。治疗用加味逍遥丸。④气虚型：症见经行提前，量多色淡，质清稀，伴神疲乏力，心悸气短，食少，大便稀软，舌淡，苔薄。治疗宜选用人参归脾丸。

（2）月经后期的调理。①实寒型：症见经期延后，色暗量少，伴小腹冷痛，热敷则痛减，怕冷，面色苍白。治疗可选用七制香附丸或痛经丸。②虚寒型：症见行经延后，量少，质清稀，小腹隐隐作痛，喜温喜按，伴腰酸无力，小便清长，大便稀软。治疗可用艾附暖宫丸。③血虚型：症见经期延后，量少色淡，质清稀，伴头晕目眩，心悸失眠，面色苍白或萎黄，手足麻木。治疗可选用当归丸、八珍益母丸、当归红枣颗粒等。④气滞型：症见月经延后，量少色暗有块，伴小腹胀痛，胸胁乳房作胀。治疗选用七制香附丸或元胡止痛片。

（3）月经先后无定期的调理。①肝郁型：症见经来或提前或错后，经量或多或少，经行不畅，伴胸胁、乳房、少腹胀痛，嗳气食少，闷闷不乐。治疗可选用加味逍遥丸。②肾虚型：症见经来或先或后，量少色淡，伴头晕耳鸣，腰酸腿软，足后跟痛，夜尿多。治疗宜选用乌鸡白凤丸合六味地黄丸。

（4）经期延长的调理。①气虚型：症见月经淋漓不净，色淡质稀，伴神疲乏力，心悸失眠，食少，大便稀，舌淡。治疗宜选用人参归脾丸。②血热型：症见月经持续不净，量少色红，伴手足心热，口燥咽干，两颧潮红，舌红，苔少。治疗可用止血片合知柏地黄丸。

（5）月经过多的调理。①气虚型：症见月经量多，色淡，清稀如水，伴面色萎黄，心悸气短懒言，四肢无力，舌淡。治疗可选用乌鸡白凤丸、人参归脾丸。②血热型：症见经来量多，呈深红色或紫红色，质稠或有块，伴心烦口渴，腰腹胀痛，尿黄，大便干，舌红苔黄。治疗宜选用止血片。

（6）月经过少的调理。①血虚型：症见月经量少色淡，或点滴即净，伴小腹空痛，头晕目眩，心悸，面色萎黄，舌淡。治疗选用当归红枣颗粒、妇康宝口服液或四物合剂。②肾虚型：症见月经量少，伴腰膝酸软，足跟痛，头晕耳鸣，舌淡。治疗宜选用乌鸡白凤丸合六味地黄丸。③血瘀型：症见经来量少，色紫黑有块，小腹胀痛拒按，血块排出痛减，舌质紫暗有瘀斑。治疗选用七制香附丸、妇科得生丸合益母草膏。

另外，针灸也可以治疗月经不调，推荐方法如下。

（1）经早的针灸调理

治法：清热调经。以任脉及足太阴经穴为主。

主穴：关元、三阴交、血海。

配穴：实热证者，加太冲或行间；虚热证者，加太溪；气虚证者，加足三里、脾俞；月经过多者，加隐白；腰骶疼痛者，加肾俞、次髎。

操作：关元、三阴交用平补平泻法，血海用泻法。配穴按虚补实泻法操作。气虚者针后加灸或用温针灸。

方义：本方主要作用是清热和血，调理冲任。关元属任脉穴，为调理冲任的要穴。血海清泻血分之热。三阴交调理肝脾肾，为调经之要穴。

（2）经迟的针灸调理

治法：温经散寒，和血调经。以任脉及足太阴、足阳明经穴为主。

主穴：气海、三阴交、归来。

配穴：寒实证者，加子宫；虚寒证者，加命门、腰阳关。

操作：气海、三阴交用毫针补法，可用灸法。归来用泻法。配穴按虚补实泻法操作，可用灸法或温针灸。

方义：气海可益气温阳，温灸更可温经散寒。三阴交为肝脾肾三经交会穴，可调补三阴而和血调经。归来为足阳明经穴，可调理气血而调经。

（3）经乱的针灸调理

治法：疏肝益肾，调理冲任。以任脉及足太阴经穴为主。

主穴：关元、三阴交、肝俞。

配穴：肝郁者，加期门、太冲；肾虚者，加肾俞、太溪；胸胁胀痛者，加膻中、内关。

操作：肝俞用毫针泻法，其余主穴用补法。配穴按虚补实泻法操作。

方义：关元补肾培元，通调冲任。三阴交为足三阴经交会穴，能补脾胃、益肝肾、调气血。肝俞乃肝之背俞穴，有疏肝理气的作用。

同时，月经不调的女性在日常生活中也要注意卫生，预防感染，尽量选择棉质内裤，勤洗勤换。不宜吃生冷、酸辣等刺激性食物，多饮开水，保持大便通畅。此外，保持心情愉快，避免精神刺激和情绪波动也十分重要。

10. 用中医的方法能疏通输卵管吗

不少女性存在受孕比较困难的问题，而去医院检查后发现大多是由输卵管堵塞导致的。输卵管阻塞的治疗较为棘手，西医多采用输卵管通液、输卵管介入治疗、宫腹腔镜手术等手段，但治疗后输卵管功能仍有可能不能恢复，受孕率低。

中医认为输卵管堵塞的主要病因是由于流产、经期、产后胞脉空虚，卫生不洁，喜食生冷或月经未尽而同房，以致邪毒内侵，胞脉痹阻，使二精不能相搏而成不孕。输卵管堵塞在临床上的致病因素呈现多元性，证型也可以复合出现。其治疗原则以通为根本，或攻或补，在辨证论治的基础上加减用药。

（1）湿热瘀结证

主证：下腹疼痛，腰骶酸痛，带下量多，色黄白，质稠，可伴低热，口干口苦，胸闷纳呆，小便黄短，大便干结；舌质暗红，有瘀点瘀斑，苔黄腻，脉弦数或濡数。

治法：清热利湿，活血化瘀。

方药：止带方加减，即赤芍 15g、牡丹皮 15g、丹参 15g、车前子 15g、泽泻 15g、毛冬青 30g、路路通 30g、败酱草 20g、忍冬藤 20g。热盛者，加黄芩、黄柏以清热；下腹痛甚者，加香附、延胡索以理气止痛；大便干结者，加大黄、厚朴、枳实以通腑泄热；有炎症包块者，加三棱、莪术以活血消癥。

（2）气滞血瘀证

主证：情志抑郁，头目胀痛，胁肋胀满，月经先后不定期，经行不畅，经血紫暗夹血块，经行少腹胀痛拒按，两乳胀满；舌质暗或舌有瘀斑，苔薄白，脉弦细。

治法：行气活血，化瘀通络。

方药：逍遥散加减，即当归 10g、柴胡 10g、赤芍 15g、茯苓 15g、白术 15g、丹参 15g、香附 10g、郁金 15g、枳壳 10g、毛冬青 30g、穿破石 15g、路路通 30g。气滞明显者加素馨花、砂仁、厚朴以理气行滞；经行少腹疼痛明显者加延胡索、木香以行气止痛。

（3）脾虚湿瘀互结证

主证：下腹隐痛、坠胀，腰骶酸痛，劳累后加重，带下量稍多，色白质稀，神疲乏力，纳呆便溏，婚久不孕；舌质淡暗，有瘀点、瘀斑，苔白或腻，脉缓弱。

治法：健脾化湿，活血祛瘀。

方药：完带汤加减，即党参 15g、白术 15g、茯苓 15g、炙甘草 5g、当归 15g、赤芍 15g、丹参 15g、苍术 10g、路路通 30g。脾虚甚者加黄芪、山药以加强健脾益气；兼肾虚者加续断、淫羊藿、补骨脂、桑寄生、菟丝子以温补肾气；血虚明显者加何首乌、鸡血藤以补血生血。

（4）寒湿瘀滞证

主证：月经后期，经行量少，色暗夹血块，带下色白而清稀，形寒肢冷，少腹冷痛而坠胀，得温则舒，小溲清长；舌淡，苔白腻，脉沉细或沉迟无力。

治法：温经散寒，活血通络。

方药：少腹逐瘀汤加减，即当归 15g、赤芍 10g、川芎 10g、吴茱萸 5g、小茴香 5g、延胡索 10g、桂枝 10g、艾叶 10g、茯苓 20g、白术 15g。兼脾虚见神疲乏力者加党参、黄芪以健脾益气；兼肾虚见腰骶酸痛者加续断、桑寄生以温补肾气；下腹痛明显者加木香、乌药以理气止痛。

（5）肾虚血瘀证

主证：月经失调，小腹隐痛，腰腿酸痛，夜尿频多，小便清长，大便溏薄；舌质淡，苔薄白，脉沉细。

治法：补肾活血通络。

方药：归肾丸加减，即当归 15g、赤芍 12g、丹参 20g、桑寄生 15g、续断 15g、菟丝子 15g、路路通 30g、熟地 20g、白术 15g、山药 20g。偏肾阳虚者，加肉桂、熟附子、淫羊藿；偏肾阴虚者，去当归，加山茱萸、女贞子、旱莲草。

同时配合外治法效果更好，如复方毛冬青灌肠液保留灌肠，药物经直肠吸收，能有效改善盆腔血运，有消炎散结的作用。外治法还包括四黄水蜜外敷、中药包外敷等。

针灸对于炎症也有很好的治疗效果。研究发现，针灸通过对经络的刺激抑制炎性细胞因子的生成，最终达到抗炎的作用。针灸还可调节下丘脑－垂体－卵巢轴，缓解输卵管痉挛，增加局部血液循环，减轻黏膜充血，促进组织修复。

常用的穴位有局部的子宫、中极、气海、归来、足三里穴等祛除胞宫邪气；血海、三阴交、阴陵泉、丰隆等穴位活血化瘀利湿，配以脾俞穴、肾俞穴、太冲穴调节脏腑功能，共同发挥消炎症、除积水、通畅输卵管的治疗效果。

中医对于通而不畅的情况，可以起到良好的治疗作用，消除炎症，通畅输卵管。对于完全闭塞不通型患者，则需要依靠西医的手术治疗。先疏通，后中医调理，这样可起到修复输卵管的损伤，防止复发的作用。

中医相对于西医更加注重从患者的体内进行调理，虽然中医的调理是缓慢的，但是却可以较好地控制病因和整体状况。

11. 中医是否可以治疗多囊卵巢综合征

多囊卵巢综合征在中医学中无专门的论述，根据其临床症状可将本病归于"月经后期""崩漏""闭经""不孕"等范畴。中医认为多囊卵巢综合征是由于禀赋不足，素体亏虚，饮食劳倦，情志刺激等导致肝、脾、肾功能的失调，其病机为肾虚、痰凝、血瘀、肝郁、阴虚。数种病因病机常相互错杂，同时并存，导致多种症状同时出现。

中医对多囊卵巢综合征的治疗也讲究辨证施治。

（1）肾虚证

主证：月经后期，量少，色淡，质稀，渐至闭经，不孕伴头晕耳鸣，腰膝酸软，形寒肢冷，小便清长，大便不安，性欲淡漠，形体肥胖，多毛；舌淡，苔白，脉细无力。

治法：补肾填精，调补冲任。

方药：右归丸加味。熟地黄 24g，山药 12g，山茱萸 9g，枸杞 12g，鹿角胶 12g，菟丝子 12g，杜仲 12g，当归 9g，肉桂 6g，制附子 6g。若月经量多者，去附子、肉桂、当归，酌加党参、黄芪、炮姜炭、艾叶炭；若形寒肢冷，小便清长，性欲淡漠者，加紫河车、覆盆子、肉苁蓉、淫羊藿、巴戟天。

（2）痰湿阻滞证

主证：月经量少，经行延后甚或闭经，婚久不孕，或带下量多；头晕头重，胸闷泛恶，四肢倦怠，形体肥胖，多毛，大便不实；苔白腻，脉滑或濡。

治法：燥湿除痰，理气行滞。

方药：苍附导痰汤加味。茯苓 12g，陈皮 10g，甘草 6g，苍术 12g，香附 9g，胆南星 9g，枳壳 9g，神曲 10g，生姜 6g，当归 10g，川芎 10g。若痰多，形体肥胖，多毛明显者，酌加山慈姑、皂角刺、石菖蒲；若小腹结块（卵巢增大、胞膜厚）者，加昆布、海藻、夏枯草；若月经量少、错后或闭经者，酌加泽兰、牛膝。

（3）肝郁化热证

主证：闭经或月经稀发，量少，或先后无定期，崩漏，婚久不孕；毛发浓密，面部痤疮，经前乳房胸胁胀痛或有溢乳；口干喜冷饮，大便秘结；苔薄黄，脉弦数。

治法：疏肝解郁，清热泻火。

方药：丹栀逍遥散加减。丹皮 10g，栀子 10g，当归 15g，白芍 15g，柴胡 15g，白术 15g，茯苓 15g，甘草 6g。若大便秘结明显者，加生大黄，清热泻火通腑润肠；溢乳者，酌加牛膝、炒麦芽；胸胁乳房胀甚者，加郁金、王不留行、路路通。

（4）肝经湿热证

主证：闭经或月经稀发、量少，或先后无定期，或崩漏，婚久不孕，形体壮实，毛发浓密，面部痤疮，经前乳房胸胁胀痛，或有溢乳，口干喜冷饮，大便秘结，苔薄黄，脉弦或弦数。

治法：泻肝清热除湿。

方药：龙胆泻肝汤。龙胆草 9g，栀子 9g，黄芩 9g，柴胡 9g，生地黄 12g，车前子 12g，泽泻 9g，当归 12g，木通 6g，甘草 9g。若大便秘结明显者，酌加大黄清热泻火通便；溢乳者，酌加炒麦芽回乳；乳房胸胁胀满者，酌加郁金、王不留行、路路通；口干渴者，加知母、天花粉、石斛。

（5）气滞血瘀证

主证：月经延后，或量少不畅，经行腹痛，拒按，或闭经，婚后不孕；精神抑郁，胸胁胀满；舌质暗紫，或舌边尖瘀点，脉沉弦或沉涩。

治法：行气导滞，活血化瘀。

方药：膈下逐瘀汤加减。当归 12g，川芎 9g，赤芍 9g，桃仁 9g，红花 9g，枳壳 9g，延胡索 12g，五灵脂 9g，丹皮 9g，香附 12g，甘草 6g。若心烦易怒者，酌加青皮、木香、柴胡舒肝解郁，行气宽中；若腹内有癥块，则加三棱、莪术活血化瘀，消癥块。

（6）肾虚痰湿证

主证：月经后期，量少，色淡，质稀，渐至闭经，偶有先后无定期或崩漏，婚久不孕；头晕耳鸣，腰膝酸软，精神不振，或形寒肢冷，小便清长，大便不实，性欲淡漠，或形体肥胖多毛；舌质淡，苔薄白，脉细无力。

治法：补肾填精，燥湿化痰。

方药：肾气丸合二陈汤。干地黄 18g，山药 15g，山茱萸 15g，泽泻 10g，茯苓 10g，牡丹皮 10g，肉桂 3g，炮附子 3g，法夏 9g，陈皮 12g，炙甘草 6g。若青春期患者或伴子宫发育不良者，酌加紫河车、覆盆子、制首乌、肉苁蓉、紫石英、淫羊藿、巴戟天以增滋肾补肾之功；痰湿壅盛者，酌加浙贝母、皂角刺、山慈姑以化痰散结。

有研究认为针灸可刺激人体各器官内在功能，调节人体内分泌功能，使下丘脑－垂体－卵巢轴的功能趋于新的平衡，从而恢复卵巢的正常功能。多囊卵巢综合征也可以结合针灸治疗，但取穴也一样需要根据中医的辨证论治来进行，分型更为复杂，按证候类型进行治疗。

主穴常取百会、神阙、中极、关元、气海、归来、子宫等。补肾温阳加阴谷、关元、中极、三阴交、子宫、足三里、复溜、照海、太溪等；健脾祛湿加血海、阴陵泉、三阴交、太白、脾俞、肾俞、膈俞、肝俞、三焦俞、次髎；疏肝理气加外关、足临泣、合谷、太冲等。

另外再介绍几款药膳，也可以用来辅助治疗多囊卵巢综合征。

（1）鸡血藤竹丝鸡汤：可补气活血，调理月经，适用于气滞血瘀型多囊卵巢综合征。

材料：竹丝鸡300g，鸡血藤80g，枣40g，姜、盐各适量。

做法：鸡血藤洗净，斩碎、生姜、红枣洗净，竹丝鸡处理好洗净，斩成块，沸水中煮5分钟，取出过冷水，把各材料放入锅内，加适量水，大火煲至沸，慢火煲2小时调味供用。

（2）莱菔子茶：莱菔子有行气化痰的功效，适用于痰湿型多囊卵巢综合征。

材料：莱菔子20g。

做法：将莱菔子放入较大的有盖杯中，用沸水冲泡，加盖，闷15分钟后可开始饮用。

（3）菊香山楂茶：可活血散瘀，疏肝理气，适用于肝郁化热型多囊卵巢综合征。

材料：干菊花、茶叶、丹参各适量，山楂15g。

做法：干菊花、丹参、茶叶放入茶器中备用，山楂洗净，切成片，放入上述茶器内，将沸水倒至茶器中，闷5分钟即可饮用。

12. IVF-ET 期间可以用中医干预吗

体外受精－胚胎移植（IVF-ET）俗称试管婴儿，近年来技术进展迅速，为许多不孕夫妇带来了福音。针对卵巢反应低下的人群存在 IVF 周期获卵量少、成功率低的问题，越来越多医生选择在辅助生殖技术中联合使用中医药辅助治疗，以改善卵子质量和受精率。

按照患者在 6 个不同时期出现的不同情况分别进行中医药干预，具体如下。

（1）准备期——以调为主。

此期为 IVF-ET 前先用中医药调节阴阳、气血、脏腑的平衡，准备期为 2～3 个月。根据中医理论"肾主生殖"，长期不孕患者大多合并肾虚；肾虚必致肾精匮乏，冲任不足。因此，IVF-ET 失败后宜用中医调节，以增加再次 IVF-ET 的成功率。常见证型有肾虚肝郁证、肝郁化火证、肝肾阴虚内热证、脾肾阳虚兼有痰湿证、湿热瘀阻证。

治则：根据辨证（或滋肾调冲，或疏肝解郁，或清热祛湿，或化瘀祛痰），祛除不利因素，促进生殖功能恢复。理想状态是阴阳平衡，精血充足，心情舒畅，舌脉平和。

举例：①舌绛红无苔，说明严重肝肾阴虚内热，不但使患者情绪不宁，还可影响卵细胞和子宫内膜的质量，妊娠后极易流产。②舌质暗带有瘀点表明瘀血阻滞胞宫、胞脉，局部微循环不良，不易成功。③脉细尺弱明显说明肾精肝血不足，在超促排卵中可能影响卵细胞的质量。这也可解释为什么不少患者在 IVF-ET 前检查一切正常，但多次失败。中医的整体调节使患者胎孕易成。

（2）预处理期——以补为主。

不同的排卵方案前会使用激素类药物进行预处理，在使用促排卵前可以补为主。

治则：养血填精、调补冲任。方用养血填精方：当归、川芎、白芍、熟地、阿胶珠、何首乌、枸杞子、山茱萸、菟丝子、茯苓、柴胡。肾阳虚证加覆盆子、肉苁蓉；肾阴虚证加女贞子、旱莲草（以上两证必选其一）；肝郁者加郁金、合欢皮、玫瑰花；气虚者加党参、太子参；气阴两虚者加沙参、玉竹或黄精，根据寒热选择；寐差加炒枣仁、远志、珍珠母等。

注意：避免使用过多"温、动"中药（如鹿茸、淫羊藿、仙茅、肉桂、黄芪等）及较强的活血药（桃仁、三棱等）；应以调补精血为主，不宜鼓动卵巢功能。

（3）月经期——以通为顺。

月经是下一周期的开始，经期以通为顺；子宫内膜去旧迎新，准备一个全新的子宫内环境。时间为月经前2～3天至经期3～4天。

治则：养血活血调经。方用调经方：当归、川芎、熟地、白芍、益母草、香附、蒲黄、五灵脂、何首乌、炙甘草。经血量多有血块减川芎，加三七末、炒蒲黄等。经血量少加泽兰、红花等。痛经加金铃子散（川楝子、延胡索）等，冷痛加吴茱萸、高良姜。

（4）卵泡募集期——以促为主。

此期从用促性腺激素刺激卵泡发育起，至卵泡近成熟，准备采卵前。

治则：滋肾活血，调节冲任。方用滋肾调冲方：当归、川芎、丹参、菟丝子、枸杞子、紫河车、续断、巴戟天、苏木。肾阳虚证加鹿茸、淫羊藿、肉桂、鸡血藤；肾阴虚证加女贞子、龟板或鳖甲、丹皮。肝郁加郁金、玫瑰花；大便干燥者可加肉苁蓉、桃仁等；心经郁火虚烦不安者加百合、莲子心。本方欲调动卵巢的最大潜能，刺激较多卵泡发育，但是过多卵泡同时发育，必然精血不足影响卵子的质量，故对于第1次超促排卵及前次IVF-ET周期取卵子≥13个者，宜改用预处理期养血填精方治疗，以保证卵子质量。

对于卵巢反应低下及既往超促排卵中卵泡不多的患者，还可加用针刺治疗。主穴：①关元、子宫、归来、足三里、三阴交、印堂。②五脏俞加膈俞、百会。两组交替使用。加减：肾阳虚证加命门，肾阴虚证加太溪、照海，肝郁加太冲、行间，失眠者加四神穴（四神聪、神门、神庭、本神）。耳针取内分泌、肝、肾、脾、内生殖器、神门。

（5）围采卵期——以松为要。

中医理论认为，肝郁不舒，还可引起气滞血瘀，阻滞胞宫胞络，使子宫微循环不良而影响胚胎植入。

治则：疏肝安神，益肾活血。方用滋肾调冲方加郁金、合欢皮、百合或莲子心。

针刺：神门、四神聪、百会、五脏俞加膈俞、太冲、三阴交、血海。注意不要针刺卵巢周围的穴位，如子宫、归来等，避免胀大的卵泡破裂。耳针取神门、内分泌、内生殖器、肝。

（6）胚胎植入期——以固为主。

此期自胚胎植入宫腔日至验孕日，时间为 12～14 天。

治则：益肾健脾，固涩冲任。用益肾固冲方：覆盆子、菟丝子、枸杞子、续断、桑寄生、山茱萸、山药、莲子、白芍、柴胡、当归。肾阳虚证加补骨脂或肉苁蓉。党参或黄芪；肾阴虚证加女贞子、旱莲草、沙参或玉竹；脾虚泄泻加白术、茯苓；血热加黄芩、椿根皮等。

针刺：精血不足者，加五脏俞等，对精神过度紧张者，加百会、印堂或神庭。

注意：此期肾阴阳两气充盈，胞脉胞宫为种子提供了理想的场所。阴阳的平衡是维持黄体功能的关键，辨证施治是成功的法宝。不要一味强调助肾阳，特别注意避免使用"动肾阳药"及"走下行之药"，以用"固涩冲任"之药为主。

中医药配合 IVF-ET 在各期治疗中均有一定规律可循，但成功的关键是辨证施治，整体调节，以达患者阴阳、气血、脏腑之平衡，促使机体发挥最大潜力。

13. 中医是否可以保胎

保胎指对胎动不安或有滑胎史的孕妇进行治疗，以预防流产，是中医妇科学中颇有优势和特色的治法之一。妊娠后阴道不时下血，或时下时止，量少而无腰酸腹痛者称为胎漏；若妊娠期见有腰酸、腹痛或下腹坠胀，或伴有少量阴道出血者称为胎动不安。胎漏、胎动不安是先兆流产的先兆，若不及时治疗，或久下不止，则可导致堕胎。堕胎、小产连续发生 3 次以上者则属于习惯性流产。

病因可归纳为两个方面：胎元方面是夫妇之精气不足，两精虽能结合萌胎，但胎元不固，或胎元有缺损，胎多不能成实；母体方面多因气血虚弱，肾气不足，或房事不节，耗损肾精，或因邪热动胎，或孕后跌仆闪挫，或手术和药物及有毒物质影响，干扰胎气。主要实施如下的分型论治。

（1）肾虚胎元不固

主证：妊娠期阴道少量下血，色淡红或暗，质清稀，腰酸腹坠痛，或曾屡次堕胎。伴头晕耳鸣，小便频数，夜尿多或失禁，舌淡苔白，脉沉滑尺弱。

治法：固肾安胎，佐以益气。

方药：菟丝子、桑寄生、党参各 15g，续断、阿胶、白术各 12g。阴道流血量多，加仙鹤草、旱莲草；腰腹坠痛加黄芪、升麻，以益气升阳；小便频数失禁加益智仁、桑螵蛸。水煎服，每日 1 剂。

（2）气血虚弱

主证：妊娠期阴道少量流血，色淡红、质稀薄，或腰腹胀痛或坠痛，神疲肢倦，面色无华或萎黄，心悸气短，舌质淡，苔薄白，脉沉细。

治法：益气养血安胎。

方药：人参、熟地、杜仲、陈皮各 10g，白术、当归、白芍各 12g、炙甘草 8g。若阴道出血量多者加地榆炭、仙鹤草、苎麻根炭；腹痛者加白芍、甘草；腰酸者加桑寄生、杜仲、菟丝子。水煎服，每日 1 剂。

（3）血热动胎

主证：妊娠后阴道流血、色鲜红，腹痛下坠，心中烦闷，溲赤便结，口渴喜饮，舌红、苔薄黄，脉滑数。

治法：清热凉血、滋阴安胎。

方药：太子参 20g，黄芪、苎麻根各 15g，阿胶 12g，生地炭、炒白芍各 9g，川柏炭 4.5g，黄芩炭 6g，藕节炭 10g，乌梅 5g。热偏盛者加金银花、山栀、黄连；偏阴虚者加麦冬、石斛、五味子；大便干者加杏仁、瓜蒌仁、火麻仁。水煎服，每日1剂。

（4）扭挫伤胎

主证：有妊娠外伤史，表现为腰酸，腹胀坠，或阴道下血，舌质正常或稍暗，脉滑无力。

治法：益肾和冲，和血安胎。

方药：桑寄生15g、当归12g、川芎10g、阿胶12g、续断12g、艾叶6g。若阴道流血量多，去当归、川芎，加茜根炭、乌贼骨；腰酸痛不适加菟丝子、杜仲。水煎服，每日1剂。

还有一些经验方药可以供辨证后选用。

（1）固肾安胎饮：药用桑寄生、当归、白芍、续断、杜仲、阿胶、菟丝子各9g，生地、黄芪、党参、苎麻根各12g，炒艾叶3g，甘草5g。水煎服，每日1剂。加减：如阴虚血热者去艾叶，加旱莲草9g；如有外伤诱因加砂仁3g。此方能补肾益气，固摄冲任而安胎，适宜于冲任损伤，胎元不固，或胚胎缺陷、不能成形，故而屡孕屡堕者。一般服用10～30剂。

（2）保胎汤：基本方含菟丝子、桑寄生、续断各15g，阿胶珠12g。气虚加党参、黄芪各15g；血虚加熟地15g、何首乌12g；脾虚加白术12g、山药15g；肾虚加杜仲、补骨脂各12g；血热加黄芩9g、旱莲草12g；有出血者加仙鹤草12g、艾叶炭6g，水煎服，每日1剂。本方能补肾固冲任，安胎。为治习惯性流产的良方。

可以同时配合使用外治疗法，能起到协同作用。

（1）敷脐法：药用阿胶、艾叶各10g。先将阿胶烊化，再把艾叶焙干研末，然后将艾叶末倒入阿胶液中调和均匀，制成糊状备用。取药糊直接涂敷于孕妇脐中神阙穴上，盖以纱布，胶布固定，再以热水袋置脐上熨之，每日1～2次。此法有温经、养血、安胎作用，可用于气血虚弱型胎漏、胎动不安。

（2）膏贴法：B超检查无器质性病变者可自制膏药贴于关元穴，14日换1次新膏，直到临产。膏药制法：酒洗当归、炒黄芩、粉甘草各 50g，炙黄芪、炒白术、杭白芍、肉苁蓉各 15g，生地黄 20g，置于 1000g 麻油中，7 日后将油煎枯去渣，再熬沸，离火片刻，加米醋 50g，用桑枝搅拌均匀，使白烟褪尽，再熬到滴水成珠时，加飞黄丹 400g，熬成软膏；趁热时加入龙骨粉 50g，搅匀，用缎布剪成盏口大，制膏备用。

（3）保胎膏：党参、当归、生地、杜仲、续断、桑寄生、地榆、砂仁、阿胶各 32g，熟地 64g，炒蚕沙 48g，上药加入麻油 750g，黄丹 388g，黄腊 64g 收膏，再下煅紫石英、煅赤石脂、煅龙骨粉各 15g 搅匀。第 1 个月贴腰眼，7 日 1 换，过 3 个月后，半月 1 换，10 月满为止。贴于腰眼、丹田、命门穴，可以固肾安胎，防止流产。

14. 食疗保胎可靠吗

中医认为饮食适宜胎自安。孕妇要注意选食富含各种维生素及微量元素、易于消化的食品，如各种蔬菜、水果、豆类、蛋类、肉类等。民间有不少食疗方对预防习惯性流产和先兆流产有一定的效果，选择介绍如下。

（1）莲子、桂圆肉各 50g，文火煲汤，加山药粉 100g 煮粥。妊娠后即开始食用，每日 1 次。此方适宜于阴道出血、小腹坠痛、腰腿酸软、苔白舌淡、有习惯性流产史者。

（2）苎麻根 15g，鲜鲤鱼 1 条（约 400g）、糯米 100g、精盐 2g。将苎麻根洗净煎煮后去渣取汁；鲤鱼去鳞、内脏及鳃，洗净，煎汤，去净骨；糯米淘洗净后与苎麻根药汁、鱼汤同煮成粥。粥成后放入精盐。每日分 2 次，温热服食。3～5 天为 1 个疗程。功效：止血安胎、消肿利尿。

（3）党参 30g、杜仲 30g、糯米 100g，将党参、杜仲用纱布包好，同糯米一齐下锅，加水适量，共煮成粥，每日顿服。功效：补肾益气，固冲安胎。

（4）黑豆 50g，菟丝子 30g，糯米 100g，将菟丝子用纱布包好，与淘洗净的黑豆、糯米一齐下锅，加水适量、共煮成粥，顿服或分次服食。功效：补肾安胎。

（5）南瓜蒂3个，莲蓬蒂6个，共焙黄为末，分3次米汤送服，1日服完。此方适宜于妊娠数月后胎动腹痛、阴道出血、面赤口干、五心烦热、小便短赤的血热型先兆性流产者。

孕期女性在饮食方面还需要注意以下方面。

（1）少食山楂。山楂可加速子宫收缩，可导致早产。

（2）孕妇摄入过多的维生素A，会导致早产和胎儿发育不健全。猪肝含极丰富的维生素A，忌过量进食。

（3）忌食黑木耳。黑木耳具有活血化瘀之功，不利于胚胎的稳固和生长。

（4）忌食杏子及杏仁。杏子味酸，性大热，且有滑胎作用，为孕妇之大忌。

（5）忌食滑腻之品：苡仁、马齿苋。苡仁对子宫肌有兴奋作用，能促使子宫收缩，因而有诱发早产的可能。而马齿苋性寒凉而滑腻，对子宫有明显的兴奋作用，易造成早产。

（6）不宜进食人参、桂圆等补品。祖传医学认为孕妇多数阴血偏虚，阴虚则滋生内热。食用人参会引起气盛阴耗，加重早孕反应、水肿和高血压等。桂圆辛温助阳，虽有补血安神、养血益脾之效，但性温太热。孕妇食用桂圆后易出现漏红、腹痛等先兆流产症状。

（7）不宜进食螃蟹、甲鱼、海带。这些水产品有活血软坚作用，食用后对早期妊娠有造成出血、流产之弊。螃蟹有活血化瘀之功，尤其是蟹爪，有明显的堕胎作用；甲鱼有较强的通血络散瘀块作用；鳖甲的堕胎力比鳖肉更强；海带功能软坚，散结，化瘀，亦有堕胎之嫌。

（8）不宜进食辛辣热性作料。辣椒、花椒、胡椒、小茴香、八角、桂皮、五香粉等容易消耗肠道水分而使胃腺体分泌减少，造成胃痛、肠道干燥、痔疮、便秘等。便秘时孕妇用力屏气解便，使腹压增加，压迫子宫内的胎儿易造成胎儿不安，甚至出现羊水早破、自然流产、早产等不良后果。

15. 中医对孕吐有什么好的治疗办法

孕吐是早孕反应的一种，大部分孕妇都会经历孕吐。开始妊娠后约从妊娠第 5 周开始（也有更早些开始的）会发生孕吐。特别是在早晚出现恶心，没有任何原因就发生呕吐。有少数孕妇早孕反应严重，恶心、呕吐频繁，不能进食，呕吐物除食物外，甚至可能还有血性物或胆汁，影响身体健康，甚至威胁孕妇生命，这被称为妊娠剧吐，必须去医院进行治疗。

虽然妊娠呕吐的人占大多数，但是为什么有些人妊娠不吐，还有些人一胎不吐、二胎吐呢？其实这些都是正常的。因为在正常的情况下，人体阴阳彼此平衡协调，共同存在于一个统一体中。而妊娠机制的独特性往往会使母体内阴阳失和，气机失调，胃失和降，造成孕吐。

孕吐与多种因素有关，如孕妇平素禀赋、体质及近期情绪等，有时体内阴阳相对调和，就不会出现孕吐等症状。所以同一人第二次妊娠症状和第一次妊娠会有不同，不同的人更会不相同。

但需要注意的是，若孕吐发展到食入即吐则会严重影响母体的健康及胎儿的正常发育，这种程度的孕吐就应该是一种妊娠疾病了。西医称这种程度的孕吐为"妊娠剧吐"。中医称其为"妊娠恶阻"，又称"子病""阻病"等，这时就需要足够重视，必要时入院治疗。妊娠恶阻在饮食方面均以清淡、稀软、容易消化的食物为主，避免闻臭、腥、腐、香窜食品，少食或不食油腻厚味。进食方法，以采取每次少量多次进餐为好。一般根据脾胃虚弱和肝热气逆的不同类型，采取不同治法。

（1）脾胃虚弱：妊娠 2～3 个月，呕恶不食，脘腹胀闷，或食入即吐、全身乏力、头晕思睡、舌苔白、舌质淡、脉滑无力，可选用健脾和胃，降逆止呕的药膳调治。以牛奶、豆浆、蛋羹、米粥、软饭、软面条为主要饮食。

推荐：①香砂六君子汤，人参、白术、茯苓、甘草、半夏、陈皮、木香、砂仁、生姜、大枣；②姜汁米汤，取生姜汁 5 ～ 7 滴，入米汤内，频频饮服；③橙子煎，橙子 1 个，洗净，切 4 瓣（带皮），加蜂蜜少许，煎汤，频频饮服；④砂仁藕粉，砂仁 1.5g，木香 1g，共研面，和藕粉、白糖一起冲食。

（2）肝热气逆：中医认为胎前多热，故妊娠恶阻以肝胃热居多。一般症见呕吐苦水或酸水，胸胁及脘腹胀满，嗳气、善太息（俗谓长出气）、头晕且胀、烦急易怒、苔微黄、舌边尖红、脉弦滑，可选用清热和胃，凉血安胎的药膳调治。宜多吃蔬菜和水果。

推荐：①橘皮竹茹汤，橘皮、竹茹、大枣、人参、生姜、甘草；②绿豆饮，绿豆 50g，煎汤，频频饮服；③枇杷饮，鲜枇杷叶 10g（刷去毛），鲜芦根 10g，水煎取汁代茶饮；④雪梨浆，大雪花梨 1 个，切薄片，水煮片刻，放凉后，不拘时频饮。

除了中药治疗以外，穴位按摩亦有辅助效果，按压内关、太冲、足三里 3 个穴位（图 8-1），也可调畅人体气机，进而缓解恶心、呕吐的症状。每穴平揉、压放各 100 次。轻者不治可自愈。重者点穴治疗 4 ～ 5 次即可有明显效果。

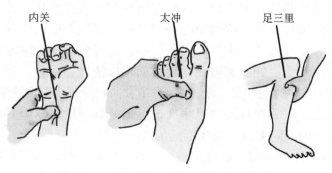

图 8-1　治疗孕吐的按摩穴位

　　耳穴埋豆，将带王不留行子的胶布贴在耳朵的脾（耳甲腔的后下方，耳轮脚消失处与轮屏切迹连线的中点）、胃（耳轮角消失处）、肝（耳甲庭后下部）3个耳穴上，不定时按压，每次按压至全耳发红、发热为宜，则孕吐可得到缓解。

（彭海东）

下篇　优生篇

第九章　妊娠期身体变化与安全监护

1. 年龄增加会影响女性生殖器官的功能吗

随着年龄的增长，许多备孕女性会产生这样的焦虑，自己的生殖器官会不会越来越老化了？比如患病概率增加、组织柔韧度降低等，已经不适合或不能够妊娠了？在解答这些问题之前，先复习一下正常女性生殖器官的解剖结构。

女性生殖器官无论是内生殖器还是外生殖器都与生育密切相关，发生任何问题都会影响或妨碍正常的受孕或生育。例如，外生殖器大阴唇，它遮盖着阴道口与尿道口，具有保护作用。小阴唇和阴蒂是引起性兴奋的重要部位，发生性兴奋时前庭大腺分泌出黄白色黏液，起润滑作用，帮助精子到达目的地。再以内生殖器为例，阴道既是性交器官，也是经血排出和胎儿娩出的通道。位于盆腔中央的子宫最为重要，扮演了多重角色。首先，子宫内膜受卵巢激素的影响，从青春期到更年期都有周期性的改变并产生月经，是女性特有的性别及功能标志；其次，子宫在性交时可作为精子到达输卵管的通道，一旦受精就变成了受精卵着床、胎儿生长和发育的场所。此外还有卵巢、输卵管等，卵巢是产生卵子和分泌女性激素的重要生殖腺；而输卵管则是输送卵子和精子及受精卵的管道，它最外侧的伞端具有"拾卵"作用，可以将从卵巢释放的卵子收归己有，帮助精子和卵子在自己的壶腹部相遇而成为受精卵。所以，女性这些器官任何一个有了毛病，备孕这台"大机器"就无法运转成功。

随着年龄的逐渐增长，从理论上讲，女性生殖器官患病的概率的确也在增加，如盆腔炎会导致输卵管积液、不通畅，甚至变形；子宫会发生诸如子宫肌瘤、子宫内膜息肉等常见疾病。所以，准备妊娠前夫妻双方一定要一起到医院进行全面的身体检查，除了妇科常规检查外，还要进行肿瘤标志物的筛查、宫颈癌前病变的筛查等。如果发现疾病应及早对症治疗，如果没发现特殊的病症，就可以开始准备妊娠了。

至于生殖器官的柔韧度和弹性，主要还是与个人的身体状态有关。个体差异性比较大，如果平时比较注意保持一定的运动习惯，如瑜伽、慢跑、跳舞等，那么年龄对身体的影响并不会太明显，换句话说，就是不会对妊娠和分娩的过程造成较大的影响。反之，如果缺乏运动习惯，且经常久坐、久卧、肥胖等，那么身体的功能状态就会显现出不同程度的退化，对分娩过程不利。

2. 妊娠期如何划分和计算

妊娠是胚胎和胎儿在母亲体内发育成长的过程，以成熟卵子受精为起点，到胎儿、胎盘等从母亲体内排出为终点，妊娠期从末次月经第一天开始算起，约 280 天，也就是整个妊娠的过程约是 40 周。

医学上常将妊娠期分为 3 个时期，即早期妊娠、中期妊娠和晚期妊娠。早期妊娠是指妊娠 13 周末以前。从第 14 周起到 27 周末都是中期妊娠。而第 28 周及其以后称为晚期妊娠。妊娠满 37 周至不满 42 周，都称为足月妊娠。超过 42 周，就是过期妊娠了。

这样划分的意义在于，妊娠的每个时期都有其显著的特点和需要检查与注意的地方，如早期妊娠时期是胚胎和胎儿在子宫内主要器官完成分化的非常关键时期，因此妊娠期用药、检查就要格外当心；中期妊娠时胎儿继续发育，要记得做胎儿系统超声筛查；中晚期妊娠时产妇负担重，应注意进行妊娠期糖尿病的筛查；而妊娠晚期但未足月妊娠，若发现妊娠期合并症或并发症还可能需要结束分娩，应及时进行促胎儿肺成熟的治疗；对过期妊娠者，因胎盘往往开始老化，容易发生胎儿宫内缺氧，需要想办法尽快采取结束妊娠的措施。

此外，许多女性在计算妊娠时间方面比较疑惑，到底是自末次月经的第一天算起，还是末次月经的最后一天算起呢？答案是前者。即计算妊娠期都是从女性末次月经的第一天算起，如果女性的月经周期正常，过 280 天（40 周）左右就应该到分娩的时刻了。所以，如果准备妊娠了，就请好好记录自己的月经周期情况。

正确计算妊娠期非常重要，因为可以准确地评估胎儿的生长发育状态，给予及时的孕期指导。女性年龄增大以后，随着卵巢功能的减退，月经周期和经期都有可能出现不规律的情况，如果能在正常受孕前调整好是最理想的，如果不能也不要过于担心，医生可以从早期胚胎的 B 超图像中比较准确地估算妊娠周数。

总之，妊娠是一个比较漫长的过程，但孕育新生命的欢喜也时时刻刻围绕在孕妇心头。为了获得美好的妊娠结局，应做好合理规划、充足的备孕、及时向医生咨询、按时到医院就诊等都很关键。此外，还需要孕妇保持良好的心态，相信科学，与医生紧密配合，这样做，绝大多数孕妇会生出健康的宝宝。

3."胚胎"和"胎儿"有没有区别

到医院就诊时，经常会听到医生说"胚胎"或"胎儿"，那么这两个概念是不是一样的呢？其实是不一样的。胚胎是对妊娠早期子宫内胚体的描述，即妊娠 10 周（受精后 8 周）内的胚体，是主要器官完成分化的非常关键时期。自妊娠 11 周（受精后第 9 周）起直至分娩之前，这段时间的胚体都称为胎儿，是各器官进一步发育、逐渐趋于成熟的时期，此期胎儿由初具人形逐渐过渡到各种组织及器官发育成熟，以便为离开母体后能适应外界生活条件做好充分的准备。

虽然整个妊娠的过程是连续而不可分割的，但为了说明不同时期的特征，人为地以4周为一孕龄单位划分，用来展示胚胎和胎儿发育的特征。准妈妈可以对照着下面的表格（表9-1）来初步了解体内宝宝的发育情况，但前提是在医生的指导下把孕周确认好。

表 9-1　不同孕龄胚胎及胎儿发育特征

孕龄	身长（cm）	体重（g）	外观及其他特征
4 周末			可辨认胚盘与体蒂
8 周末			胚胎已经初具人形了，尾巴消失了，应用四维B超能够看到小小的眼睛、耳朵、鼻子、嘴巴、手指和脚趾，甚至心脏的搏动
12 周末	9	14	外生殖器已经开始发育。此前的3个月称为早孕阶段，是各个器官发育的重要时期
16 周末	16	110	可以辨别胎儿的性别，头皮上长出了茸茸的头发，身上长出了茸茸的胎毛。妈妈开始感觉到宝宝在做运动了
20 周末	25	320	宝宝能吞咽和排尿。这时可以用多普勒超声在妈妈的小肚子上听到宝宝怦怦的心跳声
24 周末	30	630	宝宝嫩嫩的皮肤上长出了皱纹、眉毛和睫毛
28 周末	35	1000	体重终于到1000g了，这以后早产的宝宝有一定的呼吸，能够啼哭，但是各个器官还没有发育完全，很容易患呼吸窘迫综合征
32 周末	40	1700	出生后加强护理是可以存活的
36 周末	45	2500	宝宝在妈妈体内长得胖胖的了，指甲也长到了指端，出生后能啼哭和吮吸，基本可以存活了
40 周末	50	3400	称为足月，体重达到3000g，各器官发育成熟，完成了母体内的发育，准备来到这个世界了

4. 为什么说胎盘是胎儿的"四大护法"之一

胎儿漂浮在妈妈的子宫里逐渐长大，离不开"四大护法"，即胎儿附属物（胎盘、胎膜、羊水和脐带）。这四样胎儿以外的妊娠产物对于维持胎儿生存与生长发育发挥着重要的作用。

先来了解一下胎盘。胎盘一般呈圆盘状，嵌在子宫壁中，分娩时由于子宫肌层收缩，胎盘剥离而被挤出子宫。胚胎发育至13～21天时，胎盘的主要结构——绒毛逐渐形成。约在受精后第3周时，一旦绒毛内的血管形成，胎儿与胎盘的血液循环就建立起来了。胎盘内有母体和胎儿两套血循环，两者的血液在各自封闭的管道内循环，互不相混，两者之间有胎盘相隔，可进行物质交换，如母体和胎儿之间氧气与二氧化碳进行交换，这时的胎盘就相当于胎儿的呼吸系统。母体的营养物质，如葡萄糖、游离脂肪酸、维生素等也可以通过胎盘运输给胎儿，而胎儿的代谢产物，如尿素、尿酸、肌酐、肌酸等可以经过胎盘送入母体血液中，由母体排出。胎盘还具有屏障作用，发挥自身固有的免疫功能以保护胎儿，但是屏障作用有限，病毒及分子量小的有害物质可以通过胎盘而引起胎儿畸形甚至死亡。细菌、弓形体等病原微生物也可以在胎盘部位形成病灶，破坏绒毛结构，进入胎体而感染胎儿。

胎盘还可以合成多种激素、酶、细胞因子和神经递质，如人绒毛膜促性腺激素（HCG）、人胎盘生乳素、雌激素、孕激素、缩宫素酶、耐热性碱性磷酸酶、表皮生长因子、神经生长因子等，这些物质对维持正常的妊娠具有重要的作用。

胎儿对于母体来说属于同种半异体移植物，母体能够容受正常妊娠与母胎界面的免疫调控，与胎盘的免疫功能相关，胎盘阻止了胎儿抗原与母体淋巴细胞及母体抗滋养层抗体接触，因此不会引起免疫排斥反应。

　　胎盘成熟度共分四级：0 级、1 级、2 级和 3 级。1 级标志胎盘基本成熟；2 级标志胎盘成熟；3 级标志胎盘已衰老，由于钙化和纤维素沉着，胎盘输送氧气及营养物质的能力降低，胎儿随时有危险。每个人的情况都不同的，一般来说，妊娠中期（12～28 周）时胎盘 0 级；妊娠晚期（30～32 周）时胎盘 1 级；36 周以后胎盘 2 级（比较成熟）。如果 37 周以前发现胎盘 3 级并结合双顶径的值及对胎儿体重估计在 2500g 者应考虑胎盘早熟，警惕发生胎儿宫内生长发育迟缓的可能。38 周胎盘进入 3 级，标志胎盘成熟。

　　分娩后的胎盘，短时间内仍有生命，可作为药理和生理研究的材料。胎盘含有丰富和高效的营养物，所以不管是肉食或草食性的母兽，在分娩后都本能地把胎盘吞噬干净。由人胎盘制备的胎盘血清蛋白、胎盘球蛋白是抢救患者的重要生物制品。干制的胎盘又称为紫河车，是中药中的滋补药物。

5. 为什么说脐带是胎儿的"四大护法"之一

　　胎盘是联系母体与胎儿之间的重要、复杂、特殊的器官。它由母子双方的组织共同构成，而脐带正是胎儿和胎盘的条索状结构，是胎儿与母体进行气体交换、营养物质供应和代谢产物排出的重要且唯一的通道，是胎儿生命的桥梁。

　　胎儿脐带内有两条脐动脉和一条脐静脉。脐静脉将丰富的氧气和养料输送到胎儿体内，脐动脉则将代谢废物和二氧化碳送至胎盘，渗入母血排出体外。若脐带发生异常，造成胎儿血供受限或受阻，会导致胎儿缺氧、胎儿发育异常。当脐带血液循环阻断超过 7～8 分钟，即可导致胎儿宫内死亡。

　　要警惕任何引起脐带受压迫的病因，这种情况尤其多见于脐带先露和脐带脱垂时。脐带先露是指胎膜还没破时，脐带位于胎儿先露部的前方或一侧。宫缩时胎先露部下降，一过性压迫脐带导致胎心率异常。脐带脱垂则是指胎膜破裂后，脐带脱出于宫颈口的外面，下降至阴道内甚至露于外阴。此时在阴道内可触及有搏动的条索状物。当胎先露入盆、胎膜已破时，先露的脐带就会被压在胎先露与骨盆之间，可以导致胎儿缺氧、胎心消失。

　　胎儿脐带的正常长度为 30 ～ 100cm，直径为 0.8 ～ 2.0cm。脐带过短是指脐带短于 30cm。妊娠期间脐带过短常没有特殊临床症状。但临产后，由于胎先露部下降，脐带被牵拉过紧，使胎儿血液循环受阻，胎儿缺氧，严重者可导致胎盘早剥。脐带过短还可以使胎先露下降受阻，引起产程延长，尤其是第二产程。若临产后胎心率异常，可疑有脐带过短的情况，经过吸氧、左侧卧位，胎心率仍无改善者，应尽快施行剖宫产手术结束分娩。脐带长度超过 100cm 者，称为脐带过长。过长的脐带易造成脐带缠绕、打结、扭转等，导致胎儿宫内缺氧、生长受限等。分娩时影响产程，易发生脐带脱垂，导致死胎、死产。

6. 为什么说胎膜是胎儿的"四大护法"之一

　　人们往往对胎盘、脐带、羊水的概念很熟悉，但对于"胎膜"的概念却有些陌生。胎膜俗称胎衣，就是将胎儿和羊水包围住的那层东西，它紧贴子宫壁，由外层的绒毛膜和内层的羊膜组成。妊娠晚期，绒毛膜与羊膜紧密相贴，但能与羊膜分开。羊膜是一种不含淋巴、平滑肌及神经组织的无血管膜，与覆盖胎盘、脐带的羊膜层相连。羊膜质密层含有多种间质胶原以维持张力。羊膜内层上皮可以转运溶质和水，参与羊水平衡的维持。胎膜含有甾体激素代谢所需的多种酶，还含有大量花生四烯酸的磷脂，且有能催化磷脂生成游离花生四烯酸的溶酶体，因此胎膜在分娩发动上有一定作用。

　　当胎膜异常时，就会发生我们常提到的一种疾病"胎膜早破"。导致胎膜早破的因素其实有很多，往往是多因素相互作用的结果。常见的因素如下。

　　（1）营养素缺乏导致胎膜发育不良：妊娠期准妈妈维生素 C 缺乏、铜和锌缺乏、吸烟等因素均可导致胎膜发育不良，使胎膜的胶原纤维、弹力纤维合成受到影响，胎膜脆性增加，抗张能力下降，这样容易引发胎膜早破。

（2）子宫腔内压力异常：胎儿头盆不称和胎位异常引起宫腔内压力不均，双胎妊娠、羊水过多、剧烈咳嗽和排便困难等可引起宫腔内压力过高，都容易发生胎膜早破。

（3）生殖道炎症：阴道炎、宫颈炎容易引起胎膜感染，导致胎膜破裂，而引起胎膜感染的病原体较复杂，有细菌、支原体和衣原体等，支原体和衣原体感染常没有明显的症状，不易被准妈妈发现。

（4）创伤和机械性刺激：主要分为医源性和非医源性两类，非医源性常见的为妊娠晚期的性交活动；医源性的包括多次羊膜腔穿刺、多次阴道检查和剥膜引产等。胎膜早破的妊娠结局与破膜时的孕周有关，孕周越小，围生儿预后越差。

因此，妊娠期女性一定要注意预防胎膜早破，首先应该注意妊娠期减少性生活，妊娠前3个月和后1个月最好不要同房，孕期避免过于劳累，保持愉快的心情，适当散步；但注意不宜跑步或长时间走路，避免摔倒或碰撞腹部，不要提重东西或长时间路途颠簸。注意外阴卫生，预防阴道炎的发生。重视孕期营养，多吃新鲜蔬菜和水果。如果有宫颈松弛，为了预防胎膜早破、早产，可在妊娠14～16周行宫颈环扎术。如果发生胎膜早破应该立即去医院。

一旦发生胎膜早破情况不要慌张，应让孕妇立即躺下，采取臀部抬高的体位，预防脐带脱垂，并在外阴垫上一片干净的卫生巾，立即赶往医院就诊。同时胎膜早破时，90%的孕妇会感觉有较多的液体从阴道流出，容易判断。但少量间断阴道流液时的胎膜早破往往会被忽略，要与尿失禁、阴道炎等相鉴别。

7. 为什么说羊水是胎儿的"四大护法"之一

羊水在妊娠过程中具有重要作用，它可为胎儿正常生长发育提供足够的空间且防止脐带受压。正常妊娠时羊水的产生和吸收都处于动态平衡中，胎儿自由漂浮在羊水中。有人说胎儿天生就会游泳，其实不然。因为此时的胎儿并不会用肺呼吸，它的全部氧气都来自母亲通过脐带输送的新鲜血液。那些水下分娩的新生儿，如果在被捞出水面之前便开始第一声啼哭，会面临窒息危险。话说回来，妊娠期间，胎儿究竟漂浮在怎样的液体中？这要从羊水的来龙去脉谈起。

妊娠早期，羊水主要是母体血清经过胎膜进入羊膜腔的透析液，这时的羊水为无色透明的液体，呈弱碱性。随着妊娠的继续，胎儿逐渐发育，它的肾脏开始工作，产生了胎尿，因此胎儿尿液成为妊娠后期羊水的主要来源，此时的羊水中必然含有胎尿的成分，如尿素、尿酸、肌酐等；到了妊娠晚期，胎尿循环使羊水逐渐变得略混浊，不透明，含有皮质、少量激素、胎儿脱落的上皮细胞、毳毛及消化道与呼吸道的分泌物。胎儿同时也会通过皮肤和吞咽回收羊水，随着胎儿血循环转输至母体，以此保持羊水量的平衡。在妊娠晚期即36～38周，羊水量达到高峰，为1000～1500ml，此后羊水逐渐减少。妊娠足月时羊水量约为800ml。而过期妊娠时，羊水量明显减少，可低于300ml。

应该说，羊水为胎儿提供了一个适宜的生长环境，如适宜的温度和一定程度的活动空间，使胎儿在羊水中运动自如，促进胎儿骨骼肌肉发育和其他组织器官的发育，防治胎儿与羊膜的粘连。另外，羊水还能减轻外界环境的暴力打击和强烈震动所造成的机械性损伤，能够维持胎儿体内的水平衡，缓冲宫缩时的压力，分娩时有助于扩张宫颈，起到润滑、冲洗产道的作用。

然而，当羊水量发生异常时，可影响母儿安危。羊水量异常包括羊水过多和羊水过少，与胎儿畸形及妊娠合并症和并发症有关。羊水过多，母儿并发症明显增加；羊水过少是胎儿危险的重要信号。超声检查是诊断羊水量是否异常及排除胎儿畸形的主要辅助检查方法。羊水量异常的处理主要根据胎儿有无畸形、孕周、胎盘功能及孕妇的状况而定。

8. 胎儿在子宫里会呼吸吗

随着胎儿在妈妈肚子里一天天地长大，有些准妈妈不禁想知道，自己的宝宝在肚子里会呼吸吗？是怎么呼吸的？会不会缺氧、会不会憋坏呢？其实胎儿有自己的生存方式。

胎儿在子宫内生活，在羊水的浸泡中却不会呛到，也不会窒息，最主要的原因是胎儿是不用呼吸的。正常的成人呼吸方式是通过口鼻吸入氧气，经气管输入肺中。肺中有许多细小的气囊和气泡，它们表面覆盖着一层血管，这些血管交错形成网状，氧气从肺泡进入血管，通过红细胞传送给身体的各个部位。而胎儿时期的肺脏是实心的，它不能执行呼吸活动，胎儿的呼吸道充满着羊水。也就是说胎儿不是通口鼻吸入氧气的，所需的氧气是妈妈"赠"的，是从妈妈胎盘和脐带所输送过来的血液中汲取的。

妊娠晚期的胎儿，往往通过不断吞咽羊水来锻炼呼吸能力。如果吞咽过急，就打嗝。胎儿的肺泡就在打嗝的过程中慢慢长大，肺部也慢慢变得强健。胎儿通过不断锻炼并学习呼吸，为自己一旦脱离妈妈的肚子做准备。

在出生之前，虽然母儿血液通过胎盘进行了气体交换，但胎儿出生前其实肺泡、肺循环及呼吸肌均已发育得初具雏形。B超检查于妊娠11周可见胎儿胸壁运动，妊娠16周时能够显示羊水进出呼吸道的呼吸运动，不过胎儿呼吸运动为阵发性且不规则的，频率为30～70次/分。胎儿窘迫时可出现大喘息样的呼吸运动。

胎儿肺泡的成熟除了包括形态结构的成熟外，也包括功能的成熟。功能成熟是指肺泡Ⅱ型细胞内的板层小体能合成肺泡表面活性物质，包括卵磷脂和磷脂酰甘油，这些物质可以降低肺泡表面张力，有助于肺泡扩张。肺泡表面活性物质还可随胎儿运动排至羊水，所以可以通过检测羊水中卵磷脂与磷脂酰甘油的数值，判断胎儿肺的成熟度。

9. 高龄孕妇的胎盘更容易发生功能不良吗

胎盘是联系母体与胎儿之间的重要器官。它由母子双方的组织共同构成，是母子之间真正血肉相连的部分，起着不可替代的作用。它为胎儿提供营养、分泌激素、阻挡外来异常物质的侵入，如同一道智能的城门，为哺乳动物孕育生命过程所特有。足月胎儿体内的血容量是胎盘的 3 倍，每分钟约有 500ml 胎儿血液流经胎盘，即胎儿体内所含血液，每分钟都要经胎盘循环一次。保持这个量至关重要，因为这是胎儿唯一的生命线。如果由于某些原因血液的流量急剧减少，将会引起胎儿缺氧甚至死亡，而慢性的血液流量减少则会引起胎儿生长发育迟缓，甚至出现胎儿发育障碍。

随着女性年龄的增长，高龄孕妇相对比较容易出现妊娠期高血压、妊娠期糖尿病等合并症，这些疾病都可以引起全身血管痉挛、硬化，进而使子宫底蜕膜容易发生螺旋小动脉痉挛或硬化，引起远端毛细血管缺血坏死性破裂出血，于是底蜕膜层与胎盘之间形成血肿，最后出现胎盘早剥，即胎盘从子宫壁剥离。如果女性在妊娠之前就已经合并高血压、慢性肾脏疾病等则更危险。严重者胎盘后血液可穿破羊膜而溢入羊膜腔，形成血性羊水。结果均可引发胎儿急性缺氧，增加围生儿窒息率、死亡率和早产率。

高龄孕妇在整个围生期过程中胎盘功能的好坏主要取决于自身合并或并发的疾病及其严重程度，尤其要是容易引起胎盘血管改变的疾病。如果高龄孕妇自身比较健康，没有特殊疾病，那么胎盘功能不良的发生概率并不会明显升高；然而，对已有合并症或并发症的孕产妇就不那么乐观了。所以高龄孕妇一定要提高产前检查的频率，发生异常需积极配合医生的诊治，在医生的指导和监护下度过妊娠期及分娩期。

10. 保留脐带血的价值在哪儿

脐带血是胎儿娩出、脐带结扎并离断后残留在胎盘和脐带中的血液，通常是废弃不用的。但近十几年的研究发现，脐带血中含有可以重建人体造血和免疫系统的造血干细胞／祖细胞，而干细胞是生命的种子，是具有自我更新、高度增殖和多项分化潜能的细胞群体。一方面这些细胞可以通过分裂维持自身细胞的特性和数量，另一方面又可进一步分化为各种组织细胞，从而在组织修复等方面发挥积极作用。干细胞可以分化成人体的各种细胞，如血液细胞、神经细胞、骨骼细胞等。研究证实脐带血可用于造血干细胞移植，治疗多种疾病。因此，脐带血已成为造血干细胞的重要来源，特别是无血缘关系造血干细胞的来源，目前被广泛地应用于临床，是一种非常重要的人类生物资源。

脐带血中的造血干细胞已经用来治疗多种疾病，包括血液系统恶性肿瘤（如急性白血病、慢性白血病、多发性骨髓瘤、骨髓异常增殖综合征、淋巴瘤等）、血红蛋白病（如地中海贫血）、骨髓造血功能衰竭（如再生障碍性贫血）、先天性代谢性疾病、先天性免疫缺陷疾患、自身免疫性疾患、某些实体肿瘤（如小细胞肺癌、神经母细胞瘤、卵巢癌等）。北京市脐带血造血干细胞库已成功为许多患者提供了脐带血造血干细胞，仅北京大学人民医院、北京大学血液病研究所就成功移植治疗 30 余例白血病患者，植入率高达 83%。证明我国脐带血的保存质量和移植成功率均已达到世界先进水平。

脐带血有这么好的用途，保存它的技术也很成熟。现在大多数医疗单位都将脐带血保存在造血干细胞库里。脐带血库里的脐带血经过检测、分离、制备等多道医学工序，冷冻在 -196℃的深低温液氮中能保存很长时间。脐带血库全称为"脐带血造血干细胞库"，是专门提取和保存脐带血造血干细胞并为患者提供查询的特殊医疗机构，国际上也称为脐血银行（cord blood bank）或生命银行（life bank），包括公共库和自体库。脐血采集不同于传统的骨髓采集，不需要进行麻醉，无痛、无副作用，在剪断脐带以后进行，因此对母亲和孩子没有不良影响，属于"废物利用，变废为宝"。但注意脐血采集需由具有专业资质的医护人员操作，在婴儿出生后使用含有抗凝剂的密封式血袋收集。采集人员必须是具有执业资质并注册的医生或护士，且经过脐带血采集的专项培训。

目前，我国卫生部（现称国家卫生健康委员会）批准执业的脐带血库有 7 家：北京市脐带血造血干细胞库、天津市脐带血造血干细胞库、上海市脐带血造血干细胞库、山东省脐带血造血干细胞库、广东省脐带血造血干细胞库、浙江省脐带血造血干细胞库及四川省脐带血造血干细胞库。同时，卫生部规定每个省市只能建立一家脐带血库，不能异地采集脐带血，准妈妈若要储存或捐献脐带血，一定要先查看脐带血库的资质，看其是否具有当地卫生局颁发的《血站执业许可证》。

11. 高龄孕妇是否容易发生羊水过多

高龄孕妇发生胎儿畸形、染色体异常及妊娠期高血压、妊娠期糖尿病等合并症的概率增加，发生羊水过多的概率可能要高于普通孕妇。

妊娠期间羊水量超过 2000ml 称为羊水过多，发生率为 0.5%～1%。如果羊水量缓慢增加，称为慢性羊水过多。如果羊水量在数日内迅速增多，孕妇子宫压迫症状明显，称为急性羊水过多。大约 1/3 羊水过多的病因并不明确，但多数可能与胎儿畸形及妊娠合并症等因素有关。常见的原因有以下四类。

（1）胎儿疾病：包括胎儿畸形、染色体或基因异常，胎儿肿瘤、胎儿代谢性疾病等。18%～40% 羊水过多合并胎儿畸形，以神经管缺陷性疾病最常见，约占 50%，其中又以开放性神经管畸形多见。

这是由于脑脊膜膨出裸露，脉络膜组织增生，渗出液增加，加上中枢性吞咽障碍及抗利尿激素缺乏等致羊水形成增加，回流减少。其次为消化道畸形，约占 25%，主要见于胎儿食管、十二指肠闭锁等。这是由于胎儿吞咽羊水障碍，羊水积聚而引起羊水过多。其他畸形还有腹膜缺陷、膈疝、先天性醛固酮增多症、遗传性假性低醛固酮症、胎儿纵隔肿瘤、胎儿脊柱畸胎瘤、先天性多囊肾等，它们均可造成羊水过多。18- 三体、21- 三体、13- 三体胎儿可出现胎儿吞咽羊水障碍，引起羊水过多。

（2）多胎妊娠：双胎妊娠合并羊水过多的发生率约为 10%，是单胎妊娠的 10 倍，以单绒毛膜双胎居多。单绒毛膜双羊膜囊双胎的胎盘之间血管吻合率高达 85% ～ 100%，易并发双胎输血综合征，胎儿循环血量增多、胎儿尿量增加，引起羊水过多。

（3）妊娠期合并症：10% ～ 25% 羊水过多与孕妇血糖代谢有关，母体高血糖致胎儿血糖增高，产生渗透性利尿，并使胎盘、胎膜渗出增加，导致羊水过多。而母儿血型不合者可存在胎儿贫血、水肿、胶体渗出压降低，胎儿尿量增加，加之胎盘增大，导致羊水增多。

（4）胎盘脐带病变：巨大胎盘、脐带帆状附着可导致羊水过多。当胎盘绒毛血管瘤直径大于 1cm 时，15% ～ 30% 合并羊水过多。

羊水过多对母体和胎儿的影响很大。母体方面，当羊水过多时子宫张力增高，容易并发妊娠期高血压，可造成子宫伸展过度，宫缩乏力、产程延长及产后出血的发生率增加；此外还使得并发胎膜早破、早产的危险性增加。胎儿方面，羊水过多可引发胎位异常、脐带脱垂、胎儿窘迫及早产增多，加上常合并胎儿畸形，故羊水过多者围生儿病死率明显升高。因此，孕产妇一旦发现羊水过多的情况，要尽可能寻找病因，积极针对病因治疗，如糖尿病、妊娠期高血压疾病等母体疾病需要早发现、早治疗。

12. 高龄孕妇发生羊水过少的原因和应对措施有哪些

当妊娠晚期羊水量少于300ml，称为羊水过少，发生率为0.4%～4%。羊水过少与不良围生儿结局存在密切相关性，严重的羊水过少者围生儿死亡率高达13.3%。羊水过少主要与羊水产生减少或外漏增加有关，部分羊水过少原因不明。常见的原因如下。

（1）胎儿畸形：以胎儿泌尿系统畸形为主，如先天性肾缺如、肾小管发育不全、尿路梗阻等，因胎儿无尿液生成或生成的尿液不能排入羊膜腔而导致羊水过少。另外，染色体异常、先天性心脏畸形（法洛四联症等）、水囊状淋巴管瘤、小头畸形、甲状腺功能减退等也可以引起羊水过少。

（2）胎盘功能不良：过期妊娠、胎儿生长受限、妊娠期高血压疾病等均存在胎盘功能减退，胎儿宫内缺氧，血液重新分布，肾动脉血流量减少，胎儿尿生成减少，从而导致羊水过少。

（3）胎膜病变：胎膜早破，羊水外漏速度大于再产生速度，导致继发性羊水过少。宫内感染、炎症等引起羊膜通透性改变，与某些原因不明的羊水过少有关。

（4）孕妇脱水、血容量不足、血浆渗透压增高等可使胎儿血浆渗透压相应增高，胎盘吸收羊水增加，同时胎儿肾小管重新吸收水分增加，尿形成减少。此外，孕妇应用某些药物如吲哚美辛、血管紧张素转换酶抑制剂等亦可引起羊水过少。

羊水过少是胎儿危险的信号，围生儿发病率和死亡率明显增高。与正常妊娠相比，羊水过少围生儿死亡率增高13～47倍。妊娠早中期发生羊水过少与胎儿畸形常互为因果。妊娠晚期羊水过少常为胎盘功能不良及慢性胎儿宫内缺氧所致，羊水过少又可以引起脐带受压，加重胎儿缺氧。羊水过少使得孕妇的手术分娩率和引产率均增加。

综上所述，高龄孕妇诊断为羊水过少后应该认真自数胎动，增加补液，多喝水，每 2 ~ 4 小时饮水 2 ~ 4L。当孕周小时，胎肺不成熟，可经腹行羊膜腔内灌注以增加羊水量，延长孕周，但因为羊膜腔内灌注并不能治疗羊水过少，且存在一定的风险，因此目前已经不推荐作为常规治疗方法。

13. 羊水混浊是怎么回事

妊娠早期的羊水为无色透明的液体，主要是母体血清经过胎膜进入羊膜腔的透析液。妊娠中期以后，胎儿尿液是羊水的重要来源。妊娠晚期羊水逐渐变得略混浊，不透明，含有皮质、少量激素、胎儿脱落的上皮细胞、毳毛及消化道、呼吸道分泌的产物。胎儿在子宫中会吞咽羊水，吞咽的羊水将被过滤吸收并主要从尿中排出回到子宫的羊水里，这种循环保证了整个妊娠过程中羊水处在一种干净、健康的状态。这样的羊水循环过程大约每 3 小时发生一次。

如果提示羊水混浊，要格外注意混浊的程度，有无羊水污染的情况。羊水污染一般是指胎粪等进入羊水，造成羊水成分异常，可以发生在妊娠期，也可以发生在分娩过程中，通常不发生在妊娠 34 周之前。

在妊娠 11 周时，胎儿的小肠已有蠕动，至妊娠 16 周胃肠功能基本建立起来，胎儿可以吞咽羊水，吸收水分、葡萄糖及氨基酸等可溶性营养物质，但对脂肪的吸收能力较差。胎儿肝内缺乏多种酶，不能结合因红细胞破坏产生的大量游离胆红素，胆红素在胎儿小肠内被氧化成胆绿素，而胆绿素的降解产物会导致胎粪呈黑绿色。当出现羊膜腔感染、孕妇合并妊娠期肝内胆汁淤积症，以及由于胎盘早剥、脐带缠绕、妊娠期高血压综合征、过期妊娠等病因导致胎儿宫内缺氧出现时，就会使胎儿胃肠道血管收缩，肠蠕动亢进，肛门括约肌松弛，胎粪排出到羊水中，使原本清亮的羊水变为有色、混浊。

羊水污染一般分为 3 度：Ⅰ度为浅绿色；Ⅱ度为黄绿色、混浊；Ⅲ度为稠厚、棕黄色。如羊水颜色越深，表明胎儿在宫内缺氧时间越长，情况越严重。如果胎儿死亡，羊水呈红褐色；如果羊水呈血性或鲜红色，则要考虑有无胎盘早剥的情况存在。胎粪污染是胎儿缺氧的潜在征兆，要结合胎儿监护进行评估，如果伴有胎心监护异常，则可确认有胎儿窘迫存在，继续待产或分娩可能会使胎粪被吸入而发生新生儿窒息、新生儿缺血缺氧性脑病、胎粪吸入综合征等情况。

所以，在妊娠晚期应该定期做产科 B 超检查以了解羊水量的多少、羊水有无混浊污染，以便及时了解和掌握胎儿在宫内的安危情况。孕妇在家里若突然发生胎膜破水，一经发现羊水混浊变色，应及时拨打 120 去医院急诊处理。若分娩过程中发现羊水污染，应密切监护胎心、胎动情况和羊水污染程度，同时令产妇左侧卧位、吸氧，注意产妇心理护理，消除焦躁不安的不良情绪。若胎心监护提示异常，应及时终止妊娠，放宽手术指征，采用包括阴道助产分娩、行剖宫产手术等方法，及时做好新生儿窒息的抢救准备。

14. 妊娠期女性消化系统会发生哪些变化

很多女性在妊娠后容易出现牙龈出血，这是由于妊娠后体内激素水平的变化，如雌激素的迅速增加，使牙龈增生，齿龈肥厚，毛细血管扩张，导致孕妇易患牙龈炎，齿龈容易出血，而且还会出现牙齿易松动甚至龋齿。这种情况一般在产后会逐渐消失，不用过于担心。但妊娠期孕妇应该注意口腔的清洁卫生，也可以增加摄入维生素 C 含量高的水果。如果妊娠期反复牙龈出血，可先去口腔科就诊，排除其他病变后，采用加强口腔日常护理的方法来治疗，如更换牙刷、常漱口等。

在妊娠期，不少孕妇都有过"烧心"的不适感，特别是在吃了辣食和酸食后，"烧心"感更是加强。这一变化主要与妊娠期激素分泌的影响有关，导致妊娠期胃肠平滑肌张力降低，贲门括约肌松弛，胃内酸性内容物可反流至食管下部产生"烧心"感。虽然妊娠期"烧心"无法完全避免，但还是可以通过一些措施来减轻"烧心"的难受程度。比如进餐不要过饱，避免给胃造成压力，使横膈抬升，要做到少吃多餐，咀嚼充分。少食或不食酒、碳酸饮料、咖啡、酸性食物（包括橘汁类饮料和水果、西红柿、芥末、醋等），辛辣、油炸及脂肪含量高的食物。可随身携带口香糖，进餐后嚼一片，增加唾液的分泌，从而中和胃酸。

随着妊娠的进展，增大的子宫逐渐推挤与其共用一个腹腔的胃肠道，消化系统的解剖位置自然变化明显，因而当胃肠道发生疾病时，其体征往往有较大的变化，这给诊断治疗及手术带来了一定的困难。胃肠蠕动减慢、排空时间延长，容易出现上腹部饱满感及便秘。由于肠道充血、盆腔静脉受压、静脉回流障碍，易引起痔疮或使得原有痔疮加重。同时股静脉压随着妊娠进展而增高，孕妇易发生下肢、外阴静脉曲张。

此外，妊娠期间孕妇的胆道平滑肌松弛，胆汁黏稠使胆汁淤积，胆囊排空时间延长，易诱发胆囊炎和胆结石。所以，孕妇宜饮食清淡，少食多餐，尤其是既往合并胆囊疾病的孕妇，更要注意这方面的情况。

15. 妊娠期女性的皮肤会发生哪些改变

妊娠期垂体分泌促黑素细胞激素增加，雌激素、孕激素大量增加，促进皮肤黑色素细胞生长，使孕妇皮肤色素加深，特别是乳头、乳晕、腹白线、外阴等处出现色素沉着。孕妇的面颊部有时会出现蝶状褐色斑，称为"妊娠黄褐斑"。雌激素增多还使孕妇皮肤毛细血管扩张，颜面部、颈部、胸部及手掌等处可出现蜘蛛痣及皮肤红斑。

随着妊娠子宫的逐渐增大及妊娠期肾上腺皮质激素分泌增多，孕妇的腹部、大腿、臀部及乳房皮肤的皮内组织改变，如皮肤过度扩张，皮肤的弹力纤维断裂，呈多量淡红色或紫红色不规则平行的裂纹，称为"妊娠纹"，多见于初产妇。待产褥期过后，退变为白色或银白色条纹。此外，孕妇的汗腺与皮脂腺功能亢进，可出现多汗表现。

从妊娠到分娩后 1 个月左右，约 1/5 的准妈妈会有皮肤瘙痒方面的问题，这些皮肤问题大部分与妊娠并无直接关系，而由一些皮肤疾病，如湿疹、荨麻疹、药物疹及细菌感染所造成，只有少数是因妊娠而产生。在不同的季节，准妈妈也会有不同的皮肤问题，如夏季因气候潮湿，流汗多，容易出现湿疹或皮肤毛囊炎等病变；冬季则因为皮脂分泌减少，皮肤显得干燥，严重时甚至会出现皮肤皲裂，引发冬季湿疹或缺脂性湿疹等。这些症状在全身各部位都可能发生。

特别提醒准妈妈，与妊娠有关的皮肤瘙痒通常会持续到产后为止，因此准妈妈出现皮肤瘙痒问题或疾病，千万不要因为害怕妊娠期用药而一再隐忍，如此可能因瘙痒而影响睡眠、心情、精神状况及饮食等。这些皮肤疾病的治疗药物很安全，长期使用也不会有问题，不需有太多顾虑或不必要的担忧。如果痒到觉得不舒服或严重影响睡眠质量及工作，甚至因为搔抓而出现伤口时，最好还是寻求医生协助。有些皮肤疾病症状很类似，通过皮肤专科医生诊断，对症下药，可解除皮肤瘙痒的困扰。治疗时一般以外用药膏为主，没有效果时才会考虑口服药。这类皮肤疾病所使用的抗组胺类药物，只要在安全的剂量范围内使用，不会出现不良反应，而且越到妊娠后期，对胎儿的影响越小，准妈妈不必有过多疑虑。

在预防皮肤不适症状方面，可以采取以下一些措施。例如，夏天天气较闷热，建议孕妇尽量以宽松、透气、容易吸汗的穿着为好，以纯棉材质为佳，且要避免处于潮湿闷热的环境中，同时暴露的皮肤应做好防晒和保湿。当大量流汗时可洗澡，让身体保持干爽。但注意每天洗澡次数勿过多，水温也不能太高；还要避免泡澡、泡温泉。洗澡时避免使用过多清洁用品，洗后可擦些乳液保湿。避免过度搔抓。症状轻微时可以使用半干的凉毛巾进行冷敷，缓和皮肤瘙痒。如果不能确定皮肤的情况，应及时请皮肤科医生诊治，保证自己舒服地度过整个孕期。

16. 妊娠期女性骨骼、关节和韧带有哪些变化

妊娠期女性的骨骼一般不会有变化，只有在多胎、多产、缺乏维生素 D 及钙时才可能发生骨质疏松。骨质疏松对胎儿没有特别的影响，但从妊娠中期开始医生会建议孕妇补钙。因为缺钙的孕妇在妊娠期间容易发生高血压，甚至可能发生子痫前期。应对的方法是口服钙片和维生素 D，加上适量的户外活动及阳光照射，可缓解、改善骨质疏松。如果骨质疏松确实比较严重，那么就需要寻找可能的原发性疾患，如检查甲状腺、垂体、肝、肾等是否存在疾患。

妊娠期常出现的耻骨联合、骶髂关节及骶尾关节的韧带松弛，有利于分娩。导致这种情况，特别是耻骨联合分离和耻骨痛的主要原因是松弛素。妊娠以后，随着宝宝越长越大，为了给宝宝腾出足够的空间，并为分娩时宝宝通过骨产道和软产道做好准备，孕妇会不断地分泌松弛素。松弛素所起的作用是让韧带松弛，这样平时非常紧凑的骨盆就可以适度变松弛。但是，韧带松弛导致的骨关节分离也会带来不良的作用。如当耻骨分离的距离大了，特别是当耻骨随着运动而出现上下错位的时候，会带来一系列的疼痛问题：走路时痛，负重或拎重物时痛，穿裤子时痛，翻身时痛，上下车的时候痛，上下床的时候痛，抬腿上下楼梯时疼痛会加剧。

这种耻骨联合分离所带来的病痛临床并不少见，属于妊娠期的一个暂时性变化，大多数不需要医疗干预。但发生耻骨联合分离时，除导致耻骨联合部位疼痛外，还会造成肢体活动受限。轻者行动无

力，上下台阶及做单腿站立、弯腰、翻身等动作引起局部疼痛加剧；严重者会因疼痛剧烈造成单侧或双侧下肢难以负重，孕妇不能行走，翻身困难。

关于耻骨联合分离是否能够顺产的问题，需要注意检查耻骨联合分离的宽度。如果耻骨联合分离没有超过10mm，是可以顺产的；如果在妊娠期间耻骨联合分离超过10mm，就不能顺产。因为在生产的过程中子宫收缩对于耻骨联合分离的部位会有加压的作用，让骨骼分离的程度加重，所以需要选择剖宫产。如果妊娠期间耻骨联合分离疼痛比较重，可用宽的布带做环形的包扎带包扎。因为胎儿过大容易加重耻骨联合的分离现象，所以建议孕妇平时应该尽量注意休息，不要长时间站立，减轻对耻骨联合的压力；还可以佩戴骨盆悬吊带来帮助耻骨联合之间的空隙变小；此外，睡觉时注意卧姿，轮流采取左右侧卧位，产后可以接受手术治疗。

17. 如何诊断早期妊娠

妊娠前3个月（即0～13周）称为早期妊娠，又称为早孕。此阶段正是受精卵向胚胎、胎儿显著分化的重要时期，也可以说是胎儿"分化组装成形"的时期。

早期妊娠的第一个表现是停经。平时月经周期规律、有性生活史的女性，一旦月经过期10天以上，就应该怀疑是否妊娠。若停经已达8周，妊娠的可能性更大。停经是已婚妇女可能妊娠的最早与最重要的症状，但停经并不是妊娠特有的症状，需要与内分泌紊乱、哺乳期、服用避孕药或其他药物引起的停经相鉴别。

除了停经之外，约50%的女性会在停经6周左右出现头晕、乏力、嗜睡、流涎、食欲缺乏、偏食、恶心、呕吐、厌油腻及晨起呕吐等症状，这种现象称为早孕反应，一般12周以后自行消失。

早期妊娠的其他症状还有尿频。这是因为子宫体不断增大，在盆腔内压迫膀胱，出现尿频的症状。妊娠 12 周以后子宫体进入腹腔不再压迫膀胱时，此症状会消失。在妊娠期神经内分泌因素的调节下，从妊娠的第 8 周开始乳房会逐渐增大、充血，乳房可出现肿胀、触痛，乳头、乳晕着色加深，乳头周围出现蒙氏结节，初孕妇比较明显。

可接受的辅助检查如下。

（1）超声检查：B 型超声显像法是检查早期妊娠快速准确的方法。在增大的子宫轮廓中，见到来自羊膜囊的圆形光环。最早在妊娠 5 周时可见到妊娠环。若在妊娠环内见到有节律的胎心搏动和胎动，可确诊为早期妊娠、活胎。在增大的子宫区内，用超声多普勒仪能听到有节律、单一高调的胎心音，可确诊为早期妊娠且为活胎，最早出现的时间是妊娠 7 周时。

（2）妊娠试验：血、尿 HCG 阳性可协助诊断早期妊娠。

（3）基础体温测定：双相型体温的妇女，高温相持续数日不见下降，早期妊娠的可能性大。但基础体温曲线只能反映黄体功能，不能反映胚胎情况。

应当注意的是，不应将妊娠试验阳性作为唯一的诊断依据，因有时会出现假阳性。此外，出现异位妊娠、滋养细胞疾病时血、尿 HCG 检测也可为阳性。故应结合病史、体征及超声检查结果综合判断是否早孕，以免误诊。

18. 如何诊断中、晚期妊娠

妊娠中期以后，子宫明显增大，腹部能扪到胎体，感到胎动，听到胎心音，容易确诊。

（1）子宫增大：子宫随妊娠进展逐渐增大。检查腹部时，根据手测宫底高度及尺测耻上子宫长度，可以帮助判断妊娠周数。宫底高度因孕妇的脐耻间距离、胎儿发育情况、羊水量、单胎或多胎等存在差异，故手测结果仅供参考（表 9-2）。

表 9-2　不同妊娠周数手测的子宫底高度

妊娠周数	手测宫底高度
妊娠 12 周末	耻骨联合上 2 ~ 3 横指
妊娠 16 周末	耻骨联合与脐之间
妊娠 20 周末	脐下 1 横指
妊娠 24 周末	脐上 1 横指
妊娠 28 周末	脐上 3 横指
妊娠 32 周末	脐与剑突之间
妊娠 36 周末	剑突下 2 横指
妊娠 40 周末	脐与剑突之间或略高

（2）胎动：胎儿在子宫内冲击子宫壁的活动称为胎动。胎动是胎儿情况良好的表现。孕妇于妊娠 18 ~ 20 周开始自觉胎动，随着妊娠周数增加，胎动也逐渐活跃，至妊娠 32 ~ 34 周达高峰，但至妊娠 38 周后胎动渐减少。胎动为每小时 3 ~ 5 次。

（3）胎儿心音：妊娠 12 周可以用多普勒胎心仪经孕妇腹壁探测到胎心音；妊娠 18 ~ 20 周用听诊器经孕妇腹壁能听到胎儿心音。胎儿心音呈双音，似钟表"滴答"声，速度较快。每分钟 110 ~ 160 次。听到胎儿心音即可确诊妊娠且为活胎。

（4）胎体：于妊娠 20 周以后，经孕妇腹壁可触到子宫内的胎体。胎头圆而硬，胎背宽而平坦，胎臀宽而软，形状略不规则；胎儿肢体小且有不规则活动。

超声检查可以检测出胎儿数目、胎产式、胎先露、胎方位、有无胎心搏动、胎盘位置与分级，同时能测量胎头双顶径、股骨长度等多条径线，了解胎儿生长发育情况。妊娠 18 ~ 24 周可采用超声进行胎儿系统检查，筛查胎儿结构有无畸形。彩色多普勒超声能测定脐动脉、大脑中动脉的血流速度，实施监护，预测胎儿宫内情况。

19. 什么是胎产式、胎先露、胎方位

胎儿在子宫内的位置和姿势称为胎姿势。正常的胎姿势为胎头

俯屈，颏部贴近胸壁，脊柱略前弯，四肢屈曲交叉于胸腹前，整个胎体呈椭圆形。妊娠 28 周前，由于胎儿小，羊水相对较多，胎儿在子宫内的活动范围大，胎姿势不固定。妊娠 32 周以后，胎儿生长迅速，羊水相对减少，胎姿势相对恒定。由于胎儿在子宫内的位置不同，故有不同的胎产式、胎先露和胎方位。

（1）胎产式：胎体纵轴与母体纵轴的关系称为胎产式（图 9-1）。两纵轴平行者为纵产式，占妊娠足月分娩的 99% 以上。两纵轴垂直者为横产式，仅占妊娠足月分娩的极少数，约 0.25%。两纵轴交叉呈角度为斜产式，为暂时性的，在分娩过程中多数转为纵产式，偶尔转为横产式。正常胎产式的意思是胎儿的脊柱顺着母亲的脊柱方向。

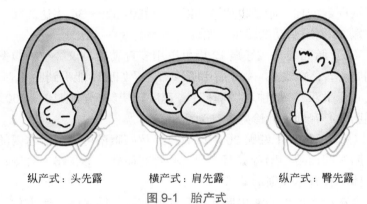

纵产式：头先露　　　横产式：肩先露　　　纵产式：臀先露

图 9-1　胎产式

（2）胎先露：最先进入骨盆入口的胎儿部分称为胎先露。纵产式时分为头先露及臀先露。头先露占 95% 以上。头先露因胎头屈伸程度不同，又分为枕先露、前囟先露、额先露及面先露。臀先露因入盆的先露部分不同，又分为混合臀先露、单臀先露、单足先露和双足先露。偶见胎先露部伴有肢体同时进入骨盆入口，称为复合先露。横产式是肩先露。

（3）胎方位：胎儿先露部的指示点与母体骨盆的关系称为胎方位（简称胎位）。指示点包括枕骨（枕先露的指示点）；颏骨（面先露的指示点）；骶骨（臀先露的指示点）；肩胛骨（肩先露的指示点）。根据指示点与母体骨盆左、右、前、后、横的关系而有不同的胎位。

通过腹部视诊、腹部触诊和必要时的肛门指诊、阴道检查及 B 型超声检查，可以确定孕妇的胎产式、胎先露及胎方位。

了解胎产式、胎先露和胎方位在孕晚期乃至分娩过程中非常重要，对分娩决策、分娩方式的估计和预防分娩并发症（如横产式分娩易发生难产，甚至子宫破裂）都有积极的意义。

20. 做产前检查前孕妇应该做什么准备

产前检查和妊娠期保健是为了及早防治妊娠期合并症和并发症，及时发现胎儿异常，评估孕妇和胎儿的安危，以及确定分娩时机和分娩方式，保障母儿安全。我国现阶段围生期的时段概念是指妊娠满 28 周至产后 1 周（即胎儿体重 ≥ 1000g 或身长 ≥ 35cm）。

妊娠不同阶段孕妇与胎儿的变化特点各异，因而产前检查的时间和内容也有所不同。首次产检应从确定早期妊娠开始以确定孕周及母儿健康状况，制订合适的产前检查计划为主要内容。推荐的检查孕周见表 9-3，有高危因素的孕妇应酌情增加检查次数。

表 9-3　产前检查次数与孕周

检查次数	第 1 次	第 2 次	第 3 次	第 4 次	第 5 次	第 6 次	第 7 ～ 11 次
孕周（周）	6 ～ 13^{+6}	14 ～ 19^{+6}	20 ～ 24	24 ～ 28	29 ～ 32	33 ～ 36	37 ～ 41

建议孕妇到医院做产前检查之前，尤其是首次产前检查时，自己可以先对照回答以下病史内容，然后到医院就诊，这样与医生交流沟通的过程将会更加完整、顺利。

（1）年龄：＜ 18 岁或 ≥ 35 岁为妊娠高危因素，易发生妊娠期及分娩期并发症。

（2）职业：从事接触有毒物质或放射线工作的孕妇应检查血

常规和肝功能等。

（3）推算及核对预产期。

（4）本次妊娠：妊娠早期有无早孕反应、病毒感染及用药史；胎动的开始时间；有无阴道流血、头痛、心悸、气短、下肢水肿等症状。

（5）既往史：有无高血压、心脏病、结核病、糖尿病、血液病、肝肾疾病等，发病时间及治疗情况如何。

（6）手术史：做过何种手术。

（7）月经史和孕产史：初次月经年龄，月经周期如何。经产妇有无难产史、死胎死产史、分娩方式、新生儿情况及有无产后出血史，末次分娩和流产的时间等。

（8）家族史：有无结核病、高血压、糖尿病、双胎妊娠及其他遗传相关的疾病。

（9）丈夫健康情况：如有无遗传性疾病等。

如实向医生阐明病史非常重要，不要有隐瞒和遗漏，这样才能让医生制订出最适合的妊娠期检查方案。请放心，医生对孕妇的隐私会保密的。

21. 如何正确地数胎动

胎动指的是胎儿在子宫腔里的活动冲击到子宫壁的动作。初产妇通常在妊娠 18～20 周初次感受到胎动，经产妇会早一些，可在妊娠 16～18 周感知到胎动，这个时期宝宝还小，在肚子里的运动不会很剧烈，准妈妈会觉得这时的胎动像是小鱼在游动；而到了妊娠 20～35 周，随着宝宝变大，在肚子里的活动幅度也越来越大，准妈妈对胎动的感受可能从"小鱼游"逐渐变成"打拳击"；最后，在临近分娩时，虽然宝宝体形更加健壮，但子宫的空间对宝宝来说过于狭小，无法"施展拳脚"，胎动就变得没有那么剧烈了，频率也会有所减少。

一般情况下，在妊娠 24 周以后胎儿会出现比较明显的胎动，并有一定的规律性。国外医生多数建议在妊娠 26～32 周开始数胎动。国内医生一般推荐在妊娠 30～32 周以后开始数胎动。经产妇感觉胎动的时间会早于初孕妇，临近预产期胎动有逐渐下降的趋势。

标准的数胎动方法：每天早、中、晚饭后，孕妇坐下来或者躺（侧卧最好）下来开始静静地数胎动，每次数 1 小时，之后把 3 次监测的胎动数目加起来，再乘以 4。如果得出的结果在 30 次以上，说明胎动良好，胎儿在子宫内不存在缺氧问题，孕妇只要继续监测就好了；如果得出的结果在 20 次左右，这时孕妇应进行严格的自我监测，如果第二天还是这种情况就该到医院做胎心监护了；如果得出的结果在 10 次以下，属于胎动减少，孕妇应立即到医院做检查。

目前研究显示，正常健康的胎儿睡眠周期一般为 20～40 分钟，通常情况下最长不会超过 90 分钟。根据这种生理现象，不同的专家设计了很多的数胎动方案，现推荐比较多的方案是 2 小时内胎动不低于 6 次。一旦低于 6 次，就需要做进一步的检查，包括电子胎心监护或者是 B 超生物物理评分。如果胎动比较频繁，不到 2 个小时就已经达到或超过 6 次的标准，就没有必要继续数下去了。

如果 12 小时胎动少于 20 次，视为异常；少于 10 次，则表明胎儿有危险，可能在子宫内有缺氧现象。如果在一段时间内胎动超过正常次数，胎动频繁，或无间歇地躁动，也是胎儿宫内缺氧的表现。胎动次数明显减少直至停止，是胎儿在宫内重度窒息的信号。异常胎动主要来自病理情况和功能障碍，如脐带绕颈较紧、胎盘功能障碍，或孕妇不正常用药及外界的不良刺激等，导致胎儿在子宫内缺氧。当胎儿的生命受到威胁时，便会出现异常的胎动，不仅表现在次数上，还体现在性质上，如强烈的、持续不停的推扭样胎动或踢动，甚或是微弱的胎动，这些都是不祥之兆。出现异常胎动时必须及时到医院就诊。

有些胎儿动起来的时间会比较长，但是不管动多久，只能算一次胎动。至于停下来多久再动才能算另外一次胎动，没有统一的标准，一般认为至少胎儿要停下来数分钟之后再动才能算另外一次。数胎动主要是看趋势，孕妇发现胎动出现一些特别细小的差异时，不用过度紧张和纠结。

22. 妊娠期如何享受安全的性生活

一般来讲，妊娠是增强夫妻之间关系的最好机会，它使夫妻生活统一起来，共同适应这些变化，迎接为人父母的挑战。然而妊娠不可避免地影响到夫妻之间的性生活，包括好的影响和坏的影响。由于身心各方面的变化，在性生活时，女方的反应与男方的反应可能会截然不同。

在妊娠的前几周，恶心、呕吐与极度疲劳使孕妇没有心情去进行性生活。但随着这种不适的消失，可能会享受到一种全新的性生活。因为不再有担心会受孕的心理负担，不必采取任何避孕措施，夫妻间水乳交融的感情使二人在性生活中更加温柔体贴、和谐。妊娠期身体的变化也会增加女性在性生活中的感觉：乳房和乳头可能变得更加敏感；阴道组织因充血也变得更加敏感，容易达到更加强烈的性高潮；而且妊娠期激素使阴道更加润滑，体内的这些变化也有助于丈夫获得性快感。还有一种理论认为，在大人的性生活中未出生的宝宝很可能也会获益，因为从性生活中所获得的快感、被爱的感觉和放松的情绪都会传递给宝宝。

然而要提醒的是，妊娠期的性生活并不总是轻松愉快、令人满意的。女方可能会感到不适、厌倦，甚至发生讨厌自己不再性感的心理变化，尤其是在妊娠早期和妊娠晚期，乳房胀痛，甚至可能有初乳渗出，不喜欢被抚摸。另外，丈夫可能因为妻子的体型变化或担心伤害到妻子和胎儿，而对性生活的感觉不理想甚至沮丧。例如，一些夫妇害怕性生活时细菌会随着性交被带到宫颈口，导致宫内感染。其实，发生这种情况的概率是很小的，除非一方患有性传播疾病。不过有几种情况例外，如果孕妇曾经有过流产史，在度过危险期之前，最好不要进行插入式性交。同样，如果以前有过早产的经历或出现过早产的征象，在妊娠最后 3 个月最好不要进行性交，以防引发分娩；如果在妊娠晚期胎膜已破裂或有出血时，也要避免进行性交。

那么究竟采取何种体位会更加适合、更易于控制呢？在妊娠 4 个月以后，女性不宜长时间采取仰卧位，可以尝试女上式、坐位、后入式、侧位等体位。无论如何，若一方经常拒绝另一方的性要求，这并不是意味着爱减少了，而是因为通常的表达方式被完全打乱了。如果有什么原因使自己对妊娠期间的性生活感到厌倦，那么一定要讲出来，尤其是把哪些改变影响了自己告诉对方，当然也要把未曾改变的乐观情绪告诉对方。

23. 高龄女性妊娠期工作需要注意什么

高龄孕妇选择一边工作一边妊娠是完全可以的。工作可以带给孕妇乐观的情绪，又可以带给胎儿积极的生活态度，更重要的是减少休假时间，可以使再回到工作岗位的不适应减到最低。妊娠期工作还可以减少孕妇独自闷在家中产生的胡思乱想。有些高龄孕妇整天待在家里看电视，一会儿担心自己的孩子生出来会兔唇，一会儿又担心孩子得脑瘫等。可以说这些都是没有理由的闲愁，只会给自己增加心理负担。长久下去还可能真的影响孩子出生后的性格健康。但是，上班就不同了，当同事们表扬你"气色很棒""一定能生个漂亮、聪明的宝宝"时，这些胡思乱想不知不觉就会消失了。更重要的是脱离岗位的时间越短，回来工作时就越容易适应。随着竞争压力的增加，人一旦松懈下来，会对重返工作产生畏惧心理。

强调一下妊娠期工作要注意的一些问题。如保持工作环境相对比较安静、干净，危险性就比较小；如果工作环境是与长期使用计算机有关，或经常工作在工厂的操作间中，或处于暗室等阴暗嘈杂的环境中，建议在妊娠期间调动工作岗位或选择暂时离开。如果孕妇是长期在办公室工作，那么完全可以到预产期的前 1～2 周才回到家中静静地等待宝宝的诞生。如果是饭店服务员、销售人员或每天工作需要行走 4 小时以上，那么建议在预产期的前两周半就离开工作岗位回到家中待产。如果工作运动性相当大，建议提前 1 个月开始休产假，以免发生意外。

那么，妊娠期间工作时出现身体不适该如何应对呢？

调查显示，60%～90% 的妇女在妊娠初期的清晨都会出现晨昏、恶心、呕吐、乏力等症状。然而相当一部分人在白天工作的时候也会出现不同程度的身体不适。医生的建议是在办公室里准备好毛巾、呕吐袋，同时尽量让自己的位子离洗手间近一些以方便呕吐时尽快到达。通常妊娠反应在妊娠的 3 个月以后会自动消失，如果反应持续并未见一丝好转，建议尽快到医院咨询医生，以免耽误某些隐藏的病情。

另外，工作时如何照顾好妊娠的身体呢？可以在座位前放一只箱子，将脚抬起放在上面，减少腿部水肿；最好穿舒适柔软的平跟鞋，减少脚部压力；穿舒适柔软的保暖的衣服；工作一段时间后适当地做些伸展运动，适当地休息，抬腿并适当按摩小腿部位以放松压力；多喝水，可以准备一个大杯子，经常保持充满水的状态；除此以外，注意不要憋尿。

（王　丹　初　坤　李紫袁）

第十章 产前筛查与妊娠期用药

1. 高龄孕妇产前检查包括哪些内容

产前检查是妊娠期检查及监护的核心部分，包括对准妈妈进行规范的产前健康教育及指导、常规保健内容、辅助检查项目，妊娠期用药指导等，是降低产妇与新生儿并发症的发生率及死亡率，减少新生儿出生缺陷的重要措施。产前检查能够及早防治妊娠期合并症及并发症，及时发现胎儿异常，评估准妈妈及其孩子安危，确定分娩时机和分娩方式，保障母婴安全。

根据目前我国妊娠期保健的现状和产前检查项目的需要，推荐的产前检查孕周分别为妊娠 6 ~ 13⁺⁶ 周、14 ~ 19⁺⁶ 周、20 ~ 24 周、24 ~ 28 周、30 ~ 32 周、32 ~ 36 周、37 ~ 41 周，共 7 ~ 11 次。有高危因素者，应酌情增加次数。

准妈妈妊娠孕期一定要听从医生的安排，按时产检。虽然妊娠对于女性乃至其所在的家庭非常重要，但仍有很多孕妇没有提高产检意识，认识不到产前检查的重要性。从妊娠至分娩期间要经过 9 个月（40 周）的漫长过程。在这个妊娠过程中，孕产妇和胎儿都将发生一系列的生理变化。许多来自自身内部或外部的有害因素都可能使妊娠过程出现各种病理变化，造成各种孕产妇疾病或胎婴儿异常，如流产、早产、胎儿宫内发育迟缓、死胎与先天性畸形，严重者还可造成孕产妇或胎婴儿死亡。所以说，孕产妇在整个妊娠期内，应该而且必须要受到有效的监护和良好的保健。产前定期检查是妊娠期保健和监护的主要环节，能使准妈妈在迎接生命到来时做好充足准备。

产前检查主要包括以下内容。

（1）身高、体重：身高在初次产检时测一次即可，体重是每次产检都要测量。整个妊娠期孕妇体重增加以 12.5kg 为宜，主要在妊娠中晚期增重，每周增幅以不超过 0.5kg 为宜。增重太多易出现并发症，并导致心脏负担过重，增重太少又会导致胎儿营养吸收得不够，影响正常生长。

（2）血压：孕妇血压标准值不应超过 130/90mmHg，或与基础血压（妊娠前血压）相比增加不超过 30/15mmHg。血压高是妊娠高血压的症状之一，对胎儿的发育有很大影响，一般在妊娠 20 周以后最容易发生。所以测量血压是每次产检的必检项目之一。

（3）血检验和尿常规：为每次必检项目。血检验通常在第一次产检时查得最为细致，包括肝功能、肾功能、血糖、血型、乙型肝炎表面抗原、巨细胞病毒、风疹病毒、弓形体病毒、梅毒螺旋体、艾滋病筛查等检查。尿常规主要是为了检查尿液中是否有蛋白、糖、酮体、红细胞和白细胞等，尤其是尿蛋白的检测，可以提示有无妊娠高血压等疾病。

（4）宫高与腹围：孕妇的宫高、腹围与胎儿的大小关系密切。从妊娠中期开始，每次产检都要测量宫高及腹围，以判断胎儿是否有发育迟缓或巨大儿。

（5）心电图及心脏彩超：一般在初诊和妊娠 32 ～ 34 周时分别做一次心电图及心脏彩超。初诊时主要是了解孕妇的心脏功能，排除心脏疾病，以确认孕妇是否能承受分娩，检查结果异常者需至内科及时治疗。妊娠期心脏的负担会经历两个高峰，第一个是妊娠 32 ～ 34 周；第二个是分娩时，通常在第一个高峰时进行一次心脏检查，观察心脏负担情况。

（6）B 超：整个妊娠期一般做 4 次。第一次在早孕时；第二次在妊娠 16 ～ 20 周，重点在于排除畸形；第三次在妊娠 18 ～ 24 周，做胎儿系统超声筛查也即胎儿结构的畸形筛选，观察胎儿的脑、肾脏、胃泡、心脏四腔等情况；第四次在妊娠 37 周后，看有无脐带绕颈及脐动脉的血流情况，并确定胎位。不过，根据不同的情况，做 B 超检查的时间与次数可能有所不同。专家表示，行 B 超检查并不是多多益善，需听从医生的意见。

（7）胎心监护：应用电子胎心监护仪将胎心率曲线和宫缩压力波形记下来供临床分析的图形，是正确评估胎儿在准妈妈宫内状况的主要检测手段。胎心监护采用微波技术，对胎宝宝没有危害，准妈妈不要担心。一般来说，没有合并症的准妈妈可以从 34 周后每周监测一次胎心监护，如果有合并症的准妈妈，建议 32 周就可以开始。

2. 高龄女性妊娠后首次产前检查需要注意什么

每位女性在妊娠之后都希望自己可以生出一个健康的宝宝，妊娠期检查就是保障孕产妇、胎儿及新生儿健康的一个最为重要的措施。妊娠不同阶段孕妇和胎儿的变化特点各有不同，因此产前检查的时间和内容也有不一样的地方。首次产前检查应该从确定早期妊娠开始，以确定孕周、母儿健康状况，并制订相应的产前检查计划，因此首次产前检查最为细致且重要，要重视首次产前检查，特别是高龄准妈妈。

第一次产前检查要求系统而全面，需要注意以下内容的问询和检查。

（1）病史：包括询问准妈妈的年龄、胎次（妊娠次数，包括本次妊娠）、产次（妊娠 28 周以上自阴道分娩的次数）、本次妊娠情况（有无头痛、头晕、目眩、恶心、呕吐、心悸、气短、水肿及阴道流血等）、过去的分娩史（有无难产及产后出血史、胎儿大小及存活情况）及既往健康情况（如有无心脏病、高血压等，有无家族遗传史、有无手术史等），作为对本次妊娠及分娩处理的参考。

对于高龄孕妇，尤其是考虑属于高危妊娠的准妈妈，以上项目需要更加详细地了解，包括仔细询问妊娠前病史，重点询问是否患有糖尿病、高血压、肥胖、肾脏及心脏疾病等，询问既往生育史；本次妊娠是否为辅助生殖治疗受孕；两次妊娠的间隔时间；明确并记录高危因素。评估并告知高龄孕妇的妊娠风险，包括流产、胎儿染色体异常、胎儿畸形、妊娠期高血压疾病、妊娠期糖尿病、胎儿生长受限、早产和死胎等。规范补充叶酸或含叶酸的复合维生素；及时规范地补充钙剂和铁剂，根据情况可考虑适当增加剂量。

（2）体格检查：观察准妈妈的发育、营养及精神状态，身高情况，检查心肺有无病变，检查肢体有无畸形，检查乳房发育情况；测量血压和体重等。

（3）产科检查：准妈妈需要排尿后仰卧在检查床上，头部稍稍垫高，露出腹部，双腿略屈曲稍微分开一些，在腹肌放松的情况下让医生认真检查。

1）腹部检查：主要是观察准妈妈的身体状况，包括看看有没有之前妊娠留下的妊娠纹，以前有没有做过腹部手术，以及有没有水肿的特殊情况。医生也会摸一下准妈妈的肚子，看看肚子紧不紧张，有没有摸到异常的包块，子宫有没有异常增大等。

2）骨盆测量：因为准妈妈的身体状况会因为发育、环境、遗传及人种而不同。对于生育宝宝来说，最重要的影响因素之一就是骨盆的大小，所以妊娠后需要测量一下准妈妈的骨盆大小，判断骨盆的形态，以便为以后的生产做好准备。骨盆测量包括骨盆外测量和骨盆内测量。一般以各个骨头之间的距离来表示骨盆的大小，也称为骨盆径线值。

3）阴道检查：准妈妈在妊娠初期都应该进行内诊检查，主要检查的是弹性、通畅度，有无触痛、畸形、肿物、后穹隆结节，以及饱满感。查清子宫的位置、大小、形状、软硬度、活动度及有无压痛。注意附件有无增厚、压痛或肿块，如有肿块，应进一步查清肿物的大小、形状、软硬度、活动度、有无压痛及与子宫的关系。

3. 什么是产前筛查

产前筛查是出生缺陷二级干预的重要内容。产前筛查是指通过母体血清学、影像学等非侵入性方法对妊娠妇女进行相关筛查，从中挑选出可能怀有异常胎儿的高危孕妇进行进一步的产前诊断，以提高产前诊断的阳性率，减少不必要的侵入性产前诊断。产前筛查必须满足以下条件：①为疾病而筛查，禁止为选择胎儿性别进行性别筛查；②该疾病在筛查人群中具有较高的发病率且危害严重；③能为筛查阳性者提供进一步的产前诊断及有效干预措施；④筛查方法无创、价廉，易于为被筛查者接受。

评估筛查试验优劣的主要指标包括敏感性、特异性、阳性预测值、阴性预测值，还有合理的成本效益比。其中，敏感性和特异性是反映检测方法有效性的指标，敏感性为患者检测结果阳性的概率，特异性为非患病者检测结果阴性的概率；阳性预测值为检测结果阳性者患病的概率，阴性预测值是检测结果阴性者非患病的概率，两个预测值均为评价实用性的指标。这些数据除与筛查方案有关外，还与发病率有关。筛查的综合评价指标是阳性似然比，即患病人群试验呈阳性的概率与非患病人群呈阳性概率的比；阳性试验优势比即在已知筛查阳性的基础上，根据阳性预测值计算的患病概率与不患病概率之比。

目前在临床成熟应用的筛查方法有胎儿非整倍体的妊娠早中期母体血清学筛查及胎儿结构畸形的超声影像学筛查。下面分别来介绍。

（1）胎儿非整倍体产前筛查：母体血清学筛查是最常用的方法。①妊娠早期常用指标：主要为游离绒毛膜促性腺激素 β 亚单位（f-βHCG）、妊娠相关血浆蛋白 -A（PAPP-A）；②中妊娠期常用指标：主要为甲胎蛋白（AFP）、HCG、游离雌三醇（uE₃）、抑制素 A（inhibin A）等。根据孕妇血清中上述标志物高低，结合孕妇年龄、孕周体重等综合计算出胎儿 21- 三体和 18- 三体的发病风险，中孕期还可筛查出胎儿开放性神经管缺陷的风险。因孕妇上述标志物的血浓度随孕龄而改变，故风险计算一定要参照准确孕龄，常用妊娠早期胎儿头臀长计算孕周作为参照。

其次为超声测量胎儿颈项后透明层厚度（nuchal translucency，NT）：通常在妊娠 11 ～ 13^{+6} 周（胎儿 CRL 为 45 ～ 84mm）时进行。非整倍体患儿因颈部皮下积水，NT 增宽，常处于相同孕周胎儿第 95 百分位数以上。该技术质控要求高，如果结合母体血清 PAPP-A、f-βHCG 检测可进一步提高检出率，降低假阳性率。

随着母体血浆（清）中胎儿游离 DNA 富集技术及新一代测序技术的飞速发展与联合应用，在妊娠 12 周后，采母体血产前检测胎儿 21- 三体、18- 三体、13- 三体及性染色体异常，准确率可达 70% ～ 99%。该技术称为无创产前检测，但目前检测价格昂贵，尚不适合低危孕妇的产前筛查。

（2）胎儿结构畸形筛查：胎儿结构畸形涉及机体所有器官，占出生缺陷的 60% ～ 70%。超声筛查是最常用的方法，多数胎儿畸形在超声下可发现：①正常解剖结构的消失；②梗阻后导致的扩张；③结构缺陷形成的疝；④正常结构的位置或轮廓异常；⑤生物测量学异常；⑥胎动消失或异常。

筛查主要使用超声影像。①妊娠早期超声影像学筛查：除 11 ～ 13^{+6} 周胎儿 NT 测量外，部分无脑儿全前脑、脊柱裂等畸形可在妊娠早中期时被发现。②妊娠中期超声影像学筛查：检测通常为妊娠 18 ～ 24 周，此时胎动活跃，羊水相对多，胎儿骨骼尚未钙化，脊柱声影影响小，便于多角度观察胎儿结构。胎儿结构筛查在胎儿头面、颈、胸、腹及脊柱、四肢均有规定的检查内容；还包括胎盘、脐带的检查。妊娠中期结构筛查须由经过培训合格的超声医生或产科医生进行。不断提升一线检查者的技术水平是提高检出率的关键。

4. 什么是唐氏筛查

首先准妈妈要了解什么是"唐氏儿"。所谓唐氏儿是唐氏综合征的产物，患唐氏综合征的孩子大多数有严重智能障碍，智力比正常人低，所以这种患儿又被称为先天愚型患儿。同时他们还往往伴有其他的身体问题，近一半患儿可伴发复杂的先天性心脏病、严重内脏器官畸形、白血病等各种疾病。正常人只有两条 21 号染色体，而唐氏综合征患儿有 3 条 21 号染色体，比常人多出一条来，属于一种染色体病。因此，唐氏综合征也被称为 21- 三体综合征。有唐氏综合征的患者生活几乎不能自理，寿命短，平均存活的年龄都不高。

唐氏综合征是一种染色体疾病，是最常见的也是目前已知造成智力低下的首要原因之一，其发生率与母亲年龄密切相关。伴随着母亲年龄的增加，生育唐氏儿的风险就越高，发病率也随之增长。所以，产前筛查唐氏综合征是为了最大程度地降低唐氏儿的出生率。孕妇筛查结果如为阳性，必须进行羊膜腔穿刺，进一步做胎儿细胞染色体检查，以明确诊断是否为唐氏儿，从而避免胎儿的出生。

那么为了胎儿的健康，唐氏儿筛查应该在什么时间段去医院检查呢？有什么注意事项吗？给各位准妈妈提醒以下几点。

（1）筛查时间为妊娠 $11 \sim 13^{+6}$ 周、妊娠 $15 \sim 20^{+6}$ 周的孕妇。

（2）筛查当天空腹，进行妊娠相关 PAPP-A、AFP、uE_3 和 f- βHCG 浓度的测定。

（3）孕妇需提供出生日期、末次月经日期、体重、是否患有糖尿病等资料，输入软件分析。不能通过末次月经确定孕周者，应用 B 超测得的胎儿顶臀径或双顶径进行孕周的校正。通过计算机得出该孕妇的胎儿患唐氏综合征的风险。

（4）结果筛查呈阴性，表明孕妇怀有唐氏综合征的概率小，属于低危人群，但是筛查结果不能代表诊断，筛查值为阴性者也有非常小的概率为异常妊娠；筛查阳性者，建议进一步检查。

唐氏筛查单纯血清学检出率并不高，但妊娠早期和妊娠中期的联合筛查检出率就能大幅度提升，这就是为什么孕早期做了"早唐＋颈后透明带扫描"，到了妊娠中期又让准妈妈验一次血的缘故，因为这样的联合筛查能让检出率达到 90% 左右。

唐氏筛查在小孕周即能筛查，检测周期短，如果结果异常能早期指导下一步处理。唐氏筛查的结果是以风险值表示的，在"风险"这一栏，一共罗列了三种疾病的风险值，分别是 21- 三体综合征、18- 三体综合征、开放性神经管缺陷风险值。风险值是检测值，如果风险值＜截断值，结果就是低风险；如果风险值＞截断值，结果就是高风险。这三种疾病的风险判断是独立的，相互之间不存在联系。

当唐氏筛查结果显示为"高危"时，准妈妈也不要过于紧张，这时能表明胎儿患唐氏综合征的概率高于 1/270，并不一定表示胎儿就是唐氏儿。当出现高危情况时，准妈妈接下来要做的事是通过绒毛穿刺或羊膜腔穿刺检查来确认胎儿是否有染色体异常。

5. 产前筛查胎儿颈项后透明层厚度的意义是什么

颈项后透明层厚度（NT）是指胎儿颈椎水平矢状切面皮肤至皮下软组织之间的最大厚度（图 10-1）。NT 检查又称为颈后透明带扫描，是通过 B 超手段测量胎儿颈项部皮下无回声透明层最厚的部位，用于评估胎儿是否有可能患有唐氏综合征的一种方法。

人体的血液循环系统和淋巴循环系统的发育是不同步的，妊娠 14 周之前，胎儿的淋巴系统发育尚不完善，会有少量的淋巴液聚集在胎儿颈部的淋巴管内，从而形成 NT。妊娠 14 周后，胎儿淋巴系统发育逐渐完善，聚集的淋巴液迅速流入颈内静脉，NT 就消失了。

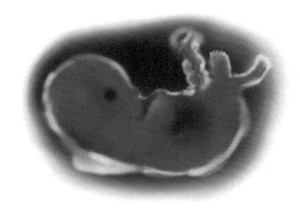

图 10-1　颈后透明层厚度

NT 检查是最早开始的针对胎儿的排畸检查。目前研究显示，根据 NT 这一项指标，可筛查出 60% ～ 70% 的胎儿染色体异常和约 10% 的胎儿解剖结构异常。这样就能使大多数的胎儿畸形更早地被发现，以便及早诊断并加以干预；也为后期用生化及超声等检查排除畸形提前修筑了第一道防线。

测量 NT 的最佳时间为妊娠 11 ～ 13^{+6} 周。测量得太早，NT 还没形成，而妊娠 14 周之后，NT 会迅速消失。

平时月经不规律或孕周不准确的准妈妈，应在妊娠 12 周之前做 B 超核对孕周，核对孕周较为理想的时间为妊娠 8 ～ 10 周，应根据头臀径长度核对孕周。当 NT 超过相应孕周的第 95 百分位数以上时，就认为 NT 增厚了，也就是"异常"了。不同孕周测量 NT，NT 异常的切点值也有所不同。例如，妊娠 12 周，顶臀长 55mm 时，NT 切点值就是 2.4mm，超过此值就认为是异常的；妊娠 13 周，顶臀长 65mm 时，NT 切点值就是 2.6mm，2.6mm 以上就认为是异常的。第 95 百分位数相当于测量 100 人时，测量值最高的 5% 人群的切点值。

遇到 NT 增厚时，除了考虑染色体问题外还要关注非染色体问题，但除外相关的介入性产前诊断［如绒毛穿刺或羊水穿刺检查胎儿染色体和（或）微缺失等]，应加强后续超声的筛查，尤其是胎儿心脏结构，必要时需行胎儿超声心动检查。

NT 检查为无创的超声检查，因这一检查无须空腹，也不需要憋尿，准妈妈不必过于紧张，要保持愉悦的心情。

NT 测量对宝宝的位置会有一定的要求，胎儿位置不好或颈部角度不当均有可能影响测量的准确性。因此，测量过程中如果胎儿位置不好，超声医生有可能要求准妈妈活动后重新测量。

作为筛查胎儿异常的指标，一旦 NT 增厚应警惕胎儿异常的可能。在妊娠 10 ～ 14 周 NT 增厚的胎儿中，约 10% 合并有染色体异常，包括 21- 三体综合征、18- 三体综合征、13- 三体综合征、45X 综合征（Turner 综合征）等。NT 越厚，胎儿染色体异常的风险越大。

除染色体异常外，胎儿也有可能存在结构异常，如胎儿淋巴系统发育异常、先天性心脏病等。此外，NT 增厚也是某些胎儿疾病的信号，如胎儿贫血、低蛋白血症、先天性感染、双胎输血综合征等。NT 增厚时，即使染色体正常，胎死宫内的风险也会有所增加，应引起注意。

注意虽然 NT 越厚，胎儿异常的概率越大，但并不是所有 NT 增厚的胎儿均是异常的。当 NT 增厚但小于 3.5mm 时，仍有约 90% 的可能生育正常婴儿；但当 NT 大于 6.5mm，生育正常婴儿的概率仅为 15%。因此，单独 NT 异常并不表示宝宝就异常或者就不能要了。

NT 测量不是万能的，有人认为 NT 小于 3mm 就万无一失，一定不会有畸形，这是错误的。即使 NT 正常的准妈妈，也有约 0.2% 的概率染色体异常，因此即使 NT 在正常范围，后期还是要进行唐氏筛查、无创 DNA 检测、羊水穿刺和系统性筛畸超声检查，以便及早发现胎儿异常情况。

单纯 NT 测量唐氏综合征的检出率为 64% ～ 70%，但结合早期血清学检测（PAPP-A、β-HCG），该检出率能上升到约 90%。

临床上 NT 的作用不仅仅是可以帮助做唐氏综合征筛查（结合无创 DNA 还能做常见染色体数目异常的筛查），还有其他的重要功能，包括确定孕龄、判断双胎绒毛膜性及羊膜性、了解胎儿有无极其严重的结构畸形（如无脑儿、胸外心、肢体缺失等），以及是否会发生死胎等。

NT 有正常阈值，高出阈值（多数医院的 NT 阈值定为 2.5mm）被认为是 NT 增厚。NT 增厚的胎儿中部分是有出生缺陷的，包括染色体异常，遗传综合征，先天性心脏病，呼吸系统、泌尿系统、消化系统或骨骼系统畸形，宫内感染，贫血等。

NT 增厚并不意味着胎儿一定有异常，大部分尤其是轻度增厚者，也可以是正常胎儿。但 NT 的数值越高，胎儿染色体异常、结构异常和发生死胎的风险就越高。具体风险及后续处理可根据个人情况咨询医生。

6. 什么是无创产前检测

无创 DNA 产前检测（non invasive prenatal test，NIPT）是用孕妇血液作为检测标本，完全不进入羊膜腔的一项技术。近年来，全球发展起来的高通量基因测序技术可以对母血中的微量胎儿 DNA 片段进行测序，并将测序结果进行生物信息分析，从而检测胎儿是否患三大染色体疾病，即 21- 三体综合征、18- 三体综合征和 13- 三体综合征。

NIPT 因其安全性和早期性，适用于妊娠 12 ~ 22^{+6} 周的以下人群：所有希望排除胎儿常见染色体疾病的孕妇；妊娠早、中期血清筛查高危的孕妇；所有需要做胎儿染色体检查，但存在羊水穿刺禁忌证的孕妇，包括中央性前置胎盘、Rh 阴性血型、凝血功能异常、先兆流产、反复自然流产史等。NIPT 检测结果为阳性，应进行介入性产前诊断。

不适用人群：孕周＜ 12 周；夫妇一方有明确的染色体异常；1 年内接受过异体输血、移植手术、异体细胞治疗等；胎儿超声检查提示有结构异常须进行产前诊断；有基因遗传病家族史或提示胎儿罹患基因病高风险；妊娠期合并恶性肿瘤；医生认为有明显影响结果准确性的其他情形。

不过，因 NIPT 检测范围较窄，以下可能出现其他染色体异常的孕妇需慎用：夫妇一方为染色体病患者，或曾妊娠、生育过染色体病患儿的孕妇；≥ 35 岁的高龄孕妇；超声畸形筛查发现异常的孕妇。

NIPT 的特点是简单、快速、安全、高效的"高级筛查"，对 21- 三体、18- 三体和 13- 三体的检出率远高于唐氏筛查。NIPT 只需采集 10ml 孕妇静脉血，采血时不需要空腹，不需事前检查，只要正常饮食、作息即可。此外，妊娠 12 周起就可进行该检测，因此与羊膜腔穿刺相比，NIPT 最大的优点是取样的安全性和检测的早期性，这一方法的出现给那些不适合做羊膜腔穿刺的孕妇带来了极大好处。

NIPT 的检测范围目前只能检测染色体疾病中最常见的三种，即 21- 三体、18- 三体、13- 三体，检出率分别达到 99%、96.8%、92.1%，尽管检出率非常高，但仍然有极少部分漏检，而对微重复、微缺失等结构异常或基因病变则无法检出。

要指出的是，即便 NIPT 的准确率很高，依然还是筛查手段，如果 NIPT 风险高，还是要进行羊膜腔穿刺和胎儿染色体核型分析。此外，NIPT 不能取代羊水穿刺。NIPT 的结果只是"筛查"，并非"诊断"，羊水穿刺、绒毛活检等侵入性的方法才是胎儿染色体疾病检查的"金标准"。希望准妈妈在产检时遵医嘱慎重选择检查方式，不迷信单一的筛查方法。

7. 什么情况下需要做羊水穿刺检查

"羊水穿刺"正确规范的名称为羊膜腔穿刺术，是目前应用最广泛的有创介入性产前诊断技术。具体操作方式是在超声引导下，通过一根细长针穿过孕妇肚皮、子宫壁进入羊膜腔抽取羊水，获得其中的胎儿细胞或胎儿 DNA 来进行遗传学检查，以判断胎儿是否有染色体异常及染色体相关疾病的一项技术。羊膜腔穿刺术一般在妊娠 16 周后进行，妊娠 35 周之前都可以进行羊膜腔穿刺术。羊膜腔穿刺术是用来判断胎儿染色体是否异常的金标准，所有产前筛查高风险的孕妇均建议通过该项检查来进行胎儿染色体是否异常的诊断（图 10-2）。

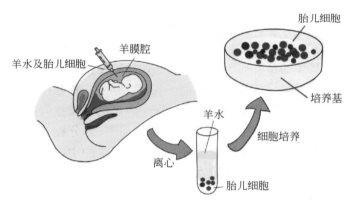

图 10-2　羊膜腔穿刺术图解

羊膜腔穿刺术属于有创检查，可能导致流产、宫内感染、胎死宫内等并发症，其中以流产较为多见，发生率为 0.1% ~ 1%。当胎儿存在宫内异常时，围术期死亡率及流产的发生率更高，这也与胎儿孕周和孕妇自身的体质密切相关。

（1）羊膜腔穿刺术适用的人群：①预产期年龄 ≥ 35 周岁的孕妇；②产前筛查高风险人群（包括 NT 检查、唐氏筛查和无创 DNA 检查这三种筛查的高风险人群）；③夫妻双方为单基因病携带者或有单基因病患儿生育史的孕妇；④夫妇一方有染色体异常者或有染色体异常儿生育史的孕妇；⑤产前检查怀疑胎儿患有染色体病的孕妇（如 B 超检查提示胎儿结构畸形、宫内生长发育迟缓等）；⑥有不良孕产史或特殊致畸因子接触史的孕妇；⑦其他医生认为高度怀疑胎儿染色体异常的情形。

（2）羊膜腔穿刺术的种类：根据采集的胎儿细胞或胎儿 DNA 检测方法的不同分为两种。①细胞遗传学诊断：为传统的染色体核型分析，能诊断胎儿 23 对染色体的数量异常及大片段结构异常。②分子遗传学诊断：如基因芯片检查或特殊基因的检查，基因芯片检查能发现染色体的数目和大片段缺失、重复和深色体易位，但发现不了染色体微缺失或微重复等微小异常，而特殊基因检查可进行部分遗传综合征及单基因疾病的诊断。

许多有高危因素需要做羊膜腔穿刺术的准妈妈经常会感到这项检查很危险，有恐惧感，其实由有经验的医生施行操作，还是比较安全的。具体的步骤如下。首先，准妈妈躺在检查床上。医护人员先用乙醇或碘酊清洁准妈妈腹部的皮肤。接着，B 超医生会通过 B 超找到一片离胎儿和胎盘都有一段安全距离的部位作为对应的腹壁穿刺位置，作为穿刺点。这个过程最多需要 20 分钟。最后，在 B 超的全程引导下，手术医生会将一根又细又长的中空针穿过腹壁，进入包裹胎儿的羊水。先用 2ml 注射器抽吸羊水 2ml，但不使用，因为这段羊水可能含母体细胞；然后再用 20ml 注射器抽吸羊水 20ml，分别装在 2 支消毒试管内，加盖；再取出针。取羊水的过程可能只需要几分钟的时间，通常不超过 30 秒。准妈妈不用担心这些羊水被取走是否造成宫腔内羊水减少，因为胎儿会制造更多的羊水来补充被取出的部分。

在手术过程中，孕妇多没有任何不适的感觉。但有人也可能会感觉腹部有点儿紧，或是有刺痛或压迫感。原因是不同的孕妇对不适或疼痛的敏感度不一样。这个过程通常不需要麻醉，因为注射麻醉药的不适或疼痛可能会比羊水穿刺本身还要强烈。操作的全过程都在 B 超监控下，极少会对胎儿造成直接的伤害。医生也会避免把针扎得离胎儿太近。即便胎儿恰好碰到了穿刺针，也会迅速离开，就和准妈妈碰到什么尖东西会本能地躲开一样。手术后，医生会用外部胎儿监护仪听胎心，以确保安全无恙，所以准妈妈大可不必为接受检查担忧。

8. 妊娠期做放射线检查是否对胎儿有影响

经常有女性朋友在接受诊断性放射线检查（如胸部 X 线片、口腔 X 线照射或腹部 X 线照射）后发现妊娠了；或者在妊娠期间因为疾病等原因不得不接受 X 线照射。这时候准妈妈常会带着可能生一个不健康宝宝的恐惧感而选择结束妊娠。

那么，妊娠期受到 X 线照射真的会影响胎儿吗？

根据美国放射学会、美国妇产科医师学会、美国 FDA 的临床指导，绝大多数诊断性的放射性检查不会造成胎儿伤害，如果非说有也是非常低的。而且美国放射学会明确说，单次诊断性 X 线检查的受照射剂量根本达不到能造成胚胎或者胎儿伤害的剂量。因此，单次诊断性 X 线照射不能成为结束妊娠的理由。但需要强调"诊断性"这三个字，因为"治疗性"的放射线剂量会远远超过诊断性照射。

根据 2017 年美国妇产科医师学会（ACOG）关于妊娠期、哺乳期的诊断性影像学检查建议，将准妈妈最关心的内容总结如下。

（1）B 超检查和 MRI 检查的安全性：B 超检查也就是超声波检查，使用的是一种声波，不是离子射线。到目前为止，尚没有诊断性超声波造成胎儿损伤的报道出现，包括多普勒彩色超声。所以，妊娠期超声检查是安全的，这也是产科检查时不用 X 线，而常规用超声检查的原因。

MRI 同样不使用离子射线，而是使用磁场改变体内的氢离子能量状态而成像。所以也是不会对胎儿造成损害，尤其当需要检查胎儿中枢神经系统发育情况或确诊胎盘前置等胎盘异常时，MRI 检查是最佳的选择。

所以，B 超检查和 MRI 检查对备孕期及妊娠期、哺乳期患者没有风险。但仍需谨慎使用，仅在需要解答临床相关问题或对患者有益时使用，只要应用合理是不会对胎儿造成不良影响的。对大部分产科患者来说，普通 MRI 足可提供大量的诊断信息。增强 MRI 中对比剂钆元素的使用在产科目前尚存在争议，不过哺乳期使用含钆对比剂检查后并不需要停止哺乳。

（2）X 线检查、CT 检查的安全性：X 线检查、CT 检查的辐射暴露剂量远低于损伤胎儿的暴露剂量，如果上述检查更有助于疾病诊断，则不应拒绝使用。

辐射对胎儿的影响主要包括致畸性和致癌性。致畸性与胎儿暴露时的胎龄及剂量有关。射线暴露剂量＜ 50mGy 时对胎儿发育的影响可忽略不计（Gy 是一种放射剂量单位，1Gy 等于 100rad，50mGy 也就是 5rad，等于 5000mrad），而当剂量＞ 150mGy 时，胎儿发育畸形的风险显著增加。一般高于 50mGy 才会造成胎儿损伤。大部分常规的 X 线检查辐射剂量＜ 20mGy，腹部 CT、盆腔 CT 通常＜ 35mGy。单次腹部 X 线平片检查时，胎儿受到的照射量为 1mGy（100mrad），肾盂静脉造影胎儿受到的照射量可能＞ 1rad。乳腺钼靶检查时胎儿受到的照射量为 7 ～ 20mrad。钡灌肠或者小肠连续成像检查胎儿受到的照射量可以达到 2 ～ 4rad。头胸部 CT 检查胎儿受到的照射量＜ 1rad。腹部或者腰椎 CT 扫描胎儿受到的照射可以达到 3.5rad。也就是说，普通 X 线平片通常只会使胎儿暴露非常小的照射剂量。而妊娠期需要做 X 线检查时，孕妇的腹部会用含铅防护衣保护起来，能够进一步降低胎儿受到的照射剂量。除了钡剂灌肠和小肠连续成像，绝大多数造影剂的荧光检查也只会给胎儿带来 mrad 级的剂量。CT 造成的照射依照射数量和成片距离会有不同。盆腔 CT 可能会给胎儿带来高达 1.5rad 的照射，但放射科医生通过使用低剂量技术是可以将它降低到接近 250mrad。增强 CT 中的碘造影剂可能会影响胎儿甲状腺功能，但目前尚无充分的数据证实，所以仅在延误检查会影响孕妇或胎儿病情的情况下使用。哺乳患者在使用碘造影剂后则不需停止哺乳。

总之，常规口腔科 X 线检查、头部 X 线检查、四肢 X 线检查及胸部 X 线检查，以及乳腺钼靶检查或头胸部 CT 不会对胎儿造成损伤，至于提高儿童期癌症的风险也可以忽略不计。如果确实需要给孕妇做腹部检查，医生会与准妈妈讲明情况。如果妊娠期因为疾病的原因，或者受到创伤确实需要做 X 线检查且没有更佳替代方法时，孕妇也不需要因担心妊娠造成胎儿危险而拒绝检查。只是应该注意是否需要多次 X 线照射，应咨询放射线专家，计算胎儿可能受到的总照射剂量，以便指导诊断。因为准妈妈的健康不仅对自己本身很重要，对胎儿也最重要。

（3）考虑放射性同位素的理化性质：在核医学成像技术中，胎儿的辐射暴露剂量取决于放射性同位素的物理化学性质。妊娠期使用锝 -99m（^{99m}Tc）是安全的，但禁止使用放射性同位素碘 -131（^{131}I）。乳汁中如有放射性物质可能对胎儿有害。另外，根据《磁共振成像安全管理中国专家共识》，许多牙科植入物（如种植牙、固定的义齿和烤瓷牙等）含有金属和合金，通常在包括 3.0T 以下场强的磁共振设备中不会发生移动和变形，但更高的场强可能会有影响，同时如果是做头部磁共振，可能在植入物周围产生伪影。乳腺整形手术和隆胸所用的植入物大多为非铁磁性物质，这些患者可以做磁共振，但少数整形用的配件可能带有金属，应予以注意。有大面积或深色的文身（包括文眼线）的患者，为了减少热量累积，建议在磁共振扫描过程中敷上冰袋降温；同时可能会使 48 小时之内的文身图案变得模糊。

（4）妊娠前受到照射会不会影响胎儿：妊娠前两周内如果女性接受了高于 10rad 的 X 线照射，可能会杀死胚胎。但这是一个 0 或 1 的问题，也就是说如果胎儿存活了，就不会有问题。但确实有孕妇接受胸部 X 线检查后发现孩子畸形的报道。记住，即使不接受照射检查，也会有 4% ～ 6% 的新生儿发生各种类型的畸形，但绝大多数是轻微的，如胎痣、多一个手指或脚趾等，孩子畸形不是接受诊断性放射线的结果。

除了上述内容之外，准妈妈还需要注意两个问题：首先，也是最重要的，如果确诊妊娠或者怀疑妊娠，要在就诊时告诉医生。因为这对于是否做 X 线照射或选择用药都非常重要。其次，如果妊娠期间确实需要做 X 线检查，要记得告诉接诊的医生，是否近期做过相似的检查。

总之，对于妊娠或者怀疑妊娠的女性来说，最好及时到医院咨询医生，不管做何种检查都要与医生进行沟通，不必庸人自扰，因无谓的担心而结束妊娠。

9. 妊娠期用药需要注意什么

妊娠期用药是每一个孕妇最关心的问题。药物可以通过胎盘直接影响胎儿，也可以通过母体发生变化而间接影响胎儿。因此，在妊娠期合理用药，对保障母儿的安全、维护胎儿的正常发育和健康成长有着十分重要的意义。

妊娠期用药基本原则如下。

（1）用药必须有明确的指征，一切用药都应在医生指导下进行。

（2）应选择对胚胎、胎儿危害小的药物。

（3）应按照最小有效剂量、最短有效疗程使用，避免盲目大剂量、长时间使用，避免联合用药。

（4）非病情必需，尽量避免在妊娠早期用药。

（5）如局部用药有效，应避免全身用药。

（6）用药前应详细阅读"药物说明书"，尽量不用"孕产妇慎用"和"孕产妇禁忌"的药物。

（7）如母亲的疾病使胎儿染病时，应选用胎儿、羊水的药物浓度与母体的药物浓度相接近的安全药物，母子同治。

（8）应使用多年广泛应用于孕妇的药物，尽量避免使用尚难确定对胚胎、胎儿、新生儿有无不良影响的药物，仅有理论上评价的药物慎用。

（9）近临产期或分娩期用药时，要考虑药物通过胎盘而对生产时的胎儿及出生后的新生儿的影响。

评价药物对孕妇和胎儿的危害程度时，主要依据的是美国FDA颁布的孕期药品分级标准。常用药物分为A、B、C、D和X级，共5级。

A级：经临床对照观察，未见对胎儿有损害，是最安全的一类。

B级：动物试验中未见对胎畜有损害，但尚缺乏临床对照观察资料；或动物试验中观察到对胎畜有损害，但临床对照观察研究未能证实。

C级：动物实验和临床对照观察资料皆无；或对动物胎畜有损害，但缺乏临床对照观察资料。这类药物的选用最为困难，而妊娠期很多常用药物都属于此类。

D级：已有一定临床资料说明药物对胎儿有损害，但临床非常需要，又缺乏替代药物，此时可权衡其危害性和临床适应证的严重程度做出决定。

X级：动物实验结果和临床资料说明对胎儿危害性大，一般已超出治疗应用所取得的有利效益，属于妊娠期禁用的药物；这类药物对胎儿有严重危害，是妊娠期禁用药，如抗癌药物、性激素（雌激素、合成孕激素）等。

其中A、B级药物属于对胎儿和孕妇没有或几乎没有危害的药物，妊娠期一般可安全使用，如多种维生素类和钙制剂，以及一些抗生素，如青霉素族、头孢类等；但A、B级药品也不能保证就绝对安全，因为孕妇存在个体差异。C、D级药物对胎儿有危害（致畸或流产），但对孕妇有益，须权衡利弊后慎用，如一些抗生素、激素类药物。注意至今为止，由于受基础和临床研究条件限制，还有很多药品尚未分级。

此外，妊娠期用药时间也很重要，因为用药时药物损害与孕周也有着密切关系。规律如下。

（1）受精后2周内（月经周期28天者停经28天内，周期35天者停经35天内，以此类推），受精卵未着床，用药对宝宝的影响是"全"或"无"。"全"表现为胚胎早期死亡导致自然流产；"无"表现为胚胎继续发育，不出现异常。

（2）受精后 3 ～ 8 周是胚胎器官分化发育阶段，胚胎开始定向分化发育，受到有害药物作用后，可能产生形态上的异常而出现畸形。但是，在这段时间内，每个器官发育的时间均不相同，对药物影响的判断也不相同。

（3）受精后 9 周至足月是胎儿生长、器官发育、功能完善阶段，仅有神经系统、生殖器和牙齿仍在继续分化，特别是神经系统分化、发育和增生是在妊娠晚期和新生儿期达到高峰，需避免使用对这些部位有影响的药物。由于胎儿肝酶未发育完全，所以导致药物代谢慢、血脑屏障通透性高，此时若使用不当药物，容易在胎儿体内（尤其是脑、心等血流丰富的器官）造成蓄积，使胎儿受损，可表现为胎儿生长受限、低出生体重和功能行为异常。

10. 妊娠期常用药物的分类和注意事项有哪些

为了帮助准妈妈用药，一般先根据常用药物的种类将它们的分级标列如下。

（1）抗生素：阿米卡星（C 级）、庆大霉素（C 级）、卡那霉素（D 级）、新霉素（D 级）、头孢菌素类（B 级）、链霉素（D 级）、青霉素类（B 级）、四环素（D 级）、土霉素（D 级）、金霉素（D 级）、杆菌肽（C 级）、氯霉素（C 级）、红霉素（B 级）、林可霉素（B 级）、多黏菌素 B（B 级）、万古霉素（C 级）。

（2）抗结核病药：乙胺丁醇（B 级）、异烟肼（C 级）、利福平（C 级）、对氨基水杨酸（C 级）。

（3）抗病毒药：金刚烷胺（C 级）、阿糖腺苷（C 级）、利巴韦林（X 级）、齐多夫定（C 级）、阿昔洛韦（C 级）。

（4）解热镇痛药：阿司匹林（C/D 级）、非那西丁（B 级）、水杨酸钠（C/D 级）。

（5）镇静、催眠药：异戊巴比妥（C级）、戊巴比妥（C级）、苯巴比妥（B级）、水合氯醛（C级）、乙醇（D/X级）、地西泮（D级）、硝西泮（C级）。

（6）安定药：氟哌利多（C级）、氯丙嗪类（C级）。

（7）抗抑郁药：多塞平（C级）。

（8）降压药：可乐定（C级）、甲基多巴（C级）、肼屈嗪（B级）、硝普钠（D级）、哌唑嗪（C级）、亚硝酸异戊酯（C级）、双嘧达莫（C级）、二硝酸异山梨醇（C级）、硝酸甘油（C级）、氢氯噻嗪（D级）、依他尼酸（D级）、呋塞米（C级）、甘露醇（C级）、氨苯蝶啶（D级）。

（9）肾上腺皮质激素：可的松（D级）、倍他米松（C级）、地塞米松（C级）、泼尼松龙（B级）。

（10）雌激素：己烯雌酚（X级）、雌二醇（D级）、口服避孕药（D级）。

（11）孕激素：孕激素类（D级）。

（12）降糖药：胰岛素（B级）、氯磺丙脲（D级）、甲苯磺丁脲（D级）。

（13）抗甲状腺药物：丙硫氧嘧啶（D级）、甲巯咪唑（D级）。

其次，把常见使用药的注意事项予以说明。

（1）肠胃药：肠胃用的药物大多属于B级药物。准妈妈肠胃不舒服时，最好立即就医，请医生为自己开合适的药物。

（2）便秘药：便秘是妊娠期间常见的问题，可服用便秘药来缓解。便秘药的作用方式可分为两种，一种是让粪便变软，另一种是刺激大肠，建议准妈妈最好选择让粪便变软的便秘药，更安全。

（3）感冒药：大多数感冒药都属于B级或C级药物，准妈妈要在医生的指导下服用。需要提醒的是，阿司匹林有可能引发出血，妊娠后期最好不要服用。

（4）头痛药：对乙酰氨基酚是最常见的头痛药，属于安全药物，妊娠期间可以服用。

（5）中药：对中药尚缺乏完整的实证研究，准妈妈一定要先咨询中医，根据自身的体质及病症需求来服用，确保用药安全。

11. 妊娠期用药的常见问题有哪几种

（1）孕妇发热，哪种退热药安全？

由于妊娠期间抵抗力减弱，身体容易疲劳，多数女性在妊娠期间比平时更容易感冒。持续发热会损害胎儿脑神经的发育，所以孕妇发热后应马上就医，在医生指导下用退热药。

抗病毒药：不建议使用，应当在医生指导下使用。

退热药：感冒伴有高热，多预示病情较重，应及时看医生。吲哚美辛是孕妇禁忌的退热药，阿司匹林在妊娠 32 周后也不宜使用。

抗生素：孕妇感冒如没明确的细菌感染证据，如扁桃体炎、血象高、咳黄痰等，可不用抗生素。因为抗生素可通过胎盘作用于胎儿，有 20%～40% 的概率对胎儿构成危害，因此要在医生指导下选择使用安全的抗生素。

祛痰、止咳药：一般比较安全，但对于含碘制剂的止咳药，孕妇不宜使用。

其实感冒的预防最重要。妊娠期间的女性应注意休息，加强锻炼，保持强健的身体，在疾病流行期间，注意个人卫生，不到人口密集的场所，不接触感冒患者，保持家中居室通风换气，温度、湿度适宜，保持良好的心境，增强对疾病的抵抗能力。一旦感冒也不要惊慌失措或乱服药物，更不应对此不加介意，最好及时到医院找医生咨询。

（2）"糖妈妈"需要吃药吗？

"糖妈妈"是确诊糖尿病的孕妇，如采用饮食治疗和运动不能控制，或原有糖尿病病情加重，就应该用胰岛素治疗。胰岛素有很多种，孕妇要在医生指导下使用，尤其要注意核对药品名称、用量和给药时间。此外，孕妇还要按要求测量血糖，发现血糖异常时要在医生的指导下调整胰岛素的用量。

（3）孕妇血压升高需要吃药吗？

这个问题很普遍。一般孕妇有短暂血压波动，不需要用药，但如果孕妇血压升高后采用饮食治疗和运动均不能控制，或者原有高血压病情加重时就需要采用降血压药治疗。降血压药有很多种，不是每一种降血压药都适合孕妇。孕妇及哺乳期妇女应用降压药需十分谨慎，千万不要随便用药。因为有些降压药物可以通过胎盘进入胎儿体内或出现在乳汁中，对胎儿或婴儿产生毒副作用。部分中成药其实含有一定量的对胎儿不利的西药成分，而且中药本身也可能有副作用，孕妇采用中成药和中草药降压时要加以注意。

孕妇能安全服用的降压药如下：①甲基多巴，是妊娠期常用的降压药物，也是唯一的一种已经被随访至儿童期，并证明安全的药物；②柳胺苄心定，不影响子宫、胎盘的血循环，已广泛用于妊娠期高血压的治疗；③肼屈嗪，是一种血管扩张剂，降低舒张压的效果明显，也不影响子宫胎盘循环，对胎儿无不良影响；④硝苯地平、尼莫地平，是钙通道阻滞药，治疗妊娠高血压时疗效明显，而且使用简便、安全。

孕妇一定要在医生指导下坚持口服降血压药，坚持每天测量血压。发现血压异常时要告诉医生，在医生的指导下调整降压药的用量。

不适宜孕妇服用的降压药有血管紧张素转换酶抑制剂（ACEI）类降压药。在妊娠前3个月，胎儿暴露于ACEI类药物下会增加严重先天畸形的风险。除了ACEI类降压药外，在妊娠期也很少使用利尿药作为降压药物，主要原因在于利尿药会减少母体血容量，常造成不良围生儿，须予以重视。

（4）哮喘孕妇能用药吗？

妊娠后，假如哮喘反复发作，准妈妈身体的血氧含量会降低。如果不使用药物控制哮喘症状的话，血氧含量降低会"传导"给胎儿，引起胎儿血氧的下降及胎儿缺氧。如果准妈妈的哮喘进一步加重，还会加剧低氧血症，进一步威胁胎儿的正常发育。因此，如果擅自停药导致哮喘控制不好，对胎儿的危害比使用哮喘药物更大。

既然要用药，那么哮喘孕妇选择药物时，必须考虑每种药物对孕妇的药效及其危险性。总的来说，要尽量使用表面吸入的药物，而非口服药或静脉给药，这样可以减少全身的吸收和对胎儿的影响。遗憾的是，目前国际上还缺乏哮喘孕妇用药对胎儿安全性的全面研究。根据美国 FDA 的报告，只有布地奈德（具有高效局部抗炎作用的糖皮质激素）是孕妇较为安全的药物。有一些哮喘的药物如茶碱、白三烯受体调节剂等，因为没有妊娠相关安全性的数据，所以不要随便服用。用药品控制好哮喘病情对孕妇非常重要，控制不好会造成胎儿缺氧。要正确使用药物，坚持用药，保证哮喘得到良好控制。

（5）孕妇皮肤痒能涂什么药膏？

妊娠期间约有 20% 的孕妇会出现皮肤病，其中一部分与普通的皮肤疾病相类似，与气候、生活习惯、身体体质有一定关系，如汗斑、痱子、湿疹、荨麻疹等，而另一部分则与妊娠有关。妊娠期间孕妇内分泌的变化、体重的迅速增加或者外来的刺激等都可能引起皮肤疾病。一旦出现皮肤病，患者不宜擅自用药，也不应隐忍，最好找专业的医生咨询，在医生的指导下用药。

其实外涂的药物，哪怕是含有微量的激素，对胎儿的影响都非常小。为谨慎起见，妊娠前 3 个月内的孕妇最好不要口服抗组胺类药物。而妊娠期超过 3 个月后在医生指导下使用，一般对胎儿无明显影响，孕妇可放心使用。

提醒准妈妈，不能因为忽视或者害怕用药而忍着，否则轻者影响孕妇作息，重者则可能影响孕妇和胎儿健康。同时，也不宜擅自用药，一旦发现问题应及早在医生指导下进行科学的治疗。

12. 孕妇能不能接种疫苗

孕妇能不能打防疫针，这也是准妈妈经常提出的问题。妊娠过程中，孕妇不可避免地会遭到一些疾病的侵袭，有时需要注射防疫针。

有些防疫针是孕妇绝对禁用的，有些防疫针孕妇是可以注射的，这主要由防疫针中所含疫苗的性质来决定。

疫苗分两种，一种是减毒活疫苗，一种是灭活（死）疫苗。减毒活疫苗是病毒或细菌经过了各种处理后，发生了变异的活病毒或活细菌。这种减毒的活病毒或活细菌接种到体内后，可在机体内生长繁殖，引起机体反应，产生抗体，起到保护机体的作用。因为这些病毒和细菌已经发生变异，毒性减弱，不会引起疾病，注射一次可获得长时间或终身的保护。然而，减毒活疫苗可通过胎盘进入胎儿体内，虽然是减了毒，但毕竟还是活的病毒或细菌，对胎儿没有绝对的安全保证，故这类疫苗孕妇不能用。而灭活（死）疫苗是经过处理的死病毒或死细菌，不能在机体内生长和繁殖，注射一次引起机体免疫时间短，所以要反复几次注射才能得到终身保护，孕妇接种后不会影响胎儿的生长发育，所以这类疫苗在孕妇需要时可以使用。

减毒的活病毒疫苗有麻疹疫苗、腮腺炎疫苗、风疹疫苗、水痘疫苗等，不推荐接种。一般在妊娠前3个月可使用。卡介苗、乙脑疫苗、流脑疫苗等活疫苗，孕妇禁用。如果备孕期需要打活疫苗，最好在打针3个月后再妊娠。

灭活疫苗有肺炎球菌、脑膜炎双球菌、流感病毒、乙肝病毒、狂犬病毒等疫苗，还有类毒素疫苗如破伤风类毒素疫苗，这些孕妇均可以接种。

孕妇生病必须立即就诊，接受医生的指导和治疗，在适当时也要接受一些必要的预防接种。下列为孕妇可接受的防疫接种疫苗。

（1）破伤风类毒素：我国新生儿破伤风发病率较高，该病的死亡率很高，是威胁新生儿生命的一大因素。孕妇接种破伤风类毒素后可以预防胎儿染上破伤风毒素。倘若孕妇已感染破伤风，则不宜再使用破伤风类毒素，以免引起过敏反应，建议用人血破伤风免疫球蛋白。

（2）狂犬疫苗：狂犬病的死亡率很高，几乎是100%，孕妇一旦染上，母子均难以幸免。因此，在狂犬病流行区，孕妇若被犬或其他的动物咬伤，或在非流行区被疯犬或疑似疯犬的动物咬伤，皆应注射狂犬疫苗。对于严重咬伤者应即刻注射狂犬免疫球蛋白或注射抗狂犬病血清（每千克体重40U或0.5～1ml），然后再按上述程序注射狂犬疫苗。

（3）乙型肝炎疫苗：适用于生活在乙型肝炎高发地区的孕妇，孕妇的配偶或家庭成员有乙肝表面抗原阳性者；或一些从事高度感染乙肝危险的工作者，发现自己妊娠后，也应及时注射乙肝疫苗。但孕妇本人已发现乙肝表面抗原阳性，尤其伴e抗原阳性者，再接受乙肝疫苗注射收不到效果，可以在分娩后给新生儿联合应用乙型肝炎免疫球蛋白和乙肝疫苗，这样可以有效阻断乙型肝炎病毒的母婴传播。

（4）人血或人胎盘丙种球蛋白：这两种都是被动免疫制剂，适用于已经受到或可能受到甲型肝炎感染的孕妇。

国外对妊娠3个月的妇女进行流感疫苗注射，以防止孕妇患流感而发生早产。有些国家还规定为育龄孕前妇女接种风疹疫苗，以减少胎儿发生先天畸形的机会。凡有流产史的孕妇，为安全起见，一般不宜接受任何防疫接种。

此外，最近比较受到女性关注的针对人乳头瘤病毒的HPV疫苗，不少女性在注射HPV疫苗之后想知道能不能马上备孕，以及多久后可以妊娠？或已经注射HPV疫苗，在接种期内发现妊娠了，能继续妊娠吗？妊娠期能继续接着注射HPV疫苗吗？

目前HPV疫苗都一般需要接种三针，整个过程持续半年，因此女性朋友在接种这半年时间内需做好避孕。在打完全部HPV疫苗针之后，从理论上来讲在任何的时间都是可以备孕及妊娠的。HPV疫苗属于灭活疫苗，原则上不会对妊娠造成不良影响。目前研究也没有发现疫苗对孕妇和胎儿产生不良的影响证据，但各国指南均建议孕妇不要接种，如果接种后发现妊娠应停止后续接种，其他剂次在分娩后继续进行。所以劝女性朋友在妊娠期就不要打 HPV 疫苗针了，特别是在妊娠前 3 个月时。另外，发热患者、对蛋白质过敏的人都不可以注射 HPV 疫苗。

（尤嘉豪）

第十一章　正常分娩须知

1. 决定自然分娩的因素有哪些

很多准妈妈都想能够顺利地经过阴道自然分娩，因为自然分娩过程对新生儿和产妇的产后康复都十分有益。那么，决定自然分娩的因素都有哪些呢？主要有产力、产道、胎儿及社会心理因素4个方面。

（1）产力：是指将胎儿及其附属物（胎盘、胎膜、羊水、脐带）从子宫内逼出的力量。其包括子宫收缩力（宫缩）、腹壁肌及膈肌收缩力（腹压）和肛提肌收缩力，其中，子宫收缩力是主要产力，而缩宫素是增强产力的常用药物。

子宫收缩力是临产后的主要产力，贯穿于整个分娩过程中。临产后的宫缩能使宫颈管消失、宫口扩张、胎先露下降、胎盘和胎膜娩出。正常宫缩具有节律性、对称性和极性、缩复作用。"规律性宫缩"是指一次宫缩能够持续 30 ～ 40 秒，间歇时间为 5 ～ 6 分钟。随着产程的进展，到接近宫口开全时宫缩可持续约 60 秒，间歇期缩短仅 1 ～ 2 分钟。正常宫缩有对称性，自两侧子宫角部迅速向子宫底中线集中，左右对称，约 15 秒可均匀协调地遍及整个子宫。宫缩以子宫底部最强、最持久，向下逐渐减弱，这就是宫缩的极性。每当宫缩时，子宫体部肌纤维缩短变宽，间歇期虽松弛，但不能完全恢复到原来长度，经反复收缩，肌纤维越来越短，从而促使胎儿娩出，这是宫缩的缩复作用。

（2）产道：是指胎儿从母亲体内娩出的通道，包括骨产道和软产道两部分。

1）骨产道是指女性的骨盆，是产道的重要组成部分，骨盆的大小、形状、倾斜度等都与分娩密切相关。目前评估骨盆形状及大小并无太大临床价值，美国已在 20 世纪 80 年代摒弃骨盆测量。几乎所有孕妇都可给予阴道试产机会，试产是测量骨盆最精确的方法，真正的头盆不称不再是剖宫产的主要因素。

2）软产道是由子宫下段、宫颈、阴道及盆底软组织共同组成的弯曲管道。①子宫下段：由未孕时长约 1cm 的子宫峡部形成，妊娠 12 周后逐渐伸展成为宫腔的一部分，至妊娠末期形成子宫下段。临产后，规律宫缩使子宫下段进一步拉长达 7 ～ 10cm。②临产后宫颈发生两个变化：宫颈管消失和宫口扩张。初产妇通常是先宫颈管消失，随后宫口扩张。临产前宫颈管长 2 ～ 3cm，临产后由于宫缩牵拉及胎先露、前羊膜囊的直接压迫，使宫颈内口向上向外扩张，宫颈管形成漏斗状，随后宫颈管逐渐变短、消失。宫口近开全时胎膜多自然破裂，破膜后胎先露部直接压迫宫颈，使宫口扩张明显加快。当宫口开全时胎头方能通过。经产妇一般是宫颈管消失与宫口扩张同时进行。③阴道、骨盆底及会阴的变化：正常阴道伸展性良好，一般不影响分娩。临产后阴道壁黏膜皱襞展平、阴道扩张变宽，肛提肌向下及两侧扩展，肌纤维逐步拉长，使会阴变薄，以利胎儿通过。但由于会阴体部承受压力大，分娩时可造成裂伤。所以需要助产士的辅助和保护。必要时进行会阴侧切，以降低难产和会阴撕裂的概率。

（3）胎儿：胎儿能否顺利通过产道取决于胎儿的大小、胎位及有无畸形。

关于胎儿的大小，主要通过超声检查并结合测量宫高来估计胎儿体重。一般估计的胎儿体重与实际出生体重相差在 10% 以内即可视为评估较为准确。分娩时，即使骨盆大小正常，但如果胎儿过大，可因头盆不称导致难产。我国对"巨大胎儿"的定义为体重 ≥ 4000g 的胎儿。巨大胎儿可致自然娩出困难。胎头是胎体最大的部分，也是胎儿通过产道最困难的部分，在分娩过程中，产道的挤压可以使胎头变形、变小，有利于胎儿娩出。

胎儿的胎位与产道的关系也很重要。产道是一个纵行的管道，当胎位是纵式式，也就是胎儿头先露或臀先露时，胎体纵轴与骨盆纵轴相一致，胎儿容易通过产道。其中，当臀先露时，因为胎臀较胎头的周径小且软，故如果先娩出胎臀，容易发生后出头困难，故妊娠晚期臀位选择剖宫产手术结束分娩的概率增加。当肩先露时，胎体纵轴与骨盆轴垂直，足月活胎不能通过产道，强行分娩会发生子宫破裂的风险，对母儿危害极大，故也应选择剖宫产手术结束分娩。

有无畸形也是胎儿能否顺利通过产道的影响因素之一，因为当胎儿某一部分发育异常，如脑积水、联体双胎等，由于胎头或胎体过大，通过产道常困难，故也会影响顺利分娩。

（4）社会心理因素：分娩虽属生理过程，但对产妇确实可产生心理上的应激，也需给予高度重视。

焦虑和抑郁是心理应激最常见的反应，过度的焦虑和抑郁可导致体内的去甲肾上腺素的分泌减少及其他内分泌改变，使宫缩减弱，是助产率增加和产后出血的一个可能因素。对分娩疼痛的恐惧和紧张可致宫缩乏力、宫口扩张缓慢、胎头下降受阻、产程延长，甚至可致胎儿窘迫、产后出血等。会阴裂伤、伤口愈合不良或产后盆底肌肉松弛等可能对产妇的心理有一定的影响，从而导致很多产妇选择剖宫产。所以，在分娩过程中，应给产妇心理支持，耐心讲解分娩的生理过程，尽量帮助产妇消除紧张焦虑和恐惧的心理，使产妇掌握分娩时必要的呼吸和躯体放松技术，保证自然分娩的顺利进行。

2. 正常分娩的机制是怎样的

分娩机制是指胎儿先露部在通过产道时，为适应骨盆各平面的不同形态，被动地进行一系列适应性转动，以便使其以最小径线通过产道的过程（图 11-1）。临床分娩以枕先露左前位最多见。因此，我们以此为例分步介绍分娩全过程的各个动作。

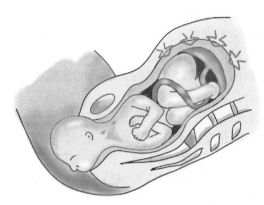

图 11-1　胎儿正常分娩机制

（1）衔接：胎头双顶径进入骨盆入口平面，颅骨的最低点接近或达到坐骨棘水平。经产妇多在分娩开始后胎头衔接，而部分初产妇在预产期前 1～2 周胎头衔接。

（2）下降：贯穿于分娩全过程，初产妇较早出现，经产妇多在产程开始后出现胎头衔接及下降。促使胎头下降的因素有宫缩时通过羊水传导，压力经胎轴传至胎头；宫缩时宫底直接压迫胎臀；胎体伸直伸长；腹肌收缩使腹压增加。

（3）俯屈：当胎头以枕额径进入骨盆腔降至骨盆底时，原处于半俯屈的胎头枕部遇肛提肌阻力，借杠杆作用进一步俯屈，使下颌接近胸部，变胎头衔接时的枕额周径为枕下前囟周径，以适应产道，有利于胎头继续下降。

（4）内旋转：胎头矢状缝与中骨盆及骨盆出口前后径相一致的动作。胎头于第一产程末完成内旋转动作。内旋转使胎头适应中骨盆及骨盆出口前后径大于横径的特点，有利于胎头进一步下降。枕先露时，胎头枕部位置最低，枕左前位时遇到骨盆肛提肌阻力，肛提肌收缩将胎儿枕部推向阻力小、部位宽的前方，胎枕自骨盆左前方向右旋转 45° 至正枕前位，小囟门转至耻骨弓下方。

（5）仰伸：当完全俯屈的胎头下降达阴道外口时，宫缩和腹压继续迫使胎头下降，而肛提肌收缩力又将胎头向前推进。两者的共同作用使胎头沿骨盆轴下段向下前的方向转向前，胎头枕骨下部达耻骨联合下缘时，以耻骨弓为支点，使胎头逐渐仰伸，胎头的顶、额、鼻、口、颏由会阴前缘相继娩出。当胎头仰伸时，胎儿双肩径沿左斜径进入骨盆入口。

（6）复位及外旋转：胎头娩出后，为使胎头与胎肩恢复正常关系，胎头枕部向左旋转 45° 称为复位。胎肩在盆腔入口继续下降，前（右）肩向前向中线旋转 45° 时，胎儿双肩径转成骨盆出口前后径相一致的方向，胎头枕部需在外继续向左旋转 45° 以保持胎头与胎肩的垂直关系，称为外旋转。

（7）胎肩及胎儿娩出：胎头完成外旋转后，胎儿前（右）肩在耻骨弓下先娩出，随即后（左）肩从会阴前缘娩出。胎儿双肩娩出后，胎体及胎儿下肢随之取侧位顺利娩出。至此，胎儿娩出过程全部完成。

3. 如何区分先兆临产和正式临产

在临近分娩的日子里，准妈妈往往处于一种焦虑敏感的状态，有时候会出现一些症状，但又不清楚是否真的临产了，是否应该及时去医院就诊。往往有时候仅仅是先兆临产就跑去医院，之后又要从医院返回家里继续待产；有时候已经是临产了，却没有及时去医院住院待产。所以，了解什么情况属于先兆临产，什么情况是真正的临产，对于准妈妈来说是很重要的。

先兆临产往往是在分娩发动前出现一些预示即将临产的症状，如见红、胎儿下降感、不规律宫缩等。

（1）见红：即阴道有少许流血或淡血性分泌物排出。一般情况下，见红的出血量明显较生理期少，可能为茶褐色、粉红色、红色等，一般在分娩发动前 24 ～ 48 小时出现，但也因人而异，有的孕妇出现见红后要 1 周才正式分娩。如果只是少许血丝不伴有其他不适症状，孕妇可以选择待在家里继续观察，注意不要劳累，避免剧烈运动，认真数胎动的情况。但如果阴道流出鲜血，且量如月经量或超过月经量，伴或者不伴有腹痛，都应该立即去医院，这时就不应认为是分娩先兆了，因为若是无痛性阴道流血则可能为前置胎盘；若伴有腹痛，则应警惕胎盘早剥的可能，而这两种妊娠晚期出血性疾病均可能危及母儿生命，需要及时去医院诊断和处理。

（2）胎儿下降感：妊娠晚期由于胎儿先露部的下降、入盆衔接使宫底降低。孕妇会觉得上腹部较之前舒适，但下降的先露部可能因压迫膀胱引起孕妇尿频。

（3）不规律宫缩：又称为假临产。分娩发动前，由于子宫肌层敏感性增强，可出现不规律的宫缩。随着时间的进展，宫缩可能会从不规律逐渐变得规律，而规律的宫缩才是临产真正有效的信号。假临产的宫缩常在夜间出现而于清晨消失，不会伴有宫颈管缩短、宫口扩张等，一般没有明显的规律性，持续时间较短、强度较低，多数位于身体前部、腹部下方，给予镇静剂能够将其抑制。真正的规律宫缩会变得更短、更频繁，即使改变姿势或四处走动，分娩宫缩也会持续，而假性宫缩则会停止。真正的分娩宫缩是有规律的，且越来越强、持续更久、次数更多，大部分出现在腹部下方，有可能会扩散到后腰部，通常都会伴有见红。一旦发现出现了规律性宫缩，则说明已经进入产程，需要到医院准备生产了，整个产程，从开始出现宫缩直至宫口开全，初产妇需 11 ～ 12 小时，经产妇需 6 ～ 8 小时。

与先兆临产不同，正式临产的重要标志是有规律且逐渐增强的子宫收缩，持续 30 秒或以上，间歇 5 ～ 6 分钟，同时伴随进行性宫颈管消失、宫口扩张和胎先露部下降。用镇静剂不能抑制临产。如果要确定是否临产，往往需要在医院里严密观察宫缩的频率、持续时间和强度。产科医生也会对孕妇行阴道检查，了解宫颈长度、位置、质地、扩张情况及胎先露高低。因此，这种正式临产的标志对于产妇而言不太好正确把握。

"破水"是指羊膜破裂后羊水自阴道流出的现象，这是正式临产的现象，不属于先兆临产的症状。主要指孕妇突然感到较多液体自阴道流出，类似于尿液或大量的尿液从阴道流出来，而不再是少量的黏液分泌，可发生于咳嗽、打喷嚏、排尿或排便用力屏气等腹压增加时，也有在妊娠晚期性生活后发生，也可无任何诱因突然发生。排液的量可多可少，通常为持续性排液，也有间歇性流液。但准妈妈需要注意区别破水与尿液，尿液可以憋住而羊水是憋不住的。大约有10%的孕妇会在分娩前破水，破膜发生于临产之前，称为胎膜早破。破水后应当严格平卧，注意抬高臀部，避免增加腹压的动作，防止脐带脱垂掉入阴道内，致胎儿死亡，然后应当立即送入医院。

4. 整个产程分为哪几个阶段

很多准妈妈都听说过"产程"这个词，如果说分娩机制是从空间维度讲述分娩的过程，那么，产程就是从时间维度来体现分娩的过程。

产程到底是什么意思呢？分娩全过程即总产程，是指从开始出现规律宫缩直至胎儿及其附属物（胎盘和胎膜）完全娩出的过程（图11-2）。产程一般分为三期：第一产程是宫口开全期；第二产程是胎儿娩出期；第三产程则是胎盘娩出期。还有很多人主张把产后2小时称为"第四产程"，因产后出血大多发生在这2小时内，产妇仍需留在产房观察，如一切正常，2小时后产妇从产房被送回病房，分娩过程才算真正结束。

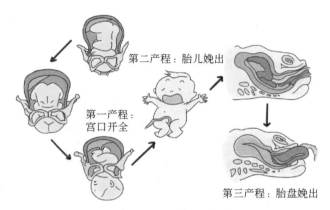

第二产程：胎儿娩出

第一产程：
宫口开全

第三产程：胎盘娩出

图 11-2　阴道分娩产程

　　分娩是一个比较漫长的过程，每个产妇的产程都不一样，对分娩疼痛的恐惧和紧张可能导致宫缩乏力、宫口扩张缓慢、胎头下降受阻、产程延长，甚至可导致胎儿宫内缺氧、产后出血等并发症。所以，了解整个产程的具体过程，有助于消除产妇焦虑和恐惧的心理。

　　（1）第一产程：正式临产到宫口开全。由于临产时间有时难以确定，孕妇过早住院，可能带来不必要的干预，增加剖宫产率。因此，推荐初产妇确定正式临产后可住院待产，经产妇则确定临产后应尽快住院分娩。

　　从子宫开始有规律的宫缩一直到宫口开全的过程可分为潜伏期和活跃期。

　　潜伏期是宫口扩张的缓慢阶段，初产妇一般不超过 20 小时，经产妇不超过 14 小时。初产妇的潜伏期一般较为漫长，宫缩痛持续存在会使很多产妇感到焦虑、紧张、烦躁等情绪，若有过早用力或用力不当等情况，可导致宫缩乏力、宫颈水肿，或者产程停滞，孕妇体力过早消耗，以至于无法顺利进行自然分娩，甚至发生难产，不得不选择剖宫产。因此，在这个阶段产妇应当保持冷静、放松心情，同时注意休息、补充睡眠，养好精神，适当地多吃一些东西，以储备能量，随时排空膀胱，尽量在宫缩间歇期好好休息以恢复体力，宫缩时则不需紧张，深呼吸、尽量放松，选择一个舒服的姿势，以便缓解疼痛感。

活跃期是宫口扩张的加速阶段，可在宫口开至 4～5cm 即进入活跃期，最迟至 6cm 才进入活跃期，直至宫口开全（10cm）。进入活跃期后，宫缩强度则更加剧烈，疼痛感更为明显，产妇在这个阶段基本上都难以保持平静，甚至开始出现紧张、焦躁的情绪，有的还会出现恶心、呕吐、打嗝、大汗淋漓、忽冷忽热、全身颤抖、腿部抖得厉害等表现，有的产妇可能会改变初衷要求无痛分娩，但此时已经无意义了。产妇在这个时候可能会不自觉地过度用力，导致宫颈水肿，从而使产程延缓或停滞，所以这个阶段应当注意避免向下屏气用力，通过不断吐气来克服想要用力的冲动，以防宫颈撕裂，同时需要保存体力，尽量不要喊叫，想办法使自己放松，或改变注意力，或改变姿势，使自己处于一种相对舒服的状态，在宫缩间歇期抓紧休息，放松身心。此时家人的陪伴和鼓励至关重要，对于疼痛不明显的准妈妈要多鼓励、多表扬，一起坚定自然分娩的信心，让准妈妈按时进食，以保证充沛体力。对比较脆弱的准妈妈，则要多安慰，不能表现出厌烦情绪，应尽可能留在身边。

（2）第二产程：又称为胎儿娩出期，是指从宫口开全到胎儿娩出的过程。未实施硬膜外麻醉者，初产妇最长不应超过 3 小时，经产妇不应超过 2 小时。实施硬膜外麻醉也就是分娩镇痛者，可在此基础上延长 1 小时，即初产妇最长不应超过 4 小时，经产妇不应超过 3 小时。需要注意的是，第二产程不应盲目等待至产程超过上述标准方才进行评估，初产妇第二产程超过 1 小时即应关注产程进展，超过 2 小时必须由有经验的产科医生进行母胎情况的全面评估，决定下一步的处理方案。

第二产程时宫缩变得更加强烈、频繁，需及时注意胎心变化，如果出现胎心减慢，应当立即行阴道检查，尽快结束分娩。宫口开全后，胎膜多已自然破裂。此时，胎头下降至盆底，产妇会出现排便感，不自主地向下用力屏气，此时需注意正确用力，双脚蹬在产床或腿架上，两手握住产床把手，宫缩时深吸气，然后屏气，两扶手向上拉，如排便样向下用力，宫缩间歇期时，呼气并全身放松，宫缩出现后再次重复上述动作，使产程顺利进展。两次用力期间要充分休息，可以喝点东西补充体力，等下次宫缩一开始，再重复用力。待会阴逐渐膨隆变薄，并在阴道口可见胎头，宫缩时胎头露出于阴道口外，间歇期又缩回至阴道内，称为胎头拨露。随着产程的进展，胎头露出的部分逐渐增多，至宫缩间歇时也不再回缩，称为胎头着冠。此时，胎头双顶径已达阴道口，会阴极度扩张变薄，宫缩时不应再令产妇用力，应注意保护会阴，以免胎头娩出过快而损伤会阴。此时若发现会阴过紧或胎儿过大，考虑分娩时会阴撕裂不可避免，应及时行会阴切开缝合术，以免撕裂会阴。同时应指导产妇在宫缩时张口哈气以解除腹压，在宫缩间歇期时屏气用力，待胎儿头部娩出后，辅助胎头复位及外旋转，胎肩到达阴道口处，随之使前肩和后肩缓慢娩出，胎体随后娩出，羊水涌出。

（3）第三产程：又称为胎盘娩出期，指从胎儿娩出到胎盘、胎膜娩出的阶段。一般需 5 ～ 15 分钟，不超过 30 分钟。应当积极处理第三产程，预防性使用缩宫素，延迟断脐带。

新生儿娩出后应及时清理呼吸道，可用手抚摸新生儿背部或轻轻拍打足底，待大声啼哭后，即可处理脐带。新生儿 Apgar 评分可用以判断有无窒息及严重程度，包括出生后 1 分钟内的皮肤颜色、心率、呼吸、肌张力及反射 5 项体征，每项 0 ～ 2 分，满分 10 分，8 ～ 10 分属于正常新生儿，4 ～ 7 分为轻度窒息，一般经清理呼吸道、吸氧等措施后好转；0 ～ 3 分为重度窒息，需紧急抢救。评分低的新生儿应在出生后 5 分钟及 10 分钟再次评分，直到连续两次评分 ≥ 8 分；若持续低评分，新生儿死亡率或神经系统后遗症的发生率明显增加。大部分新生儿的评分为 7 ～ 10 分。

新生儿娩出后子宫会继续收缩，此时可静脉滴注缩宫素促进子宫收缩，帮助胎盘与子宫壁发生错位剥离，从而胎盘完全剥离而娩出。胎盘剥离征象：①宫体变硬呈球形，胎盘剥离后降至子宫下段，宫体呈狭长形被推向上方宫底升高达脐上；②阴道口外露的脐带段自行延长；③阴道少量流血；④用手掌侧在产妇耻骨联合上方轻压子宫下段，脐带不再回缩。

胎盘娩出后应检查胎盘胎膜的完整性，有无血管破裂及副胎盘，仔细检查会阴、阴道、宫颈等有无裂伤，及时缝合，同时促进子宫收缩，按摩子宫，测量出血量。

胎盘娩出后 2 小时是产后出血及母体循环障碍发生的高危期，有时被称为第四产程，一般应在分娩室继续观察，测血压及脉搏，注意子宫收缩、宫底高度、膀胱是否充盈、阴道流血量、会阴及阴道有无血肿等，及时处理。2 小时后，即可送回病房。

5. 无痛分娩是怎么回事

分娩到底有多痛？那绝对是人能感觉到的最高等级的痛。医学上常可通过数字等级评分法表达疼痛的强度。数字评价量表将疼痛用 0 到 10 这 11 个数字表示，0 表示无痛，10 表示剧痛，被测者通过个人感受在其中一个数字上做记号。分娩疼痛是第 10 级（图 11-3）。分娩镇痛可有效缓解产痛，对促进阴道分娩有重要意义，同时有利于增加子宫血流，减少产妇因过度换气而引起不良影响。

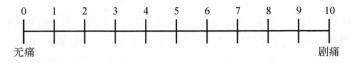

图 11-3　疼痛数字等级评分

分娩疼痛的原因可能与以下因素有关：①子宫肌缺血缺氧；②宫缩后子宫肌压迫宫颈及子宫下段神经节；③宫颈扩张时肌肉过

度紧张；④宫底部腹膜过度紧张；⑤产妇过度紧张、害怕、焦虑可导致害怕－紧张－疼痛综合征。

（1）缓解分娩痛的方法：有下面两种。①非药物镇痛：因为分娩疼痛很大程度因精神紧张引起，所以通过心理疗法缓解产妇过度紧张、焦虑的情绪，对减轻疼痛将非常有帮助，其他的非药物镇痛方法有分娩镇痛仪、耳穴贴压法、催眠术、针刺镇痛等。②药物镇痛：一般为持续性硬膜外麻醉（图11-4），有时联用腰麻用药，常将局麻药和阿片类药物联用，优点是镇痛平面恒定，且因用药剂量是剖宫产手术的1/10～1/5，对胎儿几乎也不会造成影响，亦较少引起运动阻滞，产妇可以下床活动，可进食水，主动参与产程，易于掌控用药剂量，还能长时间保持镇痛效果，适用人群广泛，是常用且令人满意的产时镇痛方法。

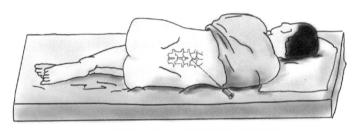

椎管内麻醉——接近理想的分娩镇痛

图 11-4　分娩镇痛

（2）分娩镇痛的时机：以往的观点认为有规律宫缩时再行分娩镇痛，近年来很多学者提出在开始有宫缩时就可以使用分娩镇痛，这样可以避免让产妇无形中忍受长时间的疼痛，并且此种方式与有规律宫缩时再行镇痛的方式相比，对产程几乎无明显影响。如果分娩镇痛时产程出现异常情况，可以及时实施剖宫产结束分娩，分娩镇痛的导管为剖宫产麻醉提供了方便，并且节约了时间。

（3）无痛分娩的禁忌证：大部分的产妇都可以选择分娩镇痛，但有阴道分娩禁忌、椎管麻醉禁忌（如畸形、椎间盘突出、腰椎外伤等）、凝血功能或血小板异常、心肺肝肾功能差的产妇则不能选择无痛分娩。

很多人比较关心无痛分娩对母儿及产程是否有不利的影响，答案是否定的，分娩镇痛使用的麻醉药物浓度是剖宫产手术的1/10～1/5，极少剂量的麻醉药物在被注入椎管后，经血液吸收，再经过胎盘屏障后，药量已经微乎其微。而在不使用分娩镇痛的情况下，人体感受到严重疼痛时会释放儿茶酚胺，对母儿均有不利影响，甚至影响胎儿血氧供应，因此分娩镇痛还可能减少胎儿缺氧的危险。分娩镇痛亦不会导致没有力气分娩，整个过程采用低浓度局麻药，使感觉运动阻滞分离，并不会影响产妇运动，对子宫收缩的影响也很小。

由于无痛分娩安全、方便、舒适，药物仅作用于盆底肌及痛觉神经，不会影响运动神经及控制宫缩的子宫平滑肌，不会对新生儿产生不利影响，可减少产妇分娩时的焦虑及恐惧等情绪，使剖宫产率和产后出血率明显降低，提高阴道分娩率，因此目前越来越多的医院采用和推广无痛分娩法。

6. 水中分娩是怎么回事

水中分娩是一种来源于国外的分娩方式，是指产妇在分娩发动后，使其进入一个特制的分娩池中，在水中待产或分娩，这是一种通过非药物的方法减轻产妇整个分娩过程中疼痛的新型分娩方式。根据目前国内外积累的经验来看，它的优点是减轻分娩疼痛，加速产程，保护会阴，减少侧切率等。缺点主要有难以监测胎心，容易感染，费用高。

但是，并不是每个产妇都适合水中分娩。水中分娩的禁忌证主要包括：①母体因素，妊娠合并糖尿病、心脏病、精神病，重度妊娠高血压综合征、前置胎盘、胎盘早剥，产时感染，肥胖、软产道异常，会阴严重水肿等；②脐带绕颈2周及以上，胎儿窘迫、双胎妊娠、胎儿宫内发育迟缓，妊娠期肝内胆汁淤积症，羊水过少、羊水污染，臀位、横位，巨大儿或估计胎儿 3500g 等。总之，产妇能否在水中分娩是由医生综合考虑产妇的各种情况后才决定的，不是所有的产妇都可以在水中分娩，而且有些产妇在水中分娩过程中还可能因为发生一些特殊情况而不能继续进行水中分娩，需暂停并回到产床上分娩。所以，在分娩发动前医生都应该将这些情况提前告知产妇并帮助她们做好心理准备。

那么，这种分娩方式真的有那么好吗？美国妇产科医师协会（ACOG）在 2016 年 11 月发布了水中待产与分娩的意见。该意见提出，第一产程时浸入水中可能缩短产程，减少硬膜外麻醉的使用，适合于孕周为 37 ~ 41^{+6} 周的健康孕妇，此阶段并不存在增加产妇及新生儿不良结局的风险。而第二产程时水中分娩的相对好处及风险目前尚没有足够的数据提供准确的结论。也就是说，在第二产程中，水中分娩对于产妇在围生期的好处和风险还没有定论，现已经有水中分娩导致几例严重新生儿并发症的报道，但并未有确定实际的发病率，因此 ACOG 建议产妇选择常规的分娩方式而非水中分娩，水中分娩应该被视为一项正在研究的临床试验。若产妇要求在第二产程选择水中分娩，应当充分告知这种分娩方式对于母儿围生期的利弊及不确定性，还应当告知与之相关的罕见的严重新生儿并发症。此外，水中分娩应当建立严格的筛选过程及提供安全的设施，如选择适合的产妇，维护清洁浴缸或浴池，建立感染控制程序，包括标准预防措施和医护人员的个人防护设备，水中分娩时以适当的时间间隔监测母儿情况，如果出现紧急情况或并发症，应当及时将产妇移出等。

因为这种分娩方式确实存在不少风险，产妇一定要选择专业权威的医院。我国现有多家医院有水中分娩的资质，应该说是安全可靠的。其实，水中分娩只是促使自然分娩的一种方式而已，而促进自然分娩还有很多其他的方法，所以对于想顺产的女性来说不必过于纠结是否选择水中分娩。

7. 导乐式分娩有什么好处

　　导乐式分娩是指一位有爱心、有分娩经历的妇女，在整个产程中给产妇以持续的生理、心理及感情上的科学支持。"导乐"（Doula）是希腊语的音译，原意为一位有分娩经历的妇女帮助一位正在分娩的妇女。现指一位经过培训和有经验的人，可以在分娩前后对产妇在物质、情感及教育上提供连续帮助的护理者。她们给予的支持是产妇身边亲密关系的人所无法替代的。导乐人员在整个产程中可以给予分娩妈妈持续的心理、生理及精神上的支持，她们甚至还能采用相关技术，帮助分娩妈妈渡过生产难关。

　　调查显示，80% 的孕妇希望自然分娩，但同时又担心胎儿安全和分娩阵痛。98% 的产妇在分娩中有恐惧感，100% 的产妇期望家属陪伴。实践证明，家属陪伴确实能减轻产妇焦虑，缓解紧张情绪，缩短产程，减少产时、产后出血。但家属陪伴缺乏持续的心理和生理上的支持。陪伴家属中仅 20% 可以给产妇持续的安慰与鼓励，而 30% 的陪伴者不能理解妇女的分娩是自然的生理行为，随着产程的进展，他们往往比产妇还要焦虑、急躁和恐惧。特别是丈夫，常认为妻子所经受的阵痛比别人剧烈，产程比别人长，自然分娩有危险等。这会加重产妇的恐惧感，从而对分娩失去信心，影响产程进展。现在国内外广泛开展的导乐式分娩很好地解决了这些问题。

　　导乐人员要做哪些工作呢？在整个产程中，导乐人员在待产期、分娩期及产后观察期能针对性地对孕妇进行指导，向孕产妇交代分娩的生理特性，尽量消除她们对于分娩的紧张及恐惧心理，同时细心观察出现的各种问题，积极对症处理。进入分娩期时，能进行分娩方式的指导，给予舒适的抚摸、亲切的关怀、交谈和鼓励，帮助消除产妇紧张、恐惧及疼痛等，鼓励其正确用力，不断给予孕妇精神及心理上的支持，以减轻分娩疼痛。产后进行 2 小时的母婴健康帮助并指导产妇和新生儿进行肌肤接触。

导乐式分娩有哪些好处呢？首先，可以给予产妇心理疏导与情感支持，帮助产妇缓解或去除焦躁、紧张、恐惧等不良情绪，增强产妇自然分娩信心；其次，可以指导产妇合理膳食，保证产妇在整个产程中具有充沛的体力；再次，对产妇家属进行指导，教会家属如何科学帮助产妇，让家属清楚认识自己的角色与作用，使产妇从家属方面获得亲情支持；最后，进行分娩指导。导乐人员通过向产妇介绍生产过程，帮助产妇学会气息调节等分娩阶段的注意事项和要领；使用非药物、无创伤的适宜技术有效降低产妇分娩疼痛，进而减少产妇分娩痛苦；科学指导产妇合理体位，使用导乐球、导乐车、导乐椅等，以利于产程进展；让产妇安心、舒适地度过产程，降低负面生产经历的可能性。

总之，导乐式分娩能有效减轻产妇产程的痛苦，缩短产程，减少产后出血量，提高产妇自然分娩率，降低新生儿死亡率，使母儿并发症发生率明显减少，对密切护患关系、减轻患者医药负担等有着重要意义。

8. 分娩时可以吃东西吗

对于大部分产妇来说，顺产时是应该正常进食的。分娩是一个漫长的过程，在这个过程中需要消耗大量的体力，所以产妇需要水和热量来确保有足够的体力进行分娩。研究显示，分娩时进食的产妇产程会更短一些，对于缩宫素和镇痛药的需求也更少，新生儿Apgar评分可能会更高。

对分娩中的产妇来说，提倡进食少量容易消化的食物，保持营养均衡，不过也有很多产妇在生产时出现较严重的恶心感，甚至呕吐，无法进食，这时可能需要及时静脉补液，以避免脱水的情况发生。

那么，分娩时进食需要注意什么呢？主要有以下几个方面：

①早进食。在第一产程时可以适当地多吃一些以储存能量，分娩后期可能会出现恶心、呕吐等胃肠道反应，以至于很多产妇缺乏食欲。②次数多。为了保持自己的体力，让肌肉获得足够的供给，应少食多餐，也可缓解胃肠道压力。③高热量。多吃一些碳水化合物，如谷类和面食等，因为它们能持续稳定地提供热量及能量。④易消化。准备一些产妇平时喜欢吃的易消化的食物，有些产妇在分娩后期可能会出现恶心、呕吐，没有食欲，但是为了接下来能有力气生产，不得不继续进食，但应当避免一些油炸食品及碳酸饮料。⑤专人负责。产妇在分娩时往往因为忙于应对分娩疼痛，而忘了及时补充能量和水分，所以陪同人员应当及时督促产妇喝水、吃东西。

顺产时应该吃的食物种类主要包括：①水是必不可少的。在分娩过程中，产妇因长时间的体力消耗，会产生口渴脱水等症状，可能会导致产程进展变慢。应当尽量避免可乐、雪碧等碳酸饮料，以免加重胃肠负担。②分娩初期的食物，在第一产程阶段，可多进食一些碳水化合物，如谷类和面食，在身体机能十分忙碌的分娩阶段，胃肠道更容易消化这类食物，从而为分娩提供能量。③分娩后期食物，蜂蜜、水果和果汁。分娩后期也就是第二产程时，随着宫缩越来越频，身体消耗的能量越来越多，这时候需要更加简单的碳水化合物，能够更快地经过胃肠道吸收，并且快速地提供能量。④零食，分娩后期时因为宫缩更频更强，很多产妇已经失去了进食的欲望，甚至出现恶心、呕吐，为了保持体力继续分娩，可以适当地吃一些自己喜欢吃的零食，它们可能在最需要保持精力时提供极大的帮助。

当然，分娩时进食是让准妈妈适当补充东西来维持体力的，并不是必须要吃一堆东西，或者说如果不吃东西就一定没力气生产。如果准妈妈在分娩时没有胃口，不能一味强求进食，否则可能会发生呕吐，严重者可能发生食管反流、呛咳、窒息等风险。所以，分娩时适时适当地进食才有利于分娩过程的顺利进行。

9. 自然分娩到底有什么好处

孕妇分娩的方式有很多种，比较常见的方式就是自然分娩和剖宫产。孕妇可能会害怕自然分娩带来的巨大痛苦，往往想方设法选择疼痛感比较小的剖宫产。但是医学专家表示，自然分娩对于孩子和产妇本人来说都是比较有利的，剖宫产有许多地方并不利于孩子和产妇。

自然分娩时产后感染、大出血等并发症的发生率较少，产妇产后体力恢复比较快。资料显示，自然分娩者的平均出血量约为350ml，而剖宫产者的平均出血量约为540ml，明显多于自然分娩者。自然分娩的产妇母乳喂养的成功率也比剖宫产要高，这是因为分娩时腹部的阵痛会使产妇大脑中产生内啡肽，这是一种比吗啡作用更强的化学物质，它们在给产妇带来强烈欣快感的同时，会促使垂体分泌催产素及催乳素，这两种激素不但能加快产程进展，还能促进母亲产后乳汁的分泌，甚至对促进母儿感情也起到一定的作用。所以，自然分娩对产妇身体伤害小，恢复快，有利于产后各系统和生殖器官的恢复，如恶露的排出、子宫复原等，产妇很快能下地活动，饮食、生活也会很快恢复正常，并有充沛的精力照顾宝宝。

在自然分娩过程中，胎儿有一种类似于"获能"的过程。自然分娩的婴儿能从母体获得一种免疫球蛋白 IgG，出生后一段时间内机体抵抗力增强，不易患传染性疾病。自然分娩的母亲分泌乳汁较快，初乳中含有大量的免疫球蛋白，可以帮助新生儿抵抗病原体的侵袭，让他们少得病，甚至不得病。自然分娩时子宫的规律收缩可使胎儿口鼻中的黏液被挤出，避免了吸入过多羊水后湿肺及吸入性肺炎的发生，同时自然分娩还能促使胎儿胸廓有节律地扩张和收缩，促进胎儿肺部的成熟度，有利于出生后自主呼吸的建立。因此，窒息和呼吸窘迫综合征发生率降低，还能促使新生儿皮肤及末梢神经的敏感性增强，为日后身心协调发育打下了良好的基础。胎儿的肠道是无菌的，当自然分娩时妈妈产道中的双歧杆菌、乳酸杆菌等益生菌被孩子吸入，再定植在孩子的肠道中生长繁殖，这样易于构建一个良好的肠道微生态环境，这些细菌将伴随孩子终身，为保卫健康奠定基础。

自然分娩全过程，胎儿在产道穿行并不断转换各种方位娩出，使得心理功能及适应能力得到了很好的调适，这使出生后多动症发生率明显降低。换句话说，剖宫产的孩子相较于顺产的宝宝更容易发生多动症，资料显示剖宫产的孩子日后多动症的发生率是自然分娩孩子的 3 倍。但是妈妈也不用太过恐惧，这种多动症是可以进行治疗的。

从产妇机体本身来看，顺产可以帮助产妇很快地恢复，一般产妇当天生产完就能下床走动了。产后能马上进行母乳喂养，而身上的创伤也只有会阴部的伤口，一般情况下，3 ～ 5 天就可以出院，花费也较少。对新生儿来说，从产道出来时肺功能得到锻炼，皮肤神经末梢经按摩得到刺激，其神经、感觉系统发育较好，身体各项功能的发展也较好。因为顺产一般不用麻醉药，所以也不用担心胎儿会受到麻醉药的影响。因此，产妇如果没有异常情况，没有医生的特别建议，为了自身及胎儿的健康安全，请选择自然分娩。

10. 分娩时为什么容易发生会阴裂伤

分娩时很多产妇都会发生会阴裂伤，这是为什么？产伤是发生会阴裂伤的最主要原因，如初产、臀位产、胎吸、产钳术均易导致会阴裂伤。此外，接产不熟练，会阴保护不当，如过分用力和连续压迫会阴，可使会阴局部血流不畅、水肿而不能充分伸展，容易导致会阴裂伤。另外，会阴切开过迟又未及时保护；不恰当使用会阴正中切开术；臀位产时胎头产出过快且会阴保护不当等也会导致会阴裂伤。大部分的会阴裂伤往往还伴有阴道下段的裂伤。

会阴裂伤的患者可以无症状或表现出许多症状，包括疼痛和性交困难、会阴大裂口和一系列的排便症状及压力性尿失禁等。如果裂伤涉及肛门括约肌还会有大便失禁的症状出现。

什么样的会阴裂伤需要治疗呢？ 1999 年 Sultan 提出会阴撕裂的新分度。

Ⅰ度：仅仅阴道上皮损伤。

Ⅱ度：会阴肌肉损伤（不包括肛门括约肌）。

Ⅲ度：会阴损伤累及肛门括约肌复合体。

Ⅲ a 度：小于 50% 肛门外括约肌撕裂。

Ⅲ b 度：大于 50% 肛门外括约肌撕裂。

Ⅲ c 度：肛门内括约肌撕裂。

Ⅳ度：会阴损伤累及肛门括约肌复合体及肛门直肠上皮。

若出现会阴裂伤应立即修补。如果发生感染且当时不能修补时或第一时间修补失败时，应在 3 ～ 6 个月后，等炎症水肿消退后再行修补。

有些顺产妈妈不太理解，顺产为什么还需要侧切？现在应该能理解了。产妇产道狭窄，胎儿比较大，为了避免在生产过程中造成更大的会阴撕裂，一般会采取侧切的手段。

会阴侧切是为了宝宝尽快降生，以免胎儿心跳减弱，回旋不能顺利进行等可能出现的情况，是保护胎儿避免出现危险的手段。会阴侧切可以防止产妇会阴撕裂，保护盆底肌肉，且外科切开术容易修补，切开伤口比裂伤愈合得更好。

会阴侧切的方法应用于以下情况：①初产头位分娩时会阴较紧、会阴体长、组织坚韧或发育不良、炎症、水肿或遇急产时会阴未能充分扩张，估计胎头娩出时将发生Ⅱ度以上裂伤者；②经产妇曾做会阴切开缝合或修补后瘢痕形成而影响此次分娩会阴扩展者；③产钳助产、胎头吸引器助产或初产臀位经阴道分娩者；④宫内窘迫的胎儿需要尽早娩出者；⑤高龄产妇的增加，试管婴儿的增多导致早产儿增多，需减轻胎头受压并尽早娩出者；⑥高龄产妇多合并心脏病或高血压，可行侧切缩短第二产程。

手术切口的瘢痕组织主要成分是胶原纤维。经过一段时间后，胶原纤维会被分解、吸收，瘢痕组织变软、变小，疼痛减轻或消失。为了保证切口尽快愈合，产妇应注意产后穿宽松的衣服，避免伤口摩擦，同时要清洗伤口，以免汗液等对伤口的刺激，从而增加疼痛。伤口在慢慢愈合时，偶尔会出现瘙痒，这时不要用手挠抓，以免伤口感染或再次裂开，影响伤口的正常愈合。

会阴切开包括会阴正中切开术和会阴后－侧切开术。会阴正中切开术后缝合修补容易，而且极少发生愈合不良，术后疼痛轻，解剖复位好，出血少，性交困难少见，受到了许多孕妇的偏爱；但是它一旦发生切口延长将会导致严重的会阴Ⅲ度甚至Ⅳ度裂伤。所以如果孕妇有会阴较短，胎儿过大，或者处于胎位或胎先露异常等困难分娩中应该避免使用，采用会阴后－侧切开术。这种切开方式虽然较正中切开术修补困难，也偶有解剖复位不良及性交困难的症状，但是能获得更大的切口，而且直肠损伤风险较低，故产妇应该听从产科医生安排，个体化选择切开方式。

11. 高龄初产妇能选择自然分娩吗

很多人觉得，年龄大的女性在分娩时会发生难产，所以即使她们内心想要顺产，可为了安全起见，最终往往会不由自主地选择剖宫产以结束分娩。事实上，一般情况下，高龄初产妇是可以顺产的。年龄并不是决定是否可以自然分娩的必要条件，如果产妇一切条件都比较正常，胎位也比较正常，那么就可以通过顺产来分娩。只是在妊娠和分娩时高龄初产妇有很多需要特别注意的事项，处理应当更加谨慎罢了。

一般对高龄初产妇的定义是 35 岁以上才第一次分娩的孕妇。因为自身的特殊性，高龄产妇有很多需要特别注意的事项，这是因为高龄产妇相比于年龄较小的产妇来说身体的各项功能都不是特别好，在生产时子宫收缩力也会有所下降，容易造成难产的情况，因此高龄产妇平时要注意做一些适当的运动来增加自身的抵抗力。

　　大部分高龄产妇选择剖宫产有以下几个方面的具体原因。首先，女性到中年，其坐骨、耻骨、髂骨和骶骨相互结合部基本已经骨化，形成一个固定的盆腔，阴道弹性下降。因此，当胎儿产出时容易导致生产困难，致使产妇发生各类并发症的危险性大为增加，如分娩时容易造成产道撕裂，出现大出血等；同时也极易出现胎儿滞留宫内而引起胎儿窘迫症。这种窘迫症对胎儿威胁很大，轻者出现胎儿心脑缺血缺氧，甚至导致不可逆性脑损伤，重者则发生窒息致命。其次，高龄孕妇在妊娠晚期容易患心脏病、妊娠高血压综合征、妊娠期糖尿病等并发症，从而影响母胎健康和生命安全，因此应及早加以防备。若孕妇原来就合并其他疾病，可导致胎盘功能过早退化，对胎儿更为不利，且高龄孕妇的产后恢复也比较慢，容易出现并发症。这些情况均应引起医患双方的高度重视。

　　产科临床统计资料表明，高龄初产妇的产程明显延长，滞产率增高，同时，羊膜早破、妊娠高血压综合征和早产这三项指标也比对照组为高。因此，高龄产妇更须加强孕期保健，在孕期须更加注意饮食，注意摄取均衡的营养；而且还要保持充足的睡眠，因为充足的睡眠可以让高龄产妇的体力恢复，还能增加自身的免疫力，避免多种疾病的侵扰。

　　总而言之，高龄初产妇是否可以顺产，要由医生通过评估孕妇的身体情况、测量骨盆条件及评估胎儿的大小等来综合判断。因此，妊娠晚期时孕妇一定要按时去医院做检查，通过检查数据让医生评估是否可以顺产。

12. 有瘢痕子宫的孕妇能自然分娩吗

　　近年来，随着国家生育政策的调整，很多高龄女性选择生二胎，其中有不少女性是剖宫产后怀了二胎，而当进行二胎分娩时，医生一般建议再次选择剖宫产。这是因为剖宫产或行子宫肌瘤、肌腺瘤剥除术后的子宫会形成瘢痕，瘢痕处通常比子宫的其他部位较为薄弱。胎儿逐渐长大后，子宫就会越来越膨胀，瘢痕处有可能会发生破裂，严重者危及生命，所以如果采取顺产的话，有一定危险。但即使这样，仍然有些产妇想顺产。那么，瘢痕子宫的孕妇顺产概率大吗？

瘢痕子宫的孕妇在满足顺产指征的情况下可以尝试顺产，但有一定的风险。如果阴道试产不成功，仍需要选择剖宫产，因此，一般不建议瘢痕子宫的孕妇采取顺产。如果瘢痕子宫的孕妇有顺产的要求，医生会在妊娠35周左右对孕妇的整体情况进行评估，以判断是否满足顺产指征。评估的内容主要包括上次剖宫产的原因及具体手术方式、子宫愈合情况、胎儿的大小、孕妇的健康状况、孕期的情况等。同时孕妇在预产期的前2周就应前往医院待产，这是因为瘢痕子宫的女性再孕之后，到了妊娠晚期出现子宫破裂的概率会比较大，提前到医院待产能够最大程度地避免出现危险。

在瘢痕子宫的产妇进行顺产时，医生会做充分的准备，如配血、准备抢救药品等，就是担心产妇在分娩时出现意外。如发生子宫破裂，需要及时输血，并且进行抢救。通常情况下，如果满足以下条件且曾经实行低位子宫横切剖宫产术、没有阴道分娩禁忌的母亲可以进行阴道试验性生产：①只做过一次低位剖宫产术的瘢痕子宫产妇，如果说是常规的T形切口，那么就不宜进行顺产；②骨盆横径足够大，通常大于15cm，可以考虑顺产；③没有出现过子宫破裂及没有出现过子宫瘢痕的女性，可以考虑顺产。但是已经有过两次剖宫产手术且没有通过阴道分娩史的产妇不适合顺产；④能够保证在整个自然分娩的过程中，医生可以随时到场进行监护分娩，或者具有能够立刻进行麻醉、及时进行急诊剖宫产手术资质的情况下，可以选择顺产；⑤如果在顺产的过程中出现了产程延长或者是产妇出现了异常现象时，一定要根据医生的判断改用剖宫产以确保母子平安。

　　总的来讲，瘢痕子宫妊娠有一定风险，严重时可能会危及胎儿和孕妇的生命。所以对于第一胎时选择剖宫产的女性，建议至少要在 2 ～ 3 年之后再考虑生二胎；妊娠之后要定期到医院检查，时刻监测子宫情况，以保证最终的分娩安全。瘢痕子宫采取顺产的可能性不大，因为在顺产过程中可能需要挤压，可能会造成子宫破裂，严重威胁孕妇的生命，所以孕妇如果是瘢痕子宫的话，要注意受孕的间隔时间，妊娠过程中定期检查，尽量选择剖宫产。生二胎者如果想顺产，分娩时对子宫的瘢痕厚度有一定的要求，不能过薄，采用顺产也只是试产，出现异常情况要随时做剖宫产。经历过剖宫产的孕妇在二胎分娩时如果瘢痕厚度不足，即使子宫瘢痕的厚度足也不一定能满足顺产，一旦出现子宫破裂大出血将非常危险。因此，一般瘢痕子宫妊娠医生都会建议剖宫产，瘢痕子宫的孕妇也应结合自己的实际情况，听取医生的意见，选择安全、合适的生产方式。

13. 妊娠期患有阴道炎是否可以自然分娩

　　阴道炎为一种临床常见的妇科疾病，调查数据显示约有 2/3 的妊娠女性患有真菌性阴道炎。这是因为女性在妊娠以后，性激素水平较高加上阴道分泌物增多，再加上长时间运动减少，外阴湿润等，这些条件都为真菌的生长创造了一个非常有利的环境。除真菌性阴道炎之外，还有细菌性阴道炎、滴虫性阴道炎，这些都是妊娠女性常患的疾病。

　　判断妊娠期患有阴道炎能否自然分娩的基本意见如下。

　　（1）真菌性阴道炎：妊娠期间的女性，如有轻度的真菌性阴道炎，一般对宝宝没有伤害，采取局部用药治疗就可以使病情得到控制，并可能彻底治愈。如果准妈妈发现自己患病，只要及时到正规医院接受治疗，对胎儿的发育和生产是没有影响的。一般真菌性阴道炎的最佳治疗时机是在妊娠 37 周之前，到了妊娠 37 周之后，随着预产期的接近，不再建议用药物治疗。但是如果炎症比较严重，建议到医院进行检查和治疗，然后在医生的风险评估下再决定是采取顺产还是剖宫产。

患有真菌性阴道炎的准妈妈不要因为害怕药物会影响宝宝的发育而拒绝用药，按照医生的医嘱正确用药，是不会影响宝宝的正常发育的。相反，如果放任真菌性阴道炎自由发展，反而会使宝宝受到伤害。当真菌性阴道炎演变为重度时，一旦造成胎儿感染，皮肤上会出现红斑疹，而脐带上会出现黄色针尖样斑；这样的胎儿一从阴道分娩出来会出现鹅口疮和红臀。据统计，有 2/3 的新生儿感染此病。

因此，患有轻型真菌性阴道炎的孕妇完全可以顺产。所谓轻型是指无阴道瘙痒，无会阴部不适，初发经药物治疗可治愈的类型，只要胎位合适，可进行自然分娩。而对顽固性、复发性的真菌性阴道炎孕妇，最好考虑手术分娩。

（2）滴虫性或细菌性阴道炎：在妊娠期间患有滴虫性或细菌性阴道炎需要进行治疗，否则会引起上行性感染，导致羊膜炎，胎膜早破后顺产时可能还会感染新生儿。治疗方法是将甲硝唑栓放置于阴道，实施局部给药。先用洗液清洗外阴，将药物放入阴道内，用药期间最好不要同房，需要按疗程用药，不可随意停药，疗程结束数天以后再行复查。因此，对患有细菌性阴道炎或滴虫性阴道炎的孕妇，如果感染情况不严重是可以顺产的，对胎儿也不会造成伤害；若阴道炎比较严重，则一般不建议顺产，因为可能导致新生儿发生感染等。

（3）性病性阴道炎：如果患有性病性阴道炎，如淋病性阴道炎的孕妇不能顺产，以避免新生儿角膜感染，将来对新生儿眼部造成较大的伤害。性病性阴道炎的临床表现为阴道分泌物呈脓性，考虑为性病性的阴道炎时，需及时到医院进行检查，如进行淋病奈瑟菌培养试验。妊娠期患有性病性阴道炎需要积极治疗，保持会阴部清洁干燥，避免搔抓，搞好个人卫生，要勤换洗衣服，最好使用开水烫洗内裤，治疗期间禁止同房，治疗要彻底，要坚持用药至症状和体征全部消失数天以后再到医院复查。

总之，阴道炎对准妈妈能否顺产有一定影响，但也不是所有阴道炎症女性都不能顺产，要经医生的风险评估后再决定。建议平时多注意局部卫生；性生活要节制；平时少吃生冷辛辣的食物，多吃清淡食物；勤换内衣裤并每天进行清洗，以纯棉、宽松、透气性好的内裤为主等。遵医嘱选择生产方法。

（王　静）

第十二章　异常分娩讲解

1.胎盘为什么会前置

　　胎盘正常附着处在子宫体部的后壁、前壁或侧壁，如果胎盘附着于子宫下段或覆盖在子宫颈内口处，位置低于胎儿的先露部，称为前置胎盘。前置胎盘是妊娠晚期出血的主要原因之一，为妊娠期的严重并发症。多见于经产妇、高龄产妇，尤其是多产妇。

　　目前，导致前置胎盘的确切病因尚未明确，可能与以下因素有关。

　　（1）子宫内膜损伤或感染：高龄、产褥感染、多产、上环、多次刮宫、剖宫产等，常引起子宫内膜炎、子宫内膜缺损、血液供应不足，为了摄取足够营养，胎盘代偿性扩大面积，伸展到子宫下段，形成前置胎盘。

　　（2）孕卵滋养层发育迟缓：在到达宫腔时滋养层尚未发育到能着床阶段，继续下移植入子宫下段形成前置胎盘。

　　（3）胎盘面积过大：如多胎妊娠、副胎盘、膜状胎盘等常伸展到子宫下段，双胎妊娠前置胎盘的发生率较单胎妊娠高1倍。

　　（4）辅助生殖技术受孕者：由于受精卵的体外培养和人工植入，受精卵可能与子宫内膜发育不同步，并且人工植入时可诱发宫缩，导致其着床于子宫下段，增加前置胎盘发生的风险。

　　根据胎盘下缘与宫颈内口的关系，将前置胎盘分为以下几种类型（图12-1）。

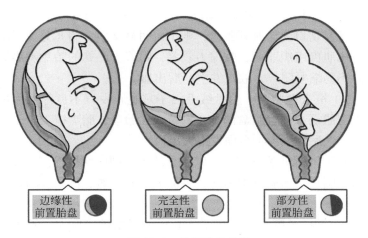

图 12-1 前置胎盘分类

（1）完全性前置胎盘：胎盘组织覆盖整个宫颈内口。

（2）部分性前置胎盘：胎盘组织覆盖部分宫颈内口。

（3）边缘性前置胎盘：胎盘附着于子宫下段，下缘达到宫颈内口，但未覆盖宫颈内口。

（4）低置胎盘：胎盘附着于子宫下段，边缘距宫颈内口＜20mm，但未达到宫颈内口。

还有一种特殊类型"凶险型前置胎盘"，近年来发病率增高，由于其胎盘粘连，植入发生率高，往往引起致命性的大出血。这种类型主要指既往有剖宫产手术史，此次妊娠为前置胎盘且胎盘附着于原手术瘢痕部位。

通常，胎盘下缘与宫颈内口的关系可随子宫下段逐渐伸展、宫颈管逐渐消失、宫颈口逐渐扩张而改变，因此前置胎盘的类型可因诊断时期不同而不同，通常以处理前最后一次检查来确定其分类。

高龄孕妇产检时发现前置胎盘会过于紧张，担心出现大出血影响胎儿。为了解决这个问题，需要了解前置胎盘对母儿可能产生的几种影响。

（1）产时、产后出血：附着于子宫前壁的前置胎盘行剖宫产时，如子宫切口无法避开胎盘，则出血明显增多，胎儿分娩后由于子宫下段肌肉组织菲薄，收缩力较差，附着于此处的胎盘剥离后血窦一时不易缩紧闭合，故常发生产后出血。

（2）植入性胎盘：胎盘绒毛因子宫蜕膜发育不良等原因可以植入子宫肌层，前置胎盘偶见并发植入性胎盘，胎盘植入于子宫下段肌层，使胎盘剥离不全而发生大出血。

（3）贫血及产褥感染：前置胎盘的胎盘剥离面接近宫颈外口，细菌易从阴道侵入胎盘剥离面，再加上产妇贫血、体质虚弱，故易发生感染。

（4）早产及围生儿死亡率增高：前置胎盘出血大多发生于妊娠晚期，容易引起早产。前置胎盘围生儿的死亡率亦高，可因产妇休克，使胎儿发生宫内窘迫、严重缺氧而死于宫内，或因早产而生活力差，出生后死亡。此外，在阴道操作过程中或剖宫产娩出胎儿前，胎盘受到损伤，小叶发生撕裂，可使胎儿失血而致新生儿窒息。

看到前面所述的前置胎盘对母儿产生的影响，很多高龄孕妇可能会惊慌失措，其实在妊娠早期发现胎盘前置时不必惊慌，因为有一部分可以随孕周增加，子宫下段逐渐形成，胎盘受牵拉上移，并不是真正的前置胎盘。孕妇可以定期去医院行 B 超检查观察胎盘的位置变化，注意不要剧烈活动，禁止性生活，如果妊娠 28 周检查仍为前置胎盘，就要警惕了，一旦出现阴道流血，要立即到医院急诊。

B 超检查前置胎盘以其准确性、安全性和无创伤性已取代其他方法而成为诊断这种疾病的主要手段。阴道超声准确率较腹部超声更高。本病的治疗原则是制止出血、纠正贫血，在保证高龄孕妇安全的前提下卧床休息等待胎儿达到或更接近足月，从而提高胎儿成活率。如果有大出血休克或反复多量出血，危及高龄孕妇或胎儿生命安全，则往往需要以剖宫产迅速终止妊娠。所以在妊娠中期或妊娠晚期发生无痛性阴道流血时，高龄孕妇应马上去医院诊治，不能犹豫或拖延，妊娠期出血无论出血量多少均须及时就医以做到早期诊断、正确处理。

2. 胎膜早破是怎么回事

胎膜早破是围生期最常见的并发症之一，可以对孕产妇、胎儿和新生儿造成严重不良后果。胎膜早破可导致早产率升高，围生儿病死率增加，宫内感染率及产褥感染率升高。

胎膜早破又称为破水，是指在临产前胎膜自然破裂。高龄孕妇在有或没有各种诱因的情况下突然出现阴道排液，排液的量可多可少。排液通常为持续性，持续时间不等，开始量多，然后逐渐减少。少数为间歇性排液，阴道排液通常与孕妇体位变动、活动有关，由于胎膜破裂时并无痛感，不能确认到底是尿液还是羊水，许多孕妇往往会以为是排尿（羊水多时）或白带流出（羊水少时）。因此，可尝试通过盆底肌肉锻炼来阻止液体继续外流，若得到控制，表明是尿液，若不受控制，意味着可能是羊水。孕妇在此期间要懂得区分尿液和羊水。若发现胎膜早破，孕妇与家人不必过于惊慌，嘱孕妇马上躺下来，抬高臀位，避免胎儿脐带脱垂，家属可在孕妇的外阴部位垫上一块干净的卫生巾，马上送医院。去医院的途中注意抬高臀位，采取躺卧姿势。

胎膜早破的原因有以下几种。

（1）生殖道炎症：阴道炎、宫颈炎容易引起胎膜感染，导致胎膜破裂。引起胎膜感染的病原体较复杂，有细菌、支原体和衣原体等，尤其是支原体和衣原体感染常没有明显的症状，不易被孕妇发现。

（2）子宫颈功能不全：在非妊娠的状态下，子宫颈内口可以无阻力地扩大到 8.0 号即可以诊断子宫颈功能不全，主要表现为内口松弛和峡部缺欠。

（3）宫腔内压力异常：宫腔内压力不均常见于头盆不称和胎位异常；宫腔内压力过大常见于双胎妊娠、羊水过多、剧烈咳嗽和排便困难等。

（4）创伤和机械性刺激：主要分为医源性和非医源性两类。非医源性常见的为妊娠晚期的性交活动；医源性的包括多次羊膜腔穿刺、多次阴道检查和剥膜引产等。

（5）胎位不正：多胎、羊水过多的孕妇，由于羊膜腔内压力过高，容易发生胎膜早破。臀位、横位及头盆不称的孕妇，可因羊膜腔内压力不均而发生胎膜早破。

（6）营养因素：除胎膜本身因素外，妊娠早期孕妇维生素C缺乏、铜缺乏和孕妇吸烟等因素可导致胎膜发育不良。孕妇的营养不良及维生素C、维生素D和氨基己糖（羊膜细胞间质组成成分）缺乏，可使胎膜脆性增加，导致胎膜易早破。若缺乏铜、锌等微量元素，胎膜也容易变脆，缺乏弹性，从而引发胎膜早破。

胎膜早破的类型主要有以下两种。

（1）未足月胎膜早破：在临产前胎膜自然破裂，孕龄＜37周的胎膜早破又称为未足月胎膜早破。

（2）足月胎膜早破：如发生在妊娠满37周以后，称为足月胎膜早破。

医生可通过以下几项检查来明确是否有胎膜早破。

（1）腹压增加，如咳嗽、打喷嚏、负重等时，羊水即流出，直肠指诊时，将胎先露向上推动，可见液体自阴道流出。

（2）用扩阴器检查时，可见混有胎脂的液体自宫颈口流出或阴道后穹隆有液池形成。

（3）平时阴道液 pH 4.5～5.5，羊水 pH 7.0～7.5，尿液 pH 5.5～6.5。以试纸测试，阴道流液如偏碱性，即试纸由黄色变为蓝色或淡蓝色时，视为阳性，倾向羊水，提示胎膜早破的可能性极大。

（4）阴道液涂片检查：从宫颈管或阴道后穹隆吸取液体进行

涂片。在镜下观察到羊齿状结晶，提示胎膜早破。

（5）B超对胎膜早破的诊断：主要通过B超对羊水量的变化和羊水分布情况的观察起协助诊断作用，如与近期或近几天B超羊水量相比较明显减少，提示可能存在胎膜早破；若羊水量分布局限，如第1大羊水池和第2大羊水池径线差距较大，可以协助诊断胎膜早破。

典型的羊水早破很容易诊断，但非典型的胎膜早破往往因为延误诊断而造成严重的后果。临床常见的情景是孕妇自觉少量阴道流液，但到达医院后流液停止，检查者未见到液体流出，同时检测阴道口液体，pH＜7.0，除外胎膜早破而未予以处理或严密观察，如此反复发生，最后直到出现羊膜腔感染才意识到胎膜早破。所以，准妈妈要积极预防和治疗生殖道感染，避免突然负压增加，补充足量的维生素、钙、铜及锌等营养素，防止出现胎膜早破。

3. 胎膜早破后保胎的效果到底好不好

提醒孕妇，若出现胎膜早破应及时拨打120！

胎膜早破发生后，羊水外流的现象会持续存在。一般情况下胎膜破裂后，羊水除被胎儿吞咽外，会自阴道流出而量有所减少；此时如果胎盘功能正常，胎儿功能状态良好，那么只要羊水不是过多、过快地流出，胎儿仍可发挥自身的调节作用来调解羊水量，以尽可能保证自身生存的液体环境。所以医生会要求胎膜早破的孕妇尽量平卧，减少羊水流出。但在某些情况下，羊水量的减少使其难以维持理想的水平，尤其是羊水量极少时，胎儿肺的发育会受到影响，同时容易发生脐带受压、胎儿宫内窘迫等情况，使保胎结局不良，影响医生的保胎治疗。因此，对胎膜早破应进行应急处理，处理方式要根据所处孕周的不同而有所不同。

对足月胎膜早破应观察12～24小时，80%的孕妇可自然分娩。破膜后注意观察体温、心率、宫缩、羊水流出量、性状及气味，必要时行B超检查了解羊水量，胎儿电子监护进行宫缩应激试验，了解胎儿宫内情况。若产程进展顺利，则等待自然分娩，否则行剖宫产术。若未临产，但发现有明显羊膜腔感染体征，应立即使用抗生素，并终止妊娠。如检查正常，破膜后18小时给予抗生素预防感染，破膜24小时仍未临产且无头盆不称时，应引产。

对未足月胎膜早破的治疗是胎膜早破的治疗难点，一方面要延长孕周，减少新生儿因不成熟而产生疾病甚至死亡；另一方面随着破膜后时间延长，不可避免会出现上行性感染，或使原有的感染加重，发生严重感染并发症的危险性增加，这样也可造成母儿预后不良。目前未足月前胎膜早破的处理原则是：若胎肺不成熟，无明显临床感染征象，无胎儿窘迫，则采取期待治疗；若胎肺成熟伴有明显临床感染征象，则应立即终止妊娠；对已发生胎儿窘迫者，应针对宫内缺氧的原因进行治疗。

目前主要的治疗方法是期待治疗，包括密切观察孕妇体温、心率、宫缩、白细胞计数、C反应蛋白等变化，以便及早发现患者的明显感染体征，及时治疗。避免不必要的肛门及阴道检查。同时根据情况采取以下措施。

（1）应用抗生素：未足月胎膜早破时应用抗生素能降低胎儿败血症及颅内出血的发生率，也能大幅度减少绒毛膜羊膜炎及产后子宫内膜炎的发生。尤其对羊水细菌培养阳性者，效果最好。可间断给药，如开始给氨苄西林或头孢菌素类静脉滴注，48小时后改为口服。若破膜后长时间不临产，且无明显临床感染征象则停用抗生素，进入产程时继续用药。

（2）宫缩抑制剂应用：对无继续妊娠禁忌证的患者，可考虑应用宫缩抑制剂预防早产。如无明显宫缩，可口服利托君；有宫缩者，静脉给药，待宫缩消失后，口服维持用药。

（3）纠正羊水过少：若孕周小，羊水明显减少者，可进行羊膜腔输液补充羊水，以帮助胎肺发育。

（4）肾上腺糖皮质激素促胎肺成熟：妊娠 35 周前的胎膜早破，应给予倍他米松 12mg 肌内注射，24 小时后再重复一次；或地塞米松 6mg 肌内注射，每 12 小时一次，共 4 次。

如果期待治疗效果欠佳，一旦胎肺成熟或发现明显临床感染征象，在抗感染同时应立即终止妊娠。对于胎位异常或宫颈不成熟，缩宫素引产不易成功者，可根据胎儿出生后存活的可能性考虑剖宫产或选择其他引产方式。

关于胎膜早破的预防，特别强调，因为胎膜早破往往是多种因素共同作用的结果，因此应积极发现并及早处理高危因素，这样才可以全面预防胎膜早破的发生。准妈妈除了要重视孕期营养，补充维生素、钙、锌、铜等微量元素，还应从日常护理、恰当运动等方面加以注意。具体措施如下。

（1）尽早治疗下生殖道感染：妊娠期要及时治疗滴虫性阴道炎、细菌性阴道病、宫颈沙眼衣原体感染、淋病奈瑟菌感染，妊娠晚期应做好阴道 B 族链球菌筛查工作。

（2）加强围生期卫生宣传与指导：妊娠期性生活应注意，特别是妊娠晚期 3 个月，妊娠最后 1 个月禁止性生活，以免刺激子宫造成胎膜早破。

（3）定期产前检查：及时发现妊娠合并症并及早治疗，胎位不正可于妊娠 28 ～ 32 周予以纠正。有骨盆狭窄者更应注意。宫颈内口松弛者，于妊娠 14 ～ 16 周行宫颈环扎术并卧床休息。

（4）加强营养：可在医生的指导下服用维生素和微量元素。多吃蔬菜、水果，增加维生素摄入，多食用一些含钙、锌、铜量高的食物，如坚果类、海产品、动物肝脏、小麦、干豆、根茎蔬菜等。妊娠期间，孕妇还要特别注意保持心境平和，消除紧张情绪，以避免早产的发生。

4. 高龄孕妇在妊娠中晚期出现腹痛及阴道出血是危险信号吗

是危险信号。此时，应警惕胎盘早剥的发生！

胎盘早剥就是胎儿还没有娩出，但胎盘已经从子宫壁剥离（图 12-2），这样的状况对孕妇和胎儿都有很严重的危害。那么，造成胎盘早剥的原因是什么？如何判断胎盘早剥？又如何预防胎盘早剥呢？

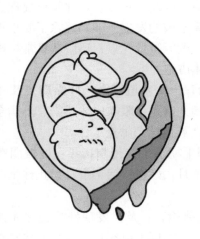

图 12-2　胎盘早剥

胎盘早剥是孕妇在妊娠中晚期或者分娩时出现的一种胎盘不正常现象，即胎盘部分或全部脱离孕妇子宫壁。此症是妊娠晚期最常见的并发症，发病急，恶化速度快。如果发现，一定要及时治疗，否则将危及胎儿和孕妇的健康。

出现胎盘早剥可能的原因有以下几点。

（1）血管病变：患有高血压和慢性肾病等疾病的孕妇，若未得到及时治疗会致使毛细血管坏死，血流不畅易引起胎盘血肿，从而导致胎盘早剥。出血量越大，血肿面积越大，胎盘剥落面积越大。约有一半的胎盘早剥发病是由血管病变造成的。

（2）腹部损伤：高龄孕妇一定要保护好腹部，尤其是妊娠早期，一旦腹部遭受撞击等外伤，易致底蜕膜血管的破裂、出血，造成胎盘早剥。

（3）胎膜早破：胎膜破裂，羊水过多且流动速度快，使得子宫壁压力下降，子宫容积变小，导致子宫壁和胎盘错位、脱离，小血管损伤、出血，这也是胎盘早剥的一个原因。妊娠晚期同房及孕妇患有阴道炎是引发胎膜早破的常见原因。双胞胎生产时，第一胎产出后或者因羊水过多而进行破膜放羊水时，羊水流出速度过快，也容易引发胎盘早剥。

（4）子宫静脉压突然升高：孕妇在妊娠晚期或者生产时，姿势不当可造成静脉被压迫，使得子宫静脉和盆腔淤血，最后出现胎盘早剥现象。

临床上是如何判断孕妇是否出现胎盘早剥的呢？常用以下两种方法。

（1）B超检查：对于疑似或轻型的孕妇来说，B超检查可以诊断是否有胎盘早剥及实际剥落面积。如果超声看到界线并不明显的暗区，说明胎盘可能有肿块。至于重型患者，超声图像一般很清楚，且还可以看出暗区有光点反射及其他状态。

（2）实验室检查：主要用来了解患者贫血程度及凝血功能。血常规检查可知患者贫血程度，尿常规检查可知肾功能及尿蛋白状况。重型胎盘早剥需要做DIC筛选和纤溶试验确诊，因为此症很可能出现严重并发症。

医生可以根据胎盘早剥后的出血情况判断患者身体全部或局部情况，确定胎盘早剥的类型及严重程度。

（1）轻型：分娩期最常见，症状为外出血，胎盘最多有1/3剥落。伴有轻微腹痛、阴道出血且量多、颜色深，贫血症状不明显。根据孕妇此前是否有相关疾病史，通过实际的临床症状和此病症的特点来判断。症状不太明显，诊断时有点困难，也可使用 B 超检查以确定。

（2）重型：患有重度高血压综合征的孕妇多发。突发持续性腹痛、腰痛等，胎盘剥落面积越大，积血量越大，疼痛感越强。严重时会出现呕吐、出冷汗、血压下降等休克状况。阴道出血时有时无，时少时多，但是孕妇贫血症状轻重与出血量多少并不相符合。有可能是隐性出血，且胎盘剥落 > 1/3，伴有严重血肿。该类患者症状很明显，有典型的体征，诊断较容易。为了不引起凝血功能障碍、肾衰竭等并发症，重型胎盘早剥一定要通过检查确诊，做好预防工作。

那么，胎盘早剥发生后都会产生什么样的危害呢？主要表现在两方面。一方面可以引发大出血，危及产妇生命。一般胎盘剥落的面积越大，产妇越容易出现大出血且难以阻止，最后会危及生命安全。另一方面胎盘早剥会影响胎儿发育及生命，如果出现胎盘早剥现象，母体对胎儿的供给会受到阻碍，如果不及时治疗，氧气和必需的营养长时间得不到补充，会使得胎儿发育不全，甚至导致死胎、早产等。

5. 高龄孕妇如何预防胎盘早剥的发生

准妈妈若是怀疑胎盘早剥，要及时去医院检查，一旦确诊要及时治疗。医院里孕妇的床边一般有心电仪等设备，方便医生随时监护。睡觉姿势一般采用左侧卧位，心脏更易供氧。如果孕妇出现休克情况，应采用休克卧位，医生会迅速实施一系列措施，包括建立静脉通道、送检血常规、检查 DIC 等，以维持循环血量，改正休克状况。同时要密切观察病情的动态变化，如紧密监控心率、血液氧饱和度等生命体征的变化；随时观察腹痛变化、子宫张力变化及子宫底高度变化；观察胎儿的胎动和胎心变化；诊断和记录阴道出血量和性质等。另外，还要及时发现 DIC 的症状。孕妇自己也绝不能大意，做事的动作要轻柔，避免腹部受压迫，配合医生做好产检，如果确诊就要做终止妊娠的准备。

如果孕妇确诊为重型胎盘早剥，要及时终止妊娠。一部分人可采取阴道分娩。适用于孕妇有生产经验且状态较好，能够短时间结束分娩。待宫口开大，有明显出血现象时，首选阴道分娩。在分娩过程中密切监视孕妇的血压、宫缩、出血及脉搏等情况，随时观察胎儿胎心变化。一旦发现异常，及时处理，必要时进行剖宫产。另一部分人可以采用剖宫产术，适用于孕妇是第一次生产，不能短时间结束分娩，或者出现以下任意一种情况：①虽然为轻型胎盘早剥，但胎儿有窘迫症状需要进行急救；②诊断为重型胎盘早剥；③产妇病情严重，胎死腹中；④破膜后生产无进展等情况。

无论采用哪种分娩方式，分娩后均要随即注射宫缩剂，同时进行子宫按摩，以控制子宫出血。若是出血量大，但并没有凝血，则可能存在凝血功能障碍，需要医生及时处理。如果出血情况难以控制，或者出现 DIC，必要时不得不进行子宫切除手术。

那么，怎样才能有效预防胎盘早剥呢？请注意采取以下措施。

（1）预防妊娠高血压疾病：孕妇在妊娠中后期易出现妊娠高血压疾病，可能会致胎盘早剥。一旦孕妇有水肿、蛋白尿和高血压状况，要尽早去医院进行诊治。

（2）妊娠晚期要小心突然腹痛：在妊娠过程中尤其是妊娠晚期，如果有突发性腹痛及阴道出血等情况应即刻就医。如果发现胎盘脱落现象就要停止妊娠，最好在胎盘早剥后6小时内完成生产。

（3）妊娠期尤其是妊娠晚期注意安全：妊娠期走路要小心，尤其是上下台阶时。不去人多拥挤的地方，尽量不坐公交车，以防出现摔倒等意外情况。

（4）按时做产前检查：产检对于孕妇来说非常重要，通过超声检查可及时发现孕妇是否有胎盘早剥问题，患有高血压、肾脏疾病的高龄孕妇要特别注意。

6. 脐带绕颈会导致胎死宫内吗

脐带是胎儿生长发育的生命线，除了供给胎儿营养及氧气需要外，还是胎儿体内废物运输的通道，所以脐带的状态直接关乎胎儿的生命安全。

脐带围绕胎儿颈部、四肢或躯干者称为脐带缠绕。其中约90%为脐带绕颈，研究发现脐带绕颈一周者居多，占分娩总数的21%，而脐带绕颈三周者发生率为0.2%。其发生原因和脐带过长、胎儿过小、羊水过多及胎动过频等有关。脐带绕颈一周需脐带20cm左右。对胎儿的影响与脐带缠绕松紧、缠绕周数及脐带长短有关。脐带缠绕的临床特点如下。

（1）胎先露部下降受阻：由于脐带缠绕使脐带相对变短，影响胎先露部入盆，或可使产程延长或停滞。

（2）胎儿宫内窘迫：当缠绕周数过多、过紧或宫缩时，脐带受到牵拉，可使胎儿血循环受阻，导致胎儿宫内窘迫。

（3）胎心监护：出现频繁的变异减速。

（4）彩色超声多普勒检查：可在胎儿颈部找到脐带血流信号。

（5）B超检查：脐带缠绕处的皮肤有明显的压迹，脐带缠绕一周者为"U"形压迫，内含一小圆形衰减包块，并可见其中小短光条；脐带缠绕两周者，皮肤压迹为"W"形，其上含一带壳花生样衰减包块，内见小光条；脐带缠绕三周或三周以上，皮肤压迹为锯齿状，其上为一条衰减的带状回声。

当产程中出现上述情况应高度警惕脐带缠绕，尤其当胎心监护出现异常，经吸氧、改变体位不能缓解时，应及时终止妊娠。临产前B超诊断脐带缠绕时应在分娩过程中加强监护，一旦出现胎儿宫内窘迫，应及时处理。值得庆幸的是，脐带绕颈不是胎儿死亡的主要原因。研究发现，脐带绕颈的胎儿与对照胎儿比较，显示轻度或严重的胎心变异减速较多，脐带血pH也偏低，但并没有发现新生儿病理性酸中毒。

关于脐带异常，除绕颈、缠绕之外，还可出现以下几种异常，也可能会出现胎死宫内。

（1）脐带先露和脐带脱垂：通常在分娩时，应该是胎儿的头最先娩出，紧接着胎儿的身体顺次娩出，直到最后脐带和胎盘才相继娩出。如果胎膜未破时，脐带就已经位于胎儿最先露出部位的下面，称为脐带先露；如果胎膜已破，脐带脱出子宫颈口或阴道口外，称为脐带脱垂。这是由于胎儿最先露出的部位没有能与骨盆入口处衔接，或是衔接得不好，因而留有空隙。当胎膜破裂时，脐带便可随着羊水从这个空隙先于胎盘而露脱出；除此，胎位不正时，如胎儿的双脚在下，当一只脚滑出时，脐带通常也跟着滑落到子宫颈口外；另外，羊水过多、脐带的附着处接近子宫颈口，也可引起脐带先露或脱垂。一旦发生过脐带先露或脐带脱垂，因宫缩时胎头下降对脐带造成一过性压迫导致胎心异常，持续受压，则会导致胎儿缺氧、胎心消失、胎死宫内。

（2）脐带长度异常：脐带的正常长度是 30 ～ 100cm，平均的长度是 55cm，如果脐带短于 30cm 则被称为脐带过短，超过 100cm 则被称为脐带过长，这两者都属于脐带异常的情况，可能会给胎儿或孕妇产生不良的影响。

（3）脐带打结：包括脐带真结和脐带假结两类。脐带假结是指因脐血管较脐带长，血管卷曲似结，或因脐静脉较脐动脉长形成迂曲似结，一般情况下不会发生危险状况。脐带真结是指脐带在宫腔内形成环套，胎儿在宫内胎动时穿越环套所致，临床发生率为 1.1%，多数胎儿都是在出生后才确诊。所以孕妇除了注意胎动，在孕后期也要按时做产检，因为脐带真结相比脐带绕颈和脐带假结更危险，严重情况下会影响胎儿血循环而致胎死宫内。

（4）脐带扭转：为脐带异常的一种，较少见。胎儿活动可以使正常的脐带呈螺旋状，即脐带顺其纵轴扭转，生理性扭转可达 6 ～ 11 周。脐带过分扭转在近胎儿脐轮部变细，呈索状坏死，引起血管闭塞或伴血栓存在，胎儿可因血液运输中断而死亡。

（5）脐带附着异常：正常胎盘呈圆形或卵圆形，脐带附着于胎盘胎儿面，介于边缘及中央之间。球拍状胎盘比较少见，脐带附着于胎盘边缘，形成原因还不明确，分娩过程中对母儿影响不大。另一种类型是脐带附着在胎膜上，脐血管通过羊膜与绒毛膜进入胎盘，称为脐带帆状附着，也称为帆状胎盘。当胎膜的血管位于或靠近宫颈口，称为前置血管，当胎膜破裂，伴前置血管破裂出血达200 ～ 300ml 时可导致胎儿死亡。

（6）脐带血管数目异常：脐带只有一条动脉时，为单脐动脉。产前 B 超大多可以发现。如果 B 超只发现单脐动脉这一个因素而没有其他结构异常，新生儿预后良好，如同时有其他结构异常，非整倍体及其他的畸形风险增高，如肾脏发育不全、无肛门、椎骨缺陷等。

脐带异常很难预防，但是可以及早发现。所以，若孕妇出现胎动异常，应及早去医院就诊，通过胎心监护来判断胎儿是否出现缺氧，还可行 B 超检查以进一步明确是否有脐带异常。

7. 高龄孕妇是不是更容易发生难产

看多了电视剧里的难产，很多高龄孕妇认为难产要么保不住胎儿，要么保不住大人，要么两个都保不住。其实，现在随着医疗水平的发展，大多数情况下可以找到难产的原因并对症处理，大大降低了高龄孕妇及新生儿的死亡率。

难产又称为异常分娩，一般是指生产过程产力、产道、胎儿及精神心理四大决定因素中的任一因素发生异常而导致的分娩困难。异常分娩会使产程延长，同时对胎儿和产妇造成危害，危急时甚至会危及母子的生命安全。对于导致异常分娩的原因，可分为四种因素进行介绍。

（1）产力异常：顾名思义，产力为产妇分娩时动力，以子宫收缩力为主要表现，贯穿于整个分娩过程，可以把胎儿和其附属物排出体外。产力异常也称为子宫收缩力异常，是导致分娩异常的最常见原因，高龄孕妇因身体原因更容易出现。产力异常又分为原发性产力异常和继发性产力异常两种，后者的一个显著特征就是宫缩乏力，继而导致胎儿娩出产道困难。

（2）产道异常：通俗来说，产道就是分娩时胎儿通过母体的通道。产道异常分为骨产道异常和软产道异常，其中比较常见的是前者，多为骨盆狭窄，而高龄孕妇软产道弹性相对较差，这些都是可直接导致胎儿娩出困难的关键原因。

（3）胎位异常：胎位异常也常会导致难产，多是胎位不正，主要有臀位（最为常见）、颜面位、横位等。高龄经产妇比年轻产妇更容易出现横位等胎位异常。胎位不正影响的不仅是胎儿，还会对孕妇的身体不利。不过这种异常情况往往能够通过产前检查发现，可以通过规范产检及早发现，防患于未然。

（4）精神心理因素异常：高龄孕妇因年龄大，恐惧及精神过度紧张更容易发生；相对心理状态不稳定，更易导致大脑皮质功能紊乱，从而放大上述因素的影响，且常伴随睡眠减少、疲乏感加剧、膀胱充盈、进食减少、水电解质紊乱等情况，加重分娩过程中的宫缩乏力，待产时间更长。

那么，异常分娩对母儿的影响表现在哪些方面？对于高龄孕妇来说主要的症状有哪些？

（1）一般情况：异常分娩会使分娩的时间延长，高龄孕妇的心理状况会因此受到影响，伴随食欲减退、无力、焦躁、烦闷等表现。严重者出现脱水、电解质紊乱、肠胀气及尿潴留。

（2）子宫收缩力异常：先应区别是子宫收缩乏力还是过强，往往伴有宫颈水肿或宫颈扩张缓慢、停滞；子宫收缩过强，胎头下降受阻，情况更严重的会引发病理性缩腹环伴随压迫性痛感。

（3）胎膜早破：头盆不称或胎位异常时，胎膜因承受压力过大而破裂。胎膜早破往往是异常分娩的先兆，因此应注意产妇有无头盆不称或胎位异常，破膜后应立即听胎心，注意有无脐带脱垂。

（4）胎儿头部出现水肿甚至血肿：分娩过程过于缓慢会使胎儿先露出的头部软组织受产道挤压时间过长，造成产瘤，也就是胎头水肿；一旦产道对胎儿挤压过度，就会使得骨膜血管破裂，继而出现血肿。

（5）胎头下降受阻：临产后，胎头下降受阻，迟迟不能入盆；正常情况下，胎儿的颅骨缝是稍微重叠的，这是为了减小头部体积，方便分娩。如果产妇骨产道较窄的话，分娩时间会延长，胎儿娩出时颅骨会出现过度重叠。

（6）胎儿窘迫：产程延长，尤其是第二产程延长，会导致胎儿缺氧，胎儿自身代偿能力下降甚至失代偿，出现胎儿宫内窘迫征象。

因此，对高龄孕妇来说更应注意按时产检，及时发现异常以便及时进行相应处理。

8. 如何积极配合医生处理难产

对于难产，准妈妈不必过度紧张，难产其实可以通过下面几种方式加以预防。

（1）做好产前检查：产检可以防患于未然，最大程度地降低异常分娩的可能性，如胎儿异常、产道异常都是可以提前发现的。发现问题后要根据个人的情况提出不同的对策，如果是胎位异常，需调整胎位；如果是骨盆狭窄，就要对分娩方式做出预计方案。产前一定要多与医生沟通，全面掌握自己的身体状况。

（2）树立积极的心态：高龄孕妇要多了解有关妊娠的知识，正确认识妊娠分娩，不要有思想负担，调动其积极乐观的情绪，进一步增强自己对分娩成功的信心。

（3）主动配合医生：要有良好心态，产前多与医生交流，主动配合医生，加强相关知识学习，消除恐惧感。要重视产检，尤其是定期的产检，此可以帮助孕妇及早发现问题。

（4）理性应对分娩过程中的异常情况：如果在分娩过程中已经出现了宫缩乏力的情况，不能慌神，一定要稳定心态；如果是胎位不正的情况要积极与医护人员沟通，必要时选择剖宫产。

如果高龄产妇确实在生产过程中出现了难产，要配合医生做好应对。一般的应对方式适用于因产力异常（宫缩乏力）引起的产时延长，同时已排除严重的机械性梗阻，且预计胎儿能够通过产道娩出。主要包括：

（1）鼓励产妇进食，必要时静脉补液以补充能量。

（2）产妇出现疲惫、精神状态不佳时，除给予鼓励安慰之外可配合相应药物辅助，如哌替啶100mg肌内注射。

（3）在等待分娩的过程中要时刻注意观察。产妇要耐心配合医生，着重留意胎儿先露部下降情况及宫颈口的扩张程度，关注胎心音的变化。

一般来说，大部分产妇在经历充足的休息之后就能够顺利娩出胎儿了，但部分产妇可能还要采取更积极的处理方式，下列处理方式产妇也要给予配合。

（1）加强宫缩：如果头盆相称，出现宫缩乏力，可静脉滴注缩宫素加强宫缩。生产中出现机械性梗阻且情况比较严重或者出现了意料之外的情况，如胎儿脐带脱垂等，会对产妇及胎儿造成不良后果时也可采取这一措施。

（2）结束分娩：必要时选择阴道助产或剖宫产结束分娩。选择的方式要参考宫缩情况、骨盆情况、胎儿大小、胎方位、产妇的年龄等因素。

9. 胎儿太大有什么危害

随着生活水平的提高，孕妇在妊娠期如果营养过剩，会直接导致胎儿体重过高。目前，我国将巨大儿定义为胎儿体重 ≥ 4000g。

近年因营养过剩而致巨大儿的发生率明显上升，20 世纪 90 年代巨大儿的发生率比 20 世纪 70 年代增加了 1 倍。国内的发生率约为 7%，国外的发生率约为 15.1%，男胎多于女胎。巨大儿的发生率逐年增加的原因主要为营养过剩、合并糖尿病及一些遗传因素。

胎儿长得太大对母体和胎儿都有一定的影响。对母体的影响主要如下。

（1）难产：①巨大儿头盆不称发生率明显增加，临产后胎头不易入盆，往往阻隔在骨盆入口之上，可致第一产程延长。胎头下降缓慢，易造成第二产程延长。②巨大儿双肩径大于双顶径，若经阴道分娩，主要危险是肩难产，其发生率与胎儿体重成正比。肩难产处理不当可发生严重的阴道损伤和会阴裂伤，甚至子宫破裂，产后可因分娩时盆底组织过度伸长或裂伤发生子宫脱垂及阴道前后壁膨出，胎先露长时间压迫产道容易发生尿瘘或粪瘘。

（2）产后出血及感染：巨大儿使子宫过度扩张、子宫收缩乏力、产程延长，易导致产后出血。另外，巨大儿也难以通过正常产道分娩，手术助产机会增加，可引起内出血、骨折、骨及臂丛神经损伤或麻痹，严重时甚至死亡。同时新生儿并发症增加，新生儿低血糖和窒息发生率增加。

目前我国尚没有方法准确预测胎儿体重，只能通过下面一些有关病史、临床表现及相关辅助检查来初步判断，只有当巨大儿出生后方能最后确诊。

（1）病史及临床表现：孕妇多存在高危因素，如孕妇肥胖或身材高大，合并糖尿病，有巨大儿分娩史或为过期妊娠。妊娠期孕妇的体重增加迅速，常在妊娠晚期出现呼吸困难、腹部沉重及两肋部胀痛等症状。

（2）腹部检查：腹部明显膨隆，宫高 > 35cm，触诊胎体大，先露部高浮，若为头先露，多数胎头跨耻征为阳性。听诊时胎心清晰，但位置较高。若宫高（cm）+ 腹围（cm）≥ 140cm，则巨大儿的可能性较大。

（3）超声检查：利用超声测量胎儿双顶径、股骨长、腹围及头围等各项生物指标，可监测胎儿的生长发育情况。超声预测胎儿体重对较小的胎儿和早产儿有一定的准确性，但对于巨大儿的预测有一定的难度，目前没有证据支持哪种预测方法更有效。巨大儿的胎头双顶径往往会大于 10cm，此时需进一步测量胎儿腹围，若为 35 ～ 40cm，是非常有意义的用来预测巨大儿的单项超声指标，其次需要测量胎儿双肩径及胸径，当双肩径及胸径大于头径者，需警惕肩难产的发生。

对既往有巨大儿分娩史或妊娠期疑为巨大儿者，应加强定期妊娠期检查及营养指导，监测血糖，排除糖尿病。若确诊为糖尿病，则应积极治疗，控制血糖。并于足月后根据胎盘功能及糖尿病控制情况等进行综合评估，决定终止妊娠的时机。

考虑巨大儿的孕妇进入分娩期后，要根据宫高、腹围、超声检查，尽可能准确推算胎儿体重，并结合骨盆测量结果决定分娩方式。主要指征如下。

（1）剖宫产：非糖尿病孕妇的胎儿估计体重 ≥ 4500g，糖尿病孕妇的胎儿估计体重 ≥ 4000g，建议行剖宫产终止妊娠。

（2）经阴道分娩：对于估计胎儿体重 ≥ 4000g，＜ 4500g 而无糖尿病者，可阴道试产，但需放宽剖宫产指征。

10. 哪些原因会造成胎儿宫内发育迟缓

如果胎儿在母体内长得小，发育较正常缓慢，很多人都会认为是孕妇妊娠期营养不足造成的。但目前来看，这种胎儿宫内发育迟缓并不只是营养不足这一个原因。

胎儿生长受限是指胎儿由于遗传、胎盘、感染、母体等方面的病理因素，达不到应有的生长速度，超声估算体重低于同胎龄应有体重第 10 百分位数以下。这种现象，就好比一棵小树长了三年，仍然长得不多。阳光、水分、土地及不适宜的气候都可能是导致小树生长缓慢的原因。

而影响胎儿生长的因素较小树生长更复杂。迄今为止，胎儿生长受限的病因尚未完全阐明。据统计约有 40% 发生于正常妊娠，30% ～ 40% 发生于母体有各种妊娠并发症或合并症者，10% 由于多胎妊娠，10% 由于胎儿感染或畸形。下列母体的各因素可能与胎儿生长受限的发生有关。

（1）妊娠并发症和合并症：妊娠期高血压疾病、慢性肾炎、糖尿病血管病变的高龄孕妇由于子宫胎盘灌注不够易引起胎儿生长受限。自身免疫性疾病、发绀型心脏病、严重遗传型贫血、严重肺部疾病等均引起胎儿生长受限。

（2）遗传因素：胎儿出生体重差异，40% 来自父母的遗传基因，又以母亲的影响较大，如孕妇身高、孕前体重、妊娠时年龄及孕产次等。

（3）营养不良：孕妇偏食、妊娠剧吐及摄入蛋白质、维生素、微量元素和热量不足的，容易产生小样儿，胎儿出生体重与母体血糖水平呈正相关。

（4）药物暴露和滥用：使用苯妥英钠、丙戊酸、华法林等药物，吸烟、酒精过量，使用可卡因、毒品等，均与胎儿生长受限有关。某些降压药降低动脉压，使子宫胎盘的血流量降低，也会影响胎儿。

（5）母体低氧血症：如长期处于高海拔地区。

除母体的因素外，胎儿因素也可引起胎儿宫内生长受限。常见的有以下几种

（1）染色体异常：21- 三体综合征、18- 三体综合征或 13- 三体综合征、Turner 综合征、猫叫综合征、染色体缺失、单亲二倍体等常伴发胎儿生长受限。在超声没有发现明显畸形的生长受限胎儿中，近 20% 可发现核型异常，当生长受限和胎儿畸形同时存在时，染色体异常的概率明显增加。21- 三体综合征胎儿生长受限一般是轻度的，18- 三体综合征胎儿常有明显的生长受限。

（2）胎儿结构畸形：如先天性成骨不全和各类软骨营养障

碍、无脑儿、脐膨出、腹裂、膈疝、肾发育不良、心脏畸形等可伴发胎儿生长受限，严重结构畸形的胎儿有 1/4 伴随生长受限，畸形越严重，胎儿越可能是小于胎龄儿。

（3）胎儿感染：在胎儿生长受限病例中，多达 10% 的患者发生病毒、细菌、原虫和螺旋体感染。常见宫内感染的病原体包括风疹病毒、单纯疱疹病毒、巨细胞病毒、弓形体、梅毒螺旋体及艾滋病病毒。

（4）多胎妊娠：与正常单胎相比，双胎或多胎妊娠更容易发生其中一个或多个胎儿生长受限。

此外，胎盘脐带因素也会引发胎儿宫内生长受限。例如，单脐动脉、帆状胎盘、轮廓胎盘、副叶胎盘、小胎盘、胎盘嵌合体等都是胎儿生长受限的高危因素。还有慢性部分胎盘早剥、广泛性梗死或绒毛膜血管瘤均可造成胎儿生长受限。

11. 如何判断胎儿生长受限

正常的胎儿生长反映了胎儿遗传生长潜能与胎儿胎盘及母体健康调节的相互作用。胎儿生长过程包含 3 个连续且有些许重叠的阶段。第 1 个阶段是细胞增生阶段，包括了妊娠的前 16 周。第 2 个阶段被认为是细胞增生和增大并存的阶段，发生在妊娠第 16 ～ 32 周，涉及细胞大小和数量的增加。第 3 个阶段也是最后一个阶段，被称为细胞增大阶段，发生在妊娠第 32 周至足月期间，且特征为细胞大小迅速增加。

妊娠期准确诊断胎儿生长受限并不容易，往往需要在分娩后才能确诊。没有高危因素的孕妇应在妊娠早期明确孕周，准确地判断胎龄，并通过孕妇体重和宫高的变化初步筛查有无胎儿生长受限，若需要则进一步采用超声检查确诊。有高危因素的妊娠妇女还需从孕早期就开始定期行超声检查，根据各项衡量胎儿生长发育的指标及其动态情况，结合子宫胎盘的灌注情况及孕妇的产前检查表现，尽早发现并诊断出胎儿生长受限。

尽管妊娠早期和妊娠中期超声推算孕龄的准确性相似，但笔者还是认为妊娠早期使用 B 超推算预产期更准确。同时，联合使用多种方法判断孕龄优于单一方法推算。例如，可以根据宫高推测胎儿的大小和增长速度，确定末次月经和孕周后，产前检查测量子宫底高度，在妊娠 28 周后如连续 2 次宫底高度小于正常的第 10 百分位数时，则有胎儿生长受限的可能。宫底高度是最常用的筛查胎儿大小的参数，但有 1/3 的漏诊率和大约 1/2 的误诊率，因此对于诊断胎儿生长受限的诊断价值是有限的。而如果是 IVF 导致的双胎，应根据胚胎种植时间来准确推算孕龄。

目前 B 超检查是诊断胎儿生长受限的关键手段，测量胎儿腹围、头围、双顶径、股骨和羊水量是最常用的几个参数，如腹围联合头部尺寸（双顶径或头围）和（或）股骨长，可以较好地估算胎儿体重。下面介绍这几个常用参数的判断方法。

（1）双顶径：对疑有胎儿生长受限者，应动态监测胎头双顶径的生长速度以评估胎儿的发育状况。一般来说，胎儿双顶径每周增长 < 2.0mm，或每 3 周增长 < 4.0mm，或每 4 周增长 < 6.0mm，或妊娠晚期每周增长 < 1.7mm，则应考虑有胎儿生长受限的可能。

（2）腹围：胎儿腹围的测量是估计胎儿大小最可靠的指标。如果腹围或胎儿估计体重在相应孕龄的第 10 百分位数以下，可以诊断胎儿生长受限。

（3）股骨：有报道股骨长度低值仅能评价是否存在匀称型胎儿生长受限。

（4）羊水量：是胎儿生长受限胎儿重要的诊断和评估预后的指标。当胎儿血流重分布以保障重要脏器血液灌注时，肾脏血流量不足，胎儿尿液产生减少导致羊水量减少。77% ～ 83% 的胎儿生长受限合并有超声诊断的羊水过少。但是羊水过少难以准确评估，且通常伴发胎儿生长受限以外的妊娠并发症。此外，一些明显发育受限的病例羊水量反而正常。

一旦确诊胎儿生长受限，应通过多普勒超声开始严密监测。每2周进行超声下胎儿估重，同时进行多普勒超声检测脐动脉血流。如条件允许，应进一步检查下面3项多普勒血流征象。

（1）脐动脉：缺氧时，反映在血管多普勒超声上，最明显也是最早发生变化的是脐动脉阻力升高。脐动脉首先出现舒张末期血流降低，搏动指数升高。但是脐动脉有时太敏感，外界环境变化都可能影响其测值。因此，一次超声检测脐动脉PI值略微升高不一定表示胎儿存在缺氧，需复查与随访。

（2）大脑中动脉：大脑中动脉阻力降低，舒张期血流量增加，反映了继发于胎儿缺氧的代偿性"脑保护效应"，多普勒血流检测表现为大脑中动脉PI降低。大脑中动脉与脐动脉的PI < 1.0，提示胎儿缺氧可能性大。大脑中动脉不如脐动脉那么敏感，如果测得阻力降低，很有可能是处于缺氧状态下血流重新分配的结果。

（3）静脉导管及脐静脉：随着胎儿脐动脉阻力的进行性增加，胎儿心功能受损且中心静脉压升高，从而导致静脉导管及其他大静脉中的舒张期血流减少。静脉导管a波缺失或反向，或脐静脉出现搏动提示心血管系统不稳定，且是即将发生胎儿酸中毒和死亡的征象。

12. 胎儿出现生长受限该怎么办

对临床怀疑胎儿生长受限的孕妇，应尽可能采用措施找出致病原因，如行TORCH感染检查（TORCH由一组病原微生物英文名称的首字母组合而成，其中T指弓形体；O指其他，如梅毒螺旋体、微小病毒等；R指风疹病毒；C指巨细胞病毒；H主要指单纯疱疹病毒）、抗磷脂抗体测定。行超声检查排除胎儿结构异常，必要时采用介入性产前诊断技术进行胎儿染色体核型分析、基因芯片、二代测序等细胞及分子遗传学检测。争取及早发现并监测有无合并妊娠期高血压等相关疾病。同时教育准妈妈积极改善生活习惯，补充营养，有效预防治疗可能引起胎儿发育生长受限的疾病。主要做到：

（1）注意适当休息，勿过劳。掌握动静结合，休息好，有利于疲劳的恢复；运动可以增强体力，增强抗病能力，两者相结合可更好地恢复。

（2）保持良好的心态非常重要。保持心情舒畅，有乐观、豁达的精神及坚强战胜疾病的信心。

（3）适当的营养供给。在如今的生活条件下，不宜过多强调高糖、高蛋白、高维生素及低脂肪饮食。但营养的搭配要平衡，注意饮食的荤素搭配。

（4）戒烟。烟草中的有害物质会损害胎盘，而胎盘是胎儿获取食物的唯一通路。

（5）戒酒。酒精会伤害胎儿的大脑，所以在妊娠期间要防范酒精的危害。

所有的胎儿生长受限一经诊断即应开始严密监测。理想的胎儿生长受限监测方案是综合应用超声多普勒血流、羊水量、胎心监护、生物物理评分和胎儿生长监测方法，全面评估并密切监测生长受限胎儿的情况。监测应从确诊为胎儿生长受限开始，至少每2～3周评估一次胎儿生长发育情况。在多普勒血流正常的胎儿中，只要监护结果可靠，监护的频率通常每周1次为好。如果胎儿生命状况良好，胎盘功能正常，妊娠未足月、孕妇无合并症及并发症者，可以在密切监护下妊娠至38～39周后考虑结束妊娠，但不应超过预产期。结束妊娠的方式有两种。

（1）阴道分娩：胎儿生长受限孕妇自然临产后，应尽快入院，加强胎心监护。排除阴道分娩禁忌证后，根据胎儿情况、宫颈成熟度及羊水量，决定是否引产及引产的方式。

（2）剖宫产：单纯的胎儿生长受限并非剖宫产指征。但由于生长受限的胎儿对缺氧耐受力差，可能存在胎盘储备不足，难以耐受分娩过程中子宫收缩时的缺氧状态，所以应适当放宽剖宫产指征。若胎儿病情危重，产道条件欠佳或有其他剖宫产指征，应行剖宫产结束分娩。

对于既往有胎儿生长受限和子痫前期病史的孕妇，建议从妊娠12～16周开始应用低剂量阿司匹林至妊娠36周，有益于降低再次发生胎儿生长受限的风险。存在超过2项高危因素的孕妇也建议于妊娠早期开始服用小剂量阿司匹林进行预防，涉及的高危因素包括肥胖、年龄＞40岁、孕前高血压、孕前糖尿病（1型或2型）、辅助生殖技术受孕史、多胎妊娠、胎盘早剥病史、胎盘梗死病史等。因母体因素引起的胎儿生长受限者应积极治疗原发病，如戒除烟酒、毒品等，使胎儿生长受限的风险降到最低。

13. 导致胎儿畸形的主要因素有哪些

有的孕妇产检后被医生告知腹中胎儿是个畸形儿，那么导致出现胎儿畸形的因素有哪些呢？目前认为胎儿畸形主要由遗传、环境因素及遗传和环境因素共同作用所致。遗传原因（包括染色体异常和基因遗传病）占25%；环境因素（包括放射、感染、母体代谢失调、药物及环境化学物质等）占10%；两种原因相互作用及原因不明的占65%。下面分别来进行说明。

（1）遗传因素：目前已经发现有5000多种遗传病，研究发现，病因主要分为单基因遗传病、多基因遗传病和染色体病3类。

单基因遗传病是由一个或一对基因异常引起的遗传性疾病，可表现为单个畸形或多个畸形。按遗传方式分为：①常见常染色体显性遗传病，如多指（趾）、并指（趾）、珠蛋白生成障碍性贫血、多发性家族性结肠息肉、多囊肾、先天性软骨发育不全、先天性成骨发育不全、视网膜母细胞瘤等；②常染色体隐性遗传病，如白化病、苯丙酮尿症、半乳糖血症、黏多糖病、先天性肾上腺皮质增生症等；③X连锁显性遗传病，如抗维生素D佝偻病、家族性遗传性肾炎等；④X连锁隐性遗传病，如血友病、色盲、进行性肌营养不良等。

多基因遗传病则是由两对以上基因变化引起的遗传性疾病，通常仅表现为单个畸形。多基因遗传病的特点是基因之间没有显性、隐性的区别，而是共显性。每个基因对表型的影响很小，称为微效基因。微效基因具有累加效应，常是遗传因素与环境因素共同作用的结果。常见的多基因遗传病包括先天性心脏病、小儿精神分裂症、家族性智力低下、脊柱裂、无脑儿、少年型糖尿病、先天性肥大性幽门狭窄、重度肌无力、先天性巨结肠、气管食管瘘、先天性髋关节脱位、先天性食管闭锁、马蹄内翻足、躁狂或抑郁精神病、尿道下裂、先天性哮喘、睾丸下降不全、脑积水等。

而染色体病是指染色体数目或结构异常，包括常染色体和性染色体异常，该异常均可导致胎儿畸形，如 21- 三体综合征、18- 三体综合征、13- 三体综合征及 Tuner 综合征等。

（2）环境因素：主要包括放射线、感染、母体代谢失调、药物及环境化学物质、毒品等环境中可接触到的物质。环境因素致畸与其剂量效应、临界作用、个体敏感性及其吸收、代谢、胎盘转运、接触程度等有关。另外，环境因素还常参与多基因遗传病的发生。

（3）综合因素：多基因遗传价值加上环境因素的共同影响对胎儿的致畸作用可导致先天性心脏病、神经管缺陷、唇裂、腭裂及幽门梗阻等。

在卵子受精后 2 周，孕卵着床前后，药物及周围环境物对胎儿的影响表现为"全"或"无"的效应。"全"表示胚胎受损严重而死亡，最终流产；"无"指无影响或影响很小，可以经其他早期胚胎细胞的完全分裂代偿受损细胞，胚胎继续发育，不出现异常。而受精后 3 ～ 8 周，也就是停经后的 5 ～ 10 周，被称为"致畸高度敏感期"，此期间胎儿各部位开始定向发育，主要器官均初步形成。如神经在受精后 15 ～ 25 天初步形成，心脏形成时间为 20 ～ 40 天，肢体为 24 ～ 26 天。该段时间内若受到环境因素影响，特别是感染或药物影响，可能对将发育成特定器官的细胞发生伤害，胚胎停育或畸变。8 周后进入胎儿阶段，致畸因素作用后仅表现为细胞生长异常或死亡，极少导致胎儿结构畸形。

14. 高龄孕妇容易出现哪些胎儿畸形

高龄孕妇因年龄大，相对更容易出现胎儿畸形，常见的畸形类型主要有以下几种。

（1）唐氏综合征：又称为 21- 三体综合征或先天愚型，是最常见的染色体异常。发病率为 1/800。它的发生起源于卵子或精子发生减数分裂的过程中随机发生的染色体的不分离现象，导致 21 号染色体多了一条，破坏了正常基因组遗传物质间的平衡，从而形成患儿智力低下、颅面部畸形（表现为特殊面容）、肌张力低下等情况，多并发先天性心脏病，白血病的发病率可增至普通人群的 10 ～ 20 倍；生活一般难以自理，预后较差，50% 左右的患儿于 5 岁前死亡。目前对唐氏综合征缺乏有效的治疗方法，所以唐氏综合征筛查是产前筛查的重点内容。目前进行该项筛选的主要手段是妊娠早期胎儿颈后透明带测定联合血清学检查，妊娠中期选择血清学筛查及无创 DNA 筛查，还可结合 B 超检查。一旦确诊，建议终止妊娠。

（2）先天性心脏病：由多基因遗传及环境因素综合致病。发病率为 8‰ 左右，妊娠期糖尿病孕妇胎儿患先天性心脏病的概率高于其他情况，为 4‰ 左右。环境因素中妊娠早期感染，特别是风疹病毒感染最容易引发此病。由于医学超声技术水平的提高，绝大多数先天性心脏病可以在妊娠中期即被发现。先天性心脏病种类繁多，主要包括法洛四联症、室间隔缺损、左心室发育不良、大血管转位、心内膜垫缺损、Ebstein 畸形、胎儿心律失常等。

（3）无脑儿：是神经管畸形的一种。无脑畸形为大脑完全缺失，且头皮、颅盖骨也缺失，仅有基底核等组织由纤维结缔组织覆盖，出生后婴儿无法存活。一般女胎比男胎多 4 倍。B 超检查的声像图不见胎头之光环即可诊断，一经确诊应行引产术。

（4）脊柱裂：又称为椎管闭合不全，也是一种常见的先天畸形。其由胚胎发育过程中椎管闭合不全而导致。若畸形较小，可出现棘突缺如和（或）椎板闭合不全；严重的畸形可造成脊柱裂畸形。病因尚不明确。有学者认为与妊娠早期胚胎受到化学性或物理性的损伤有关。较大的脊柱裂在产前经 B 超检查容易发现，开放性脊柱裂母体血液和羊水检查中会发现甲胎蛋白升高。一般医生都会让备孕者从孕前 3 个月起至孕后 3 个月一直补充叶酸，这样可有效预防脊柱裂的发生。脊柱裂患儿死亡率和致残率均较高，一经诊断，应建议引产。

（5）脑积水：与胎儿畸形、感染、遗传综合征、脑肿瘤等有关，表现为脑脊液过多地蓄积在脑室系统内，脑室系统扩张或压力升高，常压迫正常的脑组织。脑积水胎儿常伴有脊柱裂、足内翻畸形。孕期动态 B 超检查有助于诊断。一般诊断脑积水后均建议引产。

（6）多指（趾）：预后与是否合并有其他异常或遗传综合征有关。单纯多指（趾）多具有家族遗传性，手术效果良好。

（7）唇裂和腭裂：单纯小唇裂出生后手术修补效果良好，但严重唇裂同时合并有腭裂时会影响哺乳。妊娠中期的 B 超筛查有助于诊断，但可能漏诊部分腭裂，新生儿的预后与唇裂、腭裂的种类、部位、程度及是否合并有其他畸形或染色体异常有关。妊娠前 3 个月开始补充含有叶酸的多种维生素可减少唇裂、腭裂的发生。

对于高龄孕妇需加强产前诊断，预防出生缺陷。我国目前实施三级预防。

（1）一级预防：主要是健康教育，包括选择最佳生育时机、遗传咨询、孕前保健、合理营养、避免接触放射线和有毒有害物质、预防感染、谨慎用药、戒烟戒酒等，属于孕前阶段的综合干预，目的是减少出生缺陷的发生。

（2）二级预防：是通过孕期筛查和产前诊断识别胎儿有无严

重先天缺陷，提倡早期发现、早期干预，减少缺陷儿的出生。

（3）三级预防：是指对新生儿疾病的早期筛查、早期诊断、及时治疗，避免或减轻致残，提高患儿生活质量和生存概率；同时要建立健全围生期保健网，普及优生知识，避免近亲婚配或严重的遗传病患者婚配，同时提倡适龄生育，加强遗传咨询和产前诊断；注意环境保护，减少各种环境致畸因素的危害，达到有效降低各种先天畸形儿出生率的效果。此外，对无存活可能的先天畸形，如无脑儿、严重脑积水等，一经确诊应行引产术终止妊娠；对于有存活机会且能通过手术矫正的先天畸形，分娩后转入有条件的儿科医院进一步诊治。

（相　丽）

第十三章 产科并发症的防治

1. 高龄孕妇为何更容易流产

随着年龄增大，高龄女性的卵子质量下降，胚胎发育过程出现问题的概率增加，孕妇产生相关妊娠疾病的概率也比年轻孕妇高。

流产是指妊娠不足 28 周，胎儿体重不足 1000g 而妊娠终止者。妊娠 13 周末前终止者称为早期流产；妊娠 14 周末至不足 28 周终止者称为晚期流产。流产又分为自然流产和人工流产两大类，自然流产率占全部妊娠的 10% ～ 15%，其中 80% 以上为早期流产。

引起流产的原因有多种，具体如下。

（1）胚胎因素：主要是胚胎染色体异常，早期流产子代检查发现 50% ～ 60% 有染色体异常，夫妇任何一方有染色体异常的均可传至子代，引起流产。感染及药物等不良作用亦可引起子代染色体异常。

（2）母体因素：①全身性疾病，如果高龄孕妇患有严重的全身性感染、TORCH 感染、高热、心力衰竭及合并严重内、外科疾病等均可导致流产。②内分泌异常，黄体功能不足可导致早期流产，甲状腺功能低下、严重的糖尿病血糖未控制均可导致流产。③免疫功能异常，母儿血型不合、孕妇抗磷脂抗体产生过多均可使胚胎或胎儿受到排斥而发生流产。④子宫异常，孕妇子宫畸形，如子宫发育不良、单角子宫、双子宫、子宫纵隔、宫腔粘连及黏膜下或肌壁间子宫肌瘤均可影响囊胚着床和发育而导致流产。宫颈重度裂伤、宫颈内口松弛、宫颈过短可导致胎膜破裂而引起晚期流产。⑤创伤刺激，见于子宫创伤，如手术、直接撞击、性交过度等，可导致流产；过度紧张、焦虑、恐惧、忧伤等精神创伤也有引起流产的报道。⑥烟酒和药物因素，如吸烟、酗酒，吸食吗啡、海洛因等，均可导致流产。

（3）环境因素：环境中的砷、铅、甲醛、苯、氯丁二烯、氧化乙烯等化学物质，如接触过多均可导致流产。

所以，如果高龄女性反复多次出现自然流产，一定要引起重视，及时做一些检查，寻找发生流产的原因，以便为下次妊娠创造条件。高龄女性在妊娠的过程中容易出现相应并发症，所以建议在孕前做好相应的检查。这些检查包括：

（1）检查女性排卵及黄体功能：可以从基础体温测量表上看出一些问题，如果排卵后基础体温升高慢，高温时间维持较短，说明黄体功能不好，容易流产。此外，月经不调者因性腺轴有问题，不容易妊娠，也容易引起自然流产。

（2）明确女性有无生殖道畸形、肿瘤、宫腔粘连等：应该说子宫是培育胎儿成长的温床，若子宫狭小或有畸形，如子宫肌瘤等会限制宫腔扩张，影响胎儿发育空间而引起流产。

（3）注意染色体有无异常：如果父母双方有一方查出染色体异常应于孕前进行遗传咨询，确定可否妊娠，不可妊娠者如已妊娠则需及时终止妊娠。所以，在孕前做好相应的检查可以为顺利妊娠打下良好基础。

2. 高龄孕妇如何区分月经异常和流产

月经是指女性每月一次的有规律的阴道流血。当女性进入青春期后，卵巢开始成熟，并开始分泌性激素，子宫内膜随之发生变化而产生月经。流产是指妊娠不足 28 周，胎儿体重不足 1000g 而终止者。月经和流产都会出现腹痛、阴道出血的症状，很多人会把两者混淆，那么如何区分二者呢？

如果流血跟以往月经周期符合，可能是来月经；如果有停经史，该来月经时没来，过些日子才渐渐沥沥出血，这种情况可能是流产。流产的征兆为腹部绞痛、阴道流血及有红色分泌物。如果是自然流产的话，除流血之外还会有组织物排出，同时血液相对更鲜红些，如果是月经来潮的话一般无以上症状。

早期流产者常先有阴道流血，而后出现腹痛。这是因为胚胎或胎儿的死亡，绒毛与蜕膜剥离，血窦开放，所以出现阴道流血；然后剥离的胚胎或胎儿及血液刺激子宫收缩，排出胚胎或胎儿，此时才产生阵发性下腹疼痛。当胚胎或胎儿完全排出后，子宫收缩继续，血窦关闭，出血停止。而晚期流产一般是先经过阵发性子宫收缩，排出胎儿及胎盘的同时出现阴道流血。

如果高龄孕妇在妊娠期间出现腹痛和阴道流血应及时去医院检查，可通过以下检查进一步明确是否流产。

（1）超声检查：可以测定妊娠囊的大小、形态、胎儿心管搏动，并可辅助诊断流产类型。因此，B超是区别流产和月经的主要检测方法之一。

（2）妊娠试验：即人绒毛膜促性腺素（HCG）试验，因为妊娠以后胚胎很早就会有滋养细胞，这种滋养细胞会产生 HCG。受孕后 6 天以上就会产生 HCG，且 HCG 量越来越多。连续测定血 HCG 动态变化，有助于妊娠的诊断及预后判断。所以如果是妊娠，从受孕之后 14 天就可以从尿中检测出 HCG。更敏感的办法是做血 HCG 检查，因为 HCG 在尿中还没有出现时，可能在血中已经出现，所以验血的 HCG 是最敏感的检查。只要 HCG 出现在血中，便可判定为妊娠。妊娠 6 ～ 8 周时，血 HCG 以每日 66% 的速度增加，若血 HCG 每 48 小时增加不到 66%，则提示妊娠预后不良。

（3）其他检查：血常规检查判断出血程度，白细胞计数和红细胞沉降率可判断有无感染存在。复发性流产患者可行染色体、免疫因素、宫颈功能、甲状腺功能等检查。

高龄妇女妊娠可能会面临较大的风险，所以在确定妊娠后一定要尽早到医院进行产检，同时保持良好的生活习惯和饮食习惯，注意个人清洁和卫生，出现异常情况及早处理，避免出现流产现象。

3. 异位妊娠会危及生命吗

高龄女性妊娠会不会更容易发生异位妊娠呢？解释如下。

医学上，如果受精卵在子宫体腔以外着床称为异位妊娠，也就是人们常说的宫外孕。其实宫外孕也是妊娠，只是着床的位置没有在子宫内罢了。最常见的宫外孕部位是输卵管，其次是卵巢，再次就是腹腔。因为宫外孕胚胎着床在不正常的位置，一般结局都不好，往往会出现胚胎破裂或者大出血，所以宫外孕是一种妇科常见急症，发现后如果治疗不及时，可能危及生命。一旦出现宫外孕还会对人体造成一些破坏，如着床在输卵管就会造成输卵管破裂（图 13-1），需要通过手术将破裂的输卵管切除。

宫外孕的发生一般都有一定的原因，或是输卵管的因素，或是受精卵的游走问题。以下几种人群更容易发生宫外孕。

（1）患有输卵管炎症：包括输卵管黏膜炎和输卵管周围炎。输卵管黏膜炎严重者可引起管腔完全阻塞而致不孕，轻者输卵管黏膜粘连和纤毛缺损，影响受精卵的运行而在该处着床。

（2）有输卵管手术史：输卵管绝育术后若形成输卵管再通或瘘管，均有导致输卵管妊娠可能，尤其是腹腔镜下电凝输卵管绝育及硅胶环套术；因不孕接受过输卵管分离粘连术、输卵管成形术、输卵管吻合术、输卵管开口术等，再次输卵管妊娠的发生率为 10% ～ 20%。

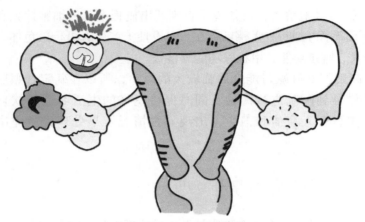

图 13-1　输卵管妊娠破裂

（3）患有输卵管发育不良或功能异常：输卵管发育不良常表现为输卵管过长，肌层发育差，黏膜纤毛缺乏。其他还有双输卵管、憩室或有副伞等均可成为输卵管妊娠的原因。若雌孕激素分泌失常，可影响受精卵的正常运行。

（4）肿瘤患者：盆腔肿瘤如子宫肌瘤或卵巢肿瘤压迫输卵管，或者是子宫内膜异位症引起输卵管、卵巢周围组织的粘连，从而影响输卵管管腔通畅，使受精卵运行受阻。

宫外孕是很危险的，妊娠之后如果有了宫外孕的早期症状，要尽早去医院做检查，若出现急剧腹痛，应及时拨打 120 急救电话。如果孕妇内出血多而出现休克是需要尽快手术治疗的，在备血、输液、吸氧等抗休克治疗的同时尽快手术，视病变情况采取以下手术方式。

（1）输卵管切除术：适用于腹腔大量出血、伴有休克的急性患者，一般施行患侧输卵管切除术，输卵管间质部妊娠时可行子宫角切除及患侧输卵管切除，必要时需切除子宫。若对侧输卵管有粘连、闭锁时可行输卵管分离术及伞端造口术。

（2）保守性手术：适用于有生育要求的妇女，特别是对侧输卵管已切除者。保守性手术包括输卵管造口术、输卵管切开术及输卵管伞部压出术。输卵管保守性手术可增加后续妊娠的概率，但也伴有绒毛组织残留的风险。故术后 3～7 天应复查血 HCG，如血 HCG 值下降不显著，应考虑加用甲氨蝶呤（MTX）治疗。

对无内出血或仅有少量内出血、无休克、病情较轻的患者，可采用药物治疗或手术治疗。

（1）药物治疗：甲氨蝶呤为首选。用药后按照下面要求随访。①单次或分次给药后 2 周内，宜每隔 3 天复查血 β-HCG 及超声；②血 β-HCG 呈下降趋势并 3 次阴性，症状缓解或消失，肿块缩小为有效；③若用药后第 7 天血 β-HCG 下降＞15% 且≤25%，超声检查无变化、可考虑再次用药；④血 β-HCG 下降＜15%，症状不缓解或反而加重，或有内出血，应考虑手术治疗；⑤用药后 35 天，血 β-HCG 也可为低值（＜15U/ml），也有用药后 109 天血 β-HCG 才降至正常者。

（2）手术治疗：可采用腹腔镜或开腹方式行输卵管切除术或保守性手术。

因为宫外孕对有过宫外孕史的女性来说很容易再次出现，所以有宫外孕史的女性平时一定要做好避孕措施。

4. 高龄孕妇为什么容易出现妊娠剧吐

早孕反应主要是指厌食油腻、胃部不适、恶心呕吐等，多在停经 12 周后自行消失，大多数孕妇都会发生，只是程度不同，一般不会影响正常生活。当妊娠早期孕妇出现严重持续的恶心、呕吐，并引起脱水、酮症酸中毒时，需要住院治疗，这种情况称为妊娠剧吐。

妊娠剧吐是由以下几个因素引起的。

（1）内分泌因素：①HCG 水平升高，鉴于早孕反应出现与消失的时间与孕妇血 HCG 值上升与下降的时间相一致，加之葡萄胎、多胎妊娠孕妇血 HCG 值明显升高，剧烈呕吐发生率也高，说明妊娠剧吐可能与 HCG 水平升高有关，但不能解释 HCG 水平下降后，某些孕妇整个妊娠期仍然持续呕吐，而某些妇女（如绒癌患者）尽管 HCG 水平显著升高，但并不会出现恶心和呕吐。②甲状腺功能改变，60% 的妊娠剧吐患者可伴发短暂的甲状腺功能亢进，患者呕吐的严重程度与游离甲状腺激素显著相关。

（2）上消化道运动异常：妊娠期雄激素水平升高导致平滑肌松弛、贲门括约肌功能下降，食管、胃和小肠运动受损及胃排空延迟，引发恶心、呕吐、胃灼热等表现。

（3）精神、社会因素：研究发现，精神过度紧张、焦急、忧虑，特别是生活环境和经济状况较差的孕妇最易发生妊娠剧吐，提示此病可能与精神、心理等因素有一定关系。

（4）其他：妊娠剧吐也可能与维生素 B_1 缺乏、过敏反应、幽门螺杆菌感染有关。

由于妊娠呕吐与妊娠期血 HCG 水平升高有关，妊娠呕吐一般在妊娠 9 周时最为严重；60% 的孕妇妊娠 12 周后症状自行缓解，91% 的孕妇妊娠 20 周后缓解，约 10% 的孕妇在整个妊娠期会持续出现恶心、呕吐。

妊娠剧吐与普通呕吐有所不同，主要表现为妊娠 5～10 周出现恶心、呕吐，开始以晨间、餐后为重，逐渐发展为频繁呕吐。呕吐物除食物胆汁外，严重者可含血液，呈咖啡渣样。不能进食和严重呕吐可导致孕妇脱水、电解质紊乱、尿比重增加、尿酮体阳性，甚至酸中毒。孕妇肝、肾功能受损时可出现黄疸，血氨基转移酶、肌酐和尿素氮升高，尿中出现蛋白和管型。更有严重者可因维生素 B_1（硫胺素）缺乏引起 Wernicke 脑病，维生素 K 缺乏导致凝血功能障碍。诊断妊娠剧吐需要符合以下几点：①孕期顽固性呕吐，每天呕吐 ≥ 3 次；②体重较妊娠前减轻 ≥ 5%；③饥饿性酸中毒，尿酮体阳性。

孕妇可以通过下述方法改善呕吐。

（1）注意休息，放松心情，保持睡眠充足。

（2）选择舒适的就餐环境，应尽量避免接触容易诱发呕吐的气味、食品或添加剂。

（3）避免空腹，鼓励少量多餐，两餐之间饮水。剧烈呕吐时，暂时先不进食，缓解后再进食，少量多餐。

（4）饮食宜清淡，建议进食干燥、高蛋白的食物。避免太咸、太甜、油腻的饭菜。

（5）恶心时可练习深呼吸及主动吞咽，以抑制呕吐反射。呕吐时，轻拍背部以协助呕吐。呕吐后及时用温开水漱口，清理口腔。

（6）早孕期口服复合维生素，可减少妊娠剧吐发生及减轻妊娠剧吐严重程度。

呕吐严重者须卧床休息，同时注意保持大便的通畅。如果过了3个月之后呕吐症状还没有得到好转，仍然频繁呕吐（顽固性呕吐≥3次/天），此时呕吐物中可出现胆汁甚至咖啡样物质，若口服止吐药无效，不能进食、饮水，明显消瘦（较孕前减轻≥5%）伴有极度疲乏、口唇干裂、皮肤干燥、眼球凹陷及尿量减少等，建议孕妇应该及时去医院就诊治疗。

持续性呕吐合并尿酮体的孕妇需要住院治疗，依据血常规、电解质及尿常规给予相应处理，包括静脉补液、补充多种维生素尤其是B族维生素、纠正脱水及电解质紊乱、合理使用止吐药物、防治并发症。

大多数妊娠剧吐患者经过积极规范的治疗，病情会很快得以改善，并随着妊娠进展而自然消退，母儿预后总体良好。如果经积极治疗2～3周，症状仍不见好转，反而出现下列情况，如持续性黄疸、持续性蛋白尿、体温升高持续在38℃以上、心率超过120次/分、多发性神经炎、出血性视网膜炎及神经系统体征、并发Wernicke综合征，有医学指征表明不适合继续妊娠时应考虑终止妊娠。

5. 高龄孕妇出现肝内胆汁淤积症时该如何处理

高龄孕妇容易出现妊娠期肝内胆汁淤积症，这种疾病有以下表现。

（1）首先出现皮肤瘙痒，常起于妊娠晚期，瘙痒呈持续性发作，白昼轻、夜间加剧，常见部位在手掌、脚掌、脐周，可逐渐加剧延及四肢、躯干、颜面部，瘙痒可持续至分娩，瘙痒程度不一，可由轻度瘙痒至重度瘙痒，个别甚至会因重度瘙痒引起失眠、疲劳、恶心、呕吐、食欲减退，大多数在分娩后数小时或数日消失。

（2）瘙痒发生后 2 ～ 4 周部分孕妇可出现黄疸，发生率约为15%，会出现尿黄和巩膜黄疸，但做皮肤检查却无任何异常，除瘙痒感外，在少数孕妇身上可检出肉眼难以发现的轻微黄疸，在孕妇分娩后，瘙痒和黄疸现象在一两天内就完全消失。

（3）四肢皮肤可见抓痕，少数孕妇可有恶心、呕吐、食欲缺乏、腹痛、腹泻、轻微脂肪泻等非特异性症状。

关于妊娠期肝内胆汁淤积症的诊断，医生需要结合临床表现和实验室检查对实验室检查结果的判读显得尤为重要。常用的相关检查介绍如下。

（1）血清胆汁酸：是诊断妊娠期肝内胆汁淤积症最重要的实验室指标，在瘙痒症状出现或转氨基转移酶升高前数周血清胆汁酸就已升高，其水平越高，病情越重。

（2）肝功能测定：大多数妊娠期肝内胆汁淤积症患者的谷草转氨酶（AST）和谷丙转氨醇（ALT）均有轻至中度升高，多为正常值的 2 ～ 10 倍，肝功能在分娩后 4 ～ 6 周可恢复正常，不遗留肝脏损害。部分患者血清胆红素呈轻至中度升高，以直接胆红素升高为主。

（3）肝脏超声检查：妊娠期肝内胆汁淤积症患者肝脏无特征

性改变,肝脏超声检查仅对排除孕妇有无肝胆系统基础疾病有意义。

对出现妊娠期肝内胆汁淤积症的孕妇,医生会根据疾病严重程度首先将其分为两类:①轻度,血清总胆汁酸为 10 ~ 39.9μmol/L。临床症状以瘙痒为主,无明显其他症状。②重度,血清总胆汁酸为 40μmol/L。临床症状瘙痒严重,可伴有其他症状;一般多见于合并多胎妊娠、妊娠期高血压疾病、复发性妊娠期肝内胆汁淤积症、曾因妊娠期肝内胆汁淤积症致围生儿死亡者,早期发病者围生儿结局更差。

一旦发生妊娠期肝内胆汁淤积症,胆汁将不能正常地排出体外,而是淤积在身体的某些部位,如果淤积在末梢血管,胆汁会刺激神经末梢,从而引起瘙痒感。然而肝内胆汁淤积症并非仅引起皮肤发痒,还对胎儿有严重的潜在危险。例如,淤积在胎盘中的胆汁会使胎盘的绒毛间隙变窄,胎盘血流量减少,孕妇与胎儿之间的物质交换和氧的供应受到影响,引发胎儿宫内发育迟缓、胎儿窘迫等,甚至引发早产、胎儿死亡。

发生肝内胆汁淤积症时,母体脂溶性维生素 K 吸收减少,会影响胎儿的凝血功能,所以阴道分娩时易发生新生儿颅内出血;胆汁淤积还可妨碍脂肪及脂溶性维生素的吸收,影响孕妇的营养代谢,从而易引起产后出血。不过大多数孕妇的妊娠期肝内胆汁淤积症是一种良性疾病,一般除表现为皮肤持续瘙痒不适外,妊娠期肝内胆汁淤积症的症状在产后即迅速消失。

发现了肝内胆汁淤积症的孕妇不要慌张,应在医生的指导下进行治疗。总体治疗目标是缓解症状,改善肝功能,降低血清总胆汁酸水平,达到延长孕周,改善妊娠结局的目的。具体措施如下。

(1)一般处理:适当卧床休息,取左侧卧位,以增加胎盘血流量。监测胎心、胎动,34 周后每周一次电子胎儿监护。每 1 ~ 2 周复查肝功能、血胆汁酸,以监测病情。

(2)药物治疗:①熊去氧胆酸,是治疗妊娠期肝内胆汁淤积症的首选药物,可缓解瘙痒,降低血清学指标,延长孕周,改善母儿预后。②S-腺苷蛋氨酸,治疗妊娠期肝内胆汁淤积症的二线药物。③地塞米松,促进胎肺成熟。④辅助治疗,支持产前使用维生素 K 以减少出血风险,肝酶水平升高者可加用护肝药物。

（3）产科处理:妊娠期肝内胆汁淤积症孕妇会发生无任何临床先兆的胎儿死亡,选择最佳的分娩时机和方式、获得良好的围生结局是对妊娠期肝内胆汁淤积症孕期管理的最终目的。

所以,孕妇一旦出现瘙痒症状,应告知医生并检验肝功能和黄疸指数,以便及时发现异常,及早处理;孕妇自己要注意皮肤护理,勤换洗内衣裤,尽量穿棉制内衣,因化纤衣物会刺激皮肤而导致症状加重;保持床上用品清洁干燥,不用碱性肥皂,洗澡时水温不要太热,勤剪指甲,避免挠痒时划伤皮肤;禁用油炸食品,烧烤食品及油腻的食物也不要食用,多食清淡食品,保持大便通畅。此外,增加产前的检查次数,做好监护;还要注意自己监测胎动,正常情况下 12 小时内胎动不应少于 10 次,若 12 小时内胎动数少于 10 次,应立即就诊。

6. 妊娠期急性脂肪肝是吃出来的吗

脂肪肝是指由于疾病或药物等因素导致肝细胞内脂质积聚超过肝湿重的 5%。妊娠期急性脂肪肝是妊娠期肝脏严重损害、急性脂肪变性所致。不同于平时其他人的脂肪肝。妊娠期急性脂肪肝与饮食无关,危害大,起病急,病情重,是妊娠晚期特有的致命性少见疾病,有较高的母儿死亡率。

妊娠期急性脂肪肝推测是妊娠引起的激素变化使脂肪酸代谢发生障碍,导致游离脂肪酸堆积在肝细胞及肾、脑等其他脏器,进而造成多脏器损害。在初产妇、双胎及多胎妊娠时妊娠期急性脂肪肝发病风险增加。胎儿性别为男性时,妊娠期急性脂肪肝的发生风险增加 3 倍。此外,病毒感染、药物（如四环素）、遗传因素、营养不良等均有可能通过损害线粒体脂肪酸氧化系统使妊娠期急性脂肪肝发生风险增高。

妊娠期急性脂肪肝不是字面上理解的仅仅是肝脏的病变，它的基本病理生理是大量的脂质聚集在以肝脏为主的多个脏器内（包括肾脏、胰腺、脑组织和骨）等，引起以下多个脏器功能损害。

（1）妊娠期急性脂肪肝患者肝内过量的脂肪酸堆积产生大量的氨，引起肝性脑病，抑制肝糖原合成和糖异生，导致继发性低血糖。

（2）妊娠期急性脂肪肝患者的肾小管上皮会沉积大量的游离脂肪酸，引起肾小管的重吸收障碍，导致水钠潴留，进而出现高血压、蛋白尿、全身水肿等类似子痫前期的表现，随病情进展最终发生急性肾衰竭。

（3）过多堆积的游离脂肪酸对胰腺也有毒害作用，部分患者出现胰腺炎症状。

临床表现有如下特点。

（1）发病时间：该病平均起病于妊娠 35～36 周，但也有妊娠 22 周发病的报道。几乎所有患者起病前 1～2 周会出现倦怠、全身不适，易被孕妇忽视。上述变化可在分娩后数天到数周内完全消失，一般妊娠期急性脂肪肝不会进展为肝硬化。

（2）多样化症状：可出现消化道症状，如恶心、呕吐（70%）、上腹不适（50%～80%）、厌食，部分患者（15%～50%）出现黄疸且呈进行性加深，通常无皮肤瘙痒。有些患者会出现类似子痫前期的症状，约半数患者出现血压升高、蛋白尿、水肿等。如处理不及时，病情继续进展，会有低血糖、凝血功能障碍、上消化道出血、急性胰腺炎、尿少、无尿和肾衰竭、腹水、败血症、意识障碍、精神症状及肝性脑病，常于短期内死亡。胎儿则出现宫内窘迫、死胎、新生儿死亡等。

（3）相关辅助检查：主要有下面几种异常。①血常规检查可有白细胞计数显著升高、血小板计数减少。②肝肾功能检查有氨基转移酶轻到中度升高；血清碱性磷酸酶、胆红素明显增高；低蛋白血症；尿酸、肌酐、尿素氮水平增高；低血糖，严重者出现乳酸酸中毒。③可出现血脂异常，如低胆固醇血症、甘油三酯降低。④凝血因子减少，低纤维蛋白原血症、凝血酶原时间延长、抗凝血酶Ⅲ减少。⑤基因检测发现胎儿或新生儿行 LCHAD 突变检测可有阳性发现。⑥超声检查图像显示弥漫性肝实质回声增强，呈现"亮肝"。⑦ CT 检查显示病变肝脏密度降低，肝脏 CT 值低于 40HU 提示明显脂肪变性。⑧ MRI 是检测细胞质内少量脂肪的敏感方法。

确诊的金标准是肝穿刺活检，妊娠期急性脂肪肝特征性的镜下改变是肝细胞小泡样脂肪变性，可表现为微小的胞质空泡或弥漫性细胞质气球样变。肝内胆汁淤积的组织学特征也较常见，约 50% 的病例可见到肝细胞炎症改变，但均不明显，无大片肝细胞坏死，肝小叶完整。因肝穿刺为侵入性操作，仅适用于临床诊断困难、产后肝功能不能恢复的患者，于疾病早期、未出现 DIC 时需要明确诊断以作为终止妊娠指征的患者。

急性脂肪肝的食疗方法也要给予注意，建议饮食以碳水化合物为主，多搭配一些杂粮，体重较重者可适当减轻体重，以利于肝功能的恢复。特别是作息，要生活规律，充足睡眠对急性脂肪肝的治疗帮助很大。建议针对不同急性脂肪肝的类型采取不同的治疗方法，根据实际的恢复情况调整应对方案。

7. 为什么会出现母儿血型不合

母儿血型不合主要有 ABO 型和 Rh 型两大类。ABO 血型不合较为多见，对胎儿和新生儿危害轻，Rh 血型不合在我国少见，但对胎儿和新生儿危害重。

母儿血型不合是孕妇与胎儿之间因血型不合而产生的同种血型免疫性疾病，发生在胎儿期和新生儿早期，是胎儿新生儿溶血性疾病的重要病因。

众所周知，胎儿的基因一半来自母亲，一半来自父亲。当胎儿从父亲遗传来的红细胞血型抗原为其母亲所缺乏时，一旦此抗原因某种情况通过胎盘进入了母体，会刺激母体产生相应的免疫抗体。母亲再次妊娠时，该抗体可通过胎盘进入胎儿体内，与胎儿红细胞上相应的抗原结合促发凝集、破坏，使胎儿出现溶血，导致流产、死胎或新生儿发生不同程度的溶血性贫血或核黄疸后遗症，造成智能低下、神经系统及运动障碍等后遗症。99% 的 ABO 血型不合发生在 O 型血的孕妇中（图 13-2）。

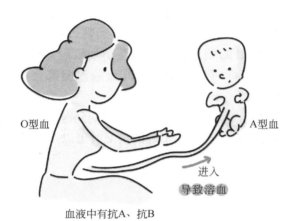

图 13-2　ABO 溶血示意图

自然界广泛存在与 A（B）抗原相似的物质（植物、寄生虫、接种疫苗），接触后即可产生抗 A（B）IgG 抗体，故新生儿溶血病有 50% 容易发生在第一胎。此外，A（B）抗原的抗原性较弱，加上胎儿红细胞表面反应点比成人少，胎儿红细胞与相应抗体结合也就少。所以孕妇血清中即使有较高的抗 A（B）IgG 滴定度，新生儿溶血病的病情也是相对比较轻的。

Rh 血型不合：Rh 系统分为 3 组，即 Cc、Dd 和 Ee，有无 D 抗原决定是阳性还是阴性。孕妇为 Rh 阴性，配偶为 Rh 阳性，再次妊娠时有可能发生新生儿 Rh 溶血病。Rh 抗原特异性强，只存在 Rh 阳性的红细胞上。正常妊娠时，胎儿血液经胎盘到母亲血循环中的量大多数不足 0.1ml，虽引起母体免疫，但产生的抗 Rh 抗体很少，第一胎常因抗体不足而极少发病，此时胎儿 Rh 抗原刺激母体免疫系统产生抗 D 抗体的风险为 16%。随着妊娠次数的增加，母体不断产生抗体而引起胎儿溶血的机会增多，甚至屡次发生流产或死胎，但如果母亲在妊娠前输过 Rh（＋）血，则体内已有 Rh 抗体，在第一胎妊娠时即可发病，尤其是妊娠期接受 Rh（＋）输血，对母子的危害更大。虽然不知道引起 Rh 阴性母体同种免疫所需的 Rh 阳性细胞确切数，但临床及实验均已证明 0.03 ～ 0.07ml 的胎儿血就可以使孕妇致敏而产生抗 Rh 抗体。致敏后，再次妊娠时极少量的胎儿血液渗漏都会使孕妇抗 Rh 抗体急剧上升。

在出现母儿血型不合时，孕妇要定期到医院产检，注意胎儿发育方面的指标，以便在出现不好的情况时可以及时进行治疗。

8. 如何确诊母儿血型不合

曾有不明原因的死胎、死产或新生儿溶血病史的孕妇有可能是发生了血型不合。母儿血型不合在妊娠期可根据病史、血型检测、Rh 抗体监测及超声检查等得到临床诊断，但最终确诊仍需在新生儿期，获得最后的检查依据。主要的检查包括：

（1）血型检查：孕妇血型为 O 型，配偶血型为 A 型、B 型或 AB 型，母儿有 ABO 血型不合的可能；孕妇为 Rh 阴性，配偶为 Rh 阳性，母儿有 Rh 血型不合可能。

（2）孕妇血液 ABO 和 Rh 抗体效价测定：孕妇血清学检查阳性，应定期测定效价。妊娠 28 ～ 32 周，每 2 周测定一次，32 周后每周测定一次。如孕妇 Rh 血型不合，效价须在 1 ∶ 82 以上；若为 ABO 血型不合，抗体效价则须在 1 ∶ 512 以上；如果临床表现提示病情严重，结合过去有不良分娩史，要考虑终止妊娠。但是 ABO 母儿血型不合孕妇效价的高低并不与新生儿预后呈明显相关性。

（3）羊水中胆红素测定：用分光光度计做羊水胆红素吸光度分析，目前临床上已经少用。

（4）B 超检查：有 Rh 血型不合的患者，需要定期随访胎儿超声。严重贫血胎儿 B 超可见羊水过多、胎儿皮肤水肿、胸腔积液、腹水、心脏扩大、心胸比例增加、肝脾大及胎盘增厚等。如胎儿符合 2 个及以上体腔积聚异常液体，则须考虑胎儿免疫性水肿，此时应尽快进行经皮脐带血穿刺来获得胎儿血样，可进行胎儿宫内输血或根据孕龄尽快分娩。通过胎儿大脑中动脉血流速度的收缩期峰值升高可判断胎儿贫血的严重程度。

新生儿期诊断 Rh 血型不合导致溶血性贫血的新生儿，其表现为皮肤苍白，迅速出现黄疸，多数在 24～48 小时达到高峰，也可出现全身皮肤水肿、肝脾大、腹水，出现窒息、心率快、呼吸急促，继之口周青紫、心力衰竭。新生儿娩出后可通过检测血型、Rh 因子、胆红素、直接 Coombs 试验、血清游离抗体和红细胞释放抗体等确诊母儿血型不合。另外可通过检测外周血的血红蛋白、血细胞比容、网织红细胞及有核红细胞计数等了解溶血和贫血的程度。

如果妊娠前存在 ABO 血型不合的可能，高龄女性在备孕时就要做一个"产前血型血清学检查"，了解血液中抗体的情况。要是抗体的"活性"不高，可以安心生孩子，要是抗体的"活性"很高，则需要通过药物治疗来降低抗体。

如果已经妊娠，孕妇要记得从妊娠 16 周左右开始，定期检测血液中抗体的情况，一般 4 周一次，密切监测宝宝有无发生溶血的可能。如有异常可以在妊娠期进行治疗。Rh 血型不同的父母，第一次妊娠时基本上没事，但如果有过流产或生过孩子，就一定要查母亲体内 Rh 抗体。若抗体阳性的"活性"很强，就不应该再妊娠了，否则发生死胎、新生儿严重溶血的危险性会增加。

Rh 血型不合需要特别重视未致敏的 Rh 阴性血孕妇的预防，防止其致敏。抗 D 免疫球蛋白治疗可预防 Rh 阴性血导致的新生儿溶血病。具体做法为：①未致敏 Rh 阴性孕妇有羊水穿刺、流产、先兆流产、异位妊娠病史时，均应注射抗 D 免疫球蛋白，以便保护母亲和下一次妊娠。②如果胎儿血型不详或已知为 Rh 阳性，未致敏 Rh 阴性孕妇需在妊娠 28 周注射抗 D 免疫球蛋白，或者分别在妊娠 28 周和妊娠 34 周各注射相应剂量抗 D 免疫球蛋白。③未致敏 Rh 阴性孕妇分娩出 Rh 阳性新生儿，需要在分娩后 72 小时之内肌内注射或静脉注射抗 D 免疫球蛋白 300μg。分娩时如果胎儿红细胞漏入母体＞ 15ml（相当于胎儿全血 30ml）需要额外注射抗 D 免疫球蛋白。如果 72 小时内未注射，72 小时之后仍需注射，致敏事件发生后的 28 天内注射都可以达到保护效果。

出现母儿血型不合的孕妇妊娠期的治疗包括以下几种。

（1）血浆置换法：Rh 血型不合孕妇，在妊娠中期（24 ～ 26 周）胎儿水肿未出现时，可进行血浆置换术，此法比直接进行胎儿宫内输血或给新生儿换血安全，但需要的血量较多，疗效相对较差。

（2）胎儿输血：死胎和胎儿水肿的主要原因是重度贫血，宫内输血的目的在于纠正胎儿的贫血，常用于 Rh 血型不合的患者。宫内输血的指征是根据胎儿超声检查发现胎儿有严重的贫血可能，主要表现为胎儿大脑中动脉的血流峰值升高伴胎儿水肿、羊水过多等。

（3）引产：妊娠越接近足月，一般抗体的产生会越多，对胎儿威胁也就越大，故于妊娠 36 周以后，可依据病情考虑引产。

分娩期争取自然分娩，分娩中避免用麻醉药、镇静剂，以减少新生儿窒息的机会。分娩时做好新生儿的抢救准备，娩出后立即断脐，减少抗体进入新生儿体内。

9. 高龄孕妇如何及早发现胎儿宫内缺氧

胎儿在宫内有缺氧征象会危及胎儿健康和生命者，称为胎儿窘迫。发病率一般为 10.0% ～ 20.5%。产前及产时胎儿窘迫是围生儿死亡的主要原因。

正常情况下母体通过子宫胎盘循环将氧输送给胎儿，将二氧化碳从胎儿体内排入母体，如输送交换过程中某一环节出现障碍，均可引起胎儿窘迫。常见诱发的原因如下。

（1）母体血氧含量不足：如产妇患严重心肺疾病综合征等，可使母体血氧含量降低，影响对胎儿的供氧。可以导致胎儿缺氧的母体疾病有很多，包括妊娠期高血压疾病、重度贫血、一氧化碳中毒、前置胎盘、胎盘早剥、各种原因引起的休克与急性感染发热、急产或不协调性子宫收缩乏力、缩宫素若使用不当引起过强宫缩、产程延长（特别是第二产程）、羊水过多和多胎妊娠引起的子宫过度膨胀、胎膜早破等。

（2）脐带和胎盘功能障碍：脐带和胎盘是母体与胎儿间氧及营养物质的输送传递通道，其功能障碍必然影响胎儿获得所需氧气及营养物质。常见引起胎盘功能低下的原因有妊娠期高血压疾病、慢性肾炎、过期妊娠、胎盘发育障碍（过小或过大）、胎盘形状异常（膜状胎盘、轮廓胎盘等）和胎盘感染、胎盘早剥等。常见脐带血运受阻的原因有脐带脱垂、脐带绕颈、脐带打结等，这些均可引起母儿间循环受阻。

（3）胎儿因素：胎儿有严重的心血管疾病、呼吸系统疾病、胎儿畸形，母儿血型不合、胎儿宫内感染、颅内出血、颅脑损伤等。

及早发现胎儿宫内缺氧是医生及时救治的前提条件。主要的监测指标如下。

（1）胎动监测：胎动是胎儿生命体征之一，可用于了解胎儿在宫内的安危，同时也是孕妇自我监测的好方法，可靠性达 80%

以上。正常情况下，胎动每小时＞3次，12小时应＞30次。若胎动＜10次/12小时则为胎动减少，是胎儿窘迫的重要表现。若当天的胎动次数较以往减少30%甚至更多时，也属于胎动减少。

孕妇自我监测胎动应当每天进行3次，每次数胎动1小时，注意应当在餐后1小时后进行，因为此时血糖值比较稳定，不会对数胎动造成影响。孕妇取侧卧位，保持注意力集中。正常胎动每小时应当在3次以上，每5分钟连续胎动只能算一次，3次胎动的平均数乘以12即为当日的胎动次数，假如胎动＜3次/小时，应当再数1小时，如果还是此种情况，应当入院进行检测。急性胎儿窘迫初期往往表现为胎动过频，继而转弱及次数减少，直至消失。如果胎动消失，24小时后胎心也突然消失，应予以警惕。

（2）胎心监测：胎心率是了解胎儿是否正常的另一个重要标志。胎心出现异常改变也是胎儿窘迫最早出现、最明显的临床征象。用电子胎心监护更可以准确监测胎心率变化情况。一般若发现胎心率＞160次/分，尤其是＞180次/分，为胎儿缺氧的初期表现（孕妇心率不快的情况下）。如果随后胎心率减慢，胎心率＜110次/分，尤其是＜100次/分伴频繁晚期减速，为胎儿危险征象。

（3）电子胎心监护：图像出现频繁的晚期减速，多为胎盘功能不良。重度可变为减速，多为脐带血运受阻表现，若同时伴有晚期减速，表示胎儿缺氧严重，情况紧急。

（4）胎儿脐动脉血流速度波形测定：是一项胎盘功能试验，对怀疑有慢性胎儿窘迫者可行此监测。

胎儿宫内窘迫可直接危及胎儿健康和生命。孕妇自觉身体不适、胎动减少时要及时就医。对于一直定期做产前检查的孕妇，估计胎儿情况尚可时可取侧卧位来改变胎儿脐带的关系，减少下腔静脉受压的情况，增加回心血流量，使胎盘灌注量增加，改善胎盘血供应，延长孕周数。可以每日吸氧提高母体血氧分压，根据情况做NST检查，记录每日胎动次数。情况难以改善者，接近足月妊娠，宫外环境优于子宫内，估计在娩出后胎儿生存机会极大者，为减少宫缩对胎儿的影响，可考虑行剖宫产手术结束分娩。

出现急性胎儿窘迫者，要积极寻找原因并排除如心力衰竭、呼吸困难、贫血、脐带脱垂等情况。若胎儿宫内窘迫达到比较严重的阶段，必须尽快结束分娩。结束指征：①胎心率持续低于 110 次 / 分或高于 180 次 / 分，伴羊水Ⅱ～Ⅲ度污染；②羊水Ⅲ度污染，伴羊水过少；③持续胎心缓慢达 100 次 / 分以下；④胎心监测反复出现晚期减速或出现重度可变减速，胎心 60 次 / 分以下持续 60 秒以上；⑤胎心图基线变异消失伴晚期减速。

10. 引起早产的原因有哪些

早产是一个重要、复杂而又常见的妊娠并发症，世界范围内的早产发生率约为 11%，据 2005 年流行病学调查数据显示，我国城市的早产率约为 7.8%。近几十年，虽然对早产的认识和防治方法有所提高和改进，但全世界的早产率并没有明显下降。由于早产儿各器官系统发育不成熟，至今仍然是围生儿死亡的首要原因。早产儿可出现多种并发症，如呼吸窘迫综合征、脑室内出血、坏死性小肠结肠炎、支气管肺不张、败血症、动脉导管未闭等，其中呼吸窘迫综合征是导致早产儿死亡的最主要原因。

根据 WHO 的建议，早产定义为妊娠周数不足 37 周（孕 259 天）分娩者，但没有规定下限。很多国家采用 24 周作为早产下限，也有国家以满 20 周或 22 周为下限，这与新生儿的救治水平有关。虽然目前我国对早产的定义仍然沿用 WHO 20 世纪 60 年代的定义，即自末次月经第 1 天计算，妊娠满 28 周至不足 37 周分娩者为早产。然而，随着我国整体新生儿救治水平的迅速提高，28 周之内的极早早产儿存活率已较前显著增加，尤其是妊娠 26 ～ 27 周分娩的围产儿。

先来认识一下早产的分类。

（1）根据分娩孕周分类：①晚期早产，指分娩孕周在 34 ～ 36 周者；②早期早产，指分娩孕周在 32 周及之下者；③极早早产，指分娩孕周在 28 周及之下者。

（2）根据出生体重分类：①低出生体重，指出生体重小于 2500g；②极低出生体重，指出生体重低于 1500g；③超低出生体重，指出生体重低于 1000g。

（3）按可能原因分类：目前认为早产是多种病因引起的一种综合征。早产可按原因分为 2 类：①自发性早产，约占早产总数的 80%，其中未足月分娩者约占 50%，未足月胎膜早破者约占 30%。可能的高危因素包括年龄过大（＞ 35 岁）或过小（＜ 18 岁），营养状况不良或体重指数低（BMI 为 −18.5kg/m^2）、教育程度低、种族（非裔美洲人）、吸烟或滥用药物、精神因素（焦虑或抑郁）、多胎妊娠、辅助生殖技术助孕、晚期流产和（或）早产史、宫颈手术史、宫颈功能不全、感染（尤其是泌尿生殖道感染）、子宫畸形等。②治疗性早产或医源性早产，是指由于母体或胎儿的健康原因不允许继续妊娠，在妊娠 37 周前终止妊娠者。可能的原因包括前置胎盘、胎盘早剥等产前出血性疾病，子痫前期、子痫等妊娠期特有疾病，糖尿病、心脏病、肾脏疾病等妊娠合并症，胎儿畸形、胎儿窘迫、羊水过多等羊水及胎儿异常，约占 20%。

早产常见诱因：宫内感染引发 30% ～ 40% 的早产，常伴胎膜早破、绒毛膜羊膜炎；泌尿生殖道感染，B 族链球菌、沙眼衣原体、支原体致下生殖道感染、细菌性阴道病、无症状性菌尿、急性肾盂肾炎等。除早产的上述高危因素外，临床上可单独或联合监测宫颈长度和胎儿纤维结合蛋白预测早产。

（1）宫颈长度（CL）：正常情况下，妊娠 14 ～ 28 周的宫颈长度是相对稳定的，第 10 百分位数和第 90 百分位数的宫颈长度分别为 25mm 和 45mm。妊娠 28 ～ 32 周之后宫颈长度逐渐缩短，平均为 30mm，而妊娠 22 ～ 32 周的均值为 35mm。因此，目前大多数研究将宫颈长度≤ 25mm 界定为宫颈短，宫颈长度越短，早产的风险越大。

（2）胎儿纤维结合蛋白：这是子宫绒毛膜细胞外的基质成分，存在于绒毛膜和蜕膜之间，主要由滋养层细胞产生。一般采用灵敏免疫测定妊娠后期宫颈或阴道分泌物和羊水，胎儿纤维结合蛋白＞50ng/ml 即为阳性。胎儿纤维结合蛋白在 24 小时有性交史或阴道检查、阴道流血和子宫收缩情况下可出现假阳性。阴性实验有助于排除（2 周内）分娩的可能性，然而阳性结果对于预测早产的敏感度较低。胎儿纤维结合蛋白检测用于有早产症状的孕妇和有高危因素孕妇的早产风险评估。

早产预测是临床上用于判断胎儿是否会提前分娩的方法，有一定的指导意义，但不一定说明胎儿一定会早产，需要结合孕妇自身情况进行综合判断，所以孕妇应尽量听从临床医生的指导，避免做一些危险的动作如经常性弯腰，避免出现便秘等。

11. 为什么有的孕妇妊娠 42 周仍然没动静

有些孕妇妊娠 42 周了，依然没有见红，没有宫缩发动，于是担心会不会出现胎儿过度成熟。通常，妊娠达到或超过 42 周，称为过期妊娠。自然条件下过期妊娠的发生率为妊娠总数的 4%～15%，平均为 10%，而过期妊娠未必始终伴随着胎儿过度成熟。

可以通过以下方式进一步准确核实妊娠周数，判断胎儿安危状况。

（1）病史：①以末次月经第 1 日计算，平时月经规则、周期为 28～30 天的孕妇停经≥42 周尚未分娩，可诊断为过期妊娠。若月经周期超过 30 天，应酌情顺延。②根据排卵日推算。月经不规则、哺乳期受孕或末次月经记不清的孕妇，可根据基础体温提示的排卵期推算预产期，若排卵后≥280 天仍未分娩者可诊断为过期妊娠。

（2）排卵监测：这是最准确的孕龄计算方法。由于辅助生育技术和排卵监测技术的发展，使很多孕妇能精确地知道排卵时间。排卵后达到或超过 40 周仍未分娩，则为过期妊娠。

（3）辅助检查：根据超声检查确定妊娠周数，妊娠 20 周内，超声检查对确定妊娠周数有重要意义，早期妊娠胚芽长度或胎儿头臀长是目前最常用也是相对准确的方法，中期妊娠则综合胎儿双顶径、腹围和股骨长度推算预产期比较好。

虽然目前绝大多数过期妊娠并没有已知的原因，但观察到的和过期妊娠相关的因素如下。

（1）遗传因素：不同种族的妇女发生过期妊娠的比例不同，有过期妊娠史的妇女再次妊娠发生过期妊娠的风险增加，发生过一次过期妊娠，其再次妊娠发生过期分娩的风险增加 2～3 倍，即使她们更换了伴侣，这个风险仍然会增加，但将变得比较不明显，提示父亲和母亲双方遗传因素在其中起了作用。

（2）分娩启动障碍：各种原因造成的分娩启动障碍都可以导致过期妊娠，其中胎儿成熟可能起着关键作用，如无脑儿畸形，由于胎儿没有下丘脑，垂体-肾上腺轴发育不良，雌激素形成减少，孕激素占优势，抑制前列腺素合成而无法启动分娩。

（3）其他影响因素：流行病学研究发现初产妇、母亲肥胖、高龄孕妇、男性胎儿等情况下，发生过期妊娠的风险有轻度升高。

过期妊娠可使围生儿患病率和死亡率增加，在妊娠 42 周分娩时，围生儿的患病率和死亡率为足月产儿的 2 倍。随着孕周的增加，死亡率还会增加。造成围生儿患病率和死亡率增加的原因可能包括巨大儿、过度成熟综合征、羊水过少、不明原因的胎儿缺氧等。

过期妊娠使孕妇接受手术产的风险增加。由于胎儿巨大的发生率增加，由此发生的难产、肩难产随之增多；此外胎儿过熟，颅骨钙化更加充分，可塑性小，即使胎儿体重正常，难产的概率也会增加。在这些基础上难产或手术产造成的损伤、产后出血发生率也增高。另外，据报道过期妊娠妇女的焦虑表现更加显著。

妊娠 40 周以后胎盘功能逐渐下降，妊娠 42 周以后明显下降。因此妊娠 41 周以后，即应考虑终止妊娠，尽量避免过期妊娠时间延长。当然，具体问题具体分析，若妊娠 41 周后孕妇并无任何并发症（妊娠期高血压疾病、妊娠期糖尿病、胎儿生长受限、羊水过少等），也可密切观察，继续等待，一旦妊娠过期，则应终止妊娠。

终止妊娠的方式可根据胎儿安危状况、胎儿大小、宫颈成熟度进行综合分析后再选择恰当的方式。常用方法如下。

（1）促宫颈成熟：在宫颈不成熟情况下直接引产，阴道分娩失败率较高，反而增加剖宫产率。评价子宫颈成熟度的主要方法是 Bishop 评分。一般认为，Bishop 评分＞ 7 分者，可直接引产；Bishop 评分＜ 7 分者，引产前先促宫颈成熟。目前常用的促宫颈成熟方法主要有给予前列腺素（PGE）、阴道制剂和宫颈扩张球囊。

（2）引产术：宫颈已成熟即可行引产术，常用静脉滴注缩宫素，诱发宫缩直至临产。胎头已衔接者，通常先人工破膜，1～2小时后开始滴注缩宫素引产。人工破膜既可诱发内源性前列腺素的释放，增加引产效果，又可观察羊水性状，排除胎儿窘迫。

（3）剖宫产：过期妊娠时胎盘功能减退，胎儿储备能力下降，需适当放宽剖宫产指征。

临床上不乏孕妇和家属在妊娠到达 41 周甚至 42 周时仍要求继续等待的情况，尤其是那些在家族中曾经发生过妊娠延期或过期妊娠的孕妇。对于这种情况，必须每周进行 2 次或者 2 次以上胎儿情况的评估。评估的方法包括电子胎心监护、生物物理评分、羊水量等，同时也包括对母体情况的监护，一旦出现合并症、并发症或者胎盘功能降低的指征时应采用剖宫产或者引产的方式及时终止妊娠。

12. 有哪些原因可造成胎死宫内

胎死宫内是指妊娠产物从母体完全排除之前胎儿已经死亡。大多死胎发生时孕妇无特殊不适。胎儿死亡后孕妇自觉胎动消失、体重不增或减轻、乳房退缩、有血性或水样阴道分泌物。少数患者可出现阴道大出血，可能由死胎在宫腔内停留过久引起的母体凝血功能障碍所致。定期随访检查可发现子宫不随孕周增加而增大，未闻及胎心，未扪及胎动，腹部触诊未扪及有弹性的、坚固的胎体部分。胎儿死亡时间较短者，做超声检查时仅见到胎动和胎心搏动消失，胎儿体内各器官血流及脐带血流停止，但身体张力及骨骼、皮下组织回声正常，羊水回声区亦无异常改变。若胎儿死亡过久可显示颅骨重叠，颅板塌陷、内结构不清，胎儿轮廓不清，胎盘肿胀等。

引起死胎的原因可归咎于胎儿因素、脐带胎盘及母体因素 3 种。

（1）胎儿因素：①胎儿生长受限，胎儿生长受限与死胎或死产的风险显著增加，主要原因和胎儿非整倍体疾病、胎儿感染、母亲吸烟、高血压、自身免疫性疾病、肥胖和糖尿病等相关。②胎儿严重畸形，先天性心脏病、神经管缺陷、脐膨出、腹裂、脑积水等均可导致胎儿死亡。其中最常见的是严重的心血管系统功能障碍或畸形，导致胎儿缺氧、死亡。8% ～ 13% 的死胎可以发现异常染色体核型。死胎中最常见染色体核型异常是单倍体 21- 三体综合征、18- 三体综合征和 13- 三体综合征。③多胎妊娠，多胎妊娠死胎率比单胎妊娠高 4 倍，主要归因于复杂性双胎的并发症，如双胎输血综合征、选择性生长受限等。④宫内感染，和死胎相关的病原体有细小病毒、巨细胞病毒、李斯特菌和梅毒等。在发展中国家，疟疾是重要的可预防的导致死胎的病原菌。

（2）脐带胎盘：脐带发育异常，如单脐动脉等可导致胎儿死亡。若脐带受压，包括脐带绕颈、缠身、扭转、打结、脱垂、水肿、淤血等引起脐带血供受阻，也可使胎儿缺氧死亡。胎盘功能异常和胎盘结构异常同样均可导致胎儿宫内缺氧、死亡。

（3）母体因素：1/3的死胎由母体因素造成。常见种类 有：①孕妇的年龄、所在地区及生活习惯。一般而言，不同国家地区、年龄和种族的孕妇发生死胎的概率也是不同的。社会、经济地位低下，受教育程度低的孕妇，由于缺乏正规的产前检查，产科并发症多且不能被及时发现和治疗，死胎发生率相对高。死胎相关的其他高风险因素还有初产妇、高龄产妇等。吸烟、吸毒和酗酒等均是妊娠不良结局普遍潜在的、可逆转的风险因素。 ②孕妇自身患有内科疾病。若母体有严重的妊娠期合并症，其死胎发生风险显著增加，如妊娠期肝内胆汁淤积症可以出现不可预测的胎死宫内；妊娠前患有糖尿病的妇女发生死胎的风险增加 $2 \sim 3$ 倍；严重肥胖、妊娠期高血压疾病等疾病控制不佳时，明显增加胎儿死亡概率。控制吸烟、妊娠期糖尿病和子痫前期症状后，肥胖常是死胎的独立风险因素。有血栓栓塞的个人史或家族史及遗传或获得性血栓形成倾向病史的妇女发生死胎的风险也增加。③既往患有妊娠并发症，如早产史、胎儿生长受限和产前子痫的妇女，随后妊娠发生死胎的风险概率更大。前胎是死胎，孕妇发生死胎的风险比那些前胎是活产儿的风险高 2 倍。④孕妇子宫畸形、子宫局部因素（如子宫张力过大或收缩力过强）引发局部缺血、子宫破裂等可影响胎盘及胎儿。

归根结底，女性在妊娠期间一定要注意不要随意地使用药物，要预防病毒感染，避免接触有毒的化学物质，养成良好的生活习惯，注意饮食营养均衡，定期做好产前检查。通过妊娠期的自我监护、胎心监护、胎儿脐动脉血流监测等及时预测和识别死胎发生的可能，及时处理，降低围生儿死亡率。一旦确诊胎死宫内，需要及时去医院做引产手术。术后适当休息，增加营养，应在半年以后再妊娠。

13. 双胎妊娠中如果出现一胎死亡会影响另一胎吗

　　如果双胎妊娠其中一个胎儿是在早期妊娠中死亡，则死胎可被另一个胎儿压成薄片并由母体缓慢吸收，成为纸样胎儿（胎儿体积极小、扁平、不含水）。这种双胎妊娠的情况需做超声检查来鉴别。若胎儿是在妊娠中期或晚期死亡，另一存活的胎儿可出现严重病变甚至死亡，该胎儿的预后情况及如何处理应考虑下述因素。

　　（1）第一个胎儿早期死亡的病因。

　　（2）两胎儿受精卵的接合型。

　　（3）胎儿死亡时的孕周。

　　（4）第一个胎儿死亡至另一存活胎儿娩出时的时间间隔。

　　需要特别指出的是，从研究的资料来看，双胎妊娠中一胎死亡对存活胎的影响与是单卵双胎还是双卵双胎的接合型有关。一般单卵双胎一胎死亡后存活胎随之死亡的发生率高于双卵双胎。一方面单卵双胎中一胎死亡后，存活胎的早产率、发病率和新生儿死亡率均会上升；另一方面存活胎可能会发生双侧肾皮质坏死、多囊脑软化、胃肠道畸形等严重疾病。因此，双胎中一胎死亡后需严密观察孕妇和胎儿情况，综合考虑单卵或双卵、胎儿体重、肺成熟度、预后等情况后再做处理。

　　双胎妊娠中一个胎儿出现早期死亡，对另一个存活胎儿实行早产并不能避免或减少上述各种并发症的发生，因存活胎儿病变很有可能在第一个胎儿死亡的同时即已发生，所以应根据孕妇的具体产科状况来确定分娩时间及分娩方式。如果孕妇没有其他严重产科症状，其实无须进行剖宫产手术，多采用经阴道分娩的方式来处理。

　　双胎妊娠时发生一胎死亡后，过去多主张及时终止妊娠。主要依据是：①死胎发生时，组织凝血活酶释放导致 DIC，危及另一胎儿和母体；②存活胎儿的多个器官可因血栓形成或低灌注而增加死亡风险。

然而近年的研究显示，双胎之一死亡后很少影响母体的凝血功能，因为胎儿死后胎盘血管闭塞，胎盘表面有大量纤维素沉积，可阻止凝血活酶释放。如果确认死亡胎儿的原因在活胎儿上不存在，且为孕周尚小、不成熟的胎儿，可以做期待治疗。通过严格监测母亲凝血功能，全面系统地评价胎儿状况，给予促胎肺成熟治疗后再适时终止妊娠。期待治疗可降低存活胎的死亡与病残率。但患肝内胆汁淤积症的孕妇双胎中一胎死亡后，应立即终止妊娠，且宜急诊剖宫产处理，这是因为妊娠期肝内胆汁淤积症孕妇发生连续性胎儿猝死的概率较高。

（相　丽）

第十四章　妊娠合并内科疾病的处理

1. 高龄孕妇如何及早发现妊娠期糖尿病

　　"糖尿病"的病名可谓是名副其实，准确地概括了糖尿病的具体特征，那就是尿中有糖。换句话说，只要患有糖尿病，患者尿中一定含有糖分，我们的祖先很早就观察到糖尿病患者的尿液周围有蚂蚁聚集的现象。

　　现代医学认为，糖尿病是一种以糖代谢失常为主要特征的常见慢性内分泌代谢疾病。其表现为体内胰岛素分泌或作用发生异常，致使体内代谢紊乱，血糖水平不断升高。当人体内的血糖水平超过一定阈值时，尿中就会出现糖分。这样糖尿病就出现了。糖尿病除了糖代谢失常外，体内的蛋白质、脂肪也可能出现代谢异常。

　　妊娠合并糖尿病是妊娠期中最常见的并发症，在高龄孕妇中尤为常见。它有两大类型，其中最常见的是妊娠期糖尿病，主要是在妊娠中晚期由于机体代谢的一系列变化导致糖代谢的异常，从而诊断出妊娠期糖尿病。这部分人群在妊娠期糖尿病患者群中占绝大多数，大概在80%。另外一部分"高龄糖妈妈"属于糖尿病合并妊娠。也就是说，孕妇在孕前就患有糖尿病，直到妊娠期才被发现，或是在妊娠前就已经知道患有糖尿病，而且经过适当的治疗，血糖达到稳定的水平才开始妊娠。这一类的"高龄糖妈妈"称为糖尿病合并妊娠，她们的人数稍微少一些，占妊娠合并糖尿病患者的10% ～ 20%。

妊娠合并糖尿病的确诊主要依靠妊娠期血糖的监测。一旦出现空腹血糖＞ 7.0mmol/L，糖化血红蛋白＞ 6.5% 和 2 小时糖耐量＞ 11.1mmol/L 的情况，第二天要复测一遍，如果依然是这种情况就可以考虑诊断为妊娠合并糖尿病，也就是人们平时说的 PGDM。

如果早孕或建卡时检查空腹血糖正常，糖化血红蛋白也是好的，那么在妊娠 24 ～ 28 周时会进行糖耐量试验，也就是大家都知道的"喝葡萄糖糖水"，分别在空腹时，喝完第一口葡萄糖糖水开始计算时间的第 1 小时、第 2 小时测量血糖值。如果空腹血糖＞ 5.1mmol/L，1 小时血糖＞ 10.0mmol/L，2 小时血糖＞ 8.5mmol/L，满足其中一种情况就可以诊断为妊娠期糖尿病。

还有一些高龄孕妇在妊娠 24 ～ 28 周做糖耐量试验时结果是正常的，但是到了妊娠 32 周左右发现胎儿比实际孕周生长得快，偏大 1 周以上，这时医生可能会给孕妇重新做一次糖耐量试验。如果试验结果显示异常，那么依然会被诊断为妊娠期糖尿病。

偏远地区的医疗资源相对比较缺乏，对于这些地区的高龄准妈妈而言，如果空腹血糖＞ 5.1mmol/L，就可以诊断为妊娠期糖尿病；如果＜ 4.4mmol/L，则不考虑妊娠期糖尿病。但是如果在 4.4 ～ 5.1mmol/L，建议孕妇做糖耐量试验，用来判断是否患有妊娠期糖尿病。

2. 孕妇做 OGTT 试验的目的是什么

OGTT 是"口服葡萄糖耐量试验"的英文缩写，主要是用于检测人体在口服葡萄糖后各个时间段的血糖升高情况，主要检测包括空腹，进餐后 1 小时、2 小时的血糖水平。其正常上限为空腹血糖水平为 5.1mmol/L，1 小时血糖水平为 10.0mmol/L，2 小时血糖水平为 8.5mmol/L。

孕妇具有妊娠期糖尿病高危因素或者处在医疗资源缺乏的地

区，建议妊娠 24 ～ 28 周首先检测空腹血糖。75g 口服葡萄糖耐量试验（75g OGTT）一般于妊娠 24 ～ 28 周及以后进行。OGTT 是一种葡萄糖负荷试验，用来了解胰岛 B 细胞功能和机体对血糖的调节能力，是糖尿病的确诊试验，现广泛应用于临床实践中，是目前公认的诊断糖尿病的金标准。在血糖异常增高但尚未达到糖尿病诊断标准时，为明确是否为糖尿病可以采用该试验。

实施 75g OGTT 时，在正常情况下，空腹血糖应该 < 5.1mmol/L；服糖水后 1 小时血糖 < 10.0mmol/L；服糖水后 2 小时血糖 < 8.5mmol/L；注意三次血糖中只要有一项及以上达到或超过上述标准就可诊断为妊娠期糖尿病。

做 OGTT 检查的流程及注意事项如下。

（1）检查前连续 3 天内正常体力活动、正常饮食，不要因为即将进行检查就故意改变饮食量和运动量。

（2）检查前一天晚餐后禁食至少 8 ～ 12 小时，直到检查当日早晨。口渴时可以喝 1 ～ 2 口水缓解，只要不是饮用非常大量的水，就不会起到稀释血液的作用。

（3）检查当日空腹至检验科采血测血糖，即第一次采血，第一次采血时间不要晚于当日 9：00。

（4）将领到的 75g 糖粉溶于 300ml 水中，喝糖水时不要太快，一般在 1 分钟内喝完。也不要太慢，不要超过 5 分钟。

（5）从喝第一口糖水的时间开始计时，分别于服糖水后的 1 小时及 2 小时采血，即测餐后 1 小时血糖和餐后 2 小时血糖。

（6）检查期间不要吃其他食物或喝水，不要剧烈活动，建议静坐休息。

（7）检查结果回报后返回诊室咨询。

在检查时经常会发现下面一些错误情况而影响了检查结果。例如，采血前一晚吃大量含糖水果，如西瓜。正常情况下做 OGTT 检查需要前 3 天正常饮食，检测前日晚餐正常，前一日 20：00 后禁止进食食物和水。有的则是忘记采集空腹血标本，直接喝糖水或者采血一次或两次就回家了，没有达到采血三次（空腹、1小时、2小时）的标准。有的准妈妈拿饮料当水，边喝饮料边喝糖水，必然影响检测结果。有的准妈妈在喝糖水过程中没有遵守规定，水喝多了或者糖粉兑多了，或者未一次性喝完，而是分两次喝，中间又喝一次糖水等，所以提醒准妈妈，糖和水一定按照比例来，且只喝一次，在此期间不能再有吃喝，但可以上厕所。有的准妈妈上午很晚才来采血室，而OGTT检查在8：00～9：00进行最好，因为空腹时间过长，会影响检测结果。如果准妈妈检查时按医嘱执行，做到符合要求，那么检查结果若超过正常值，就能诊断为妊娠期糖尿病。

临床实践发现，造成妊娠期糖尿病高发的原因主要与孕妇过多摄入高糖分的水果有关。很多缺乏胃口的孕妇每天以吃水果度日，摄入了大量的糖分；加上妊娠期妇女一般进食增多、运动减少、体重增加和妊娠期的生理变化，导致糖代谢紊乱，极易发生糖尿病。妊娠期糖尿病患者必须控制饮食，其摄食的总原则为提供母体与胎儿足够的热量及营养素，使母体及胎儿能适当地增加体重，符合理想的血糖控制，预防妊娠毒血症并减少早产、流产与难产的发生。为维持血糖值平稳及避免酮血症的发生，餐次的分配非常重要。因为一次进食大量食物会造成血糖快速上升，且母体空腹太久时，容易产生酮体，所以建议少量多餐，将每天应摄取的食物分成5～6餐。特别要避免晚餐与隔天早餐的时间相距过长，所以睡前要补充点心。糖类的摄取是提供热量、维持代谢正常，并避免酮体产生。不应误以为不吃淀粉类可以控制血糖或体重而完全不吃主食，而是应尽量避免摄入加有蔗糖、砂糖、果糖、葡萄糖、冰糖、蜂蜜、麦芽糖等的含糖饮料及甜食，这样可避免餐后快速的血糖增加。如确有需要可加少许代糖，但应使用对胎儿无害的替代品。建议尽量选择纤维含量较高的未精制主食，这样更有利于血糖的控制，如以糙米或五谷饭取代白米饭，选用全谷类面包或馒头等。大多数妊娠期糖尿病孕妇早晨的血糖值较高，因此早餐淀粉类食物的含量必须要少。如果在妊娠前已摄取了足够营养，则妊娠初期不需增加蛋白质摄取量。妊娠中期、后期每天需增加蛋白质的量各为 6g 和 12g，其中一半需来自生理价值较高的蛋白质，如蛋类、牛奶、深红色肉类、鱼类及豆浆、豆腐等黄豆制品。每天至少喝两杯牛奶，以获得足够的钙质，但注意千万不可以将牛奶当水喝，以免血糖过高。烹调用油以植物油为主，减少油炸、油煎、油酥食物及动物皮、肥肉等。在可摄取的份量范围内，多摄取高纤维食物，增加粗粮、蔬菜的摄取量，吃新鲜水果而勿喝果汁等，如此可延缓血糖的升高，帮助血糖的控制，也比较有饱腹感。一定记住不可无限制地吃水果。

3. 妊娠期糖尿病对高龄孕妇及胎儿有哪些影响

首先，妊娠期糖尿病对高龄孕妇及胎儿的影响及其程度取决于糖尿病病情及血糖控制水平（图 14-1）。病情较重或血糖控制不良者，对母儿的影响较大，母儿的近期、远期并发症发生率较高。对母亲方面的主要影响如下。

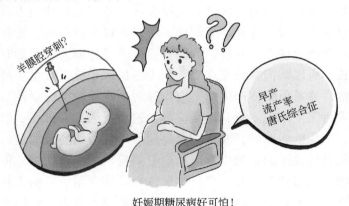

妊娠期糖尿病好可怕！

图 14-1　妊娠期糖尿病风险

（1）流产：高血糖可使胚胎发育异常甚至死亡，流产发生率达 15%～30%。

（2）易患妊娠期高血压疾病：发生妊娠期高血压疾病的可能性较非糖尿病孕妇高 2～4 倍，可能与存在严重胰岛素抵抗状态及高胰岛素血症有关；当糖尿病伴有微血管病变尤其合并肾脏病变时，妊娠期高血压及子痫前期发病率可高达 50% 以上。

（3）感染：未能很好控制血糖的孕妇易发生感染。

（4）羊水过多：发生率较非糖尿病孕妇增加。其原因可能与胎儿高血糖、高渗性利尿致胎尿排出增多有关。

（5）复发妊娠期糖尿病：妊娠期糖尿病孕妇，特别是高龄孕妇，再次妊娠时复发率高达 33%～69%，远期患糖尿病概率也增加，其中 17%～63% 将发展为 2 型糖尿病。远期心血管系统疾病发生率也增高。

（6）其他：因巨大儿发生率明显增高，难产、产道损伤、手术产概率增高，产程延长易发生产后出血。

对新生儿的影响如下。

（1）新生儿呼吸窘迫综合征的发生率增高。高血糖刺激胎儿胰岛素分泌增加，形成高胰岛素血症，后者具有拮抗糖皮质激素、促进肺泡 Ⅱ 型细胞表面活性物质合成及释放的作用，使胎儿肺表面活性物质产生及分泌减少，胎儿肺成熟延迟。

（2）新生儿低血糖：新生儿脱离母体高血糖环境后，高胰岛素血症仍存在，若不及时补充糖，易发生低血糖，严重时危及新生儿生命。

（3）新生儿红细胞增多症：胎儿高胰岛素血症使机体耗氧量加大，造成慢性宫内缺氧，诱发红细胞生成素产生增多，刺激胎儿骨髓外造血而引起红细胞生成增多。

（4）新生儿高胆红素血症：红细胞增多症的新生儿出生后大量红细胞被破坏，胆红素产生增多，造成新生儿高胆红素血症。

（5）其他：新生儿低钙血症和低镁血症的发生率均较正常妊娠的新生儿高。

4. 患有妊娠期糖尿病应如何应对

高龄孕妇要想远离妊娠期糖尿病危害，平常应勤监测血糖，避免血糖波动过大，减少并发症的危害。使用胰岛素过程中还应观察药物的不良反应，如出现乏力、头晕、心悸等症状，应考虑低血糖，需立即监测血糖，及时补充糖分。

高龄糖妈妈往往担忧疾病会给自身和胎儿带来危害，从而容易产生紧张、焦虑、恐惧、不安等负面情绪，承受过大的心理压力。周围的亲人应注意给予充分的关爱和理解，对其进行心理安慰和疏导，使其保持乐观平和的心态，消除不良情绪。孕妇自己也要认真学习妊娠和疾病的相关知识，了解自身疾病转归，树立对治疗的信心，积极配合治疗。

整个妊娠期的处理原则为维持血糖在正常范围，减少母儿并发症，降低围生儿死亡率。一般医生会先建议患者进行饮食治疗和运动疗法，如果血糖控制不佳，再推荐应用胰岛素。

那血糖高的准妈妈首先需要将自己的血糖尽量控制在合理水平。妊娠期血糖控制标准为空腹或三餐前 30 分钟 $\leqslant$ 5.3mmol/L；餐后 2 小时 $\leqslant$ 6.7mmol/L；夜间不低于 3.3mmol/L，妊娠期糖化血红蛋白应 $<$ 5.5%，全天无低血糖表现。

具体治疗方法分为以下几个方面进行。

（1）饮食治疗：所有妊娠期糖尿病患者均需要接受饮食治疗。约 90% 的妊娠期糖尿病仅需控制饮食量与种类，即能维持血糖在正常范围。每日摄入总能量应根据妊娠前体重和妊娠期的体重增长速度而定。热量分配为碳水化合物占 50% ～ 60%，蛋白质占 15% ～ 20%，脂肪占 25% ～ 30%；早餐摄入 10% ～ 15%，午餐和晚餐各 30%，每次加餐（共 3 次）可各占 5% ～ 10%。

高龄糖妈妈应自觉控制饮食摄入，做到合理膳食，使摄入的膳食既能满足妊娠期母体和胎儿发育所需的营养，又能合理地控制血糖水平。患者宜摄取富含蛋白质、维生素、纤维素的食物，避免高糖、高脂肪的食物，并注意合理安排饮食，少量多餐，5～6餐/天（3次正餐和2～3次加餐）为宜，避免一次摄食过量造成餐后血糖升高。

（2）运动疗法：可降低妊娠期基础胰岛素抵抗，推荐餐后30分钟进行一种低至中等强度的有氧运动，如餐后步行10～15分钟。步行时间可自10分钟开始，逐步延长至30分钟。建议每周运动3～4次。

适合孕妇运动的项目包括一些轻柔的体育锻炼，如散步、太极、瑜伽等，时间不宜过长，以每天30分钟为宜，可适当增减。重症糖尿病、妊娠高血压综合征的患者不适宜运动。运动过程中应有家属陪同，如出现乏力、心悸不适，应停止运动，避免运动过度。运动时请随身携带饼干、糖果等，以应对运动时可能出现的低血糖。避免在清晨空腹未注射胰岛素之前运动。

（3）孕妇病情监测：妊娠期糖尿病患者还需预防感染，避免发生感冒、肺炎、胃肠炎等，做好日常病情监测。监测项目包括：①一般情况的监测。在家进行血压测定，了解基础血压，及早发现妊娠期高血压疾病。确诊为妊娠期糖尿病后，每1～2周到医院进行一次产前检查以监测血糖、尿常规等。定期进行B超检查以了解胎儿大小及是否有羊水过多。②妊娠期血糖的监测。妊娠期糖尿病确诊后，一定要进行血糖监测，一方面了解血糖的情况，另一方面可以及时向医生报告血糖水平，以便医生能够评估治疗的满意程度，并及时调整治疗方案。③产后血糖监测。有妊娠期糖尿病史的妇女即使产后4～12周75g OGTT结果正常，也应每1～3年检查1次血糖，以确定是否发展为糖尿病或糖尿病前期状态。

为了监测血糖控制情况，可应用24小时末梢微量血糖测定法，既简便可行，又可以自己进行。初期或血糖不稳定的情况下采用血糖大轮廓试验（七点法）：0点、三餐前30分钟和三餐后2小时的血糖值。如果血糖控制稳定，可以减少监测次数，将血糖大轮廓试验改为血糖小轮廓试验（四点法）：早餐前 30 分钟和三餐后 2 小时血糖。血糖轮廓试验的次数根据情况而定，在调整血糖初期，每天 1 次血糖大轮廓直到血糖水平维持并稳定在正常范围后可改为血糖小轮廓，每周 1 ～ 2 次直至分娩。血糖轮廓的正常值即妊娠期糖尿病孕妇的理想血糖值：0 点血糖为 4.4 ～ 6.7mmol/L；三餐前（30 分钟）血糖为 3.3 ～ 5.3mmol/L；三餐后（2 小时）血糖为 4.4 ～ 6.7mmol/L。血糖波动比较大、血糖不易调控至正常的孕妇，应进行动态血糖监测。糖尿病孕妇血糖控制不理想时易并发酮症，故在血糖监测时发现血糖不达标需进行尿酮体检查。需要胰岛素治疗的患者应每 2 个月检查一次糖化血红蛋白，最好控制在 6% 以下。妊娠期糖尿病患者每两周应测定一次糖化血红蛋白，可反映抽血前 2 周左右的血糖平均水平。

（4）胎儿的监测：①超声监测。在妊娠 6 ～ 8 周及妊娠 14 ～ 16 周分别做超声一次，了解胚胎及胎儿的发育情况，核对孕周；妊娠 20 ～ 24 周做超声监测，对胎儿进行全面的评估，排除胎儿心脏畸形；妊娠 30 周后，每 4 周复查一次超声，可及时发现羊水过多和胎儿的过度发育等。②胎动计数。妊娠晚期一旦发现胎动减少，应立即去医院请产科医师检查原因并酌情处置，解救胎儿于危险中。③胎儿超声心动图检查。妊娠早期血糖控制不理想的妊娠期糖尿病孕妇其胎儿畸形发生率高且以先天性心脏病占首位，因此建议这部分孕妇到医院进行胎儿超声心动图检查，及时发现胎儿的先天性心脏病。

（5）药物治疗：大多数妊娠期糖尿病孕妇通过生活方式的干预即可使血糖达标，不能达标的妊娠期糖尿病孕妇应首先推荐应用胰岛素控制血糖。糖尿病孕妇经饮食治疗 3 ～ 5 天后，医生会测定 24 小时的末梢血糖（血糖轮廓试验），包括夜间血糖、三餐前 30 分钟及三餐后 2 小时血糖及尿酮体。如果空腹或餐前血糖＞ 5.3mmol/L，或餐后 2 小时血糖＞ 6.7mmol/L，或调整饮食后出现饥饿性酮症，增加热量摄入后血糖又超过妊娠期标准者，应及时加用胰岛素治疗。

关于胰岛素用量及药物类型，目前应用最普遍的一种是中/长效胰岛素和超短效或短效胰岛素联合使用，即三餐前注射超短效或短效胰岛素，睡前注射中、长效胰岛素。从小剂量开始应用，逐渐调整至理想的血糖标准。

产程中，孕妇血糖波动很大，由于体力消耗大、进食少，易发生低血糖，因此产程中应停用所有皮下注射胰岛素，每1～2小时监测一次血糖。产褥期，随着胎盘排出，体内抗胰岛素物质急骤减少，妊娠期糖尿病患者产后血糖很快降到正常，一般产后不需要药物治疗，可根据产后空腹血糖调整用量。

至于口服降糖药在孕妇中的使用一般都需慎重，目前只有二甲双胍在妊娠期糖尿病孕妇中应用的安全性和有效性不断被证实，但我国尚缺乏相关研究。在患者知情同意的基础上，可谨慎用于部分妊娠期糖尿病患者。如需应用口服降糖药，推荐妊娠期应用二甲双胍。

上面讲述的就是妊娠期糖尿病的基本应对方法。血糖高的高龄孕妇还关心自己的分娩时机与分娩方式，下面予以介绍。

（1）分娩时机：无须胰岛素治疗而血糖控制达标的妊娠期糖尿病孕妇，如无母儿并发症应在严密监测下等待预产期；到预产期仍未临产者，可引产终止妊娠。胰岛素治疗的妊娠期糖尿病孕妇，如血糖控制良好且无母儿并发症，在严密监测下，妊娠39周后可终止妊娠；血糖控制不满意或出现母儿并发症，应及时入院观察，根据病情决定终止妊娠时机。伴有微血管病变或既往有不良生产史者，需要严密监护，医生会根据患者的具体情况来决定终止妊娠的时机。

（2）分娩方式：妊娠期糖尿病本身不是剖宫产指征。决定阴道分娩者，医生会制订分娩计划，并在产程中密切监测孕妇的血糖、宫缩、胎心率变化，以免产程过长。糖尿病伴微血管病变及其他产科指征，如胎位异常、胎盘功能不良等，可择期进行剖宫产。妊娠期血糖控制不好、胎儿偏大（尤其估计胎儿体重≥4000g）或既往有死胎、死产史者，应适当放宽剖宫产指征。

在此提醒高龄孕妇，平常应多学习、了解妊娠期糖尿病的基本知识，遵医嘱正确进行饮食控制和运动，必要时使用胰岛素。并保持心情舒畅、避免巨大情绪波动。同时，定期到医院复查，让医生了解血糖控制情况，及时调整治疗方案，这样才能顺利度过分娩期。

5. 高龄孕妇是否容易患妊娠期高血压疾病

妊娠期高血压疾病是妊娠与血压升高并存的一组疾病，在妊娠妇女中的发生率为 5% ～ 10%，该组疾病包括了妊娠期高血压、子痫前期、子痫及高血压并发子痫前期和妊娠合并高血压。该疾病以高血压、水肿、蛋白尿为主要表现，病情较重时孕妇会发生抽搐、昏迷、心力衰竭、肾衰竭，甚至是母子死亡。妊娠期高血压疾病是孕产妇和围生儿死亡率升高的主要原因之一，严重影响母婴健康。

那么什么样的孕妇容易患妊娠期高血压疾病呢？总结如下。

（1）有家族遗传史者：妊娠高血压的发病有家族遗传的因素。因此，如果孕妇的母亲有妊娠高血压病史者，孕妇发病的可能性较高。

（2）初诊时血压高者：要留意原本血压就高的人。虽然在正常范围内，但在初诊时血压达 130 ～ 139mmHg 就存在高风险。

（3）首次妊娠和高龄孕产妇：数据显示，2% 曾经妊娠的孕妇会患上妊娠高血压综合征，其中初次妊娠占 3.2%。年龄＞ 35 岁的高龄孕产妇也容易患妊娠高血压。

（4）孕双胞胎（多胞胎）者：如果孕双胞胎或多胞胎，妈妈的身体负担会特别大，风险也较高，胎儿也有早产和低体重的风险。

（5）血球容积比值高者：血球容积比值是表示血液浓度的数

值。妊娠时血量会增加，使血液变得稀释，所以数值会比平时低，仍有高值者就要注意了。

（6）体重 60kg 以上者：体重越高就越容易患上，虽然身高也有一定的影响，不过数据显示，体重超过 60kg 时，风险也会随之增加。

（7）长期患病的高龄孕妇：甲状腺疾病、慢性肾炎、糖尿病等慢性病患者，妊娠大大增加了身体的负担，容易导致高血压。曾有重度子痫前期、不明原因胎死宫内或胎盘障碍、胎儿生长受限病史，以及有抗磷脂综合征的女性再次妊娠也属于高危人群。

（8）营养摄入失衡：研究人员发现，营养不良是患此病的重要原因。因为营养不良可能导致叶酸缺乏，叶酸缺乏可能导致血液高凝，进而会导致妊娠期高血压疾病。此外，营养缺乏可导致孕妇出现低蛋白血症，进而导致水肿等，同时营养缺乏又可导致贫血，进一步导致胎盘供血供氧不足，引起妊娠期高血压疾病。营养缺乏还会导致缺钙，而缺钙也是妊娠期高血压疾病的一个原因。反过来，孕妇也不要过多摄食，出现营养过剩或失衡，否则会导致妊娠期糖尿病，糖尿病也会导致妊娠期高血压疾病。因此，妊娠期合理饮食最重要，戒偏食，也要戒贪食。

妊娠期高血压的发病时间一般是在妊娠 20 周以后，妊娠 28 周以后更为多见。当原患有原发性高血压、慢性肾炎、糖尿病等合并症时病情会更为复杂。因此，对妊娠期高血压要给予充分重视。

6. 高龄孕妇如何应对妊娠期高血压

虽然妊娠期高血压疾病严重威胁母婴健康，但是通过科学合理的预防和处理，增强高龄孕妇日常自我防范意识，还是可以降低疾病风险的。

准妈妈首先要做好疾病的自我识别。在妊娠中后期，高龄孕妇除了要注意观察胎动外，还要注意自己的体重增加情况，每周不能超过0.5kg。一般妊娠8个月以后，在每天下午可有双足部轻度水肿，休息后消失。如果水肿出现的时间过早（如妊娠6个月或7个月就出现），持续时间长，休息后不消失，水肿加重延伸到小腿部，均应立即到医院检测血压和尿常规，了解有无妊娠期高血压。

发生下肢水肿，但血压和尿常规正常时，准妈妈应注意以下问题：①增加产检次数，每周到医院做一次产检。②休息，适当减轻工作量，保证充足的睡眠。可在家休息，必要时住院治疗。③左侧卧位，休息及睡眠时取左侧卧位。左侧卧位可减轻右旋的子宫对腹主动脉和下腔静脉的压力，增加回心血量，改善肾血流量以增加尿量，并有利于维持正常的子宫胎盘血液循环。④饮食，应注意摄入足够的蛋白质、维生素，补足铁和钙剂。注意了以上方面，病情多可缓解，但也有少数病例的病情仍继续发展。重度高血压合并蛋白尿时，称为子痫前期，需要住院治疗，适时结束妊娠。

此外，要认真做好妊娠期高血压的防治工作。主要措施如下。

（1）在妊娠早期进行定期检查，主要是测血压、查尿蛋白和测体重。尤其是妊娠20～32周，测血压和观察有无水肿。早期轻度的妊娠期高血压经过积极有效的治疗可以治愈或控制病情发展。

（2）孕妇及哺乳期妇女应用降压药需十分谨慎。因为有些降压药物可以通过胎盘进入胎儿或出现在乳汁中，对胎儿或婴儿产生毒副作用。有些中成药其实含有一定量的对胎儿不利的西药成分，而且中药本身也有不良作用，孕妇采用中成药和中草药降压时要多加注意。

（3）注意休息和营养：心情要舒畅，精神要放松，争取每天卧床10小时以上，并以侧卧位为佳，以增进血液循环，改善肾脏供血条件。注意饮食不要过咸，保证蛋白质和维生素的摄入。避免强光、噪声或振动等刺激，以防诱发抽搐。

（4）及时纠正异常情况：如发现贫血，要及时补充铁质；若发现下肢水肿，要增加卧床时间，把脚抬高休息；血压偏高时要按时服药。妊娠近足月或虽未足月，经治疗病情进展严重者应终止妊娠。

（5）注意既往史：曾患有肾炎、高血压等疾病及上次妊娠有过妊娠高血压综合征的孕妇要在医生指导下进行重点监护。

那么，妊娠期高血压吃什么更合理呢？主要摄食原则如下。

（1）减少动物脂肪的摄入：患有妊娠期高血压疾病的高龄孕妇应减少动物脂肪的摄入，炒菜最好以植物油为主，每天20～25g。饱和脂肪酸（如猪油、牛羊油、椰子油、棕榈油等）的热量摄入应＜10%。

（2）控制食物的摄入总量：妊娠后期热量摄入过多，每周体重增长过快等都是妊娠高血压综合征的危险因素。因此，孕妇摄入热量应以每周增加体重500g为宜。对于已经肥胖的孕妇，每周增重250g为宜。

（3）控制钠盐的摄入：钠盐在防治高血压中发挥着重要作用。若每天食入过多的钠，会使血管收缩，导致血压上升，因此有高血压的孕妈妈应每天限制在3～5g。同时，还要远离含盐量高的食品，如调味汁、腌制品、熏干制品、咸菜、酱菜、罐头制品、油炸食品、香肠、火腿等。另外，酱油也不能摄入过多，6ml酱油约等于1g盐的量。如果已经习惯了较咸口味的高龄孕妇，可用低钠盐代替普通食盐，以此改善少盐烹调的口味。

（4）补充优质蛋白质：重度高血压的孕妇因尿中蛋白丢失过多，常有低蛋白血症。因此，应及时摄入优质蛋白，如牛奶、鱼虾、鸡蛋等，以保证胎儿的正常发育。每日补充的蛋白质量最高可达100g。

（5）补充含钙丰富的食物：钙不仅有助于胎儿骨骼与牙床的发育，而且能使血压稳定或有所下降。患妊娠期高血压疾病的孕妇最好多吃含钙丰富的食品，如奶制品、豆制品、鱼虾、芝麻等，也可适当补充钙剂。若为低钙血症，每天的钙摄入量可达2000mg。

妊娠期高血压除了做好饮食控制外，还要做好相关治疗。因为妊娠期高血压疾病治疗目的是预防重度子痫前期和子痫的发生，降低母胎围生期患病率和死亡率，改善母婴预后，所以建议治疗的基本原则是休息、镇静、解痉，有指征地降压、利尿，密切监测母胎情况，适时终止妊娠。一般应根据病情种类和轻重缓急考虑采用下列个体化治疗。

（1）妊娠期高血压：休息、镇静、监测母胎情况，酌情降压治疗。

（2）子痫前期：镇静、解痉，有指征地降压、利尿，密切监测母胎情况，适时终止妊娠。

（3）子痫：控制抽搐，病情稳定后终止妊娠。

（4）妊娠合并高血压：以降压治疗为主，注意子痫前期的发生。

（5）高血压并发子痫前期：同时兼顾高血压和子痫前期的治疗。

最后强调一点，高龄准妈妈发生妊娠期高血压不可怕，要定期去医院产检，听取医生建议。

7. 高龄孕妇合并妊娠期心脏病怎么办

妊娠期心脏病可分为两大类：第一类为妊娠之前就存在的心脏病，以风湿性及先天性心脏病居多，高血压性心脏病、二尖瓣脱垂和肥厚型心脏病少见；第二类是妊娠诱发的心脏病，如妊娠期高血压疾病心脏病、围生期心脏病。

那么，如何预防妊娠期心脏病给准妈妈带来的危害呢？未孕时有器质性心脏病的育龄妇女如有以下情况应被告知不宜妊娠。

（1）心功能Ⅲ级或Ⅲ级以上，严重的二尖瓣狭窄伴有肺动脉高压或有较明显发绀的先天性心脏病，应先行修复手术。如不愿手术或不能手术者，不宜妊娠。

（2）风湿性心脏病伴有心房颤动者或心率快难以控制者。

（3）心脏明显扩大（提示有心肌损害或严重瓣膜病变）或曾有脑栓塞恢复不全者。

（4）曾有心力衰竭史或伴有严重的内科并发症，如慢性肾炎、肺结核患者。

上述患者应严格避孕。

对已经妊娠伴有心脏病的孕妇则实行以下治疗。

（1）治疗性人工流产：患器质性心脏病的孕妇，如有上述不宜妊娠的指征，应尽早做人工流产。妊娠3个月内可行吸宫术，妊娠超过3个月，应选择适合的终止妊娠措施。妊娠期出现心力衰竭者须待心力衰竭控制后再做人工流产。

（2）加强产前检查：心功能Ⅰ、Ⅱ级孕妇可继续妊娠，应从妊娠早期开始进行系统产前检查，严密观察心功能情况。最好由产科和内科共同监护。心功能Ⅰ级或Ⅱ级的患者妊娠期劳累或有上呼吸道感染时，可迅速恶化为Ⅲ级，甚至出现心力衰竭。

（3）预防心力衰竭：每天夜间保证睡眠10小时，日间餐后休息0.5～1小时。限制活动量，限制食盐量，每天不超过4g。积极防治贫血，给予铁剂、叶酸、维生素B和维生素C、钙剂等。加强营养。整个妊娠期体重增加不宜超过10kg。

（4）早期发现心力衰竭：当体力突然下降、阵咳、心率加快、肺底持续湿啰音，且咳嗽后不消失，水肿加重或体重增长过快时，均应提高警惕。

（5）及时治疗急性心力衰竭：取半卧位，以利呼吸和减少回心血量，立即吸氧，给予镇静剂、利尿剂（一般以呋塞米静脉注射或口服），静脉注射强心药物如毛花苷C或毒毛花苷K。症状改善后可酌情口服洋地黄制剂如地高辛。

（6）适时入院：即使无症状，也应于预产期前2周入院。妊娠期心功能恶化为Ⅲ级或有感染者应及时住院治疗。

（7）其他：有心脏病手术史者的处理仍取决于手术后心脏

功能情况。

如果妊娠期心脏病的孕妇已临产，分娩期的处理如下。

（1）产程开始即应给予抗生素，积极防治感染。每日4次测体温，勤数脉搏和呼吸次数。

（2）使产妇安静休息，可给予少量镇静剂，间断吸氧，预防心力衰竭和胎儿宫内窘迫。

（3）如无剖宫产指征，可经阴道分娩，但应尽量缩短产程。可行会阴侧切术、产钳术等。严密观察心功能情况。因产程延长可加重心脏负担，所以可适当放宽剖宫产指征。以硬膜外麻醉为宜。如发生心力衰竭，须积极控制心力衰竭后再行剖宫产术。

（4）胎儿娩出后为防止腹压骤然降低而发生心力衰竭，可立即肌内注射吗啡或苯巴比妥钠。如产后出血超过300ml，肌内注射催产素。需输血、输液时，应注意速度勿过快。

分娩后的产妇在产褥期内应充分休息，观察体温、脉搏、心率、血压及阴道出血情况，警惕心力衰竭及感染，继续应用抗生素。如果心脏功能差，不适宜再次妊娠的妇女可采取长效避孕措施。

8. 高龄孕妇合并妊娠期心脏病的治疗措施有哪些

妊娠合并心脏病（包括妊娠前已有心脏病和妊娠后新发生的心脏病）在我国的发生率约为1%，在孕产妇的死亡原因中高居第二位，是最常见的非直接产科死因。因此，及时科学地处理病情是降低对母儿危害的关键。

患有心脏病的妇女能否耐受妊娠取决于多方面的因素，如心脏病的种类、病变程度、心功能状况、有无并发症等。在评估心脏病孕妇耐受妊娠的能力时，既需慎重考虑妊娠可能加重心脏负担而危及生命，也要避免过多顾虑，致使能胜任者丧失生育机会。凡有下列情况者，一般不适宜妊娠，应及早终止。

（1）心脏病变较重，心功能Ⅲ级以上或曾有心力衰竭史。

（2）风湿性心脏病伴有肺动脉高压、慢性心房颤动、房室传导阻滞，或近期并发细菌性心内膜炎。

（3）先天性心脏病有明显发绀或肺动脉高压。

（4）合并其他较严重的疾病，如肾炎、重度高血压、肺结核等。但如妊娠已超过3个月，一般不考虑终止妊娠，因对有病的心脏来说，此时终止妊娠其危险性不亚于继续妊娠。如已发生心力衰竭，则仍以适时终止妊娠为宜。

如果妊娠合并心脏病的孕妇继续妊娠，必须加强监护，由于心力衰竭是心脏病孕妇的致命伤，因此监护的目的在于预防心力衰竭，而具体措施可概括为减轻心脏负担与提高心脏代偿功能两项。

（1）减轻心脏负担：①限制体力活动，增加休息时间，每日至少保证睡眠10～12小时。尽量取左侧卧位，以增加心搏出量及保持回心血量的稳定。②保持精神愉悦，避免情绪激动。③给予高蛋白、低脂肪、多维生素饮食，限制钠盐摄入，每日食盐摄入量为3～5g，以防水肿。合理营养，控制体重的增加速度，每周不超过0.5kg，整个妊娠期不超过10kg。④消除损害心功能的各种因素，如贫血、低蛋白血症、维生素（尤其是维生素 B_1）缺乏、感染、妊娠高血压综合征。⑤如需输血，多次小量（150～200ml）；如需补液，限制在每天500～1000ml，滴速为每分钟10～15滴。

（2）提高心脏代偿功能：①心血管手术，病情较重、心功能Ⅲ～Ⅳ级、手术不复杂、麻醉要求不高者可在妊娠3～4个月时进行。紧急的二尖瓣分离术（单纯二尖瓣狭窄引起急性肺水肿）可在产前施行。动脉导管未闭患病期间发生心力衰竭或有动脉导管感染时，有手术指征。②洋地黄化，心脏病孕妇若无心力衰竭的症状和体征，一般不需洋地黄治疗，因为此时应用洋地黄不起作用。况且妊娠期应用洋地黄不能保证产时不发生心力衰竭，一旦发生反应则造成当时加用药物困难。再者，迅速洋地黄化可在数分钟内发挥效应，如密切观察病情变化，不难及时控制早期心力衰竭。因此，通常仅在出现心力衰竭先兆或早期心力衰竭、心功能Ⅲ级者妊娠 28～32 周时（即妊娠期血流动力学负荷达高峰之前）应用洋地黄。由于孕妇对洋地黄的耐受性较差，易于中毒，故宜选用快速制剂，如去乙酰毛花苷（西地兰）或毒毛花苷 K。维持治疗则选用排泄较快的地高辛，一般用至产后 4～6 周血循环恢复正常为止。

此外，心功能Ⅰ级、Ⅱ级的孕妇应增加产前检查次数，20 周以前至少每 2 周由心内科、产科医师检查一次，以后每周一次，必要时进行家庭随访。除观察产科情况外，主要了解心脏代偿功能及各种症状，定期做心电图、超声心动图检查，以利对病情做出全面估计，从而发现异常。有心力衰竭先兆，立即住院治疗。预产期前 2 周入院待产，既能获充分休息，也便于检查观察。凡心功能Ⅲ级或有心力衰竭者应住院治疗，并留院等待分娩。

妊娠合并心脏病的孕妇在分娩期与产褥期处理时要格外小心，因为从妊娠、分娩及产褥期血流动力学变化对心脏的影响来看，妊娠 32～34 周、分娩期及产褥期的最初 3 天是心脏病患者最危险的时期，极易发生心力衰竭。

（1）分娩方式的选择：心脏病孕妇的分娩方式主要取决于心功能状态及产科情况。①剖宫产：可在较短时间内结束分娩，从而避免长时间子宫收缩所引起的血流动力学变化，减轻疲劳和疼痛等引起的心脏负荷。②阴道分娩：心功能Ⅰ、Ⅱ级者，除非有产科并发症，原则上经阴道分娩。心脏病孕妇的平均产程和正常孕妇相比，无明显差别，但必须由专人负责，密切监护。

（2）产褥期处理要点：由于加强妊娠期及产时监护，不少患者多能顺利闯过关。但是，若放松产褥期监护，则很有可能功亏一篑。据统计，75% 合并心脏病的孕产妇死亡发生于产褥早期。因此，合理处理方式非常重要，包括：①继续用抗生素防止感染以杜绝亚急性细菌性心内膜炎的发生。②曾有心力衰竭的产妇，应继续服用强心药物。③注意体温、脉搏、呼吸及血压的变化，以及子宫缩复与出血情况。④产后卧床休息 24～72 小时，重症心脏病产妇应取半卧位，以减少回心血量，并吸氧。如无心力衰竭表现，鼓励早期起床活动。有心力衰竭者，则卧床休息，期间应多活动下肢，以防血栓性静脉炎。⑤心功能Ⅲ级以上的产妇，产后不授乳。哺乳增加机体代谢与液量需要，可使病情加重。⑥产后至少住院观察2周，待心功能好转后始可出院。出院后仍需充分休息，限制活动量。⑦严格避孕。

归根结底，心脏病是心力衰竭的发生基础。因此，早期发现和处理妊娠期心脏病非常重要。心力衰竭的早期症状为无其他原因可解释的倦怠，轻微活动后即感胸闷、气急，睡眠中气短、憋醒和（或）头部须垫高，肝区胀痛，下肢水肿。早期体征有休息时心率＞120次/分，呼吸频率＞24次/分，颈静脉搏动增强，肺底湿啰音，交替脉，舒张期奔马律，尿量减少及体重增加。心电图 V_1 中的P波终末向量阳性。胸部连续摄片（立位）显示两肺中上野的肺静脉纹理增粗。心脏代偿功能的分级亦即心力衰竭的分度：心功能Ⅱ级等于轻度心力衰竭，心功能Ⅲ级等于中度心力衰竭，心功能Ⅳ级等于重度心力衰竭。认识这些对及早发现、及时诊断、做好分级分度在妊娠期心脏病中十分关键。

妊娠合并心力衰竭与非妊娠者心力衰竭的治疗原则类似，包括强心、利尿、扩血管、镇静、减少回心静脉血量、抗心律失常。

9. 高龄孕妇查出乙型肝炎"大三阳"或"小三阳"该怎么办

"大三阳"和"小三阳"是病毒性肝炎的一种类型，而病毒性肝炎在女性最重要的时期——妊娠期是特别易感的。

病毒性肝炎是一种严重危害人类健康的传染病。它由多种肝炎病毒感染引起，可导致肝细胞变性和坏死。病原体主要包括7种类型的病毒，即A型、B型、C型、D型、E型、G型和输血类型。其中B型即乙型肝炎最常见，"大三阳"及"小三阳"都属于乙型肝炎携带者，可在妊娠期间的任何时间发生。孕妇的肝炎发病率约为非孕妇的 6 倍。急性重型肝炎的发病率是非孕妇的 66 倍。

妊娠期患有病毒性肝炎将严重威胁孕产妇的安全。这种疾病是孕产妇间接死亡的第二大原因，仅次于妊娠合并心脏病。据报道，中国妊娠期病毒性肝炎的发病率为 0.8% ～ 17.8%。这种疾病对母婴的影响很大，已受到越来越多的关注。因为孕妇妊娠期摄入的营养增多，肝脏负担增加。妊娠期间又产生大量的雌激素，这都需要在肝脏中处理。另外，胎儿代谢产物需要在母体肝脏中解毒，导致孕妇肝脏负担加重，在接触肝炎病毒后容易被感染而发病。

妊娠期病毒性肝炎在治疗之前，患者必须通过分型诊断才可以获得最终的治疗方案，那么医患双方都必须对妊娠期病毒性肝炎的临床特点有所了解。

先来看起始症状。一般妊娠期病毒性肝炎的初始变现与妊娠期反应相似，所以患者和医生都很容易忽视。当症状严重时，通常会发现它们已发展到可以影响预后的程度了。另外，妊娠期病毒性肝炎的诊断不能单方面强调氨基转移酶升高的重要性。如果妊娠期出现恶心、呕吐、食欲缺乏等消化道症状，除妊娠反应外必须想到肝炎的可能性，应该详细地询问相关病史，如密切接触、输血、注射史等，这样可以及时发现和治疗妊娠期病毒性肝炎。

病毒性肝炎分为两种类型，分别是黄疸型和无黄疸型，后者较为常见，约占 80%。黄疸型肝炎顾名思义有黄疸，巩膜和皮肤有黄染，发病后约 1 周血胆红素升高。这种疾病应该与妊娠期间的肝脏胆汁淤积症相鉴别。后者消化道症状可轻微或没有症状，除了黄疸，常伴有皮肤瘙痒，氨基转移酶一般正常，血胆红素很少超过 5mg。特别严重的病毒性肝炎急性起病，发病后 7 ～ 10 天，黄疸逐渐加重，然后出现持续性呕吐、高热、头痛，黄疸可能不重但可伴低血糖等。肝细胞大面积严重坏死，患者可进入昏迷状态。

妊娠期病毒性肝炎对机体的影响来自两种改变，一种是妊娠引起的改变，另一种就是病毒性肝炎引起的改变，两者之间是有一定的联系和相互影响的。

（1）妊娠对病毒性肝炎的影响：虽然妊娠期对病毒性肝炎没有特殊影响，但由于胎儿的生长发育，需要大量的能量、维生素、蛋白质等，肝脏中糖原的代谢增强，负担加重。如果糖原储存不足，可引起肝功能障碍，所以妊娠期间对肝炎病毒更易感。在妊娠的第3个月，病毒性肝炎可发展成重型肝炎或急性、亚急性黄肝萎缩，特别是黄疸型肝炎，且死亡率很高。一般类型的肝炎，病程和肝功能恢复正常与非妊娠期病毒性肝炎相比，严重情况下恢复较慢，而慢性或长期肝炎的发展与非妊娠者差别不大。

（2）病毒性肝炎对妊娠的影响：如果妊娠早期发生病毒性肝炎，妊娠反应可能会加重。若发生在妊娠晚期，妊娠高血压的发生率高于非妊娠期，而妊娠并发高血压可能反过来加重肝炎的严重后果。由于肝脏受损，凝血功能受到影响，产后出血的发生率也增加。不过据报道，妊娠早期发生病毒性肝炎，新生儿畸形的发生率并未增加，但晚期患病则早产、死产和新生儿死亡率则明显增加。目前，乙型肝炎病毒的无症状携带者已被证实，有 5% ～ 7% 的 HBsAg 阳性患者在出生时病毒可能通过胎盘感染胎儿。尤其是妊娠后半期的感染，乙型肝炎表面抗原的阳性率在胎儿和新生儿中可达 20% ～ 30%。因此，妊娠后感染乙型肝炎的时间差异对胎儿的影响是不一样的。

那么妊娠期病毒性肝炎对母儿都会造成哪些危害呢？应该说妊娠期病毒性肝炎不仅对孕妇本身有一定的影响，而且对于胎儿的健康也有很大的危害。下面介绍妊娠期病毒性肝炎对孕妇和胎儿造成的危害有哪些。

（1）病毒性肝炎对孕妇的危害：由于女性在妊娠期间所需的能量和蛋白质含量，维生素、钙、铁等营养素的含量均比妊娠前更多，而且因妊娠期代谢旺盛，胎儿的营养、呼吸、排泄等功能都是由母亲完成的。因此，妊娠期间身体各器官的负担相对较大，特别是肝脏的负担要比常人大很多。

（2）病毒性肝炎对胎儿的危害：孕妇患有乙型肝炎病毒，胎儿最容易感染，妊娠早期的肝炎很容易使胎儿畸形，在晚期很容易造成胎儿死亡或早产。一般情况下，病情轻微，病程短或及时发现，大部分能正常分娩；但如果病情严重，病程长，孕产妇身体过于虚弱，应停止妊娠。

10. 高龄孕妇患病毒性肝炎该如何处理

　　妊娠期是一个关键的时期，高龄准妈妈在这个时期得了病毒性肝炎该怎么办，应如何应对妊娠期病毒性肝炎呢？

　　妊娠期病毒性肝炎如果不积极治疗，很容易发展成重症肝炎。因此，所有诊断或疑似肝炎的孕妇都应该接受积极的治疗（图 14-2），包括充足的休息和营养。一般妊娠中期或晚期患者不宜终止妊娠，因为任何药物或人工流产都会增加肝脏的负担。注意并预防严重的妊娠高血压综合征。晚期感染的患者对孕妇和胎儿的影响更大，因此建议加强治疗和观察。

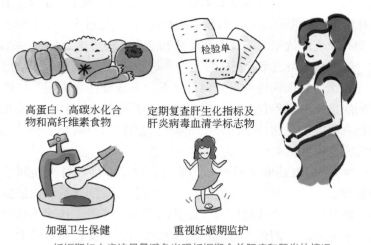

高蛋白、高碳水化合物和高纤维素食物

定期复查肝生化指标及肝炎病毒血清学标志物

加强卫生保健

重视妊娠期监护

妊娠期妇女应该尽量避免出现妊娠期合并肝病和肝炎的情况

图 14-2　妊娠期病毒性肝炎的诊治

妊娠期合并病毒性肝炎要特别注意和预防凝血功能障碍（如DIC），分娩时要采用新鲜血液，应用维生素 K_1 加强凝血功能，防止延迟分娩，缩短第二产程，减少体力消耗，防止产道损伤和产后出血。应该监测 DIC 和重症肝炎的体征，注意血压和尿量，防止发生肝肾综合征。在产褥期积极预防感染并使用不会损害肝脏的抗生素。新生儿脐带血可用于肝功能和抗原测定。阴性胎儿可能仍会发展为病毒性肝炎。因此，每个新生儿都必须实施隔离护理，并密切关注肝脏有无损害症状的存在。

因为我国孕妇感染甲型肝炎和乙型肝炎比较多见，下面单就这两种类型肝炎的治疗进行总结。

（1）妊娠合并甲型肝炎：目前对甲型肝炎尚无特效药，一般多采取下列综合措施。①休息、保肝支持疗法。常用茵陈冲剂、垂盆草冲剂及维生素 C 和复合维生素 B，或静脉滴注葡萄糖溶液等。②由于甲型肝炎病毒不通过胎盘屏障，不传给胎儿，故不必进行人工流产或中期妊娠引产。但肝功能受损可影响母体代谢、产生缺氧等，以至于较易发生早产，所以在妊娠晚期必须加强胎动计数等自我监护。有早产先兆者需及早住院治疗，并行无激惹试验及 B 超等生物物理指标监护，临产过程中注意缩短第二产程、预防产后出血和产褥感染。③分娩后甲型肝炎已痊愈者可以哺乳。

（2）妊娠合并乙型肝炎（"大三阳"及"小三阳"）：①一般治疗，除在肝炎急性期予以隔离和卧床休息外，还应予以清淡及低脂肪饮食，每日应供给足够热量，如消化道症状较明显，则应予以葡萄糖溶液静脉滴注。②保肝药物的应用，每天需给大量维生素 C、维生素 K_1、维生素 B_1、维生素 B_6、维生素 B_{12} 等。维生素 C 为机体内参与氧化还原过程的重要物质，有增加抗感染能力、促进肝细胞再生与改善肝功能的作用；而维生素 K_1 可促进凝血酶原、纤维蛋白原和某些凝血因子（因子Ⅶ、因子Ⅹ）的合成。一般采用维生素 C、维生素 K 加 5% 或 10% 葡萄糖溶液静脉滴注。同时可以给予能量合剂，如 25% 葡萄糖溶液加辅酶 A 及维生素 C。肌内注射维生素 E 防止肝细胞坏死。对 ALT 高者可用强力宁、门冬氨酸钾镁加入葡萄糖溶液静脉滴注。如有贫血或低蛋白血症者，可给予适量鲜血、人体白蛋白或血浆输注。③妊娠早期如 HBsAg 滴定度高且 HBeAg 阳性伴有临床表现者应在积极治疗情况下考虑行人工流产术，因为妊娠和乙型肝炎可能相互影响、叠加不良影响。但妊娠中晚期的患者当以保肝治疗为主，不宜贸然行引产术，以免由于引产而引起不良后果。④分娩与产褥期必须注意以下 3 个方面，即防止出血；在产后应用对肝肾无不良影响的抗生素以预防感染；密切注意临床症状及肝功能检测结果，防止病情发展。⑤新生儿的处理方式，近年来主张对 HBsAg 阳性孕妇所生的婴儿需在出生后 24 小时内、出生后 1 个月及 6 个月各皮内注射乙肝疫苗，一般可阻断大多数的母婴垂直传播。如有条件可于出生后再肌内注射 1 支人类 HBs 免疫球蛋白，可能更有利于防止母婴垂直传播。我国的乙肝疫苗作用能保持 5 年左右，故在儿童进入小学之前应再做一次加强免疫注射，以保证身体健康。

11. 妊娠期消化性溃疡有哪些表现

妊娠期消化性溃疡主要指胃和十二指肠的慢性溃疡，即胃溃疡和十二指肠溃疡，简称溃疡病。临床上高龄孕妇以十二指肠溃疡多见。

妊娠期消化性溃疡的临床表现主要如下。

（1）上腹痛：多数消化性溃疡患者有慢性上腹痛。疼痛具有明显的节律性，呈周期性发作，多为烧灼痛或钝痛，与非妊娠期的溃疡病基本相同。妊娠早、中期由于胃酸分泌减少、胃蠕动减弱、胃黏膜充血减轻等因素的作用，消化性溃疡症状可缓解。妊娠晚期、分娩期及产褥期，由于肾上腺皮质功能增强、乳汁的形成和分泌，胃液的分泌随之增加或减弱，胃液内盐酸和蛋白酶含量升高，少数胃溃疡患者症状加重，甚至发生溃疡出血或穿孔。

（2）消化道症状：如嗳气、反酸、恶心、呕吐，妊娠早期上述症状可与妊娠反应混淆。

此外，多数患者有上腹部局限性压痛，发生并发症时可有相应的体征，但并发穿孔时腹膜刺激征可不明显，仅表现轻度腹胀，上腹部相当于溃疡所在部位有腹部轻压痛和肠鸣音亢进。

（3）妊娠合并消化性溃疡时，对溃疡病有保护作用的雌激素孕激素水平升高，且妊娠期胃酸及消化酶水平降低，所以既往有溃疡病的孕妇绝大多数症状改善。其中约半数在整个妊娠期无症状。少部分妊娠最后 3 个月内可复发，产后 3 个月有半数患者重新出现溃疡病症状，产后 2 年几乎所有溃疡病患者复发。

（4）妊娠期溃疡病发生穿孔及消化道出血者少见。偶见发生穿孔者可能因增大的子宫掩盖了穿孔的腹部体征而误诊，容易危及孕妇和胎儿的生命。

下面介绍妊娠期消化性溃疡的诊断。

（1）病史和临床表现：根据患者有慢性病程、周期性发作、发作期和缓解期相交替的节律性上腹痛、夜间痛及可用食物或制酸药物缓解等典型症状不难诊断。部分患者亦可仅表现为无规律的上腹隐痛不适，临床上孕妇就诊时有相关症状时需要区别是溃疡病的症状还是正常妊娠反应或反流性食管炎症状。

（2）实验室检查：合并消化道出血者可有贫血，大便隐血阳性；非侵入性实验室检查，如 ^{13}C、^{14}C 尿素呼气试验及幽门螺杆菌血清学试验可协助诊断。

（3）其他辅助检查：X 线钡餐透视或上消化道内镜对妊娠合并消化性溃疡有确诊价值。但前者对孕妇和胎儿有不利影响，不宜常规使用。如临床症状不典型或合并上消化道出血时，可先使用镇静剂或咽部黏膜麻醉后给予胃纤维镜明确诊断，这样使孕妇痛苦减轻。合并穿孔者，B 超可显示腹腔内气体和液体回声，这是诊断胃肠道穿孔的间接征象。对于症状不典型或特别严重者，抗酸药物无效或并发上消化道出血时应用小儿型可弯曲式内镜进行检查，这样相对比较安全并可明确诊断。

12. 妊娠期消化性溃疡怎么治疗

治疗妊娠期消化性溃疡的治疗原则与非妊娠期的消化性溃疡基本相同，但应注意药物对胎儿的影响。一般性治疗包括保证足够的休息，避免过度精神紧张和情绪波动。饮食定时，避免粗糙、过冷、过热和刺激性大的饮食，少食多餐。当一般性治疗效果不明显时，需要结合药物，甚至手术治疗。所用的药物和手术方式如下。

（1）抗酸药物：能中和胃酸，缓解疼痛，促进溃疡愈合。有关抗酸剂对胎儿影响的资料较少。虽有回顾性研究报道妊娠早期服用抗酸剂导致胎儿先天畸形，但未得到进一步证实。动物试验亦未发现长期给予抗酸药物对胎儿有致畸作用。所以目前认为，妊娠中、晚期服用含铝、镁或钙的抗酸剂是比较安全的。

（2）组胺 H 受体拮抗剂：能与组胺竞争壁细胞膜上的组胺 H 受体，消除组胺引起的胃酸分泌作用。该类药物种类很多，有西咪替丁、雷尼替丁、法莫替丁、尼扎替丁等。该类药物一般能通过胎盘及乳汁，因此产褥期需服用此类药物者应暂停哺乳。

（3）硫糖铝：为胃黏膜保护剂，有利于溃疡面的愈合。每次 1g，餐前 1 小时及睡前口服。

（4）手术治疗：溃疡合并出血或穿孔者应及早手术治疗。有资料表明，保守治疗的孕妇的死亡率明显高于手术治疗的孕妇。手术方式有胃大部切除等较彻底的溃疡手术、单纯穿孔缝合术和贯穿缝扎溃疡止血术。

总的治疗原则：对于原因可查的妊娠合并消化性溃疡，如药物性、应激性、幽门螺杆菌感染性消化性溃疡首先要消除病因，然后进行药物治疗，这样治疗后的溃疡复发率低，可停药观察。

维持药物治疗的主要适应证：①手术复发性溃疡；②以穿孔为首发症或只做单纯修补术者；③必须同时服用非甾体抗炎药、皮质激素及抗凝剂者。

维持药物治疗常采用的方式有 3 种：①连续性维持治疗，即溃疡愈合后剂量的一半；②间歇全程给药，即症状出现时给予 4 ～ 8 周的全治疗量；③症状性自我疗法，症状出现时给药，症状消失时停药。

13. 高龄女性妊娠后支气管哮喘会加重吗

妊娠合并哮喘是一种常见的可逆性呼吸道阻塞性疾病，其临床特点是阵发性喘息、呼气性呼吸困难、胸闷和咳嗽。喘息发作特别是重症哮喘和哮喘持续状态不仅危及母亲，而且母体严重缺氧可致胎儿宫内缺氧、发育迟缓、窘迫，甚至胎死宫内，因此对妊娠期哮喘发作的处理是否得当直接影响母儿安全。

妊娠合并哮喘是一种多基因疾病。母亲患哮喘，其后代易患哮喘，如果第 1 胎有哮喘，第 2 胎患哮喘的可能性更大。若双亲均系哮喘患者，那么他们的后代几乎均患此病。

这种病临床上往往表现为病情轻重不一。刚开始发作时可能只有单纯咳嗽，容易漏诊；发作明显时由于有急性支气管痉挛致气道梗阻，可出现呼吸困难、咳嗽及哮鸣，患者常有胸部发紧的感觉，伴喘鸣，有的发生严重缺氧。体格检查可以证实患者有缺氧表现，可见辅助呼吸肌运动，呼气比吸气更为明显，听诊可听到弥漫的哮鸣音，胸部有过度充气的表现，胸腔前后径线增大，横膈下降。注意哮鸣音与病情严重程度可以不成比例，当病情严重时，因无足够的气流，哮鸣音反而会消失。

那么临床上是怎么诊断妊娠合并哮喘的呢？依据如下。

（1）反复发作的喘息、呼吸困难、胸闷或咳嗽，并多与接触变应原、病毒感染、运动或某些刺激有关。

（2）发作时双肺可闻及散在或弥漫性的以呼气期为主的哮鸣音。

（3）上述症状经治疗可以缓解或自行缓解。

（4）排除可引起喘息或呼吸困难的其他疾病，如肿瘤梗阻或压迫气道、喉头水肿、支气管内异物、肿瘤肺栓塞心力衰竭等情况。

妊娠合并哮喘可以应用支气管扩张药物治疗和对症治疗。下面把妊娠期可用的药物和应对方法予以介绍。

（1）β_2肾上腺素能受体兴奋剂：它有极强的支气管舒张作用，是控制哮喘的一线药物。该类药物与 β 受体结合促进 cAMP 合成，使支气管平滑肌松弛，并且能稳定肥大细胞膜以减少细胞介质释放。常用的 β_2 受体兴奋剂有特布他林（terbutaline）、沙丁胺醇（salbutamol）、异丙喘定等，但妊娠合并高血压者禁用对 α、β 受体有兴奋作用的制剂，如麻黄碱、肾上腺素等茶碱类药物，这些药同样也能使支气管痉挛松弛，治疗非妊娠期的哮喘是有效的。抗胆碱类药物，如阿托品，虽然有利于平滑肌松弛扩张支气管，但其具有抑制腺体分泌导致痰黏稠不易咳出及瞳孔散大等不良反应，故妊娠期不宜使用。不过临床发现使用异丙托溴铵（溴化异丙托品）并不影响心率和痰液咳出，只是偶有口干现象。

（2）重度哮喘和持续状态的处理：这一状态由于导致严重缺氧，可引起早产、胎死宫内，必须紧急处理。首先让孕妇取半卧位，行气管插管正压给氧 [氧压不宜超过 1.96kPa（20cmH$_2$O）]，以减轻缺氧症状。除给予上述药物扩张支气管外，还可用肾上腺皮质激素达到迅速有效地控制哮喘持续状态的目的。一般可用氢化可的松加入 5% 葡萄糖溶液静脉滴注，或用地塞米松加入到 50% 葡萄糖溶液中静脉注射，每天用量视病情而定，可重复 2～4 次；也可视需要口服泼尼松。

（3）对症治疗：①患有支气管哮喘的孕妇，常表现为精神紧张、烦躁不安，可适当给予抑制大脑皮质功能的药物，如苯巴比妥、地西泮等，但应避免使用对呼吸有抑制功能的镇静剂和麻醉药，如吗啡、哌替啶等，以防加重呼吸功能衰竭和对胎儿产生不利影响。

②支气管痉挛哮喘发作时，支气管分泌物增多，如不及时清除会阻塞气道，增加缺氧和二氧化碳潴留，使炎症介质产生增多，加重病情的发展，因此促进排痰、保持呼吸道通畅至关重要。常用雾化吸入法，使痰变稀薄，易于咳出。必要时可用导管机械性吸痰，但禁用麻醉性止咳剂。碘化钾可影响胎儿甲状腺功能，故不宜使用。③为预防或控制呼吸道感染可做痰培养加药敏试验，选用有效且对胎儿无不良影响的广谱抗生素。④必要时静脉补充液体，注意纠正水、电解质紊乱和酸中毒。

至于妊娠合并哮喘的产科处理，主要措施如下。

（1）分娩期：有妊娠合并哮喘的孕妇临产后，首先应尽量使其保持精神安静状态。为防止哮喘发作，临产后应肌内注射可的松（醋酸可的松），12小时后重复1次。为避免产妇用力使用腹压，减少体力消耗，可用低位产钳或胎头吸引器助产以缩短第2产程。哮喘并不是剖宫产的指征，若合并其他产科情况需行剖宫产者可于手术前1～2小时静脉注射地塞米松或氢化可的松，术后再给予维持量，以预防哮喘发作。手术麻醉以硬膜外麻醉为宜，应避免全身麻醉，因全身麻醉气管插管时可诱发支气管痉挛发作。硫喷妥钠有使哮喘恶化的可能不宜使用。术后要加强监护，给予氧气吸入，适当使用支气管扩张剂并用抗生素预防感染。

（2）产褥期：由于分娩时体力消耗、精神紧张，大脑皮质功能容易失衡，通过丘脑兴奋迷走神经而诱发哮喘发作，因此产后要充分休息，减少哺乳次数。重症哮喘患者不宜哺乳。

（3）关于终止妊娠：一般认为哮喘病不是终止妊娠的指征，但是长期反复发作的慢性哮喘且伴有心肺功能不全的孕妇应考虑终止妊娠。

14. 高龄孕妇发生贫血怎么办

我国约1/3的未孕未哺乳妇女伴贫血，而哺乳及孕妇近一半贫血。我国育龄妇女的贫血情况比较突出，哺乳母亲及孕妇的贫血情况较未孕未哺乳妇女严重得多，高龄孕产妇更容易发生。一般孕妇贫血的患病率与孕周有密切关系。城市孕妇妊娠 13 周前贫血患病率为 16.4%，妊娠 28～37 周为高峰，贫血患病率达 41.4%，但妊娠 37 周下降为 32%。资料显示，孕妇妊娠 13 周后，尤其妊娠28 周后要增加铁剂的补充，矫治孕妇贫血。

缺铁性贫血是妊娠期最常见的贫血，一般从妊娠 5～6 个月开始发生。缺铁大多发生于对铁的需求量增加而未能满足供应的特殊情况下，妊娠就是其中之一。到了妊娠晚期血容量约增加1300ml，血液被稀释，红细胞数和血红蛋白相对性减少，一般妊娠期血红蛋白＜ 100g/L 即可诊断为贫血。很多准妈妈在妊娠前就有月经过多性失血，因此妊娠后体内存储量不足；而胎盘和胎儿的发育却使供血量猛增，以至于铁的需求量可以飙升 2 倍以上；加上妊娠期胃酸减少也影响了饮食中铁的吸收，妊娠后又未能通过饮食摄取足量的铁。这诸多因素加在一起使准妈妈很容易发生缺铁性贫血。

孕妇发生缺铁性贫血原因归结起来有下面几种。

（1）妊娠期铁的需要量增加：妊娠期间由于胎儿生长发育和子宫增大需要铁，红细胞增加时，红细胞中血红蛋白的合成也需要铁。此外，母体内还要储存一部分供分娩时失血和产后哺乳的消耗。因此，孕妇于妊娠中期体内所需要的铁量（4mg/d 以上）比末期孕妇所需要铁量（1mg/d）高 4 倍。当身体对铁质的需要量超过饮食摄入量时就会引起贫血。

（2）食物中营养不足：孕妇饮食中如果缺少铁、蛋白质、维生素 B_{12} 或叶酸等营养物质，都可以引起贫血。妊娠早期，常有恶心、呕吐、少食、挑食、不进食等早孕反应，造成摄入的营养不足，以至于在血红蛋白合成时缺少蛋白质、铁质及维生素等营养物质，影响了血红蛋白的合成，使之减少而引发贫血。

（3）铁吸收障碍：食物中所含铁必须先经胃液中盐酸的作用

转变为亚铁盐才能被小肠吸收到血液中，然后输送到骨髓中造血。然而，如果孕妇原有胃肠疾病或在妊娠期肠胃功能减弱，则胃液可能分泌不足，胃酸减少，致使含铁物质在胃中不能转化，吸收困难，体内由此缺铁而产生贫血。

（4）急性或慢性失血：如果孕妇在妊娠前曾有急性出血未经彻底治愈，或妊娠期间持续小量出血，如胃及十二指肠溃疡、肾盂肾炎、痔疮出血等都可引起不同程度的贫血。

（5）肠道寄生虫病：如我国江淮地区、皖南山区农村比较常见的钩虫病，孕妇感染后常引起贫血。有人测定，肠道中的每条钩虫平均每天要吸取人体血液 0.5ml 以上，假如妊娠合并钩虫病，孕妇会出现较为严重的贫血。

（6）生育过多：孩子生得过多、过密或哺乳时间过长，由于铁剂供应不足，也容易引起贫血。

还有一种叶酸性贫血又称为营养性大细胞性贫血，也是妊娠期常见的贫血类型之一，主要由妊娠后身体缺乏叶酸引起。妊娠后，准妈妈的身体对叶酸的需求量由妊娠前 50 ～ 100μg 增加到150 ～ 300μg，但因妊娠期胃酸分泌减少，胃肠蠕动减弱而影响了身体对叶酸的摄入吸收。加之妊娠期叶酸从尿中的排出量增加，如果动物性蛋白质和新鲜蔬菜进食得少，就更容易缺乏叶酸，由此引发叶酸缺乏性贫血。高龄准妈妈除更容易发生缺铁性贫血外，发生叶酸性贫血的概率也高。

那么，贫血给孕妇带来了哪些危害呢？一般来说，妊娠后准妈妈体内对氧的需求量增多，新陈代谢加快，同时子宫中的胎儿、胎盘发育增长也使血容量需求增加。在增加的血液中血浆的增速增量要比红细胞多，因此形成了妊娠期血液稀释的现象，这属于正常的生理过程，医学上称为生理性贫血，较多为缺铁性贫血。但是长时间的贫血，产前检查如不能及时发现和治疗，孕妇就会出现因脑供血不足、血中含氧量不足的晕厥。同时贫血可造成胎儿营养供应不足，轻者胎儿发育缓慢，重者可发生早产、胎儿宫内窘迫。

此外，贫血对胎儿也会带来严重影响，这一点准妈妈决不能掉以轻心。因为在这种情况下娩出的新生儿会存在一些父母不愿意看到的不足。

（1）婴儿视觉与动作不灵活：如向目标够取吊起的玩具、拇指和示指摄取细小物品、完成串珠及套叠等动作、做需要视觉与动作协调的搭积木和拼图能力均落后，甚至影响到入小学之后的作业完成能力。

（2）昼夜规律难以养成：正常婴儿在光线充足时易于觉醒，黑暗时脑对痛觉及一些刺激形成的化学递质传递的速度减慢，逐渐养成夜间睡眠和白天觉醒的生物钟规律。而缺铁时光线的透过速度差别消失，夜间对一切感觉都同白天一样灵敏，不容易形成昼夜生物钟。

（3）肌肉运动能力迟缓：缺铁时肌红蛋白内含铁不足，以致肌肉伸缩无力，婴儿抬头迟，翻身、坐起、爬行、站立和行走都晚于其他新生儿。而且贫血使孩子全身乏力，不愿意活动，总是躺着、坐着，使已经学会的动作逐渐发生退步。

（4）认识和语言落后：6个月内母体储存铁的不足会使婴儿无精打采易疲倦，对外界事物无兴趣，不敢接受新事物，所以认知能力会落后。由于缺铁婴儿注意力难以集中，对声音的变化感受茫然，既不求理解声音变化及其代表的意义，也懒得去模仿发音，所以理解能力不足。因主动交往要求不大，所以语言能力亦会落后。

（5）记忆力落后：由于含铁的酶多聚集在大脑的边缘区，这里是脑的记忆储存部位。缺铁时该部位的酶活力不足，导致记忆力落后，孩子难以形成快速记忆、背诵儿歌和识数。

在这种情况下，及时诊断妊娠期缺铁性贫血并快速纠正妊娠期缺铁性贫血就成为保证母儿健康的急迫措施。主要的治疗原则一方面是补充，主要是铁剂和叶酸；另一方面要去除导致缺铁和影响叶酸吸收的因素。措施如下。

（1）加强营养多吃富铁食物：从妊娠前及刚开始妊娠时就要

开始注意多吃瘦肉、家禽、动物肝及血（鸭血、猪血）、蛋类等富铁食物。豆制品含铁量也较多，肠道的吸收率较高，要注意摄取。主食多吃面食，面食较大米含铁多，肠道吸收也比大米好。另外，多吃有助于铁吸收的食品，如水果和蔬菜等。它们不仅能够补铁，所含的维生素 C 还可以促进铁在肠道的吸收。因此，在吃富铁食物的同时，最好一同多吃一些水果和蔬菜，有很好的补铁作用。做菜时尽量使用铁炊具烹调，如铁锅、铁铲，这些传统的炊具在烹制食物时会产生一些小碎铁屑溶解于食物中，形成可溶性铁盐，容易让肠道吸收。

（2）补充叶酸并摄入富叶酸食品：从妊娠前 3 个月开始服用叶酸增补剂，直到妊娠后 3 个月为止。饮食上注意进食富叶酸的食物，如肝脏、肾脏、绿叶蔬菜及鱼、蛋、谷、豆制品、坚果等。同时在做菜时注意不要温度过高，也不宜烹调时间太久，以免叶酸丢失。

（3）按时去医院做产前体检：至少要在妊娠的中期和后期检查 2 次血红蛋白，多次反复检验血能够及早发现贫血，及时采取相应措施纠正贫血。如果贫血严重，需到医院就诊。

（4）口服药物治疗：一般临床主张以口服药物补充铁剂为主。①硫酸亚铁或琥珀酸亚铁：如果同时服用 1% 稀盐酸和维生素 C，将有助于铁的吸收。制酸剂、鸡蛋、奶制品、面包和其他谷类食物等，如与铁剂同服可影响铁的吸收，因此推荐饭前 1 小时和饭后 2 小时内不宜口服硫酸亚铁。②富马酸亚铁：含铁量较高，对胃肠道刺激性小，但有时也有上腹不适、腹泻或便秘等不良作用。③枸橼酸铁胺：适用于吞服药片有困难者，但其为三价铁，不易吸收，治疗效果较差一些，不宜用于重症贫血的孕妇。

（5）注射铁剂治疗：注射用铁剂多用于妊娠后期重度缺铁性贫血患者或因严重胃肠道反应而不能接受口服给药者。常用的制剂有：①右旋糖酐铁，首次肌内注射，如无反应可增加，每天或隔天 1 次肌内注射，15 ～ 20 天为 1 个疗程；②山梨醇铁，含铁 50mg/ml，做深部肌内注射，局部反应较少，但全身反应较重；

③输血疗法，大多数缺铁性贫血的孕妇经补充铁剂以后临床症状及血常规很快改善，不需要输血，对重度贫血的孕妇，妊娠足月面临分娩处理，须尽快提高血红蛋白时可以考虑输血。

15. 高龄孕妇出现蛋白尿就一定是肾炎吗

蛋白尿一般分为生理性蛋白尿和病理性蛋白尿两种情况。生理性蛋白尿主要见于剧烈活动之后或发热时，常为一过性，短期会自行恢复正常。病理性蛋白尿主要见于原发性或继发性肾小球疾病。原发性肾小球疾病可进行肾穿刺活检以明确病理类型；而继发性肾小球疾病，常继发于糖尿病肾病、乙型肝炎肝肾综合征、紫癜肾等。

慢性肾炎是一组以血尿、蛋白尿、水肿和高血压为基本临床表现的疾病。妊娠期长时间肾小球高灌注和高滤过的生理代偿可加重肾脏负担，特别是妊娠末期，血液量增加35%，肾小球滤过率增加50%，孕妇和胎儿代谢产物的排泄均使肾脏的负担大大增加，可出现妊娠合并慢性肾炎。其发病率占住院分娩的0.03% ~ 0.12%。该病起病方式各异，病情迁延，常伴不同程度的肾功能减退，甚至发展为慢性肾衰竭，要引起准妈妈尤其是高龄准妈妈的高度重视。

妊娠合并慢性肾炎的表现是多种多样的，可以从无症状的蛋白尿或镜下血尿到明显出现的肉眼水肿、四肢乏力、头晕疲惫、贫血、高血压或肾病综合征，甚至发展到尿毒症。下面按照其表现类型的不同，列出相关的不同表现。

（1）普通型：大多数患者起病时毫无症状，经尿液检验才发现此病。与急性肾炎有些相似，以水肿、血尿为主，血压虽升高，但非主要表现。病情可暂时缓解或呈进行性恶化。

（2）高血压型：蛋白尿量少，伴有高血压。血压常呈持续性升高状态，临床表现很像原发性高血压（又称为高血压病）。

（3）肾病型：此型患者的症状表现为有显著的蛋白尿与水肿，尿蛋白每天排出量在3 ~ 3.5g，血浆蛋白含量降低，胆固醇含量升高。

妊娠合并慢性肾炎时妊娠和肾炎是相互影响的，分别介绍如下。

（1）慢性肾炎对妊娠的影响：慢性肾炎肾脏血流量减少，血液尿素氮和肌酐浓度会升高。胎盘血供不足，影响胎儿发育，可造成流产、死胎、胎儿宫内发育迟缓发生率升高。如果孕妇肾功能损害轻微，加上妊娠期适当监护，多数人能维持到足月，亦有少数重症患者经透析治疗或肾移植后获得足月分娩。不过，妊娠合并慢性肾炎者如有并发妊娠高血压综合征，可使病情恶化，易诱发急性肾衰竭，加大围生儿死亡率。肾功能不全者约有50%伴贫血，大量尿蛋白使血浆蛋白浓度下降，产生低蛋白血症，这些皆影响胎儿发育。妊娠预后与肾脏发展的病理类型密切相关，系膜毛细血管型肾炎对妊娠预后最不利，可致流产、早产和围生儿死亡，甚至危及孕母生命；而微小型病变影响较小，一般不影响宫缩和产程。

（2）妊娠对慢性肾炎的影响：妊娠能使原有的慢性肾炎加重。妊娠期血液处于高凝状态，容易发生肾脏纤维蛋白沉积、新月体形成及局限性血管内凝血，尤其是合并重度妊娠高血压综合征时，两者的相互影响会使病情进一步恶化，加重肾小球肾炎缺血性病理改变和肾功能障碍，发生肾衰竭或肾皮质坏死。还有一种现象，即妊娠期肾脏血流量增加，使肾脏体积增大，负担加重，孕妇于妊娠36周后突然血压升高，病情加重。总之，妊娠对肾脏的影响是多方面的，妊娠期可出现妊娠剧吐和妊娠高血压综合征；妊娠中期肾盏、肾盂和输尿管开始扩张，极易并发尿路感染，使肾功能进一步恶化；妊娠期血液的高凝状态可加速肾脏缺血性改变和肾功能障碍，导致妊娠后期发生尿毒症甚至因尿毒症死亡。

慢性肾炎与妊娠高血压综合征的临床表现有相似之处，要注意两者的鉴别。妊娠高血压综合征一般出现于妊娠24周以后，故如在妊娠前半期即有明显的持续性水肿、高血压及蛋白尿及肾功能减退，则慢性肾炎的可能性极大。但如妊娠晚期才开始做产前检查，既往又无慢性肾炎史，则与妊娠高血压综合征的鉴别就比较困难，有时可暂按妊娠高血压综合征进行处理，待产后再鉴别。为了及时发现妊娠合并慢性肾炎，平时定期产检时要做到检查项目全面。主要如下。

（1）尿常规：主要监测尿蛋白是否阳性，镜检有无红细胞及颗粒管型，尿比重是否下降。患者常在孕前或妊娠20周前出现持续性蛋白尿而发现本病，以肾病型的尿蛋白最多。慢性肾炎晚期，肾小球多数毁坏，蛋白漏出反而逐渐减少，因此尿蛋白量的高低不能反映该病的严重程度，也不能以尿蛋白的多少作为引产的标准。

（2）血常规：慢性肾炎因蛋白质大量丧失和肾实质的损毁，使肾脏红细胞生成素减少，所以常伴有贫血，属于正常红细胞型贫血。慢性肾功能不全伴有贫血者很难治疗，宜少量多次输血为宜。

（3）眼底检查：眼底可见出血、渗出及典型的符合肾炎诊断的视网膜炎。轻度慢性肾炎者眼底检查可以正常。

16. 妊娠合并慢性肾炎应如何治疗和预防

要预防妊娠合并慢性肾炎的发作和保护肾功能，医患之间必须互相配合。患者在生活的各个环节中均应时时注意自己的肾脏状况。严格遵照专科医生的指导选择和服用药物，切忌有病乱投医，迷信偏方。尤其在病理类型未确定的情况下，更应加以注意。

妊娠合并慢性肾炎的孕妇，要注意妊娠期养成良好的生活习惯，避免过劳过累，劳逸有节。防止风寒、感染。即使在病情稳定时也不能大意，切忌长途旅游和过度承担工作。此外，可以适量参加运动，因为适量运动可增强自己的抵抗能力。肾功能已受损者，切忌使用肾毒性药物。饮食上应按医生的要求选择食品，必须根据患者的病情给予灵活安排，切忌盲目进补。饮食控制的推荐如下。

（1）选用生理价值高的蛋白质，如蛋类、乳类、肉类等，以补充排泄损失。

（2）选用富含维生素 A、维生素 B_2 及维生素 C 的食物。

（3）水分不需限制，可饮用橘汁、西瓜汁、橙汁、果子水和菜汁等，以利尿消肿。

（4）根据肾功能改变情况限制蛋白质、食盐和水分，少尿者还应限制高钾饮食。

（5）对有贫血的病例，应选用富含蛋白质和铁的食物，如动物肝、牛肉、蛋黄及绿叶蔬菜等。

（6）为控制血压，应限制盐的摄入，根据病情给予少盐或无盐饮食，即使血压恢复正常也应以清淡饮食为宜。

（7）饮食要冷热适宜，最好选用微温和微凉的食品。

妊娠合并慢性肾炎的处置方案主要遵循以下原则。

（1）是否妊娠：血压正常，肾功能正常或轻度肾功能不全者，一般可以耐受妊娠。慢性肾炎病程长，已有明显高血压及中、重度肾功能不全患者不宜妊娠。如果孕妇在妊娠前已有高血压和蛋白尿症状，且血压在正常范围以上是不宜妊娠的。一旦妊娠应及早进行人工流产，因为妊娠必将加重肾脏负担，还容易并发妊娠期高血压疾病，对母儿都非常不利。

（2）妊娠期处理：有些患者渴望拥有孩子，那就必须认真详细接受检查，了解病情严重程度后再做出适当决定。如病情轻者允许在医护人员监护下继续妊娠，但妊娠期要保证充分的休养和能量的补充，提高机体抗病能力。若病情需住院治疗，一定要密切观察肾功能的变化，随访尿常规、尿液比重等，在观察治疗过程中，如肾功能进一步减退或血压上升不易控制时，应考虑终止妊娠，保全母体健康。

（3）终止妊娠的选择：如果经过治疗，妊娠维持到 36 周时可以根据病情考虑终止妊娠。此时胎儿已经成熟，分娩可使胎儿及早脱离不利的环境，同时也避免加重孕妇肾脏损害。另外，合并妊娠高血压综合征或者血压不易控制、肾功能减退者，在胎儿月龄较小时可考虑通过药物促使胎儿肺成熟，以便及时终止妊娠。若妊娠

33 周以后，婴儿已有存活可能，如果这时出现严重的胎盘功能减退，应及时进行剖宫产，避免胎死宫内。

17. 妊娠期合并尿频、尿急、尿痛怎么办

急性肾小球肾炎是由多种病因引起的急性肾小球疾病，其中大多是因细菌、病毒、原虫感染而诱发（图 14-3）。妊娠合并急性肾小球肾炎的发病大多由链球菌感染后引起的免疫反应所致，属于一种免疫复合物型肾炎。

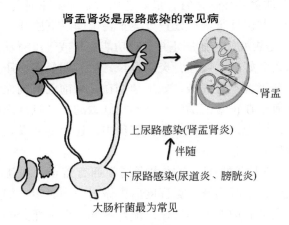

图 14-3　女性尿路感染示意图

造成妊娠合并急性肾小球肾炎的病因是什么？与非孕妇的发病原因类似，妊娠合并急性肾小球肾炎的发病也大多由链球菌感染后引起的免疫反应所致，属于一种免疫复合物型肾炎，少数由其他细菌感染或病毒感染引起。

妊娠合并急性肾小球肾炎多见于妊娠早期和年轻的孕妇，常于扁桃体炎、鼻窦炎、猩红热及疖病后 10 ～ 20 天出现尿急、尿频、尿痛，并继发高血压、水肿和血尿。孕妇往往主诉乏力、头痛、恶心及呕吐，有的可进一步合并急性肺水肿、急性肾衰竭或高血压脑

病。严重时可以发生如下情况。

（1）心力衰竭：常发生于起病后的第 1～2 周，起病缓急、轻重不一。少数严重病例可以急性肺水肿而突然起病，左心房压力仅需 1.33kPa（10mmHg）即可引起肺水肿。X 线检查发现，早期即可有心影增大，有时也可见少量胸腔及心包积液。心力衰竭病情常危急，但经积极抢救后可迅速好转，扩大的心脏可完全恢复正常。

（2）高血压脑病：一般在第 1～2 周发生，起病较急，发生抽搐、头痛、恶心、呕吐，有不同程度的意识改变，可有视觉障碍。部分重症患者有脑疝征象，如瞳孔变化、呼吸节律紊乱等。

（3）急性肾衰竭：重者每天血尿素氮上升 3.6mmol/L，每天血肌酐增加 44.2μmol/L，血肌酐可＞309.4μmol/L，出现急性肾衰竭。

当妊娠合并急性肾小球肾炎时应注意完善以下检查。

（1）尿液检查尿液比重增高，多波动在 1.022～1.032。尿少，尿沉渣有许多红细胞及管型，抗 "O" 滴定度＞300U，这些现象易与妊娠期高血压疾病相混淆，但妊娠期高血压疾病若无并发症则血尿及管型少见。

（2）眼底、脑电图、脑脊液检查：眼底检查少数可出现小动脉痉挛及轻度视盘水肿。脑电图检查可见一过性的局灶性紊乱或双侧同步尖慢波。脑脊液检查外观清亮，压力和蛋白质正常或略增，偶有少数红细胞或白细胞。

（3）实验室检查：以下列三项特征中的两项为依据，①在病变部位检出 M 蛋白型 β 溶血性链球菌 A 组；②抗链球菌溶血素 "O"（ASO）、抗链激酶（ASK）、抗脱氧核糖核酸酶 B（ADNAase B）、抗辅酶Ⅰ（ANADase）、抗玻璃酸酶（AH），有一项或多项呈阳性；③C3 血清浓度短暂下降，肾炎症状出现 8 周内恢复正常。

典型病例于链球菌感染后出现血尿、蛋白尿等，结合体检、实验室检查诊断出妊娠合并急性肾小球肾炎并不困难。与非妊娠期相同，妊娠期急性肾小球肾炎轻症者大多可以自愈。但要注意以下几个方面的管理。

（1）休息：应完全卧床休息，避免受寒受湿，以免寒冷引起肾小动脉痉挛加重肾脏负担。

（2）饮食控制：宜低盐、低蛋白饮食。

（3）控制感染。

（4）对症处理：利尿、降压、镇静。

（5）产科处理：轻症者可以继续妊娠，如果病变继续发展持续2周以上则应终止妊娠。

总而言之，为了预防妊娠期合并急性肾小球肾炎，准妈妈需要增强体质，预防各种感染，从而预防继发的急性肾炎。急性肾炎后3年内患者如妊娠，则妊娠期高血压疾病发生率和早产率可能增加。所以建议患者在急性肾炎体征消失后至少1年再妊娠为宜。

（高京海）

第十五章　妊娠合并外科疾病的处理

1. 妊娠期为什么会患急性阑尾炎

妊娠合并阑尾炎是较常见的妊娠期外科疾病，国外资料表明孕妇急性阑尾炎的发病率为 0.1%～2.9%，国内资料为 0.1%～2.95%。妊娠各期均可发生急性阑尾炎，但以妊娠前 6 个月居多。妊娠并不诱发阑尾炎，但增大的妊娠子宫能使阑尾位置发生改变，增大诊断难度。而且妊娠期阑尾炎容易发生穿孔及腹膜炎，其发生率为非妊娠期的 1.5～3.5 倍。因此，妊娠期阑尾炎的早期诊断和及时处理对预后有重要影响。又因增大的子宫把大网膜向上推，不能包围感染病源，炎症不易局限，容易扩散，从而造成广泛性腹膜炎。当炎症波及子宫浆膜层时，可刺激子宫收缩，发生流产或早产，或刺激子宫强直性收缩，致胎儿缺氧而死亡。

妊娠期急性阑尾炎有哪些症状和体征呢？回答如下。

（1）腹痛：是主要症状。妊娠合并急性阑尾炎时 80% 仍有转移性腹痛这一固有规律，腹痛往往先从剑突下开始，延及脐周，数小时或十几个小时后，转移至右侧下腹部。一部分患者症状可不典型。妊娠早期，阑尾炎的症状与非妊娠时相似。至妊娠中后期，由于妊娠子宫的增大，阑尾的位置发生改变，孕妇疼痛的部位可达右肋下肝区或右后腰区，疼痛可能较非妊娠期减轻。

（2）其他症状：有些患者会合并消化道症状，如恶心、呕吐、腹泻等症状；有些则伴有中毒症状，如发热、全身不适或乏力。

（3）主要体征：妊娠期阑尾炎的压痛点可随子宫的增大而不

断上移，妊娠早期，右下腹麦克伯尼点处有压痛和反跳痛，伴有肌紧张。如阑尾发生坏疽或穿孔，可形成阑尾周围脓肿或弥漫性化脓性腹膜炎，表现为相应体征。妊娠中晚期，压痛点可偏高，腹部反跳痛和肌紧张等不明显。如伴有阑尾周围脓肿，可触及包块，并伴有压痛。压痛部位可因子宫的掩盖而不清。出现上述症状及体征后，要赶紧去医院。到医院后一般还要行抽血、超声等检查以进一步确诊。

（4）辅助诊断：①血白细胞计数，正常妊娠期白细胞计数在（6～16）×10⁹/L，分娩期可高达（20～30）×10⁹/L。因此，白细胞计数对诊断帮助不大，如白细胞计数持续 $\geqslant 18 \times 10^9$/L 或计数在正常范围但分类有核左移，对急性阑尾炎也有提示意义。②超声检查，可发现肿大的阑尾呈多层管状结构，准确性与非妊娠期相同，且较方便安全，但在妊娠前中期诊断效果较好，妊娠晚期由于子宫增大，盲肠移位会使检查有一定困难。③腹腔镜检查，可用于疑有阑尾炎患者的诊断和鉴别诊断，同时又可行治疗。国外文献报道对可疑有阑尾炎的非孕妇腹腔镜检查是普遍且安全的，但对妊娠期的阑尾炎，多数认为腹腔镜对妊娠前中期患单纯性阑尾炎或化脓性阑尾炎尚无穿孔或脓肿形成时还是可行的，并有一定的鉴别诊断意义，但操作时间不宜过长，以免对母婴造成危害，妊娠晚期由于子宫过大，暴露困难，对母儿有一定危险不宜使用。④CT 及 X 线检查，应用于妊娠期阑尾炎的诊断和鉴别诊断，有一定价值，但须慎重选择。

2. 妊娠期合并急性阑尾炎需要和哪些疾病相鉴别

由于妊娠期阑尾的解剖生理学特点，发病时腹痛症状可不典型，腹部体征又不明显，给妊娠中、晚期急性阑尾炎的早期诊断和鉴别诊断带来了一定困难。然而妊娠期阑尾炎病程发展快，阑尾穿孔、腹膜炎的发生率明显高于非妊娠期，妊娠晚期穿孔率、坏死率又明显高于妊娠早、中期。因此，妊娠期阑尾炎的早期诊断非常关键。

为此，孕妇一定要将自己的症状和体征向医生讲清楚。虽然早期妊娠时阑尾炎的症状和体征与非妊娠期患者相同，但对阑尾炎引起的消化道症状应注意与妊娠反应相鉴别。妊娠反应空腹时较明显且无腹痛症状，而妊娠中晚期时腹痛症状及阑尾部位压痛常较明显。临产期更应重视患者的症状和腹痛部位与宫缩痛的鉴别。

妊娠期阑尾炎与普通阑尾炎有着不同的临床表现，需要与外科疾病、内科疾病和妇产科疾病相鉴别。下面分别予以讲述。

（1）外科疾病：①右侧输尿管结石，绞痛剧烈，疼痛部位在腰肋部，向大腿内侧和外生殖器放射。实验室检查时尿中可见红细胞，X线或B超显示尿路结石即可确诊。②胆绞痛，多见于急性胆囊炎和胆石症。疼痛多见于右上腹肋缘下，阵发性绞痛，夜间多发，可向右肩部、右肩胛下角或右腰部放射。80%的患者可有寒战、发热、恶心、呕吐，亦可有阻塞性黄疸。X线、B超或胆囊造影可协助诊断。③上消化道溃疡急性穿孔，常有溃疡病史，一般为全腹疼痛，查体腹肌紧张，压痛、反跳痛明显。X线立位检查多发现膈下游离气体可协助诊断。

（2）内科疾病：主要需和右侧急性肾盂肾炎进行鉴别。一般急性肾盂肾炎起病急骤，寒战后出现高热，疼痛始于腰肋部，沿输尿管向膀胱部位放射，同时伴有尿痛、尿频、尿急等膀胱刺激症状。查体时可出现右侧肾区明显叩击痛，上输尿管点和肋腰点有压痛，无腹膜刺激症状。尿常规镜下可见大量脓细胞和白细胞管型。

（3）妇产科疾病：①卵巢肿瘤蒂扭转，多见于妊娠早、中期及产后，常有下腹部包块史，表现为突发性、持续性下腹痛，如肿瘤血运受阻，肿瘤坏死，可有局限性腹膜炎表现。双合诊检查可触及囊性或囊实性包块，有触痛。B超可明确诊断。②异位妊娠破裂，应与妊娠早期急性阑尾炎相鉴别。患者停经后可有小量不规则阴道出血、持续性下腹痛和肛门坠胀感。双合诊检查示宫颈举痛明显，阴道后穹隆可饱满、有触痛，右附件区可触及包块。B超显示盆腔内有液性暗区，如阴道后穹隆穿刺抽出不凝血即可确诊。③胎盘早剥，应与妊娠晚期急性阑尾炎相鉴别。胎盘早剥常有妊娠期高血压和外伤史，腹痛剧烈，检查子宫坚硬，僵直性收缩，胎心变慢或消失，孕妇可有急性失血及休克症状。腹部 B 超显示胎盘后血肿可明确诊断。

3. 妊娠期合并急性阑尾炎应该怎样处理

妊娠期急性阑尾炎确诊后首选手术治疗。一旦高度怀疑急性阑尾炎，应在积极抗感染治疗和维持水、电解质及酸碱平衡的同时，立即手术，以免延误病情。

鉴于妊娠期急性阑尾炎的诊断较非孕期困难，若炎症累及子宫浆膜层时可刺激子宫诱发宫缩，且容易导致阑尾炎症扩散，从而导致流产、早产，甚至胎儿窒息死亡。同时是否并发阑尾穿孔与胎儿预后直接相关，一般单纯性阑尾炎并发阑尾穿孔时胎儿死亡率为 1.5%～4%，而并发阑尾穿孔导致弥漫性腹膜炎时，胎儿死亡率高达 21%～35%。因此，不论在任何妊娠期，高度怀疑阑尾炎时，应放宽手术指征。

在妊娠早、中期发生的急性阑尾炎可选择腹腔镜下行阑尾切除术，术中注意操作轻柔，避免刺激子宫诱发宫缩，术后 3～4 天应给予保胎治疗。若妊娠晚期发生的急性阑尾炎，考虑因子宫增大，阑尾位置会发生改变（图 15-1），而腹腔镜手术视野受限会发生寻找阑尾困难，可选择开腹阑尾切除术。

此时，如阑尾已穿孔应切除阑尾，如阑尾坏死形成脓肿，则应在腹腔放置引流，不要做阴道引流。妊娠除非有产科急诊指征，原则上仅处理阑尾炎而不同时做剖宫产。妊娠末期如已发展成腹膜炎或腹腔脓肿时，可以同时做剖宫产，但这样可能显著增加产妇的病死率。若妊娠晚期需同时剖宫产，应选择有利于剖宫产手术的下腹部切口；术后给予大量抗生素。若阑尾切除术后需继续妊娠，应选择对胎儿影响小、对病原菌敏感的广谱抗生素行继续抗感染治疗。该病的感染源厌氧菌占 75%～90%，应选择针对厌氧菌的抗生素，

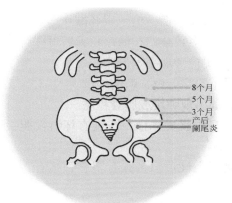

图 15-1 妊娠时阑尾位置的改变

建议甲硝唑和青霉素或头孢菌素类联合使用。术后 3 ～ 4 周应给予宫缩抑制性药物，以避免流产或早产的发生。如果有脓肿形成，分娩后子宫缩小，可使原来局限的脓肿扩散到腹腔，此时应急诊开腹引流。

4. 妊娠期的急性胆囊炎及胆石症是怎么发生的

妊娠期急性胆囊炎及胆石症是妊娠期较为常见的急腹症，仅次于急性阑尾炎，其诊断较非妊娠期困难，容易漏诊、误诊，且易发生坏死、穿孔，有形成胆汁性腹膜炎的危险。

妊娠期急性胆囊炎及胆石症的临床表现主要为突发右上腹或剑突下剧烈绞痛，可放射到右肩、后背，甚至可达左上腹部或下腹部。疼痛发作多在餐后或饮食不当时，持续几分钟至数小时。可伴有恶心、呕吐。如发展为急性化脓性胆囊炎会出现寒战、高热，伴有腹膜炎体征。易与妊娠期其他急腹症，如急性阑尾炎、胃十二指肠穿孔、肾绞痛等相混淆，要注意鉴别诊断。B 超可协助确诊。

首选保守治疗，主要是控制饮食，发作期应禁食。注意补充营养，维持水与电解质平衡，给予胃肠减压、镇静、解痉、镇痛、抗感染等对症处理。多数孕妇在治疗几天后可缓解或明显好转。

如有下列情况应考虑手术治疗。

（1）非手术治疗无效，病情加重。

（2）上腹部出现肿块或胆囊积脓。

（3）有明显腹膜炎体征，或疑有坏疽性胆囊炎、胆囊穿孔或胆囊周围积液。

（4）出现梗阻性黄疸，并有胆总管结石、急性胆管炎或急性胰腺炎者。

（5）病情重，难以与其他急腹症区别者。

（6）妊娠期胆绞痛反复发作的胆结石。

手术时机的选择应尽量避免在妊娠早期，以免引发流产。对妊娠期无症状的胆囊结石不必特殊处理。无论保守治疗或手术治疗，都要注意保胎，预防流产、早产。妊娠超过28周以后的反复发作者，可注意促胎儿肺成熟。如无产科指征，原则上不考虑同时行剖宫产术。

预防妊娠期急性胆囊炎及胆石症要从以下几点做起：①有规律的进食（一日三餐）是预防结石的最好方法。②选择鱼、瘦肉、奶类、豆制品等含优质蛋白质且胆固醇含量相对不太高的食物，保证可提供必要的维生素和适量纤维素的新鲜蔬菜、水果的供给。酸奶、糙米等食物也对患者有利。③适度营养并适当限制饮食中脂肪和胆固醇的含量，如减少动物性脂肪摄入，控制肥肉、动物肝、肾、脑或鱼子等食品，适量增加玉米油、葵花籽油、花生油、豆油等植物油摄入比例。④忌食辣椒、咖喱等具有强烈刺激性的食物，忌饮咖啡、浓茶。⑤保证摄入足够量的蛋白质。⑥讲究卫生，防止肠道蛔虫的感染，积极治疗肠蛔虫病和胆道蛔虫病。只有做到这些，才能有效保证胆囊的收缩功能，防止胆汁长期淤滞，从而合并急性胆囊炎及胆石症。

5. 妊娠期与非妊娠期的急性胆囊炎处理有区别吗

妊娠合并急性胆囊炎和非妊娠期急性胆囊炎有共同的病因。

（1）胆汁淤积：90%以上的胆汁淤积由结石嵌顿引起，结石可引起胆囊出口梗阻，胆囊内压增高，胆囊壁血运不良，从而发生缺血性坏死；淤积的胆汁可刺激胆囊壁引起化学性炎症。如孕妇伴有胰液反流症，胰消化酶会侵蚀胆囊壁引起急性胆囊炎。

（2）细菌感染：由于胆汁淤积，细菌可繁殖，经血流、淋巴或胆道逆行进入胆囊，引起感染。感染源以革兰氏阴性杆菌为主，70%为大肠杆菌，其次为葡萄球菌、变形杆菌等。

（3）常见诱因：急性胆囊炎可单独存在或为急性化脓性胆管炎的一部分。急性胆囊炎由胆道结石梗阻胆囊管引起，胆总管结石或胆道蛔虫常是急性化脓性胆管炎的病因。

与非妊娠期急性胆囊炎相比，妊娠期合并急性胆囊炎有其自身独特的地方。应该说，妊娠的生理变化给急性胆囊炎创造了条件。下面将分析比较妊娠合并急性胆囊炎和非妊娠合并胆囊炎的发病机制有什么不同。

（1）过去因孕妇不宜做X线胆囊检查，故这方面资料较少。现用超声来评估孕妇胆囊动力学，发现孕妇在早期妊娠时胆囊虽未增大，但排空率有轻度下降。妊娠14周后，胆囊空腹容积增大到15～30ml，残余容积亦增加，为2.5～16ml，胆囊排空率明显下降。

（2）妊娠期胆囊的变化可能与激素有关。雌激素降低了胆囊黏膜上皮对钠调节的敏感性而使黏膜吸收水分能力下降，势必影响胆囊的浓缩功能。胆囊排空减慢与孕酮增多有关。食物在消化过程中引起胆囊收缩素释放，使胆囊收缩排空。而孕酮降低了胆囊对胆囊收缩素的反应，同时又抑制了胆囊平滑肌收缩而使胆囊排空减慢。

（3）妊娠对胆汁成分和分泌也有影响。胆汁酸盐、磷脂和胆固醇是胆汁的重要化学成分并保持一定的比例，使胆汁成为一种胶态溶液。这种比例的改变，特别是胆汁酸、磷脂的减少或胆固醇增多均可使胆固醇从过饱和的胆汁中结晶、沉淀而形成结石。孕妇到妊娠中、晚期时胆汁中胆固醇的分泌增加，胆固醇饱和度升高。同时从早孕开始胆汁酸池容积也增加。胆汁酸中鹅去氧胆酸的比例下降而胆酸比例上升。继之与胆酸合成率增加相反，鹅去氧胆酸与去氧胆酸下降。这种比例改变影响了胆固醇在胶态溶液中的溶解度，使胆固醇易析出结晶。加上孕酮降低胆囊收缩力，使胆囊排空时间延长，残余容积增多，为胆石形成与细菌繁殖创造条件而易致胆道感染。

这些情况均使妊娠期成为胆囊炎症的好发时段。一般病变开始时表现为胆囊管梗阻，接着胆囊肿大、压力升高、黏膜充血水肿、渗出，称为急性单纯性胆囊炎。如梗阻未解除、炎症未控制，病变可发展至胆囊壁全层，出现囊壁增厚，有脓性渗出物，成为急性化脓性胆囊炎。若病变进一步发展，胆囊内压力继续升高，胆囊壁张力升高导致血循环障碍，此时临床出现坏疽、穿孔等并发症，脓液进入胆管、胰管可导致急性化脓性胆管炎和胰腺炎。当然，若病变过程中及时将胆管梗阻解除，炎症可逐渐消退；如若处置不当，造成反复发作，则可呈慢性胆囊炎改变。

6. 妊娠期为什么更易出现急性胰腺炎

急性胰腺炎是由于胰腺消化酶被激活后，对胰腺组织产生自身消化作用而导致的一种急性化学性炎症，也是涉及多器官功能的一种全身性疾病。

胰腺组织中含有雌激素受体，妊娠期间的高雌激素环境增加了妊娠并发急性胰腺炎的风险。妊娠合并急性胰腺炎虽然发病率较低，但是一旦发病，起病急，全身病理生理反应急剧，病情进展迅速，易出现多器官功能障碍，对母儿危害极大。随着我国生活水平的提高和饮食结构的改变，妊娠合并急性胰腺炎发病呈逐年上升趋势。此病可发生于妊娠的各个时期及产褥期，以妊娠晚期最为多见。

暴饮暴食仅是胰腺炎发生的诱因，但并非所有暴饮暴食的孕妇都会发生胰腺炎，这是为什么呢？答案很简单，还是要看是否存在胰腺炎发生的高危因素。高危因素就像一颗颗炸弹，而暴饮暴食只是引爆这些炸弹的一把火而已。下面就给大家讲讲妊娠期急性胰腺炎发生的 5 大高危因素。

（1）胆道疾病：妊娠期机体内分泌的变化使胆道系统随之发生了一系列改变。①雌激素分泌增加使血液及胆汁中的胆固醇水平增高，胆盐分泌减少，胆汁内的胆盐与胆固醇及卵磷脂比例失调；②孕激素分泌增加使胆道平滑肌松弛、胆管张力下降和胆囊排空能力减弱；③妊娠期子宫逐渐增大，使胰胆管受压，内压逐渐升高，加之妊娠期雌、孕激素的升高导致胆道平滑肌松弛，胆囊排空能力减弱，胆汁淤积黏稠，易于形成胆石反流入胰管，从而诱发胆源性胰腺炎。

（2）高脂血症：妊娠期孕妇高脂、高蛋白饮食易刺激胰液过度分泌，且受内分泌激素的影响，肠道吸收脂肪的能力增强，使胆固醇、三酰甘油明显升高，导致高脂血症，致使血浆黏滞性增加，血流阻力增大，这些均是胰腺微循环障碍的先决条件。同时随着妊娠月份的增加，增大的子宫使胰胆管受压而阻力增加，胰管高压可致导管-腺泡屏障破裂，胆汁分布于胰间质血管周围，引起胰腺血管痉挛，内皮细胞脱落，微循环中小静脉及微静脉全血黏度显著增加，从而使胰腺微循环呈现出血或血栓形成，迅速出现胰腺微循环障碍的表现。

（3）肥胖：可能为急性胰腺炎的独立危险因素之一，其原因包括以下方面。①肥胖引起腹部及腹腔内脏器间脂肪堆积，而急性胰腺炎发生过程中由于大量炎症反应，腹腔后间隙体积减小，可使胰腺周围脂肪坏死增加，加重胰腺损害的严重程度。②肥胖多合并有脂类代谢异常，而脂类代谢异常时可产生大量游离脂肪酸，在急性胰腺炎发病过程中，加重损害。③据报道，体重指数与急性胰腺炎的发病率、严重程度呈正相关。体重指数也是影响妊娠合并急性胰腺炎预后的重要因素之一，所以妊娠期控制体重很重要。

（4）高钙血症：妊娠期甲状旁腺功能亢进，使甲状旁腺激素水平增高，引起高钙血症。高钙血症可刺激胰腺分泌，使胆管结石的发生概率增加。

（5）高血糖：糖尿病也是诱发妊娠期急性胰腺炎的一个不容忽视的因素。胰岛 B 细胞可能受到自体免疫性抗体的攻击，发生不同程度的水肿、坏死，从而胰岛素分泌功能下降。然而妊娠对胰岛素的需求量增加及妊娠期特有的代谢与内分泌变化可能代偿性地加剧胰腺局部炎症。由高血糖诱发的妊娠期急性胰腺炎预后差，母子并发症发生率高。

7. 高龄孕妇容易发生疝气吗

疝气即人体内某个脏器或组织离开其正常解剖位置，通过先天或后天形成的薄弱点、缺损或孔隙进入另一部位。根据疝气发生部位，常见的疝气种类有脐疝，腹股沟直疝、斜疝，切口疝、手术复发疝、白线疝、股疝等。由于妊娠对腹部的压力增加，孕妇发生疝气的风险也随之增加。

孕妇中大多数疝气都是外部的，这意味着它们会影响腹壁并且可能在皮肤下看到或感觉到凸起，通常以发生在下腹部或腹股沟区域的疝为多。此外，孕妇还有脐疝的风险。

引发妊娠期疝气的危险因素很多，包括超重或肥胖、高龄多胎妊娠、腹部手术史、疝的家族史、举重物、慢性便秘、打喷嚏或咳嗽等。

妊娠期间疝气的主要症状因人而异。一些患者没有症状，可能只在体检时偶尔发现疝；当躺下或按压附近区域时，疝会出现凸起或肿块；有的患者疝气可引起钝痛，快速行走、喷嚏、大笑或举重物时，疼痛可能加重；随着妊娠的进展和体重的增加，疼痛症状可能会变得更加严重。轻度的疝在患者平躺时可用手推回体内；如不能推回体内则提示可能有嵌顿疝，应提高警惕，尽快就医，以避免发生其他严重并发症，如发生绞窄性疝。绞窄性疝的症状要严重得多，包括突然的剧痛，恶心、呕吐，无法排便或排气，凸出物变红、变紫或变黑。

妊娠期间疝气的处理原则：如果疝很小且没有不适症状，可在产后进行修复；如果疝气导致患者不适，则可在妊娠期间进行修复；如果出现并发症，如嵌顿或绞痛，则需进行紧急手术；如果疝不严重且患者确定行剖宫产分娩，则可在剖宫产的同时进行疝修复。

8. 高龄孕妇如何预防膝关节疼痛和腿脚肿胀

膝关节疼痛是妊娠的常见症状，疼痛范围可轻可重不等。妊娠会导致膝关节疼痛并不稀奇，众所周知，体重过重会导致膝关节发生问题。妊娠期间的激素变化会导致相应关节韧带的松弛，也会对膝关节疼痛起到一定的作用。

膝关节疼痛通常在分娩后消失，但可能不会马上消失。一般在分娩后的数月内，肌腱和韧带仍处于松弛状态。此外，生产后的体重相对于孕前仍没有显著降低，这意味着膝盖疼痛可能会持续一段时间。

如何预防孕妇的膝关节疼痛呢？锻炼。直腿抬起或适度行走，将有助于弥补膝盖韧带和肌腱的松弛。做法是双脚离地，尽可能抬起双脚，减轻膝盖的负重；穿衬垫良好的鞋子，鞋子与良好衬垫的支撑可以帮助吸收膝盖的冲击力。要避免因哺乳补充营养而过度增重，尽快恢复到妊娠前的体重可减轻膝盖疼痛。此外，佩戴舒适且科学的膝盖支撑器具也有助于减轻膝盖负担。

当然妊娠期除了膝关节疼痛外，还可能会经历其他部位的疼痛及各种从头到脚的不适，腿脚部的水肿就是常见的一种。原因很多，除了胎儿的额外体重外，孕妇身体保持的体液要比正常非孕期的体液多50%。因为重力的因素，这些额外的液体往往最终都可到达孕妇腿脚上，所以腿脚肿胀不可避免；另外，饮食中含盐太多、摄入太多咖啡因、饮食中含钾不足、站立或行走太久、炎热的天气等多重因素也可以引起或加重这种水肿。

如何缓解和预防妊娠期腿脚部水肿呢？

（1）支撑双脚：当感觉脚开始肿胀时，休息一下，双脚抬起，同时伸展脚趾。

（2）冰敷：在肿胀的脚上放一块冷毛巾或冰袋。

（3）喝水：喝足够的水实际上可以帮助将多余的液体冲洗出体外。

（4）避免吃咸的食物：高钠食物可以引起液体潴留，所以食物中最好不加或少加盐，要多吃新鲜水果和蔬菜。

（5）换鞋子：选择柔软、舒适且不会挤压脚的鞋子。

（6）游泳：如果条件允许，可以游泳锻炼，让水浮力帮助减轻脚部压力。

（7）待在室内：如果可能的话，在炎热的天气里待在室内。

对于准妈妈来说，在妊娠期间，肿胀的双脚并不会太影响生活。妊娠期间需要经历一点点不适是很自然的，不必过于担心，只需让双脚得到应有的休息，通过一些饮食变化，采取上述小妙招就可以缓解腿脚部的肿胀了。

9. 妊娠期痔疮的常见原因及预防方法是什么

当子宫在妊娠期增大时，对静脉的压力会日益增加，这往往会导致孕妇产生痔疮。痔疮可以表现为疼痛，也可以是瘙痒或出血，在排便期间或之后、大便比较干燥时症状更为显著。痔疮一般不会对孕妇或胎儿的健康有害，通常只是短期的问题。虽然分娩期间又可使痔疮程度加重，但一般在分娩后可自行缓解。有些女性在妊娠前有过痔疮，妊娠时可能表现为显著加重。

妊娠期间产生痔疮的主要原因是静脉受压。随着胎儿的生长，孕妇的子宫越来越大，并开始压迫骨盆。这种生长对肛门和直肠附近的静脉带来了压力，静脉可能因此变得肿胀和疼痛。另外一个原因来自妊娠期间的内分泌改变，孕激素的增加也可以促进痔疮的发展，因为孕激素可以松弛静脉壁，使其渗出增加，组织容易水肿。此外，妊娠期间的痔疮容易发作还有 3 个常见的诱因：①排便过程中肌肉用力过度；②妊娠期体重增长过大；③久坐或长时间站立。

痔疮最常见于便秘的孕妇。38% 的孕妇在妊娠期间出现便秘。引起妊娠期便秘的原因列举如下。

（1）妊娠激素的影响：妊娠增大的子宫压迫结肠，使粪便运转速度减慢，导致不正常排便。在妊娠期间孕妇一般胃酸分泌减少，胃肠平滑肌张力降低，蠕动减弱，腹壁肌肉的张力也随之减弱，大肠对水分的吸收增加。孕激素分泌增加也加重了肠道蠕动的减慢。

（2）食物因素：孕妇的食物过于精细，不利于大便的形成。妊娠早期孕妇胃口差，喜好辛辣等刺激胃口的食物，也加重了便秘的发生。

（3）药物因素：保胎药在舒张子宫平滑肌的同时也对肠道平滑肌起到了抑制作用，减缓了肠蠕动；妊娠中晚期孕妇服用补钙剂，钙在体内与草酸等物质结合，易在肠道形成不溶性沉淀物，刺激肠道蠕动减慢。

（4）生活习惯：大多数便秘者都没有养成每天排便的习惯，导致肠道内粪便的水分进一步被吸收，粪便干结而致便秘发生。有的孕妇由于工作关系，经常抑制便意，从而破坏了正常的排便生理条件反射。特别是先兆流产者，需卧床保胎，减少活动量，肠蠕动减慢。

面对准妈妈经常出现的痔疮和便秘，应该怎么办呢？首先是放松心态，痔疮和便秘仅仅是常见的小问题，尤其是痔疮，正因为妊娠期痔疮是因妊娠而起，所以通常在妊娠结束后会自行好转，不用特别担心。在此期间，孕妇可以适当采取一些措施来缓解瘙痒或疼痛的相关症状，如温水坐浴、局部冷敷、保持肛周清洁和干燥、使用止痒或止痛贴等。避免便秘是预防妊娠期痔疮的关键。预防便秘也有小窍门，如多吃高纤维食物、多喝水、及时排便、避免久坐或久站；遵照医嘱使用大便软化剂；每天做凯格尔运动等，对准妈妈将有所帮助。

10. 高龄孕妇出现腰痛的处理方法有哪些

到妊娠中晚期时，很多孕妇会诉说"腰痛、腰困、腰部不适"等症状，大多数人都会觉得这是"正常现象"。所谓的"正常"是指妊娠期人体内分泌改变，卵巢产生了韧带松弛素，使骨盆韧带松弛以适应妊娠和分娩的需要，但同时该物质也会使腰部的关节韧带、筋膜弹力减低，容易发生劳损，从而引发了上述腰部症状。问题是，产生这些症状真的都是正常现象吗？答案是否定的。特别要提醒准妈妈，千万不要忽略了引起腰痛的疾病，也就是腰椎本身出现的问题——"腰椎间盘突出症"。

腰椎间盘突出症主要是因为腰椎间盘各部分（髓核、纤维环及软骨板），尤其是髓核，有不同程度的退行性改变后，在外力因素的作用下，椎间盘的纤维环破裂，髓核组织从破裂之处向后方或椎管内突出（或脱出）（图 15-2），导致相邻脊神经根遭受刺激或压迫，从而产生腰部疼痛，可伴有一侧下肢或双下肢麻木、疼痛等一系列临床症状。

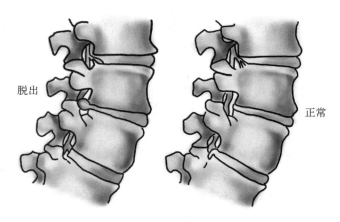

脱出

正常

图 15-2　妊娠期腰椎间盘突出示意图

引起腰椎间盘突出症的病因很多，其中妊娠和分娩就是一个公认的危险因素。妊娠合并腰椎间盘突出症发病率低，国外报道仅约为 1/10 000，且多发生于多次妊娠的妇女。该病主要症状与体征和正常人腰椎间盘突出症的体征基本一致，但由于孕妇的特殊生理状况，在对其检查和治疗上与普通人是有所不同的。

妊娠期准妈妈一旦发生腰椎间盘突出，出现上述不适症状时应该怎么处理呢？

首先应采取物理及药物治疗并继续妊娠，无效或者进一步出现神经体征时须进行 MRI 检查以确诊。对于确诊的重症患者可考虑硬膜外皮质激素注射治疗，无效或症状加重时可考虑手术治疗。当然，对于准妈妈最好的办法还是防患于未然，不要让腰椎间盘突出症在妊娠期来临。常用的预防和防止原有疾病加重的办法如下。

（1）适当锻炼：适度的锻炼可以增加腰背部肌肉和韧带力量，加强对腰椎的保护作用。

（2）适当控制体重：妊娠期要适当控制体重，减轻腰椎负担。

（3）注意休息：充分的睡眠有助于恢复肌肉弹性。

（4）注意安全：妊娠期不要搬动重物体，减少腰部受伤的机会。

（5）注意保暖：孕妇的体质虚弱，容易受凉，尤其是妊娠期间受力较重的腰部，更容易受风寒侵袭，要注意随时添加衣物保暖。

（6）适当自我保护：对于已有腰椎间盘突出症的孕产妇，建议在医生的指导下用妊娠腰带或婴儿抱带以达到保护腰椎的目的。

最后，建议各位女性妊娠前一定明确自己是否有腰椎间盘突出症，如果以前有过类似的腰痛或腿痛，建议到骨科门诊查一查。如果有腰椎间盘突出，最好找骨科医生做妊娠前风险评估，必要时进行干预治疗。若病变不严重可以妊娠，但需在妊娠期定期到骨科门诊随访。

11. 常见的妊娠期创伤有哪些

妊娠期孕妇要加强自我保护，尤其不要因意外而受伤。妊娠期意外导致的创伤主要有以下几种。

（1）钝性损伤：交通事故是钝性损伤最常见的原因，其次为坠落伤和人为暴力。早期的评估救治应围绕母体展开，胎儿评估不应干扰母体潜在的危及生命因素的排除，因为母体健康稳定才能提供胎儿存活的最好环境。受到创伤的孕妇评估及处理时应首先严密监测生命体征，创伤早期母体以减少胎儿供血来代偿失血，因此即使血压、脉搏改变不明显，也应警惕失血性休克的存在。妊娠期妇女最易受损伤的是腹部。妊娠期、撞击的程度及方式是预测母儿预后的三个重要因素。钝性外伤常见的产科并发症为流产和早产、胎盘早剥、子宫破裂、母胎输血、胎儿直接外伤及死胎，另外还有罕见的羊水栓塞。

（2）穿透伤：发生率为 3%～10%，主要有枪伤和刀伤，前者对孕妇和胎儿伤害更大。妊娠期由于增大的子宫保护，内脏损伤的发生率为 16%～38%，低于非妊娠期的 40%～70%。枪伤导致胎儿损伤的概率高达 70%，其中 40%～70% 的胎儿死亡，致死的原因多为直接损伤或早产。妊娠期由于肠管的上移，上腹部的刺伤容易损伤肠管，常需要外科治疗。治疗原则与非妊娠期肠管损伤相同，即及时的手术探查、清除异物、诊断性腹腔冲洗、内镜检查、CT 检查、病情观察等。手术处理需要外科和产科医生合作，根据具体情况进行相关处理。穿刺伤的患者需要给予破伤风预防性治疗，尤其是刀伤和枪伤的患者。

（3）人为暴力创伤：妊娠期家庭暴力的发生率为 10%～30%，导致约 5% 的胎儿死亡。而且随着妊娠时间的进展，发生率呈增加的趋势。危险因素包括妊娠年龄、酒精和药物的滥用。这些患者往往开始产科检查的时间较晚，产检对这些情况的调查重视不够，易导致妊娠期并发症的发生或合并症的加重，如阴道流血、胎儿生长受限、胎盘早剥、妊娠期贫血、胎膜早破、死产及新生儿疾病的发生率上升。妊娠期家庭暴力对孕妇的影响从心理障碍直至母胎死亡都有，其中心理障碍多表现为抑郁和焦虑。因此，应将妊娠期家庭暴力作为重要的公共健康问题来重视，在妊娠早期即对受虐者进行筛查，及时发现并进行干预，预防可能发生的不良后果。

（4）坠落伤：占妊娠期创伤的 3%～31%，妊娠后期腹部隆起，为维持平衡，脊柱更加向前突出，这种变化导致孕妇容易摔倒。摔倒时常以臀部、腹部正中或侧面着地。最常见的损伤就是骨折，其他损伤包括擦伤、刺伤、关节扭伤或拉伤。如果早期妊娠患者无先兆流产迹象，可保胎治疗或观察，定期用 B 超监测胚胎发育情况。中期妊娠后，有子宫收缩可应用宫缩抑制剂，阴道流血时应先排除胎盘早剥，如绒毛膜下血肿无进行性增大且胎儿情况良好时可保胎治疗。晚期妊娠时若无早产临产和腹部压痛，超声检查和持续 4 小时的无应激试验均正常，可考虑出院行门诊复查。

（5）妊娠合并烧伤：这种情况较难处理。妊娠使母亲发生了特殊的生理变化，而烧伤则给各系统带来了更大的负担，所以要兼顾母儿的安全处理难度更大。为了提高孕妇生存机会，改善症状和外观，较大面积烧伤患者的治疗措施包括局部使用抗微生物制剂、营养支持、全身抗感染治疗，必要时行外科手术等。母儿的预后与烧伤面积密切相关，烧伤体表面积为 15% ～ 24% 时，胎儿死亡率达 56%；烧伤体表面积达 25% ～ 50% 时，胎儿死亡率达 63%；当烧伤体表面积＞ 50% 时，胎儿很难存活。母体病情稳定后可保胎观察。若病情严重，胎死宫内，待母体生命体征及病情平稳后可适时选择合适方式引产。

总之，妊娠期受到创伤，不论受伤的性质、程度如何，均应提高警惕。多学科团队的合作可以在很大程度上改善母胎的预后。产科医生在最初的评估、稳定病情及后续的处理中起着重要作用。为了母亲的安全，产科医生应随时准备对胎儿进行干预，尤其在胎儿有可能存活下来时果断采取措施。这里强调一点，对于受外伤的孕妇不能因妊娠而停止对病情的全面评估，包括采取必要的影像学检查。应注意对孕妇进行防止创伤的教育，推荐使用安全带等辅助工具。及时发现家庭暴力并给予干预也是产前检查的重要内容。

12. 妊娠期发现乳腺肿块该怎么办

最新资料表明，35 岁以上初次生育的女性，乳腺癌的发病率比 30 岁以前初次生育者大为增加，并且年龄越大，发生率越高。所以妊娠期发现乳腺肿块千万不可以大意，随着现在女性生育年龄的推迟和乳腺癌患者的年轻化，妊娠期发现乳腺癌的概率有逐年上升的发展趋势。

妊娠乳腺癌是指在妊娠期或分娩后1年内确诊的乳腺癌。如果在妊娠期或哺乳期发现乳腺肿块，一定要及时到医院就诊。专科医生可以根据临床症状或相关检查初步判断其性质，到底是良性肿块还是恶性肿块。一般乳腺良性增生结节质地较软或中等，伴有压痛，活动度好，边界清楚，肿物的大小短期内无增大趋势。如诊断为良性乳腺肿块，孕妇基本可以放心回家。但一旦发现乳腺肿块质地坚硬，无压痛，边界不清，推之不活动，短期内增大明显，伴腋下或锁骨上淋巴结肿大或伴乳头内陷、乳房皮肤呈橘皮样改变，则很有可能是乳腺癌。

有些在妊娠期内发现乳腺癌的准妈妈为了能有一个健康的宝宝而选择放弃治疗，但也有人直接选择终止妊娠，这样做都有失偏颇。一定要全面评估后慎重决定。首先，如果在妊娠早期发现乳腺癌，一般建议选择终止妊娠。不过由于妊娠期乳房发生一系列生理性改变，使得早期诊断非常困难，容易漏诊，多数患者就诊时已属于中晚期。如果是在妊娠中晚期发现乳腺癌，则应根据具体情况，选择治疗方案，不一定要终止妊娠。多数研究及文献指出，采取终止妊娠治疗的患者与未采取终止妊娠治疗的患者其预后并无显著性差异，因此不建议将终止妊娠作为常规性治疗手段。患者需要在外科、肿瘤内科、产科医生的协同合作下，接受综合治疗。妊娠乳腺癌的治疗方法包括手术治疗、化学治疗、放射治疗、内分泌治疗、分子靶向治疗等，每种治疗方式都有其适应范围。

因此，强烈建议备孕中、妊娠期、哺乳期的女性在进行孕前检查、产检和产后复查时，同时进行乳腺的检查，特别是在自己扪及乳腺部位有肿块时，或者出现乳头溢液、溢血等情况时，千万不能忽视，需要及时到正规的医院进行相关检查以排查乳腺的恶性疾病。

13. 为什么妊娠期容易得泌尿系统结石

很多孕妇有这样的疑惑，自己身体一直好好的，为什么怀了宝宝后却得了泌尿系统结石呢？这是妊娠后得的病，与妊娠"脱不了干系"。

妊娠期母体内孕激素水平明显升高。在孕激素的作用下，输尿管增粗、变长、屈曲，平滑肌松弛使之蠕动减少，尿流缓慢，导致肾盂及输尿管的扩张。这也是妊娠早期引起肾积水的主要原因。而尿路积水给妊娠期尿路结石的形成创造了一个良好的微环境。此外，由于妊娠期母体血容量增加，孕妇及胎儿代谢产物增加，肾脏负担加重，从而导致肾小球滤过率及肾血流量显著增加，当然尿素、肌酐、柠檬酸、镁离子等的排出亦随之增加。而妊娠期胎盘可以分泌1，25-二羟基胆骨化醇，同时甲状旁腺激素生成减少，造成妊娠期出现一过性的高钙尿。上述物质与高钙尿同时存在，且常相互影响、结合并产生结晶，加之尿路的不畅和梗阻，使得尿液中晶体在引流较差部位沉积，从而形成结石。

泌尿系统结石导致的病理变化主要有两个方面：一是由结石对组织造成的损伤；二是对尿液引流的梗阻；两者相加很容易并发感染，于是出现相应的症状和体征。例如，结石处可有上皮脱落、组织溃疡和纤维组织增生；长期结石损伤可使肾盂壁变厚、间质组织纤维增生和白细胞浸润；结石对尿液引流造成的梗阻使结石的近端尿路积水，尤其是肾盂积水等。需要指出的是，由于梗阻常不是完全性的，有的患者积水并不严重。如有肾盂积水可见肾小盏变钝和有不同程度的小盏扩大。当病情进一步发展时可形成肾皮质萎缩和损坏，扩大的肾盏可使肾皮质变得很薄。当结石性肾盂积水并发感染时则可能形成脓性结石性肾盂积水，加速肾实质的损坏，并发的感染还可引起肾周围炎和肾周围脓肿。

妊娠期泌尿系统结石最主要也是最常见的表现是肾绞痛，几乎所有的患者均因主诉腰腹部疼痛而就诊。这种疼痛是结石嵌顿在肾盂与输尿管交界部或在输尿管内下降时产生的，往往呈阵发性刀割样疼痛，剧烈难忍，需服用止痛药方可缓解。但也有部分症状不典型的患者仅诉有腰腹部酸胀感，且这种酸胀感随着孕龄增加亦加重，容易被漏诊。因此，临床工作中，医生应将肾结石所引起的疼痛与妊娠合并阑尾炎、妊娠合并胆囊结石、妊娠合并卵巢囊肿蒂扭转、胎盘早剥、子痫前期等疾病相鉴别。另外，血尿也是较常见的表现，有30%的患者为肉眼血尿，几乎所有患者均存在镜下血尿。当肾结石伴有感染时，还可发现发热、恶心、呕吐、脓尿及尿频、尿急、尿痛等膀胱刺激征。

因此，准妈妈要重视并防止妊娠期泌尿系统结石的发生，做好全面的产前检查。

14. 妊娠期发现泌尿系统结石应如何处理

妊娠期泌尿系统结石的治疗应当根据结石的大小、梗阻的部位、是否存在着感染、有无肾实质损害及临床症状来确定。以不损害胎儿、确保母儿安全为原则。治疗的目的是缓解疼痛、解除梗阻、控制感染、维持肾脏功能及避免不良妊娠结局的发生。

妊娠期泌尿系统结石的主要治疗措施分为两类。

（1）保守治疗：80%左右妊娠期的肾结石可自行排出，因此妊娠合并肾结石首先推荐期待疗法。对于单纯的肾结石无发作患者多给予监测随访的期待治疗，直至产后再行进一步处理。对于直径≤10mm的较小结石、没有引起严重肾功能损害者，可采用综合排石治疗，包括多饮水、输液利尿、适当增加活动量等措施，促进体内钙盐或矿物质的排出；同时最好采取健侧卧位，减轻患侧输尿管及肾盂的压力，以利于积水引流并促进排石。如有单纯肾绞痛而无其他合并症者应给予解痉、镇痛（妊娠期阿片类镇痛药物为首选）和抗感染（妊娠期头孢类、青霉素类、大环内酯类抗生素均可使用）

治疗，必要时使用抑制宫缩（黄体酮等）的保胎治疗。

（2）外科干预：对于因保守治疗失败、持续疼痛或止痛无效、肾盂积脓、败血症、双肾或孤立肾梗阻及合并有子痫前期等产科并发症时则需要外科干预。

下面介绍几种常用的外科干预措施。

（1）经皮肾穿刺造瘘术：操作简便，创伤小，对胎儿的影响较小，能迅速引流感染的尿液，使梗阻的肾脏立即得到引流并解除疼痛，还可作为产后进一步治疗的通道。但注意置入的引流管可使孕妇产生不适感，或出现血尿和细菌侵入等问题，而且每隔 6～8 周需要更换外置的引流袋，这也增加了感染的机会。特别是到了妊娠后期，引流袋携带不便，降低了孕妇妊娠期的生活质量。所以此法主要适用于妊娠 22 周以内的准妈妈，需在局部麻醉及 B 超引导下进行，引流的同时尚可进行细菌培养以指导治疗。

（2）超声引导下双 J 管置入引流：适应证包括①妊娠大于 22 周、反复肾绞痛、保守治疗无效者，输尿管结石梗阻并伴有感染、发热、药物治疗无效者；②双侧输尿管结石、孤立肾结石或移植肾出现急性肾衰竭者；③原因不明的肾积水者。双 J 管一般在产后或者剖宫产术中予以拔除，放置内支架管的患者术后要多饮水，控制饮食中钙的摄入以便减少内支架管梗阻发生，建议 4～6 周更换一次。

（3）纤维软性肾镜/输尿管镜取石术：是目前治疗妊娠合并尿路结石最安全的方法。由于镜体纤细柔软，镜头可向各方向转动弯曲 180°，可逆行进入肾盂各小盏，甚至到达肾脏任何部位及整个泌尿系统，所以可以快速、准确地找到结石，且手术视野广阔、清晰。术中对泌尿系统生理组织损伤较小，能有效避免术后并发症的发生。术后不会在患者体表留下任何伤口。该方法在用于尿路结石诊断的同时，还可用于结石的治疗，主要用来治疗肾内≤ 2cm 的结石及有肾盂－输尿管连接部梗阻的妊娠患者；对于＞ 2cm 的结石患者，可采用激光或气道压力碎石后再通过肾镜或输尿管镜取出的方法。

（4）开放手术：不常规推荐，仅用于所有上述治疗失败的情况下，事先需要告知患者及家属发生胎儿不良预后并发症的可能性。

15. 孕妇为什么容易患下肢静脉曲张

不少孕妇会在妊娠期间出现轻微静脉曲张，主要发生在下肢。症状表现不一，具体如下。

（1）孕妇小腿、脚背及外阴部常可见到蚯蚓般的条状物，有时呈蓝色或紫色，在腿上蜿蜒而行，在接近皮肤表面的地方可能凸出来，呈团状或结节状，看起来形状弯弯曲曲。

（2）孕妇有时会感觉到腿部沉重、疼痛，静脉曲张部位周围的皮肤也可能会有发痒、抽痛或灼热感。这些症状通常在晚上会加重，特别是在站立太久的情况下。

（3）肢体有异样的感觉，肢体发冷或潮热，下肢静脉曲张患者有患肢变细，皮肤变粗的改变，局部有针刺感、奇痒感、麻木感、灼热感等。

（4）会出现腿部痉挛，如睡觉时小腿抽筋等。

（5）腿部的酸胀感一般晚上重，早上轻，傍晚脚踝或膝盖处可有轻微肿胀。皮肤有色素沉着，皮色发暗，皮肤有脱屑、瘙痒。

（6）症状早期可无明显变化，有些患者的患肢沉重、胀痛和易疲劳感经休息后可缓解。

（7）病程长者，可有小腿下端、踝部皮肤的色素沉着、瘙痒，甚至发生湿疹。部分下肢静脉曲张患者可并发血栓静脉炎，局部下肢静脉曲张处可呈红肿硬块，有压痛。

为什么孕妇容易患下肢静脉曲张呢？主要原因有以下3点。

（1）孕期体内激素发生变化：女性妊娠以后，卵巢黄体分泌孕激素以维持妊娠。这种变化一方面为妊娠的子宫提供稳定的环境；另一方面却可使静脉扩张。加上其他诱发因素就可能导致下肢静脉曲张。

（2）增大的子宫压迫腹腔内静脉：增大的子宫压迫了下腔静脉和髂静脉，阻碍下肢静脉回流，引起下肢水肿和静脉曲张。这种作用在妊娠晚期尤为多见。如果胎儿体重大或者羊水过多，压迫可能更为明显。

（3）体重增加和运动减少：妊娠期越长，准妈妈的体重增加越快，这成为发生静脉曲张的又一危险因素。另外，一部分准妈妈妊娠期减少了活动，缺乏小腿肌肉泵的挤压作用，无法促进下肢静脉回流，这也是好发下肢静脉曲张的缘故之一。

综上所述，妊娠期是女性下肢静脉曲张的高发时段，而且随着妊娠次数的增加，女性患下肢静脉曲张的风险也会增加。

16. 妊娠期肠梗阻有哪些诱发因素和症状

妊娠期急性肠梗阻基本上和非妊娠期肠梗阻症状相似，但妊娠晚期增大的子宫占据腹腔，肠袢移向子宫的后方或两侧，如果是经产妇，加之产后腹壁松弛，可使体征不明显、不典型。常见的症状体征如下。

（1）腹痛：为肠梗阻的主要症状，一般为持续性或阵发性肠绞痛，疼痛部位多位于脐周，也可偏于梗阻部位一侧。原因为肠内容物通过受阻，梗阻以上部位时肠管蠕动增强，肠壁平滑肌强烈收缩和痉挛，导致阵发性剧烈绞痛。

（2）呕吐和腹胀：早期呕吐多为肠膨胀引起的反射性呕吐，以后呕吐和腹胀随梗阻部位的不同而不同。高位肠梗阻时，呕吐出现早而频繁，呕吐物为胃和十二指肠的内容物伴大量胃肠液、胰液和胆汁，腹胀多不明显。低位肠梗阻时，呕吐出现晚且次数少，晚期可吐出带粪味的肠内容物，腹胀一般较重，可呈全腹弥漫性。

（3）排便、排气障碍：不完全性肠梗阻及高位肠梗阻早期可有排气和少量排便；完全性肠梗阻患者则排气排便消失。

（4）特有体征：检查可发现腹部有肠型和肠蠕动波。触诊有时可摸到肿块，梗阻部位有压痛和腹膜刺激征。叩诊腹部呈鼓音，听诊肠鸣音亢进，有气过水声，部分绞窄性肠梗阻肠鸣音可消失。

肠梗阻中机械性肠梗阻约占90%，其中半数以上由粘连引起，其次为肠扭转、肠套叠、先天畸形、炎性狭窄、嵌顿疝和腹部肿块等；少数为麻痹性肠梗阻。引发的主要原因有多种，如妊娠期增大的子宫推挤肠袢，加之以往的肠粘连使肠管受压或扭转而形成了梗阻；肠系膜过长或相对过短受妊娠子宫推挤也可使小肠发生顺时针扭转而形成肠梗阻。妊娠期的肠梗阻多发生在妊娠4～5个月子宫由盆腔升入腹腔时，或临产前胎头下降入盆时，还有产褥期子宫迅速缩小引起肠袢急剧移位时引发肠扭转。妊娠期子宫表面积增大，发生肠梗阻后吸收毒素多，病情一般发展快，加之妊娠反应发生恶心、呕吐、腹胀、便秘情况频繁，因此不少临床医生不易在发病早期想到肠梗阻，以至于发生漏诊、错诊，延误了病情。

肠梗阻根据肠壁有无血运障碍的病理情况可分为单纯性肠梗阻和绞窄性肠梗阻两类。根据病变部位、梗阻程度和病程发展快慢还可以将其分为高位肠梗阻和低位肠梗阻，完全性肠梗阻和不完全性肠梗阻，急性肠梗阻和慢性肠梗阻等多种类型。

（1）单纯性肠梗阻：梗阻以上部位肠蠕动增强，用以克服肠内容通过的障碍，于是肠腔内因气体和液体潴留而膨胀，肠管扩张，肠壁水肿，最后导致肠蠕动乏力；后期有液体漏出至腹腔；梗阻以下肠管出现瘪陷、空虚或仅存少量粪便。

（2）绞窄性肠梗阻：一般梗阻严重，梗阻部位出现血供中断。首先表现为静脉回流受阻，肠壁充血、水肿、增厚，呈暗红色；随病程进展继而出现动脉血运障碍，血栓形成，肠管变成紫黑色，壁变薄，导致缺血坏死、穿孔等，死亡率可高达20%～30%，是肠梗阻最严重的并发症。

肠梗阻发生后，患者会因液体丧失、肠膨胀、毒素吸收引发感染性休克，如不能及时诊治，最后可致呼吸、循环、泌尿系统的重要脏器衰竭而死亡。因此，妊娠期肠梗阻要有警惕性，争取早期发现、早期处理，避免绞窄性肠梗阻和严重并发症的发生。

17. 妊娠期肠梗阻需要怎样处理

妊娠期肠梗阻首选保守治疗。保守治疗多用于麻痹性肠梗阻及大部分单纯性肠梗阻，部分有绞窄趋势的肠梗阻，如肠套叠、肠扭转的早期及动力性肠梗阻也可选用保守治疗。在进行保守治疗的同时，必须严密观察病情变化，掌握手术指征，以便在必要时抓紧时机进行处理。下面介绍主要的治疗措施。

（1）纠正水、电解质紊乱和酸碱平衡失调：发生肠梗阻的患者常因呕吐、肠壁水肿、肠腔内大量渗液、胃肠减压丢失大量液体而致低血容量，严重者甚至会出现休克。因此，及时经静脉补充水、电解质、血浆或全血是治疗妊娠合并急性肠梗阻的主要环节。为补充细胞外液的丢失，补液时应注意先补充足够的等渗盐水，再补充葡萄糖溶液，输液要遵循"先盐后糖"和"先快后慢"的原则。还要根据检验结果适当补充碱性液体以纠正代谢性酸中毒。待尿量恢复后注意补充钾盐。对体质弱、需要手术者酌情给予全血、血浆或血液代用品。对呕吐严重、不能进食的妊娠合并急性肠梗阻患者应给予充分的营养支持（TPN）疗法。

（2）禁食、胃肠减压：这样可吸出积滞的气体和液体，解除腹胀，改善循环和呼吸障碍，减轻呕吐，避免吸入性肺炎，改善梗阻部位以上肠管的血运，对于需要手术者可减少手术中的困难。少数轻型单纯性肠梗阻经有效减压后，梗阻即可解除。结肠梗阻患者如果发生肠膨胀插管减压无效时，常需手术减压。

（3）抗感染治疗：肠梗阻时间较长或发生绞窄时，因肠壁和腹膜有多种细菌寄生感染，一般以大肠杆菌、梭状芽孢杆菌、链球菌感染为主。对于妊娠合并肠梗阻患者不能仅根据抗菌谱选择抗生素，还应格外重视抗生素对胎儿可能造成的影响。在妊娠期多选择半合成青霉素类或头孢菌素类抗生素。

（4）其他治疗：对于病情较轻但不宜急剧泻下的妊娠合并急性肠梗阻患者，可给予液状石蜡、香油或麻油200～300ml口服或由减压管灌入，每天3～4次，有一定的疗效。保守治疗24～48小时后症状仍不见缓解者可考虑手术治疗。

关于手术治疗要选好适应证。临床上多数机械性肠梗阻需要手术解除，如由先天性畸形、肿瘤、肠狭窄引起的梗阻。因为妊娠晚期的梗阻多为机械性梗阻，所以宜及早手术，以免发生严重并发症。对绞窄性肠梗阻或高度怀疑肠绞窄，梗阻为完全性者也应及时手术。因绞窄性肠梗阻伴肠坏死者的病死率高达31%，而单纯性机械性肠梗阻在24小时内手术者，病死率仅为1%。手术方法包括松解粘连或嵌顿的疝，整复扭转或套叠的肠管等，以顺利消除梗阻。对坏死的或有肿瘤的肠段要切除，引流脓肿，清除局部病变。其他如姑息性肠造口术也可因人采用，进行肠腔异物取出和肠襻吻合术等以便快速恢复肠道通畅。对妊娠合并急性肠梗阻者进行治疗时应更加重视减压和维持营养。

（孙　昊）

第十六章 妊娠合并妇科疾病的处理

1. 高龄孕妇更容易患阴道炎吗

妊娠期阴道分泌物增多是妊娠女性最常抱怨的症状之一。这些分泌物可能是正常生理反应的结果，也可能来自感染性阴道炎。它可能增加妊娠并发症的危险性，所以有必要了解妊娠期阴道炎的易患因素，以便加以避免。

首先要了解女性生殖系统的自然防御机制和发病机制。阴道拥有一个营养丰富的生化环境，存在着复杂的微生物群。正常情况下这些微生物与阴道之间相互依赖、相互制约，处于动态的生态平衡，并不会致病。阴道正常分泌物中包含水（与血清渗出液基本相似）、脱落的鳞状上皮细胞、微生物、电解质和有机成分。有机成分中包括有机酸、脂肪酸、蛋白质和碳水化合物（主要是糖原）等。正常阴道排液有 $2 \sim 9$ 种兼性厌氧菌，而兼性乳酸杆菌占其中的大部分。这些微生物能够利用糖原产生乳酸，使阴道的 pH < 4.5，保持酸性，从而阻止那些不能忍受酸性环境的微生物。兼性乳酸杆菌还能产生过氧化氢——一种有力的杀菌剂，帮助杀死包括假丝酵母菌、加德纳菌和厌氧菌在内的其他不良微生物。然而，由于女性外阴部的阴道与尿道、肛门毗邻，局部潮湿，很容易受到尿液和粪便的污染；加上生育年龄的女性性生活比较频繁，外阴阴道又是分娩、宫腔操作的必经之道，很容易遭受各类损伤及外界病原体的感染。一旦这种复杂的关系被打破，就会发生内源性菌群的变化或外源性致病菌的侵入，阴道内潜在病原

微生物会增殖并引起阴道分泌物增多。另外，性传播的外生性微生物如滴虫等也可导致阴道生态系统破坏，继而引发阴道炎。

除上述因素外，妊娠期女性的下生殖道也会发生一系列生理改变，为引发阴道炎提供可能。例如，妊娠期阴道壁充血，导致渗出增加；阴道内糖原含量增加；妊娠期孕激素水平增加可以提高白假丝酵母菌对阴道鳞状上皮细胞的黏附性等。另外，妊娠期细胞免疫的受损也是导致假丝酵母菌感染的因素。

妊娠期最常见的感染性阴道炎是细菌性阴道病、假丝酵母菌病和滴虫性阴道炎等。虽然这几种感染通常没有症状，但却常引起不同的不良妊娠结局。细菌性阴道病可以引起胎膜早破、早产、羊水感染、绒毛膜羊膜炎和产后子宫内膜炎等。滴虫性阴道炎可以引起妊娠周数的降低。而假丝酵母菌性阴道炎可以引起羊膜内感染等。

高龄孕妇患妊娠期糖尿病、妊娠期高血压等疾病的概率较普通孕妇高，因此更易患妊娠期阴道炎，故应在妊娠期间注意预防并按时产检，及时发现病情，及时处理，避免因阴道炎诱发的不良妊娠结局。

2.妊娠期合并的细菌性阴道病是怎样发生的

细菌性阴道病（BV）是有性活动的妇女最常见的阴道感染。妊娠女性细菌性阴道病的发生率约为20%。相对于其他阴道感染，细菌性阴道病不能归结为只是一种病原微生物引起的，而是阴道内正常菌群失调所致的一种混合性感染。

细菌性阴道病最常见的症状是稀薄的、水样、非瘙痒性、带有鱼腥味的阴道分泌物。但是50%的妇女并无症状。目前细菌性阴道病的临床诊断标准已经比较完善，总结起来有以下几点。

（1）稀薄的分泌物黏附于阴道壁。

（2）阴道 pH ＞ 4.5。

（3）用10%氢氧化钾碱化分泌物后有鱼腥臭味。

（4）生理盐水涂片上可见线索细胞。

上述4项中有3项阳性即可诊断为细菌性阴道病。细菌性阴道病的诊断还可用阴道分泌物进行直接革兰氏染色测定。革兰氏染色相对于临床诊断也有很高的敏感度（97%）和特异度（79%），而且革兰氏染色有易实施、应用广、比较便宜和不同观察者间高再现性的优点。

对于有症状的细菌性阴道病患者可选择抗厌氧菌药物治疗，如甲硝唑、替硝唑、克林霉素，其中甲硝唑可以抑制厌氧菌生长而不影响乳酸杆菌的生长，是较理想的治疗药物。目前推荐的常规用药方法如下。

（1）全身用药：①首选甲硝唑口服，每次400mg，每天2次，共用7天。②替硝唑口服，2g，每天1次，连服3天；或1g，每天1次，连服5天。③克林霉素口服，300mg，每天2次，共7天，可以替代甲硝唑。④不推荐甲硝唑2g顿服。

（2）局部用药：①甲硝唑制剂200mg，每晚1次，连用7天；②2%克林霉素软膏阴道涂抹，每次5g，每晚1次，连用7天；③哺乳期以选择局部用药为宜。

妊娠期通常建议将系统治疗推迟到妊娠中期，那时胎儿的器官已经基本发育完全。因为对妊娠期使用甲硝唑还存在一些担忧。甲硝唑可以通过胎盘，可能引起细菌基因突变，动物实验中有某些致癌作用；针对人类的研究中尚未发现妊娠期使用甲硝唑治疗的母亲出现后代先天性异常机会增加的证据；对甲硝唑治疗滴虫性阴道炎妇女进行的长程监控研究中也没有发现甲硝唑致癌的情况。尽管现在缺乏甲硝唑对母体和胎儿不利的证据，但还是谨慎起见，尽可能避免在妊娠早期应用甲硝唑。

对于细菌性阴道病的患者，是否对其性伴侣也给予治疗尚无有效改善治疗效果及降低本病复发概率的报道，因此一般仅孕妇本身进行治疗就可，性伴侣则不需要常规进行治疗。

需要强调的是，细菌性阴道病与不良妊娠结局有关联，如绒毛膜羊膜炎、胎膜早破、早产、产后子宫内膜炎等。因此，对妊娠合并细菌性阴道病进行治疗确切的益处是缓解阴道感染的症状和体征，潜在的益处是降低细菌性阴道病相关感染并发症的发生，还可减少其他性传播疾病感染的风险。目前普遍认为，虽然对孕妇无须常规进行细菌性阴道病的筛查，但对有症状的孕妇及无症状早产高风险孕妇均建议进行筛查，发现后要进行治疗。准妈妈还要记住，为了即将出生的胎儿和自己的健康，治疗后仍需要按时到医院随访。对细菌性阴道病复发的孕妇可选择与初次治疗不同的抗厌氧菌药物，也可试用阴道乳杆菌制剂来恢复及重建阴道的微生态平衡环境。

3. 妊娠后发现滴虫性阴道炎，对胎儿有影响吗

滴虫性阴道炎是由阴道毛滴虫引起的阴道炎症，阴道分泌物多以泡沫状黄白色稀薄液体为特征。本病主要通过以下方式传播：①经性交直接传播，这是主要的传播方式。与女性患者有一次非保护性交后，约70%的男性会发生感染，但通过性交，男性传播给女性的概率更高。由于男性感染滴虫后常无症状，更易成为滴虫感染源。②间接传播，是指经公共浴池的浴盆、浴巾、游泳池、坐式便器、感染的衣物、污染的器械及敷料等进行的传播。

滴虫性阴道炎的潜伏期为4～28天。患者中10%～50%无症状。其主要症状表现为阴道分泌物增多及外阴瘙痒，间或有灼热、疼痛、性交痛等。若尿道有感染，可有尿频、尿痛，有时可见血尿。阴道毛滴虫能吞噬精子，并能阻碍乳酸生成，影响精子在阴道内存活，可致不孕。妇科检查可见阴道黏膜充血，严重者有散在的出血斑点，甚至宫颈也有出血点，形成"草莓样"宫颈。阴道后穹隆处

可见多量分泌物，呈灰黄色、黄白色稀薄液体或黄绿色脓性分泌物，常呈泡沫状，有臭味。分泌物之所以呈脓性是因分泌物中含有大量的白细胞，若合并有其他感染则呈黄绿色。呈泡沫状且有臭味则来自滴虫无氧酵解碳水化合物而产生的腐臭气体。

滴虫性阴道炎必须治疗。因滴虫性阴道炎可能同时有尿道、尿道旁腺、前庭大腺滴虫感染，因此欲治愈此病需全身用药。主要治疗药物为抗滴虫药甲硝唑及替硝唑。全身用药的推荐方案如下。

（1）甲硝唑 2g，单次口服；或替硝唑 2g，单次口服。甲硝唑的治愈率为 90% ～ 95%，替硝唑治愈率为 86% ～ 100%。

（2）替代方案：甲硝唑 400mg，每天 2 次，连服 7 天。

对于滴虫性阴道炎的妇女来说，性伴侣的治疗也很重要，孕妇为了胎儿的健康做准备的同时，性伴侣也要配合。对目前的性伴侣及症状出现前 4 周内的性伴侣均应进行治疗，要告知患者及性伴侣治愈前应避免无保护性交，即性交时需要戴上安全套。

通常不建议对所有孕妇进行滴虫性阴道炎的常规筛查，但对有异常阴道分泌物的孕妇应常规进行滴虫检测。妊娠期滴虫性阴道炎可导致胎膜早破、早产及低出生体重儿。目前认为甲硝唑治疗并不能改善围生期并发症，仅能缓解阴道分泌物增多的症状，所以为防止滴虫性阴道炎对新生儿呼吸道和生殖道的感染，必须积极阻止滴虫的传播感染。

目前国外研究证实，妊娠期使用甲硝唑并不明显增加胎儿的致畸率，不过我国从安全起见，药物说明书仍注明该药妊娠期是禁用的。因此，临床应用甲硝唑时，医生都会在取得患者及其家属知情同意后才开具处方。滴虫感染者虽然分娩时新生儿通过产道很少有滴虫感染及出现阴道分泌物异常的情况，但后续可能导致产妇的产褥期感染。甲硝唑能通过乳汁排泄，所以使用甲硝唑期间及用药后 12 ～ 24 小时不宜哺乳。服用替硝唑者，服药后 3 天内避免哺乳。

4. 妊娠期间感染外阴或阴道假丝酵母菌病怎么办

外阴阴道假丝酵母菌病（VVC）是由假丝酵母菌引起的常见外阴阴道炎症，以前曾称为霉菌性阴道炎，也就是真菌性阴道炎。国外研究资料显示，约 75% 的女性一生中患过一次外阴阴道假丝酵母菌病，约 45% 的妇女甚至经历过 2 次或 2 次以上的假丝酵母菌病发作。

假丝酵母菌分类很多，其中白假丝酵母菌为该病主要的条件致病菌。30%～40% 的孕妇和 10%～20% 的非孕妇阴道中可能黏附有假丝酵母菌寄生，但菌量极少。一般呈酵母相，并不引起炎症反应。只有当孕妇全身及阴道局部细胞免疫能力下降时，假丝酵母菌才由酵母相转化为菌丝相，大量繁殖并侵袭组织，引起炎症反应。长期应用广谱抗生素、妊娠、糖尿病、大量应用免疫抑制剂及接受大量雌激素治疗等，都是本病的诱发因素。妊娠期由于机体免疫力下降，阴道组织内糖原含量增加，雌激素含量升高，有利于假丝酵母菌生长，故妊娠期更易发生外阴阴道假丝酵母菌病。

VVC 的临床表现主要为外阴瘙痒灼痛、性交痛和尿痛，部分患者阴道分泌物增多。外阴瘙痒程度居各种阴道炎症之首，严重时坐卧不宁，异常痛苦。尿痛的特点是排尿时因尿液刺激水肿的外阴及前庭可导致疼痛。阴道分泌物由脱落上皮细胞和菌丝体、酵母菌和假菌丝组成，其典型的外观特征是白色、稠厚、呈凝乳或豆腐渣样。妇科检查可见外阴潮红、水肿，常伴有抓痕，严重者可见皮肤皲裂，表皮脱落。小阴唇内侧及阴道黏膜上附有白色块状物。阴道黏膜有充血、水肿，擦除后露出红肿黏膜面。少部分患者急性期可能见到糜烂及浅表溃疡。若妊娠期发生 VVC 则上述临床表现更重且治疗效果差，易复发。新生儿通过产道时可发生新生儿鹅口疮。

妊娠合并 VVC 的治疗以局部用药为主，禁用口服唑类抗真菌药物。一般选择对胎儿无害的局部唑类药物放置于阴道深部，以小剂量、长疗程为佳，建议 7 天疗法，效果较好。

（1）咪康唑栓剂：每晚 1 粒（200mg），连用 7 天；或每晚 1 粒（400mg），连用 3 天；或 1 粒（1200mg），单次用药。

（2）克霉唑栓剂：每晚 1 粒（150mg），连用 7 天；或 1 粒（500mg），单次用药。

（3）制霉菌素栓剂：每晚 1 粒（10 万 U），连用 10～14 天。

因妊娠合并外阴阴道假丝酵母菌病较非妊娠期更易复发，因此当妊娠期反复出现 VVC 时，建议采取强化治疗，根据培养和药物敏感试验选择药物，即在前面所介绍的单纯性治疗 VVC 的基础上延长 1～2 个疗程的治疗时间。治疗期间应定期复查，监测疗效，注意防止药物的不良反应。一旦发现肝功能异常等不良作用，立即停药，待肝功能恢复正常再更换其他药物。

准妈妈要注意阻断外阴阴道假丝酵母菌病的传染途径。假丝酵母菌除寄生在阴道外，也可寄生于人的口腔、肠道，这 3 个部位的假丝酵母菌可互相传染，一旦条件适宜就可引起感染。胃肠道假丝酵母菌感染者的粪便可污染阴道，穿紧身化纤内裤及肥胖也可使外阴局部温度、湿度升高，增加发病概率。少部分患者可通过性交直接传染。极少数患者可能通过接触感染的衣物间接传染。因此，治疗 VVC 时首先要消除各种引起感染的诱因，如合并有糖尿病时应给予积极降糖治疗，应用广谱抗生素及类固醇皮质激素等药物时需及时停用，妊娠期要勤换内裤，用过的内裤、盆及毛巾要用开水烫洗，外出保持良好的卫生习惯等。

对于感染了外阴阴道假丝酵母菌病的女性而言，性伴侣无须进行常规治疗。但有龟头炎症或包皮过长的男性，需要每天清洗并进行假丝酵母菌检查，有问题者需要治疗，尤其是备孕期间，以防止女性重复感染。对于症状反复发作的患者，医生需要考虑有无阴道混合性感染，尤其是有无合并细菌性阴道病的混合感染及其他多类假丝酵母菌病的可能。建议感染者在治疗结束的 7 ～ 14 天到医院做白带常规复查。若症状持续存在或治疗后复发，可在做真菌培养的同时行药敏试验。

5. 妊娠期合并宫颈炎有哪些应对方法

宫颈炎是女性常见的一种妇科疾病，分为急性和慢性两种。多数患者以慢性为主。慢性宫颈炎多数并无明显临床症状，少数患者可有持续性或反复发作的阴道分泌物增多，呈淡黄色或脓性，性交后出血，月经间期出血，偶有分泌物刺激引起的外阴瘙痒或不适。妇科检查常可见子宫颈呈糜烂样改变，也可表现为子宫颈息肉或子宫颈肥大。

无论是既往有慢性宫颈炎的女性妊娠后，还是妊娠期间检查发现合并有慢性宫颈炎，均需要与宫颈癌前病变、宫颈浸润癌两类疾病相鉴别。因为宫颈炎本身有演变成宫颈癌变的可能，发生率约为 0.73%，显著高于无宫颈炎症的女性。在长期慢性炎症的刺激下，宫颈炎更容易发生恶变，如不及时治疗将最终发展成为癌症。

宫颈癌前病变在医学上称为子宫颈鳞状上皮内病变，是与子宫颈浸润癌密切相关的一组子宫颈病变。最好在备孕期间或妊娠早期选用巴氏涂片法或液基细胞涂片法进行宫颈病变的筛查。若涂片检查正常，可以暂不处理，从而进行备孕。待分娩后再根据宫颈炎症的情况进行药物治疗或物理治疗。对宫颈炎行药物治疗一般只能暂时控制症状，彻底控制需要物理治疗，如采用微波、冷冻及电熨等治疗方法。如果合并阴道炎则需要同时进行治疗。

那么宫颈炎会影响胎儿吗？因为妊娠期生殖道感染可能会引起胎膜早破、早产、羊水感染、绒毛膜羊膜炎和产后子宫内膜炎等，所以妊娠期间如果怀疑或查出妇科炎症，一定要正确面对，接受系统、规范、足疗程的治疗，减少宫颈炎对孕妇及胎儿的不良影响。总的来说，绝大多数妇科炎症在及时诊治后对分娩及胎儿都无特殊影响。当然，妊娠前应提高警惕，及时体检，发现、及时治疗更为重要。

6.怎么处理妊娠期发现的卵巢囊肿

一般来说，肿瘤患者的受孕概率会大大降低，但妊娠合并卵巢肿瘤的情况例外。多数患者往往先有卵巢肿瘤，然后受孕。临床上妊娠与卵巢恶性肿瘤很少同时存在，妊娠合并卵巢囊肿则较常见。此外，国内相关资料显示，初产妇妊娠合并卵巢肿瘤的发病率高于经产妇。

由于卵巢位于腹腔的深部，即使囊肿体积较大，在孕检时也不易扪及，如无破裂、感染等并发症或胃肠道的压迫症状，往往很容易被忽略，待症状出现时包块已经长大了。且此类卵巢肿瘤多为良性，生长缓慢，所以许多育龄期女性在受孕前就已存在卵巢肿瘤，只是未被发现罢了。作为妊娠的并发症之一，两者互相影响，一方面妊娠时孕妇内分泌功能旺盛，卵巢功能增强，使卵巢囊肿进一步增大；另一方面巨大卵巢囊肿增加了继续妊娠及分娩的风险，盆腔充血在一定程度上也促进了肿瘤的生长速度，甚至促发恶变。

妊娠合并卵巢囊肿对母婴均不利。妊娠早期若嵌顿易致流产；中期随着子宫位置升高，容易发生肿瘤蒂扭转；晚期子宫进一步增大，较大的肿瘤与其相互挤压，既可导致胎位不正，也可引起肿瘤破裂、产道阻塞、胎儿窒息等情况。若刺激子宫引起收缩，不仅导致早产，严重时还会导致子宫破裂，出现急腹症甚至休克。对孕妇来说，即使无保胎意愿，母体腹部盛着如此大的包块，必然会压迫邻近脏器或大血管，导致腹痛、腹水、膈肌上移等一系列问题，甚者逐渐造成心肺功能不全。

妊娠合并卵巢囊肿于妊娠前期、妊娠（早、中、晚）期或剖宫产时期均可先后被发现，主要的诊断方式是盆腔检查和辅助检查两种。

（1）盆腔检查：主要采用双合诊或三合诊。妊娠早期使用较多，但不少患者为防止流产对盆腔检查的依从性也普遍较差。妊娠中晚期时由于增大子宫的掩盖，此法阳性发现有限。

（2）辅助诊断：目前临床上最常用的辅助诊断手段是彩色超声检查，对发现包块及其位置有较好的敏感性，可用于妊娠的各个时期，只是在妊娠中晚期还存在一定的局限性。所以妊娠早期行 B 超检查很有必要，而对妊娠中晚期的检查，常借助磁共振检查降低假阴性率，至于对肿瘤的性质鉴别仍依赖手术病理学检查以明确。同时对提高诊断的正确性、提高医技及改进医用设备有一定的意义。

妊娠合并的处理原则如下。

（1）妊娠早期发现卵巢肿瘤可待妊娠 3 个月后手术，以免引起流产。

（2）妊娠晚期发现卵巢肿瘤可待妊娠足月行剖宫产的同时切除肿瘤，但若医生考虑为恶性病变可能大，应尽早手术及终止妊娠。

（3）妊娠期间盆腔充血，卵巢囊肿的增长速度一般较之前明显加快，若囊肿 ≥ 12cm，考虑为巨大卵巢囊肿时应立刻手术。

（4）施术时间：尽量选在妊娠 12 ～ 18 周时进行，因为此时子宫相对不敏感，为手术相对安全期，但若诊断或疑为卵巢恶性肿瘤，应尽早手术。

（5）手术方式选择：目前妊娠中晚期手术多采取传统的直接开腹且纵行切开方式，因为此时腹腔镜下操作难度较大，万一术中出现突发情况，如囊肿破裂或带蒂囊肿发生扭转，可能还需转为开腹术。另外是由于妊娠期盆腔充血，卵巢巨大囊肿可能较非妊娠期明显增大，患者又多有保胎需求，且术前无法确定囊肿性质，直接开腹操作安全且可降低患者的痛苦。

由于卵巢囊肿本身的高发性、多因性和隐匿性，加之育龄妇女对检查的低依从性，临床上偶然的误诊往往会"放过"一枚小小的卵巢囊肿，最后可能发展为"霸占"腹腔的大半个天地。所以，提醒育龄女性在平常的生活中要注意通过改善饮食习惯、适度锻炼、保持心情舒畅等减少卵巢囊肿的发生；备孕前需进行全面检查，妊娠期定期检查，重视妊娠期各种不适情况；意外妊娠者若有包块形成，应遵从医生的指导迅速采取措施；对于双胎妊娠或羊水过多的腹部变化，要考虑到有无巨大包块的漏诊。

7. 宫颈肌瘤对妊娠有何影响

宫颈的肿瘤中良性肿瘤比较少见，其中平滑肌瘤与妊娠的关系较为密切，也最为多见。通常宫颈平滑肌瘤无临床症状，多在妊娠期超声检查时发现。妊娠期和宫颈肌瘤可相互影响。一方面由于妊娠期间孕妇体内雌孕激素水平增高，使子宫充血、组织水肿及平滑肌细胞肥大，可影响肌瘤明显增大，当然分娩后肌瘤大多数可以减小。随着妊娠期肌瘤的迅速增长，可以发生肌瘤相对供血不足，从而引发坏死，即出现红色变性，临床有发热、腹痛、呕吐、腹部压痛等表现。另一方面，宫颈肌瘤对妊娠各个时期均可产生不利的影响，如流产、早产、胎盘胎位异常、胎膜早破、妊娠期肌瘤性疼痛综合征等。由于肌瘤使胎位异常率增高，有时须行剖宫产终止妊娠。产后由于子宫颈肌瘤容易引起宫腔引流不畅，相对比较容易导致宫腔感染和产后出血。

宫颈肌瘤的治疗方式主要根据孕周、肌瘤的大小及临床表现等因素综合而定。

（1）一般策略：对于妊娠期的宫颈肌瘤通常采取保守的策略。但一旦肌瘤出现红色变性，无论是妊娠期或是产褥期，均需卧床休息，并给予抗生素以缓解。

（2）妊娠早期治疗：妊娠早期合并宫颈肌瘤通常根据其大小决定治疗方案，如果肌瘤＜6cm，不伴随有压迫症状，最好不进行干预，以免引起流产。若肌瘤＞6cm，伴高危风险的话，建议终止妊娠并行肌瘤切除术。

（3）妊娠中晚期治疗：妊娠中晚期合并宫颈肌瘤在定期检测的基础上，如无特殊情况，绝大多数并不需要特殊处理。但如果出现肌瘤蒂部扭转、肌瘤嵌顿、子宫扭转、保守治疗无效的红色变性等特殊情况，则需要在妊娠期内行手术切除肌瘤。

8. 肌瘤长在子宫肌壁间及浆膜下，对妊娠有什么影响

子宫肌瘤是女性生殖器官中最常见的良性肿瘤，也是人体最常见的肿瘤之一。子宫肌瘤多数发生于 30 ～ 50 岁，尤其多见于不孕的妇女。

由于子宫肌瘤多发生于生育期妇女，又是女性发病率最高的良性肿瘤之一，因而子宫肌瘤患者合并妊娠或妊娠期出现子宫肌瘤是常见的情况，其发病率占子宫肌瘤的 0.5% ～ 1%，而妊娠期发病率为 0.3% ～ 7.2%。因多数肌瘤小而无症状，妊娠分娩过程中极易被忽略，实际发生率可能较此数据更高。近年来，随着婚育观念的改变，高龄孕妇逐年增加。随着超声技术在产科领域的广泛应用和诊断技术的提高，妊娠合并子宫肌瘤的发现率也呈逐渐上升趋势。

目前，子宫肌瘤合并妊娠已成为影响妊娠结局的一个重要因素。它在妊娠前，妊娠早、中、晚期间，分娩期和产褥期的影响都有所不同，现将其列举如下以帮助大家区别认识。

（1）流产、早产：子宫肌瘤的存在在妊娠早期阶段不利于受精卵的着床和生长发育。国内外的研究表明，子宫肌瘤合并妊娠的自然流产发生率可达 20% ～ 30%，其发生率是非肌瘤孕妇的 2 ～

3 倍，是常见的并发症。同时流产常表现为不全流产，从而造成出血过多。妊娠中晚期也可有一部分患者由于肌瘤迅速增大或者子宫肌瘤发生变性等原因造成流产或早产。

（2）胎位异常比例增高：由于肌瘤机械性阻碍，胎儿活动受限可引起胎位异常。大的子宫肌瘤，特别是大的肌壁间肌瘤或黏膜下肌瘤，可能妨碍胎儿在宫内的正常活动而造成胎位不正，横位、臀位的发生率增加。

（3）胎膜早破：如肌瘤妨碍胎儿先露的衔接或影响胎膜发育，可致胎膜早破。

（4）子宫扭转：妊娠合并肌瘤发生子宫扭转者极罕见，偶然在妊娠晚期发现生长在子宫一侧的肌瘤，因具有子宫两侧重量不均的基础，加上孕妇突然改变体位、姿势不良及在胎动等诱因下，可引起子宫扭转。子宫可向左或向右旋转＞90°，扭转程度越大、时间越久，则子宫缺血越严重。妊娠子宫一旦发生扭转，孕妇表现为突发性、持续性剧烈腹痛，同时伴恶心、呕吐、腹胀或尿急、尿频、排尿困难等，严重者可能发生休克。

现在，妊娠的各个时期对子宫肌瘤的诊断与如何处理已引起广泛关注，并将合并子宫肌瘤的孕妇列入高危妊娠范畴，提醒孕妇做好妊娠期保健，早期发现子宫肌瘤。处理上要根据妊娠月份、肌瘤大小及临床表现等予以不同的解决方式。

9. 妊娠合并子宫肌瘤的处理方法有哪些

无创伤性的 B 超检查对于妊娠合并子宫肌瘤的早期诊断、动态观察具有重要价值。一般有下述情况者均应提倡对孕妇进行 B 超检查：①子宫不对称性增大；②一侧盆腔包块；③子宫增大与停经月份不符；④有异常的阴道出血史或有不良产科病史。另外，妊娠早期浆膜下肌瘤易与卵巢囊肿、子宫畸形混淆，也应行 B 超检查以明确诊断。

子宫肌瘤患者妊娠后，除了和普通妊娠一样需及时建立产期保健卡、定期接受产前检查外，还应该在首次产前检查时详细地向医护人员提供有关子宫肌瘤的相关资料，包括如何发现和诊断、子宫肌瘤的检查资料（包括超声检查结果）和以往诊断和治疗的详细记录等，以利于医护人员评估子宫肌瘤对本次妊娠可能的影响程度，决定应该采取哪些相应措施。

妊娠期间，诊断有子宫肌瘤的孕妇需注意有无下腹疼痛、发热及阴道流血等异常症状，一旦出现即应及时就诊，由医生判断是否有可能因子宫肌瘤而发生流产、子宫肌瘤变性等情况，再做出相应处理。此外，妊娠期中必须接受定期的超声检查，以便动态观察妊娠后子宫肌瘤的变化情况。子宫肌瘤的处理方式根据妊娠时间、肌瘤大小、发展性质等多方情况综合决定。

（1）妊娠早期合并子宫肌瘤的处理：合并有子宫肌瘤的孕妇在妊娠早期阶段，一般不对子宫肌瘤进行处理，主要是因为妊娠早期对肌瘤的干预容易导致流产，故应尽力维持妊娠，采取定期观察的方式。但如果子宫肌瘤很大，继续妊娠出现并发症的机会估计较多时，妊娠一开始即可加用孕激素治疗，还可使用维生素 E。妊娠期间发生红色变性，症状严重者可住院治疗，但大多数患者在 7 ～ 14 天症状可以自行缓解，不需要卧床休息或使用镇痛药，此阶段一般不进行肌瘤切除手术，手术不仅可增加流产的发生率，还可发生术中大出血。但浆膜下肌瘤蒂部扭转引起剧烈腹痛、呕吐时，需急诊行子宫肌瘤切除。

（2）妊娠中期合并子宫肌瘤的处理：妊娠中期如子宫肌瘤影响到胎儿宫内生长发育或者发生红色变性，经保守治疗无效或发生子宫肌瘤蒂部扭转坏死、子宫肌瘤嵌顿，出现明显压迫症状者，则需行肌瘤剔除术，手术最好是在妊娠 5 个月之前施行。但需由医生严格掌握适应证。实行妊娠期肌瘤剔除术的适应证如下：①因肌瘤曾多次流产、早产；②子宫肌瘤增长迅速，已成为继续妊娠的障碍，并影响到胎儿宫内生长发育；③肌瘤发生红色变性，经保守治疗无效；④发生子宫肌瘤蒂部扭转坏死、子宫肌瘤嵌顿，出现明显压迫症状者，手术的最佳时间为妊娠 4 ～ 6 个月或 14 ～ 15 周。手术中不要剪除周围的肌层组织，应尽可能地保留肌层，以免剔除肌瘤后周围组织收缩，增加伤口的张力，影响愈合。如为带蒂的浆膜下子宫肌瘤，蒂部切口也应与子宫壁有一定距离，保留蒂部一些肌层组织，既可防回缩，又可覆盖伤口。

（3）妊娠晚期合并子宫肌瘤的处理：妊娠晚期子宫肌瘤的处理方式也主要与肌瘤病变的大小等因素有关，如果肌瘤小或肌瘤虽然＞ 8cm 但孕妇没有任何不适症状可不急于处理，可等到足月时做剖宫产，同时行子宫肌瘤剔除术。如果肌瘤发生变性但症状轻，可考虑行保守治疗，主要给予住院安胎休息及镇痛等相应处理，等至足月后再行进一步处理。没有特殊情况不考虑在剖宫产同时处理子宫肌瘤。

如果妊娠期发生肌瘤的特殊并发症，要根据不同并发症采取不同的措施。下面介绍 3 种主要并发症及其处理办法。

（1）子宫肌瘤红色变性：表现为发热、腹痛、呕吐、局部压痛等急腹症表现，如果出现上述情况，不仅孕妇自身感到不适，还有可能因刺激而导致流产或早产，患者应立即住院治疗。妊娠期肌瘤发生红色变性确诊后可采用保守治疗，包括卧床休息，纠正水、电解质失衡，冰袋冷敷下腹部及适当应用镇静剂、镇痛剂等，并给予预防感染等处理，孕妇多可在 7 ～ 14 天自行缓解。如保守治疗效果不佳，妊娠早、中期可行肌瘤切除，术后保胎治疗；妊娠晚期则可在切除肌瘤的同时行剖宫产术。

（2）妊娠合并浆膜下子宫肌瘤扭转：妊娠期随着子宫增大，肌壁间肌瘤可突向子宫表面，而带蒂的浆膜下肌瘤则易发生扭转，该发生率要高于非妊娠时期。一旦出现慢性或急性蒂扭转，均可导致肌瘤坏死、感染而引起急腹症表现，出现发热、呕吐等症状，应尽早至医院就诊。如果保守治疗不能逆转则应考虑手术干预。

（3）妊娠合并子宫肌瘤子宫扭转：妊娠合并子宫肌瘤发生子

宫扭转极为罕见，但它是一种最严重的并发症，如发现这种情况，必须及时剖腹探查。

10. 妊娠合并子宫肌瘤的孕妇是否只能做剖宫产

子宫肌瘤患者的分娩方式一方面取决于产科的情况，如胎位、产力、头盆是否相称及胎儿大小等因素；另一方面取决于子宫肌瘤的部位、大小等。从子宫肌瘤的角度来说，如果是直径较大的肌壁间肌瘤或黏膜下肌瘤，可能因肌瘤的存在妨碍胎儿在子宫内的活动而造成胎位不正。此外，肌瘤的存在可能影响子宫的正常收缩，而易导致宫缩乏力、产道梗阻，有发生滞产、产后胎盘滞留、出血和感染的可能性，如果出现这些情况，可致产程受阻，出现难产，故此时应考虑选择剖宫产终止妊娠。

如果子宫肌瘤直径小，不影响产程的正常进展，又没有其他的异常产科因素存在，仍然可以经阴道分娩，当然经阴道分娩的患者也需要在整个产程中严密注意产力及产程进展情况。

合并子宫肌瘤的孕产妇如有下列情况可适当放宽剖宫产的手术指征。

（1）胎位不正，如臀位、横位。

（2）宫颈肌瘤或肌瘤嵌顿在骨盆腔，阻碍胎先露下降或影响宫口开大者。

（3）孕前有肌瘤剔除病史并穿透宫腔者。

（4）B超检查提示胎盘位于肌瘤表面，可能引起胎盘剥离后血窦难以闭合，导致产后出血者。

（5）有多次流产或早产史，胎儿珍贵者。

对于剖宫产时较大子宫肌瘤是否同时实施剔除术，目前存在两种不同的观点。

（1）反对同时实施肌瘤剔除术：这种观点认为，剖宫产术中除带蒂浆膜下肌瘤、靠近剖宫产子宫切口容易剔除的肌瘤或不太大的浆膜下肌瘤外，一般不要在剖宫产的同时行肌瘤剔除术。如有必要切除者，待产后月经恢复后再进行。其理由有 3 点。①妊娠时子宫肌壁血供丰富，术时易出血，且增加产后出血和感染的可能性；②胎儿娩出后，子宫收缩变形，肌瘤位置改变且与周围结构界线不清，增加手术难度；③产后肌瘤可缩小。

（2）主张同时实施肌瘤剔除术：这种观点持有的理由也可归纳为 3 点。①子宫肌瘤剔除后免受再次手术的痛苦，减轻经济负担；②留下肌瘤不处理，影响子宫缩复，使产后出血及盆腔感染的概率增加；③虽然产后激素水平下降可使肌瘤缩小，但生育年龄期妇女不会自行消失，还有继续增长的可能性，当肌瘤变性出现腹痛等症状时仍需手术。于是学者认为剖宫产术中行肌瘤剔除术是安全可行的，但强调要有充分的准备，包括严格挑选病例，配备有丰富经验的手术医生，及时应用缩宫素或暂时性血管阻断技术等，减少发生失血等并发症。

需要指出的是，实践证明并非所有的剖宫产术中肌瘤剔除都是安全的，所以目前大多数医生不主张剖宫产术中常规行肌瘤剔除。

11. 合并子宫肌瘤对孕产妇的分娩和产褥期有哪些影响

子宫肌瘤对分娩可能造成的影响与肌瘤的数目、生长的部位及子宫肌瘤大小等因素都有关，可能造成的影响主要如下。

（1）软产道梗阻：发生在宫颈峡部以上的肌瘤，妊娠后其位置上移不致影响产道，而发生在宫颈部者则影响胎先露部下降，有蒂浆膜下肌瘤嵌入盆腔可造成分娩障碍；黏膜下肌瘤分娩开始后自宫颈管内脱出可以阻碍胎先露下降。

（2）产程延长：分娩过程中，肌瘤使子宫收缩功能失常，引起原发性或继发性子宫收缩乏力，以致产程延长。

（3）产后子宫出血：由于肌瘤的存在，妨碍子宫分娩中和分娩后的收缩，特别是存在黏膜下子宫肌瘤时，产后出血量明显增多。

（4）胎盘娩出障碍：与子宫收缩乏力、产道梗阻及胎盘着床于子宫腔内肌瘤的部位等因素有关。

（5）子宫破裂：肌瘤使产道梗阻或于妊娠早期曾实施肌瘤剔除术者均可能增加子宫破裂的危险性。

（6）剖宫产率增加：由于胎位不正、胎盘早剥、新生儿窒息率和围生儿死亡率高，故剖宫产率也随之增高。国外有报道称妊娠合并子宫肌瘤组的剖宫产率为 58%，是无肌瘤者的 6 倍。

（7）新生儿窒息率和围生儿死亡率高：由于胎位异常、宫缩乏力、产程延长、胎盘异常及胎儿窘迫发生率高，新生儿窒息率和围生儿死亡率均比无肌瘤孕产妇高。

因此，患有子宫肌瘤的孕妇在分娩期均应入院分娩。当肌瘤部位较靠近子宫下段时，应警惕难产的发生。但目前临床对大型肌瘤的处理意见尚不统一，有学者主张对无症状者等到足月自然分娩，可根据肌瘤生长的部位、胎儿及产妇情况决定分娩方式。也有学者主张对肌瘤≥8cm 者，应行选择性剖宫产术。由于妊娠合并子宫肌瘤伴发的胎位不正、胎盘早剥、新生儿窒息和围生儿死亡率均高，因此剖宫产率随之增加。特别是子宫肌瘤大或位于下段时，选择剖宫产术比较恰当。如果经 B 超检查确诊为胎盘种植于肌瘤表面者，因容易引起胎盘植入或剥离困难而造成难以控制的大出血，更应考虑剖宫产。

子宫肌瘤的存在对产后恢复也有不良影响，主要表现在以下方面。

（1）子宫肌瘤，特别是直径较大的肌瘤或子宫肌瘤数目较多者，由于子宫肌瘤影响子宫的收缩，可引起子宫复旧不良或晚期产后出血。

（2）子宫肌瘤如果影响宫腔的引流，可导致恶露引流不畅，或者黏膜下肌瘤表面发生溃疡，容易发生产褥感染，也可引起晚期产后出血，尤其是子宫下段肌瘤和肌瘤较大者的感染率相对更高。有资料显示，子宫肌瘤患者发生晚期产后出血和产褥感染的可能性均高于正常产妇。个别情况下，还可能因不易控制的晚期产后出血或产褥感染而切除子宫。因此，产褥期内，产妇及其家属应注意有无恶露时间延长、出血量增多或出现下腹疼痛、发热等症状，如果有异常情况出现，应及时向医生汇报，以便得到及时治疗。

关于产褥期合并子宫肌瘤的处理，目前认为虽然分娩结束后，随着体内激素水平的下降，肌瘤体积多会缩小，但一般不会完全消失。而且产褥期子宫肌瘤的存在可增加产后出血和产褥感染的发生率，因此对合并子宫肌瘤的产妇应注意预防晚期产后出血及产褥感染，加强监测及抗感染治疗。

对于分娩后未行子宫肌瘤剔除术者，应对肌瘤进行随访，常规定期行超声检查。如果月经少、肌瘤逐渐缩小，子宫＜10周妊娠，可继续随访，不需手术治疗。如子宫仍＞10周妊娠，一般于产后6个月后考虑择期进行手术。

12. 妊娠期发现外阴及阴道肿瘤该怎么办

外阴肿瘤分为良性肿瘤和恶性肿瘤。良性肿瘤常见有纤维瘤、血管瘤、乳头状瘤、皮下平滑肌瘤、神经鞘瘤及成熟性囊性畸胎瘤等。患者的主要临床表现为外阴部位有肿物，伴或不伴有刺痛及瘙痒。一般不影响受孕及妊娠过程，对胎儿也无明显影响。不过外阴肿物可因妊娠期外阴部血流丰富而在妊娠期及产褥期明显增大。如果肿物较小，对正常生活无明显影响者可考虑保守治疗，待分娩后再行手术处理。对于肿物较大并且怀疑有恶性可能的则应积极治疗，在局部麻醉下切除肿物。手术时间一般选择在妊娠中期，此时对于胎儿的影响最小。外阴良性肿瘤一般不会导致阴道分娩困难，但对于较大的血管瘤，因为妊娠期外阴的充血，血管瘤大且血运丰富，如从阴道助产，可能会造成严重甚至无法控制的出血，宜选择剖宫产以结束分娩。

　　外阴癌合并妊娠极为少见，只有 15% 外阴癌发生于 40 岁或 40 岁以下的女性，多发于 60 岁以后的绝经妇女。其主要的临床表现为长期的外阴瘙痒，并且随着病变的进展出现局部疼痛、出血及分泌物增多等情况。外阴部位可见病灶隆起或溃疡。外阴癌本身对胎儿的直接影响不大，但是外阴癌的治疗，如手术治疗、放射治疗及化学治疗等都可能会对胎儿造成影响。因此，妊娠合并外阴癌的治疗通常根据妊娠时期及肿物大小、位置及淋巴结转移情况进行个体化处理。一般的治疗原则是妊娠早、中期以治疗母亲病变为主，妊娠晚期以保胎儿存活、出生为主。

　　阴道内肿物也同样分为良性和恶性两类。阴道良性肿瘤常见的有平滑肌瘤、乳头状瘤、纤维瘤及血管瘤等。一般无明显临床表现，合并感染时可出现白带增多、外阴瘙痒等不适，肿物较大时可出现外阴坠胀、外阴瘙痒等，还可出现尿频、尿急等不适。阴道良性肿瘤一般对于妊娠及胎儿无明显影响。其治疗原则主要是在局部麻醉下行手术切除或激光治疗等。治疗的时间要根据肿瘤的性质决定，如乳头状瘤的激光治疗宜在妊娠早期、中期进行，而晚期由于容易出血，通常不进行即刻处理。妊娠合并小的阴道良性肿瘤一般不影响经阴道分娩，但如果阴道肿瘤为乳头状瘤、血管瘤，或出现水肿、充血、体积明显增大，则可能会影响阴道分娩，建议行剖宫产。

　　妊娠期合并阴道恶性肿瘤罕见。早期主要症状为阴道分泌物增多、接触性出血等；晚期可表现为阴道不规则流血。阴道癌的治疗以放射治疗为主，且一般需采用腔内放射治疗，对胎儿发育和生存影响极大，故多数情况建议终止妊娠后再接受治疗。

13. 妊娠期间发现宫颈肿瘤该采取什么措施

　　宫颈肿瘤和上述阴道、外阴肿瘤一样，也包括良性肿瘤和恶性肿瘤两类。宫颈良性肿瘤以肌瘤常见，这在子宫肌瘤的问题解答中已有介绍。下文主要讲述妊娠合并宫颈鳞状上皮内病变和宫颈癌时应该如何诊治应对。

筛查妊娠合并宫颈鳞状上皮内病变时需要注意，在妊娠期间，增高的雌激素使宫颈管柱状上皮外移至子宫颈阴道部，转化区的基底细胞出现不典型增生的改变，加之妊娠期免疫功能可能低下，易被人乳头瘤病毒（HPV）感染。所以在诊断时应注意妊娠时转化区的基底细胞是否有核增大、深染等形态表现，如细胞学检查不仔细辨认容易误诊。不过此类改变产后6周可恢复正常，不必过于紧张。大部分妊娠期合并宫颈鳞状上皮内病变的患者均为低级别鳞状上皮内病变，仅约14%的患者为值得警惕的高级别鳞状上皮内病变。妊娠期一旦发现子宫颈鳞状上皮内病变，大多仅做观察等待，产后复查时再做处理。

妊娠期间确诊的宫颈上皮高级别内瘤变一般对于妊娠及母儿结局并不构成威胁，但注意其有演变为宫颈浸润癌的风险。因此，目前临床上还是建议妊娠期高危妇女要做宫颈癌筛查。筛查的指征如下。

（1）妊娠前未规范参加宫颈癌筛查的女性，尤其是从来没有接受过筛查的女性。

（2）需要再次进行宫颈癌筛查的女性。

在孕前检查或第一次产前检查时就应进行宫颈癌筛查。妊娠期宫颈癌的筛查方法与非妊娠期相同。主要采用以宫颈细胞学为主的筛查方法，孕妇可以放心，妊娠期行细胞学检查并不会对母儿构成任何威胁。对于临床症状和体征不能除外宫颈癌者，应转而进行阴道镜或直接活检，根据病理学结果做出结论。

妊娠期合并宫颈癌的情况较为少见。因此，妊娠期出现阴道流血时，先排除产科因素引起的出血，接着做详细的妇科检查，对宫颈可疑病变应做宫颈细胞学检查、HPV检测、阴道镜检查，必要时行宫颈锥切术以明确诊断。因宫颈锥切术可能引起出血、流产和早产，只有在细胞学和组织学提示可能是浸润癌时才考虑做宫颈锥切术。治疗方案的选择取决于患者期别、孕周、本人及家属对维持妊娠的意愿，采用个体化治疗。对于不要求维持妊娠者，其治疗原则和非妊娠期子宫颈癌基本相同。对于要求维持妊娠者，妊娠 20 周之前经锥切确诊的宫颈癌 I A1 期可以延迟治疗，一般不影响孕妇的预后，其中锥切切缘阴性可延迟到产后治疗。妊娠 20 周之前诊断的宫颈癌 I A2 期及以上的分期患者应终止妊娠并立即接受治疗。妊娠 28 周后诊断的各期宫颈癌可以延迟至胎儿成熟再行治疗。至于妊娠 20 ～ 28 周诊断的患者，可以根据患者及家属的意愿采用延迟治疗或终止妊娠立即接受治疗。根据报道，延迟治疗至少对 I A2 期及 I B1 期宫颈癌的预后影响不明显。I B2 期及以上期别决定延迟治疗者，建议采用新辅助化疗来延缓疾病进展。在延迟治疗期间，应密切观察病情，如发现肿瘤进展，应及时终止妊娠。除 I A1 期外，接受延迟治疗的孕妇应在妊娠 34 周前终止妊娠。分娩方式一般采用子宫体部剖宫产。妊娠合并宫颈癌患者在终止妊娠并治疗宫颈癌后均应按常规进行随访。

14. 妊娠期发现卵巢肿瘤是否要终止妊娠

妊娠期合并卵巢肿瘤较常见，但合并恶性肿瘤较少。孕妇一般没有明显的临床症状，主要通过超声检查发现。

合并卵巢良性肿瘤以成熟囊性畸胎瘤及浆液性囊腺瘤居多，占妊娠合并卵巢肿瘤的 90%，合并恶性肿瘤者以无性细胞瘤及浆液性囊腺癌居多。妊娠合并卵巢肿瘤若无并发症一般无明显症状。妊娠早期时可通过妇科检查发现，妊娠中期以后主要靠超声诊断。随着妊娠期的推进，孕妇子宫逐渐升高，卵巢肿瘤也会进入腹腔，故妊娠中期时易并发肿瘤蒂部扭转，妊娠晚期时肿瘤可引起胎位异常，分娩时肿瘤位置低者可阻塞产道导致难产或肿瘤破裂。妊娠时因盆腔充血，肿瘤迅速增大，会出现肿瘤扩散的风险。

在卵巢恶性肿瘤中，卵巢生殖细胞肿瘤危害较大，如卵巢性索 - 间质肿瘤可分泌大量内分泌激素导致患者不孕，还可增加妊娠期各种并发症的风险，如流产、早产、胎儿宫内窘迫等；对于胎儿生长发育也有影响，会出现发育迟缓等现象。

妊娠合并良性卵巢肿瘤的处理原则是给予保胎，发现于妊娠早期者可等待至妊娠 12 周后手术，以免引发流产；发现于妊娠晚期者，可等待至妊娠足月行剖宫产时同时切除肿瘤。若诊断或考虑为卵巢恶性肿瘤，应尽早手术，处理原则同非妊娠期。

15. 高龄孕妇是不是容易患妊娠滋养细胞疾病

妊娠滋养细胞疾病是一组来源于胎盘滋养细胞的增生性疾病，最常见的是葡萄胎。葡萄胎为良性疾病，但部分可发展成妊娠滋养细胞肿瘤（如绒毛膜癌等）。完全性葡萄胎的染色体核型为二倍体，全部染色体来自父方。部分性葡萄胎的染色体核型为三倍体，多余一套染色体也来自父方。

葡萄胎因妊娠后胎盘绒毛滋养细胞增生、间质水肿而形成大小不一的水泡，水泡间借蒂相连成串，形如葡萄而得名，也称为水泡状胎块。葡萄胎分为完全性葡萄胎和部分性葡萄胎两类。

完全性葡萄胎在亚洲和拉丁美洲国家的发生率较高，约占妊娠次数的 1/500，而北美洲和欧洲国家发生率较低，约占妊娠次数的1/1000。完全性葡萄胎偶尔发生于双胎妊娠，其合并的另一胎为正常活胎。近年来完全性葡萄胎的发生率在亚洲国家有所下降，其中部分地区已降至与欧美国家相似的水平。同一种族居住在不同地域，其葡萄胎发生率不一定相同，如居住在北非和东方国家的犹太人后裔的发生率是居住在西方国家的 2 倍，提示造成葡萄胎发生除地域差异和种族的原因外，尚可能有其他多方面的因素。

营养状况与社会经济因素可能也是高危因素之一。有统计资料显示饮食中缺乏维生素 A 及其前体胡萝卜素和动物脂肪者发生葡萄胎的概率显著升高。年龄是另一高危因素，＞35岁和＞40岁妇女葡萄胎的发生率分别是年轻妇女的2倍和7.5倍，而＞50岁的妇女妊娠时约1/3可能发生葡萄胎；相反，＜20岁妇女的葡萄胎发生率也显著升高。除此以外，既往有过葡萄胎史也是高危因素之一，有过1次和2次葡萄胎妊娠者，再次发生率分别为1%和15%～20%。另外，流产史和不孕史也可能是高危因素。

葡萄胎最常见的临床表现是停经后阴道流血，其次为子宫异常增大变软、妊娠呕吐，甚至会发生子痫前期征象、甲状腺功能亢进等。常用的辅助检查是经阴道彩色多普勒超声检查和血清HCG测定。葡萄胎一旦确诊应及时清宫，宫腔内刮出物必须送组织病理学检查，组织病理学结果是葡萄胎确诊的最终依据。葡萄胎患者清宫后必须定期做HCG测定并随访，随访期间注意可靠避孕，如选择阴茎套或口服避孕药。不宜选用宫内节育器，以免混淆子宫出血的原因或造成子宫穿孔。

综上所述，女性的年龄、葡萄胎妊娠史、流产史和不孕史都是葡萄胎的高危因素，高龄孕妇发生葡萄胎的概率随年龄的增长而逐年上升。所以，高龄女性停经后出现不规则阴道流血均需要考虑葡萄胎的可能。若阴道排出葡萄样水泡组织则支持这一诊断。

（王　越）

第十七章　科学胎教与产后康复

1. 妊娠早期的胎教要侧重哪些内容

　　胎教很重要，尤其是早期胎教。下面分阶段讲一讲怎样进行妊娠早期的胎教。

　　（1）妊娠0～4周（第1个月）的胎儿发育状况及胎教方法：首先，高龄孕妇的精神情绪不仅可以影响自身的食欲、睡眠、精力、体力等，而且可以通过神经-体液的变化，影响胎儿的血液供给、胎儿的心率、胎儿的呼吸和胎动等。所以，从确诊妊娠的第一天起，就应当树立"宁静养胎即教胎"的观点，在妊娠期间高龄孕妇必须保证情绪乐观稳定，切忌发生大悲大怒甚至吵架斗殴等不良行为。

　　其次，良好充足的营养可以促进胎儿的大脑发育，是积极开展胎教的物质基础。只有丰富、均衡、恰当的营养才能适应妊娠期各个阶段生理上的变化，保证母儿的身心健康。

　　另外，要适时开展胎教体操，这既有益于强健母亲体质，也是早期间接胎教的手段之一。妊娠第1个月的锻炼方法主要有2种：①散步，这是妊娠早期最适宜的运动。散步可以呼吸新鲜空气，有利于提高神经系统和心、肺功能，促进全身血液循环，增强新陈代谢，促进肌肉活动；而肌肉能力的加强将为正常顺利分娩打下良好的基础。所以散步是增强母儿健康的有效运动方式，孕妇应坚持每天散步。②孕妇体操，做操除有利于解除疲劳、增强肌力外，也可使胎儿的身心得到良好的发育。

（2）妊娠5～8周（第2个月）的胎儿发育状况及胎教方法：妊娠第2个月是胎儿器官形成的关键时期，最原始的大脑已经建立。为确保营养胎教的实施，孕妇应注意摄入含有适量蛋白质、脂肪、钙、铁、锌、磷、维生素A、维生素B、维生素C、维生素D、维生素E和叶酸（预防神经管畸形）的食物，这样才能使胎儿得到赖以营养胎教的物质基础，也是确保胎儿正常生长发育的必备条件。倘若这个时期营养供给不足，孕妇很容易发生流产、死胎和胎儿畸形。此外，孕妇还应注意不宜摄入过多主食及动物脂肪，因为摄入过多的脂肪会产生巨大儿，造成分娩困难。

妊娠第2个月的锻炼方法，除继续散步和做体操外，主要是坐的练习和脚部运动：①坐的练习，在妊娠期尽量坐在有靠背的椅子上，这样可以减轻上半身对盆腔的压力。坐之前，把两脚并拢，把左脚向后挪一点，然后轻轻地坐在椅垫的中部。坐稳后，再向后挪动臀部将后背靠在椅子上，深呼吸，使脊背伸展放松。②脚部运动，主要是活动踝部和脚尖儿的关节。由于胎儿的发育，孕妇体重日益增加，增加了脚部的负担，因此必须每日做脚部运动，增强脚的支撑力。

由于在妊娠第2个月胎儿的听觉器官已经开始发育，而且神经系统也已初步形成，尽管发育得还很不成熟，但已具备了可以接受训练的最基本条件。因此，从这个月的月末开始，可以给母亲和胎儿放一些优美、柔和的乐曲，为进一步实施音乐胎教和听觉胎教做好准备。

（3）妊娠9～12周（第3个月）的胎儿发育状况及胎教方法：母亲正常有节律的心音是胎儿最动听的音乐，母亲规律的肠蠕动声也给胎儿以稳定的感觉，处在良好的子宫内环境之中，使胎儿能得到良好的生长发育。反之，当孕妇生气、焦虑、紧张不安或忧郁悲伤时，会使血中的内分泌激素浓度改变，胎儿会立即感受到，表现出身心不安和胎动增加。如果长时间存在不良刺激，胎儿出生后患多动症的机会增加，有的还可发生畸形。由此可见，一个温馨的家庭是多么重要。它既可以使母亲心情舒畅、心境平和、情绪稳定，始终生活在充满爱的环境之中，又对胎儿身体和心理的健康成长，以至未来性格的发育起到积极和良好的作用。因此，孕妇始终保持平和、宁静、愉快而充满爱的心境是此阶段胎教的主要内容。

进入第 3 个月虽然是关键期，但在妊娠 3 个月（初期）由于胎儿体积尚小，所关注的重点不是营养量的多少，而是质的好坏。尤其需要蛋白质、糖和维生素较多的食物。妊娠 11 周以后，由于胎儿迅速成长和发育，需要的营养也日渐增多。从这个时期起，不仅食品的质量要求高，而且数量也逐渐增多。充足而合理的营养是保证胎儿健康成长的重要因素，也是积极开展胎教的基本条件。此时如果孕妇胃口好转，可适当调重饭菜的滋味，但仍需忌辛辣、过咸、过冷的食物，以清淡、营养的食物为主。

2. 妊娠中期的胎教要侧重哪些内容

到了妊娠中期，胎教的侧重会有一些变化，具体内容如下。

（1）妊娠 13 ～ 16 周（第 4 个月）的胎儿发育状况及胎教方法：妊娠至第 4 个月后胎儿对声音已相当敏感，胎儿听到的声音来自母体内大血管的搏动，其节律与心脏跳动相同。当然还有规律的肠蠕动声音。胎儿在宫内就有听力，能分辨和听到各种不同的声音，并能进行"学习"，形成"记忆"，甚至影响到出生后的发音和行为。因此，应该利用胎儿听觉的重要作用，给予良好的声音刺激，促进胎儿在宫内听力的发育。

"对话"属于听觉胎教的一种。由于此时胎儿已产生了最初的意识。母亲可以给胎儿朗读一些笔调清新优美的散文、诗歌，也可以和胎儿聊天。说话的语调要温柔和富于情感，母亲充满爱意的声音对胎儿具有神奇的安抚作用，也是对胎儿听觉进行良性刺激的有效途径，有利于胎儿的身心健康。作为未来孩子的父亲，也应该加入胎教的行列，可以先给孩子起个小名如"明明"，而后，每天面对宝宝，用亲切的语调呼唤孩子的名字说："明明真乖！"等，以此逐步刺激宝宝的听觉，提早着手建立父子间的亲情。

从妊娠第 4 个月起，胎儿对光线也已非常敏感。科学工作者在对母亲腹壁直接进行光照射时，采用 B 超探测时可观察到胎儿出现躲避反射，背过脸去，同时有睁眼、闭眼活动。因此，有学者主张在胎儿觉醒时可进行视觉功能训练。这说明胎儿在发育过程中，视觉也在缓慢形成并具有一定功能。但在用光照射时切忌用强光，也不宜照射时间过长。

当然无论哪个阶段，孕妇的运动、营养和愉快的心情都十分重要。

（2）妊娠 17～20 周（第 5 个月）的胎儿发育状况及胎教方法：由于胎儿在子宫内，通过胎盘接受母体供给的营养和母体神经反射传递的信息，促使胎儿脑细胞分化。在大脑成熟的过程中，不断接受着母体神经信息的调教和训练。因此，妊娠期间母亲的喜、怒、哀、思、悲、恐、惊等七情调节与胎儿今后才能的发展有很大关系。胎儿是有记忆的，不是无知的小生命，孩子聪明才智的启蒙其实早在胎儿期就开始了。

胎儿第 5 个月时感受器已初具功能，在子宫内能接受外界刺激，这些均能以潜移默化的形式储存于大脑之中。实践证明，父母亲经常与胎儿对话及进行语言交流能促进胎儿出生的语言及智能发育。还有音乐可以促进孩子进一步完善。不同的乐曲对于陶冶孩子的情操起着不同的作用。如巴赫的复调音乐能促进孩子恬静、稳定；圆舞曲促进孩子欢快、开朗；奏鸣曲激发孩子热情、奔放等。通过有针对性的训练，能使孩子在气质上发生改变。

妊娠第 5 个月，胎儿对光线仍旧非常敏感，可在胎儿觉醒时进行视觉功能训练。视觉此时缓慢地发育，已具有了一定的功能。训练方法可用一号电池手电筒，一闪一灭地直接放在母亲腹部进行光线照射，每天 3 次，每次 30 秒即可，视觉训练可以促进视觉发育，增加视觉范围，同时有助于强化昼夜周期（即晚上睡觉，白天觉醒），促进动作行为的发展。每次照射时父母应记录下胎儿的反应。

从妊娠第 5 个月起，由于胎儿触觉功能也正在逐渐发育，因此可开始用触摸胎儿的方法进行胎教。在进行抚摸的过程中，或配合语言结合音乐的刺激来获得更佳的效果。开展胎儿抚摸的理想时间是每天傍晚，因为这个时候的胎动最为频繁与活跃。抚摸后如无不良反应可增加至早晚各一次。但对有早期宫缩的孕妇，不宜使用触摸动作。此外，妊娠 5 个月时还可进行触压、拍打。经过触压、拍打方法增加胎儿肢体的活动，这也是一种有效的胎教方法。不过当胎儿有蹬腿不安的征兆时，要立即停止训练，以免发生意外。

妊娠 5 个月的孕妇每天膳食中必须保证钙、铁、胡萝卜素、维生素 C 等营养素的摄入。

（3）妊娠 21 ～ 24 周（第 6 个月）的胎儿发育状况及胎教方法：随着胎儿的增大，所需的营养也逐日增加。由于早期出现的妊娠反应，孕妇往往食欲缺乏，导致体内营养摄入不足，这直接影响到胎儿正常的生长发育。到妊娠 6 个月时孕妇和胎儿都需要一定数量的维生素，只有均衡的饮食才能保证维生素的含量。此外铁的补充也不可缺少，因为铁是一种重要的矿物质，用来生产血红蛋白（红细胞的组成部分），而血红蛋白的功能是确保把氧运送到全身各处组织细胞，包括通过胎盘输送给胎儿。孕妇摄入铁不仅仅是为了自身需要和防治缺铁性贫血，而且还要将部分铁储藏在组织中，备胎儿需要时从这种"仓库"中摄取。所以孕妇应尽量多吃一些富含优质蛋白质和铁元素的食物（如牛奶、瘦肉、鱼、猪肝、大叶青菜、水果等）。为给胎儿的发育提供一个良好的环境，也为积极开展胎教提供更好的物质基础（即营养胎教），孕妇重视营养至关重要。

妊娠第 6 个月时，胎儿对外界声音变得很敏感了，且已初步具有记忆能力和学习能力。此时可以逐渐加强对胎儿的语言刺激，以语言手段来激发胎儿的智力。整个妊娠期间，孕妇都要时刻牢记胎儿的存在，并经常与之对话，这是一项十分重要的行为。同胎儿说话可以用以下 4 种方式进行：①同胎儿对话；②给胎儿讲故事；③教胎儿学习语言文字；④教胎儿学数学、算术和图形。当然，胎教要循序渐进地进行，首选的语言刺激手段便是同胎儿对话，进行早期开发。这时接受的东西都以一种潜移默化的形式储存在大脑中了，与胎儿进行对话交流将促进其出生后的语言和智力的发展，包括日常性的语言诱导和系统性的语言诱导。日常性的语言诱导指的是父母经常对胎儿说的一些日常用语；系统性的语言诱导指的是有选择、有层次地给胎儿听一些简单的儿歌等。

在利用音乐进行胎教时，最好不要只听几首固定的曲子，应该注意多样化。但在选曲目时应注意胎动的类型，因为人的个体差异往往在胎儿期就有所显露，胎儿有的淘气、调皮，有的老实、文静。这些既和胎儿的内外环境有关，也和先天神经类型有关。一般来讲，宜给那些活泼好动的胎儿听一些节奏缓慢、旋律柔和的乐曲，如"摇篮曲"等；而给那些文静、不爱活动的胎儿听一些轻松活泼、跳跃性强的儿童乐曲、歌曲，如《四小天鹅舞曲》等。如果能和着音乐的节奏和表达的内容与小宝宝的玩耍结合起来，那将对胎儿的生长、发育起到更明显的作用。

（4）妊娠 25 ～ 28 周（第 7 个月）的胎儿发育状况及胎教方法：妊娠到了第 7 个月，胎儿的发育处于稳定期，孕妇应顺其自然地参加适量运动，这可以对顺利分娩和婴儿的健康出生打下良好的基础。推荐的运动有：①做孕妇操，它能够防止由于体重增加引起腰腿痛，帮助放松腰部、骨盆部和肌肉，为胎儿出生时顺利分娩做好准备，还可增强孕妇的信心，使胎儿平安地降生。②游泳，这项运动可以增强腹部的韧带力量和锻炼骨盆关节，还可以增加肺活量，避免在妊娠中期或后期患心脏和血管方面的疾病。游泳运动借助水浮力可以轻松愉快地改善血液循环，减少分娩过程引起的腰痛、痔疮、静脉曲张等症状。还可以自然地调整胎儿臀位，是一项帮助孕妇顺利分娩的运动。但孕妇游泳时要注意水温，一般要求水温在 29～31℃，水温＜28℃会刺激子宫收缩，易引起早产；水温＞32℃则容易疲劳。游泳时间最好安排在 10：00 到 14：00。以下几种情况禁止孕妇游泳：①妊娠未满 4 个月；②有过流产、早产史；③阴道出血、腹痛者；④患有高血压综合征、心脏病者。

妊娠第 7 个月时孕妇常出现肢体水肿。因此，饮食上首先要少饮水，少吃盐；其次要选富含维生素 B、维生素 C、维生素 E 的食物，增加食欲，促进消化，这样有助于发挥利尿和改善代谢的作用；再者多吃水果，少吃或不吃不易消化的、油炸的、易胀气的食物（如白薯、土豆等），忌吸烟、饮酒。

进入 7 个月以后胎儿是有听觉能力的，能感受到体外音乐节奏的旋律。胎儿可以从音乐中体会到理智感、道德感和美感。因此，进行音乐胎教时要具有科学性、知识性和艺术性。不要违背孕妇和胎儿生理、心理特点，要在寓教于乐的环境中达到胎教的目的。孕妇在听音乐，实际上胎儿也在"欣赏"。因为胎儿的身心正跟着母亲内心迅速发育生长，多听音乐对胎儿右脑的艺术细胞发育也是有利的。音乐胎教可使孩子比婴幼儿更早地接受音乐教育，更早地开发和利用右脑，有益于孩子更好地成长。当然如果出生后继续在音乐气氛中学习和生活，会对孩子智力的发育程度带来更大的益处。不过，音乐胎教中应该注意的是，音量不宜过大，也不宜将录音机、收音机直接放在孕妇的肚皮上，以免损害胎儿的耳膜，造成胎儿失聪。这样，反而得不偿失了。

3. 妊娠晚期的胎教要侧重哪些内容

到了妊娠晚期，胎教又应该随之发生哪些变化呢？以下就是答案。

（1）妊娠29～32周（第8个月）的胎儿发育状况及胎教方法：妊娠第8个月时如果孕妇在严格控制饮食方面做得不够的话，仍有可能出现肢体水肿或原有的肢体水肿加重，这类孕妇饮食上自然更加需要注意控制饮水，少吃盐；仍要坚持选择富含维生素B、维生素C、维生素E的食物，继续维持或促进利尿和代谢的改善。当然，若孕妇饮食调整无效，水肿日趋严重则要及时去正规医院就诊。

此阶段内，胎儿在母体内有很强的感知能力，父母对胎儿通过游戏进行胎教训练，不但增强胎儿活动的积极性，而且有利于胎儿的智力发展。通过超声荧屏显示：胎儿在宫内觉醒时，有时会伸一下懒腰，打一个呵欠，又调皮地用脚踢一下子宫壁，这使他感到很惬意。有时胎儿会用手触碰漂浮在身边的脐带，会用手去抓过来玩弄几下，甚至还会送到嘴边，这些动作使他感到快乐。从这些动作和大脑发育情况分析，可以认为胎儿完全有能力在父母的训练下进行游戏活动。只要父母不失时机地通过各种渠道进行特殊的训练，就可能使胎儿的体育、智能的潜能得到早期开发。

前面已经讲到，胎龄为26周时（6个半月）胎儿听觉器官发育开始趋于成熟，其结构慢慢和出生时基本相同，妊娠8个月后这一听觉发育更加完善。出生时随着哭叫与呼吸，空气经由咽鼓管进入鼓室，鼓室的气化才完全完成。另外，胎儿在宫内时，中耳内充满中胚层的胶状物。所以，胎儿从妊娠26周开始，耳已逐步可以感受到声波，渐渐具有了将声波的"机械振动能"转换为"神经冲动"的能力，这一点与正常人的功能是相似的。不过此时胎儿的耳对声波的传导以骨传导为主。因此，有学者认为妊娠8个月开始可以加强对胎儿语言和音乐的刺激，以语言和音乐的手段进一步促进胎儿的智力发育。

胎儿的神经发育从几个月就开始了，一直延续到2～3岁，许多感觉神经和运动神经的神经纤维其外周由磷脂构成的髓鞘在这一阶段才逐渐长出和完善起来。对神经纤维来说，髓鞘除保证神经纤维传导兴奋的速度，同时还有绝缘作用，使传导的兴奋不至互相干扰。胎儿时期由于神经发育尚存在不足，在胎儿听音乐或与其对话时频谱不宜过宽。因此，有学者认为父亲的音频以中低频为主，频谱较窄，更适合与胎儿对话，很容易透入宫内。

（2）妊娠33～36周（第9个月）的胎儿发育状况及胎教方法：触摸胎儿是胎教的一种形式。妊娠9个月后由于胎儿的进一步发育，孕妇本人或丈夫用手在孕妇的腹壁上便能清楚地触到胎儿头部、背部和四肢。可以轻轻地抚摸胎儿的头部，有规律地来回抚摸宝宝的背部，也可以轻轻地抚摸孩子的四肢。当胎儿可以感受到触摸的刺激后，会做出相应的反应。触摸的顺序可由头部开始，然后沿背部到臀部至肢体，动作要轻柔有序，有利于胎儿感觉系统吸收，促进神经系统及大脑的发育。触摸胎教最好定时，可选择在21：00左右进行，每次5～10分钟。触摸时要注意胎儿的反应，如果胎儿在轻轻地蠕动，说明可以继续进行；如胎儿用力蹬腿，说明抚摸得不舒服，胎儿不高兴了，就要停下来。记录下每次胎儿的反应情况。

音乐胎教的作用也是不可低估的，音乐的物理作用是通过音乐影响人体的生理功能，音乐可以通过人的听觉器官和神经传入人体，使母体与胎儿共同产生共鸣，影响人的情绪和对事物的感受，可以促成胎儿性格的形成，锻炼胎儿的记忆能力等。胎儿听音乐以每次5～10分钟为宜，音乐的曲子最好是多种类型的曲目换着听，不要只给胎儿听几首固定的曲目。在听的过程中减少盲目性，仍要注意观察胎动的变化和情绪的反应。这样就可以体会到宝宝喜欢听哪类的音乐，并记录下来。

在这个月里，给孕妇推荐一些营养丰富的海洋食物。海洋动物食品被营养学家称为高价营养品。它们富有脂肪、胆固醇、蛋白质、维生素 A 和维生素 D，与眼睛、皮肤、牙齿和骨骼的正常发育关系密切。据研究证实，海鱼中含有大量的鱼油，而且这种鱼油具有有利于新陈代谢正常进行的特殊作用。海鱼还可以提供丰富的矿物质，如镁、铁、碘等元素，它对促进胎儿生长发育有良好的作用。除此之外，海洋动物食品还具有低热量、高蛋白的特点。100g鱼肉可提供成人蛋白质供应量的 1/4 ～ 1/3，但提供的热量还不到100kcal，因此对于高脂肪的海洋动物食品，多吃是有益无害的。

（3）妊娠 37 ～ 40 周（第 10 个月）的胎儿发育状况及胎教方法：到了第 10 个月，孕妇便进入了一个收获的"季节"。这时候，保证足够的营养不仅可以供给胎儿生长发育的充足营养，还可以满足自身乳房增大、血容量增多及其他内脏器官变化"额外"的需求。如果营养不足，不仅娩出的新生儿体重不足，而且孕妇自身也容易发生贫血、骨质软化等营养不良症，这些病症会直接影响临产时正常的子宫收缩，容易发生难产。所以孕妇应坚持少吃多餐的饮食原则。越是临产，就越应该多吃些含铁质的蔬菜（如菠菜、紫菜、芹菜、海带、黑木耳等）。此时孕妇胃肠受到压迫可能会出现便秘或腹泻，因此一定要增加进餐的次数，每次少吃一些，而且吃一些容易消化的食物。

当新生儿离开母体独立生活时，胎教时期就结束了。经过妊娠时期对胎儿各种人为的干预刺激训练，可以使新生儿逐渐培养起良好的感觉器官功能和反应能力，为出生后的早期教育打下基础。这里要提醒初为人父母的爸爸妈妈，如果出生后即停止相关的训练，胎教的效果就会逐渐地减退以致消失。因此，要将胎教和早期教育有机衔接起来，做好包括视觉、听觉、触觉、运动的后续训练。

4. 如何进行音乐胎教

古语有云："人之始也，慎胎"。就是说对人的教育要始于胎教。人类的大脑在发育之初，即胎儿期就能感受强烈的感情，能对各种各样的知识形成印象。胎教是指妊娠期间为有利于胎儿在母体内生长发育，从而对母亲精神、饮食、生活等方面所采取的有利措施。胎教包括情绪胎教、音乐胎教等，每天花一点时间为宝宝唱首歌，读一首诗，都是很好的胎教内容。我国的胎教专家通过试验证实，良好的信息，如音乐、文学艺术等的刺激，可以让母体产生思维联想，使中枢神经系统释放神经递质和内分泌物质，再通过血液循环，进入胎盘，流到胎体，传到胎脑，从而影响胎儿大脑发育。

20世纪80年代，人们用现代科技对胎儿听力进行了测定，证明胎儿时期有完整的听力，于是提出胎儿在子宫内能接受"教育"，进行"学习"并形成最初的"记忆"的观点。这些新的认识为胎教提供了科学依据。

妊娠前6个月，胎儿内耳尚未完全发育成熟，这时的音乐显然只能作用于母亲，而通过母亲感染胎儿。在音乐熏陶下，母亲的身心愉悦舒适，能为胎儿创造一个温馨、美好的世界。这种美好的环境是通过母亲血液的化学物质如肾上腺素、皮质醇、5-羟色胺等的升降来维持的。而妊娠6个月后，胎儿就能直接感受到声音，这时音乐和父母与胎儿的对话，以及母亲的心音都对胎儿有直接影响。

妊娠2个月左右时胎儿的听觉器官已经发育，而且神经系统也已初步形成，虽然发育得还不够成熟，却已具备可以接受训练的基本条件。因此，从妊娠第2个月末就可以开始给母亲和胎儿放一些优美柔和的乐曲。每天放1～2次，每次5～10分钟。这样不仅让准妈妈心情愉悦，还可以对胎儿的听觉给予适当的刺激，为进一步实施音乐胎教和听力胎教打好基础。音乐胎教分为准妈妈听的音乐和胎儿听的音乐两类。前者是通过母体为胎儿创造发育的条件，避免各种损伤智力因素对胎儿造成伤害；后者是直接刺激胎儿，促进胎儿智力发育。那么，音乐曲目应该怎么选择呢？

美国一项胎儿对声音刺激反应的实验室研究证实，舒缓轻柔的音乐和强节奏的迪斯科音乐对胎动和胎心变化的影响是不同的。如给胎儿以强节奏的迪斯科音乐刺激时，胎动次数明显增加，胎动幅度也增大，厉害时伴有胎心率增快和抽泣样呼吸。当播放轻柔舒缓音乐时，胎动次数明显减少，心率减慢，胎儿甚至进入安静睡眠状态。

此外，胎教的音乐选择应该因胎儿状态而异，也可以根据准妈妈的性格、情绪来选择不同的曲目。比如胎动频繁不安，情绪不稳，应该选择缓慢、安静、悠扬的曲目，如中国的古典乐曲《春江花月夜》和外国的古典音乐及摇篮曲之类的。令准妈妈和胎儿处于安定的状态，这样利于准妈妈控制自己的情绪，让母子身心朝着健康的方面发展，从而达到胎教的目的。相反，若准妈妈性格忧郁，胎动自觉较弱，则可以选择一些轻松活泼的曲目，如圆舞曲《四小天鹅舞曲》之类的，这样不仅可以让准妈妈精神振奋，也能让胎儿更有活力。值得提醒的是，准妈妈听音乐不宜戴耳机，音量也应控制在 $45 \sim 50dB$，曲目最好多样化。当母亲听到一些动听的音乐，心情愉快，愉悦的感受还能传给胎儿。而对于频率在 $250 \sim 500Hz$、强度为 $70dB$ 的音乐，胎儿在母腹中会出现安详舒展的蠕动。这种适合宝宝的音乐可以反复聆听，因为反复的声波经过不断地强化可以促进胎宝宝的右脑发育。当宝宝出生后，对这一音乐特别有记忆，哭闹不安时，再给予同样的音乐具有安抚情绪的作用。

当胎儿 6 个月时，准妈妈可以用哼唱的方法向宝宝传递音乐，此时胎儿的心率、动作等也会发生较大的变化。如果能将音乐与宝宝的玩耍相结合，那将会对胎儿的生长发育有更明显的效果。等到 7 个月时，准妈妈听音乐时胎儿也能"欣赏"了。注意在进行音乐胎教时，传声器不要紧贴在肚皮上，最好距离肚皮 2cm 左右；音频应该保持在 2000Hz 以下，不要超过 85dB。如果准妈妈直接把传声器放在肚皮上，可能会影响宝宝的听力。因为直接把传声器放在肚皮上，传声器会让声波传到母体宫腔内，胎儿的耳蜗还没完全发育好，如果收到高频声音的刺激，可能会遭到不可逆的损伤，甚至出生后丧失听力。

直到分娩前，准妈妈最好一直坚持音乐胎教。国内外研究证明，音乐胎教能使孕妇产生平静、放松的情绪反应，伴随着情绪活动发生一系列有益的生理变化，使胎儿 - 胎盘循环阻力下降，灌注胎盘的血液量增加，有利于胎儿对营养及氧气的吸收。所以希望准妈妈规律生活，安排听取优美动听的音乐。

5. 什么是美育胎教

胎教中的美育是通过母亲对美的感受来实现的。美育是母亲与胎儿交流的重要内容，也是净化胎教氛围的必要手段。对胎儿的美育胎教就是把声美、色美和形美的信号输给宝宝。这种传输可通过欣赏轻快柔美的抒情音乐或其他一些感受美的行为完成，这时产生的愉悦能够转化成为胎儿的身心感受，促进脑细胞的发育，对宝宝好处良多。

"子在腹中，随母听闻"，完全是客观事实。母体听到什么，感受到什么，胎儿就会接受和反应。从美育角度看，重视胎教的"外象内感"，即重视外界真、善、美事物对胎儿的良好影响，通过人为的干预，让胎儿更好地感受美、接受美。不管胎儿的父母自愿与否，胎儿总会受到"外象内感"的影响，或者好的影响，或者坏的影响。如果重视胎教的"外象内感"，就可以选择和加强好的影响，抵制和削弱坏的影响，弃恶扬善、去丑存美，从而达到胎教的根本目的。因此"外象内感"是传统胎教的核心内容，也是现代胎教的科学根据，具有重要的美育意义。应该说，良好的、美的影响必然促使身心发育健康，不良的、恶劣的影响也必然会导致先天性发育不良或流产，即使出生了也可能"不寿而愚"。所谓"外象"所涉及的范围很广，包括外界的气候、环境、人、事、物等，这些都能引起孕妇"内感"，即对孕妇的情绪、情感等心理活动和精神状态起到或好或坏的影响。因此，孕妇应该对美育胎教引起高度重视。

大自然的色彩和风貌也是"外象"的一种，对促进胎儿大脑细胞和神经的发育也很重要。所以准妈妈可以在工作之余欣赏一些具有美的感召力的绘画、书法、雕塑及戏剧舞蹈和影视文艺作品，接受美的艺术熏陶。准妈妈应该尽可能多到风景优美的公园及郊外领略大自然的美，把内心的感受描述给腹内的胎儿听。另外，还可以和家人一起到博物馆欣赏具有美感的书画、雕塑等作品，用美的艺术感受熏陶胎儿。准妈妈还可学习绘画、书法、编织、园艺这些陶冶情操的活动，培养审美乐趣，美化内心世界，同时注意与宝宝进行心灵情感的交流，这样经常接触美的环境，受到美的熏陶，宝宝的发育才能更好。

准妈妈妊娠期对自己适当的修饰也是一种美育胎教，还可以弥补因妊娠而引起的形体、肤色的缺陷。同时，应尽量避免假、恶、丑的"外象"，多亲近真、善、美的"外象"。否则，仍然会对胎儿的孕育起负面影响。例如，孕妇不要去荒山野地游玩，不要面对惊心动魄的狂风暴雨，不要看暴力血腥的影视和文学作品，不要和外貌凶狠、品质恶劣的人接触，不要随便玩弄狰狞丑恶的动物，不要关注社会上车祸、凶杀等恶性事件等。如果进入惊吓恐惧心境，不仅惊扰自己，还惊扰胎儿，可能诱发不良事件。

6. 抚摸胎教该怎样做才正确

胎儿一般在妊娠第7周时就开始有活动了，如吞咽羊水、眯眼睛、咂拇指、握拳头、伸展四肢、转身、蹬腿、翻筋斗等；而且受到刺激后还会做出相应的各种反应。因此，这个时候准妈妈不仅可以与其沟通信息、交流感情，还应当抚摸胎儿，帮助胎儿做"体操"。

抚摸胎教的具体方法：准妈妈平躺在床上，全身尽量放松，在腹部松弛的情况下，用一个手指轻轻按一下胎儿再抬起，此时胎儿会立即有轻微胎动以示反应；但有时则要过一阵子，甚至做了几天抚摸才会有反应。一般安排在早上或晚上开始做，每次5～10分钟。刚开始按时，胎儿可能会不习惯，会用力挣脱或蹬腿反应，如果这样应马上停止。这样过几天后，胎儿慢慢开始对母亲的手法适应了，这时如果母亲的手一按，胎儿就会主动迎上去做出反应。

妊娠 6 个月时，准妈妈就可以积极地用触觉抚摸帮助宝宝做运动了。动作可以较以前稍大，时间一般选择在 20：00 左右最为适宜。每次运动的时间不宜过长，以 5 ～ 10 分钟为佳。抚摸胎教时，先用拍打法，再用运动法，手法要轻柔，注意循序渐进，双手可以轻轻推动胎儿，帮助胎儿在宫内"散步"，时间不要超过 5 分钟。

妊娠 9 个月时，准妈妈已经可以清楚地辨别抚摸胎儿的头部、背部和四肢，当胎儿受到触摸的刺激后，会做出相应的反应。触摸顺序可以先从头部开始，沿着背部到臀部，轻柔有序，这样有利于胎儿的感官系统、神经系统和大脑的发育。在进行抚摸胎教的过程中，心里保持幸福、喜悦的感受。

值得注意的是，在妊娠 3 个月以内及临近预产期时，或早起自觉有宫缩时，不宜进行抚摸胎教；曾有流产、早产、产期出血等不良孕产史的准妈妈们也不宜进行，可以用其他的胎教方式代替抚摸胎教。

7. 如何实施语言胎教

语言胎教就是让父母用亲切、生动、形象的语言与胎儿对话，建立、维系父母和孩子的亲情。现代科学认为妊娠期父母应时刻牢记胎儿的存在并经常与之保持对话。

6 个月的胎儿听觉器官已经发育得比较完善，对外界的声音变得比较敏感，开始具有记忆及学习的功能。当然，胎儿此时还听不懂说话的内容，但能听到母体内外的各种声音及语调，感受到准妈妈和准爸爸的呼唤并做出相应的反应。这也是胎儿能接受语言胎教的出发点。孩子的大脑发育主要在胎儿期，这时候接受良性刺激越多，听觉系统和大脑的发育也就越完善。有关研究显示，接受语言胎教的孩子智能较高，反应敏捷。而且在胎儿期，胎儿的大脑会产生记忆。因此，采取语言胎教既可以让孩子从胎儿期就开始与父母建立联系，待孩子出生后也有利于与父母加深感情，培养孩子健全的人格，提高孩子的情商。

那么，怎么进行语言胎教呢？首先要从早晨做起，向胎儿讲述一天的生活。比如清晨起来，先对胎儿说一声"早上好"，告诉他早晨已经到来了。打开窗帘，外面太阳升起，阳光逐渐洒满大地，描述完后准妈妈可以告诉宝宝"今天是一个晴朗的好天气"。以后还可以给宝宝解释每天自己如何洗脸、刷牙，肥皂为什么起泡沫等。生活中可能发生的一切，准妈妈都可以和胎儿交流。通过和胎儿对话，让胎儿感受一天的生活，感受来自母体的思考和行动。这样母子之间的感情纽带会更加牢固，有助于建立胎儿对母亲的信赖感，打下对外界承受力和思考力的基础。同时，准爸爸也应该和准妈妈一起进行语言胎教，宝宝喜欢听爸爸低沉温柔的声音，父母同时对胎儿进行语言胎教则效果事半功倍。入睡前，准爸爸可以一边抚摸准妈妈的腹部，一边对宝宝说："让爸爸给你唱首歌曲（朗诵一首诗，讲个故事）吧……""和爸爸妈妈一起睡觉了"。注意每次讲话时间控制在 5 ～ 10 分钟为宜，不宜太长。父母可以给宝宝提前取好名字，妊娠期经常呼唤这个名字。这样做宝宝能反复强化自己的名字，出生后再呼唤他时会有熟悉感，还可以增进双方的感情。让孩子同时感受到父亲的阳刚之气和母亲的阴柔之美，这对于培养孩子良好的性格非常有帮助。值得特别指出，准妈妈或准爸爸在给宝宝讲故事或者朗诵诗歌时，要注意语气、语音和语调，要融入自己的感情，这样准妈妈或准爸爸所传递的声调信息才能对宝宝产生感染。讲故事的内容应该轻快、幽默，千万不能大声喊叫，否则会适得其反。

准妈妈对宝宝的言语胎教什么时候进行呢？随时随地，打扫房间的时候、洗衣服的时候、织毛衣的时候、看电视的时候……生活中发生的事情随时都可以告诉他，这是基本和最不可忽视的环节，因为这些都是对胎儿大脑有效的刺激。绝不能把对胎儿讲话看成是一种负担，或懒得去做，或敷衍了事。要通过和胎儿一起感受、思考而度过一天的生活，培养起真挚的母儿感情，也加强了胎儿对外界的感受力和思考力。

现代人对音乐胎教、抚摸胎教、语言胎教等很感兴趣。这些胎教方法各有特点，也各有好处。但是，如果没有掌握好它们的要点及特点，实施起来会顾此失彼、不得要领，难以产生明显的效果。如果从审美的角度研究这些胎教方法，就会发现，无论哪种胎教都包含审美的因素，也可以说审美是它们共同的特点。用审美的观点和方法将它们串联起来加以提炼、整理、归纳，使之成为一种既有独特性、新颖性，又具有普遍性和实用性的胎教方法。

8. 高龄产妇为什么要重视盆底康复

女性尤其是高龄女性，产后经常会出现肩颈痛、腰背痛、漏尿甚至子宫轻度下垂等烦恼，这些症状都与盆底功能障碍（PFD）有关，是一种盆底支持结构缺陷、损伤或功能障碍造成的疾患。许多产后女性，尤其是高龄的产后女性，生完孩子后只注重减肥、瘦肚子、纠正身材走样，却忽视了"盆底肌"，甚至直到发现憋不住尿了，开始长期便秘，性生活也越来越糟糕时才引起警觉。所以，如果女性朋友不清楚自己身体的状况，生完孩子后急于减肥，刚出月子就开始做强度大的运动，如又跑又跳、提举重物，那么尿失禁、便秘等这些盆底功能障碍引起的症状很可能会找上门来的。

先来了解一下生育过程中盆底的组织结构都发生了哪些变化。女性在妊娠过程中，随着胎儿的长大，子宫重量逐渐增加，都会造成骨盆底部持续受压，盆底肌肉紧张，时间长了肌纤维变形、肌张力减退。妊娠期伴随女性松弛激素的释放会出现产道扩张、韧带松弛，于是容易造成骨盆不稳定甚至关节脱位。胎儿通过产道时，因为一般婴儿的头部直径是 10cm，所以正常的阴道口径也可由 2.5cm

扩张到 10cm。此时盆底肌肉，特别是肛提肌，就会极度拉伸、变薄、收缩能力下降。若再合并会阴撕裂等情况，则此时的盆底肌组织就像一张过度拉伸的吊床，不仅失去原有的弹性，同时还会伴有水肿。无论何种分娩方式，产妇在分娩后盆底组织都可能会存在不同程度的损伤，然而一定时期内这种损伤表现不明显，因此常被忽视。但盆底肌肉损伤若不能及时得到恢复，慢慢地积累，尤其在进入更年期以后，常会出现子宫脱垂、膀胱和尿道膨出、内括约肌关闭不全、尿失禁甚至大便失禁等并发症，给生活带来极大的不利影响。

国内外大量研究显示，有 30% 以上的妇女产后会发生盆底功能障碍，如果不及时规避诱因或进行康复治疗，随着年龄增大和二胎、三胎的孕产，将会出现一系列严重的问题。因此，在妊娠期和产后要做一些积极的准备，避免引起盆底肌肉损伤的好发因素，保护盆底肌受损。主要的方法如下。

（1）注意妊娠期营养和体重管理，避免孕妇超重、肥胖和胎儿长成巨大儿，减少分娩并发症的发生。

（2）在产后不宜做重体力劳动，频繁弯腰或久站、久坐。

（3）预防妊娠期和产后便秘：具体可以调整饮食结构，多食清淡和高纤维饮食。适当运动，可选择做妊娠期瑜伽或产后盆底康复操，有效地调节关节的松弛度，维持盆底肌肉的张力。养成按时排便习惯。有会阴侧切口或剖宫产切口等较为明显的伤口疼痛时，可适当应用止痛药物或辅助排便药物。产后 3 个月内是进行盆底康复的最佳时机，因此建议产后超过 42 天、子宫复旧良好、无感染的女性应该常规做一次盆底功能检查，以期及时发现盆底有无损伤并及早进行康复治疗。

为了自己的幸福和"性福"，高龄产妇一定要重视产后盆底健康。

9. 高龄产妇怎样恰当应对尿失禁

高龄孕产妇随着年龄增大和二胎、三胎的孕产，压力性尿失禁的现象也在逐渐增多。压力性尿失禁是指腹压突然增加时尿液不自主地流出，不由膀胱逼尿肌的收缩压或膀胱壁对尿液的张力压所引起。其特点是正常状态下无遗尿，而腹压突然增高时尿液自动流出，也被称为真性压力性尿失禁、张力性尿失禁、应力性尿失禁。

压力性尿失禁在成年女性中的发生率为 18.9%，分为两型。

（1）盆底组织松弛型：占 90% 以上，主要原因有妊娠与阴道分娩损伤、绝经后雌激素水平降低等。

（2）尿道内括约肌障碍型：占比不足 10%，主要由于先天性发育异常。如果女性在腹压增加下不自主溢尿，或有尿急、尿频、急迫性排尿及失禁和排尿后膀胱区胀满感，甚至尿失禁伴有阴道膨出，这些都要考虑是否合并有压力性尿失禁的情况。

压力性尿失禁有主观分度和客观分度。客观分度主要基于尿垫试验，但临床上常用简单的主观分度，一般分为三个级别：Ⅰ级尿失禁，只发生在剧烈压力下，如咳嗽、打喷嚏或慢跑时发生；Ⅱ级尿失禁，发生在中度压力下，如快速运动或上下楼梯时；Ⅲ级尿失禁，发生在轻度压力下，如站立时就发生，但仰卧位时可控制尿液。

压力性尿失禁的生活方式干预主要包括减轻体重、戒烟、禁止饮用含咖啡因饮料、生活起居规律、避免强体力劳动（包括拎重物和搬动重物）、避免参加增加腹压的体育活动等。对于高龄孕产妇来说，产后肥胖者可以积极减肥。已有证据表明重度和中度肥胖的妇女可以通过减肥减少压力性尿失禁的发生。另外，改变姿势（如腹压增加时交叉两腿）可防止压力性尿失禁。有报道称减少咖啡因摄入也可改善排尿。有压力性尿失禁的高龄孕产妇产后应根据症状是否加重或改善的经验，自觉调整自己的生活方式。

压力性尿失禁的膀胱训练也很重要。主要是通过改变排尿习惯来调节膀胱功能。通过记录每日饮水和排尿情况，填写膀胱功能训练表，有意识延长排尿间隔，学会通过抑制尿急而延迟排尿。膀胱训练的关键部分是制订排尿计划，记录回顾性排尿日记（表 17-1），初步选择适当的最长排尿间隔；夜间醒来后排空膀胱，白天每当排尿时间来临（如每 30 ～ 60 分钟）排尿；逐渐（通常每周一次）延长排尿间隔直到每 2 ～ 3 小时 1 次。患者根据记录的排尿日记每周保证能和医生当面沟通或电话沟通。在膀胱训练和药物控制的对照研究中，膀胱训练的有效率竟然可以达 70% 以上。注意采用此方法时患者应无精神障碍，对有压力性尿失禁和逼尿肌不稳定的混合性尿失禁有一定疗效。

表 17-1　排尿日记示例

更换尿垫数量		使用尿垫种类		大尿垫
	在厕所排尿		事件 （时间）	事件时的 活动	液体摄入 （时间、类型、数量）
	时间	排尿量（ml）			
上床	21：00	250			200ml 水
	2：00	660	2：00	去卫生间的 路上漏尿	
	5：00	550	5：00	准备排尿	
起床	6：30	150			200ml 咖啡、200ml 水
	8：30	50			
	11：50	180			
	11：45				200ml 果汁
	15：30	60			100ml 酒
	18：30	100			360ml 水
	20：00	80			200ml 雪碧、200ml 水

分析结果：白天排尿 7 次。患者有夜尿症（睡眠时起床排尿两次）和夜尿增多（夜间尿量占 24 小时尿量比例增加：夜尿量不包括睡前的最后一次排尿，但包括晨起第一次排尿）。该女性患者患有急迫性尿失禁，可能与傍晚摄入液体、咖啡因、酒精较多而导致夜间排尿量较大有关。

压力性尿失禁的治疗包括非手术治疗和手术治疗。非手术治疗适用于轻、中度患者或手术前后的辅助治疗，主要包括生活方式干预、膀胱训练、盆底肌肉锻炼、盆底电刺激、药物治疗及阴道局部雌激素治疗等方法。压力性尿失禁的手术治疗方法有 100 多种之多，如果确实需要完成生育的女性可与医生针对个体化要求来拟定具体的手术方式。

10. 产后怎样有效进行盆底肌肉功能锻炼

盆底组织除了肌肉，还包括筋膜和韧带等结缔组织，而后者对于盆底肌的支撑作用也非常关键（图 17-1）。盆底肌在妊娠和分娩后会发生松弛，但子宫和脏器并不会一下子就脱垂下来，原因就是有筋膜和韧带在支撑着。但如果盆底肌功能不能及时恢复，则筋膜和韧带迟早会支撑不住盆底的各个脏器，会发生脱垂。所以从产后开始，及早进行盆底肌肉的康复训练能够有效预防因腹压增加导致的尿失禁或子宫脱垂，还能有效改善阴道松弛等情况。

如何有效进行盆底肌肉的功能锻炼？传统盆底康复方法也就是凯格尔运动，很有效。凯格尔运动是指有意识地对耻骨 - 尾骨肌群，即肛提肌进行自主性收缩的锻炼方式，用来增强尿道、阴道及肛门的阻力，增强排尿控制，这有利于盆底血液循环，使肌肉健壮并富有弹力。

初期练习时，先收缩盆底肌 5 秒，放松 5 秒，重复 4～5 次；之后逐渐延长至收缩 10 秒再放松 10 秒，重复 10 次以上，每天 3 组，

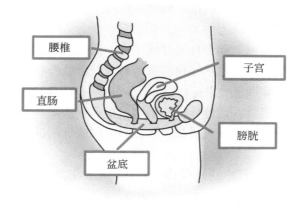

图 17-1　女性盆底组织

坚持8周以上。根据美国国立卫生研究院（NIH）的报告，坚持4～6周时女性即可感觉到凯格尔运动的良好效果，此时应该鼓励女性继续练习，训练时间至少6个月。如果练习了很长时间却感觉不到效果，就要考虑自己是不是哪里没有做到位。做凯格尔运动的注意事项包括以下方面。

（1）运动前应排空尿液。反之，如果膀胱处于充盈状态，盆底肌力就会很差，进行运动的过程总会出现漏尿甚至疼痛。

（2）不拘于时间、地点，勤练勤做。这是一项随时随地都可以进行的运动。坐着、躺着都行。如果平躺，需要把头部放平，双臂放在身体的两侧，两腿的膝盖微微弯曲并拢；如果是站立，就把双手交叉放在肩膀上，两腿的宽度与肩膀相同，脚尖向外，双脚成90°。其实这也是该项运动的最方便最容易坚持之处，上班坐办公桌前时、坐车时，甚至正在走路时，不拘于时间、地点，都可以暗自练习凯格尔运动。患者如果有条件最好运用不同的姿势练习（躺着、坐着或站立），找出最容易操作的姿势，并持续地加以训练。

（3）运动时应彻底放松肌肉。切记不要让腹部、臀部、大腿等肌肉绷得紧紧的。可以将一只手放在肚子上，看是否放松。可以让患者将两只手指放入阴道内，感觉自己耻骨‑尾骨肌群的收缩状况，如果指尖能感受到来自侧方的压力，则说明收缩有效。同时将另外一只手放于腹部，感知腹部肌肉是否处于放松状态。正确的收缩较使劲的收缩训练效果更好，在训练过程中可以通过阴道压力计、阴道重物、阴道放入球形导管、生物反馈等方法提高阴道的触觉敏感性，避免患者收缩臀大肌和腹肌，而专门锻炼阴道、肛门周围的肌肉力量。

（4）运动过程中注意保持顺畅的呼吸。这样才能帮助盆底肌群得到最充分的锻炼。

需要强调的是，盆底肌肉锻炼的目的并不仅仅在于加强肌肉的力量，适度地放松也非常重要，达到盆底肌肉收放自如、松弛有度才是最终的目的。

11. 如何正确使用凯格尔球

在实际运动过程中，很多女性无法做到正确收缩盆底组织或者感受不到收缩的效果，这时候就需要使用凯格尔球，也就需要阴道哑铃来帮忙了。用凯格尔球（阴道哑铃）做凯格尔运动比起单纯做凯格尔运动更能让女性感受到盆底肌的存在。因为要达到让阴道哑铃不掉出来的目的，女性不得不做收缩的动作，这样能时刻保持盆底肌群处于正确的收缩状态。

目前常用的阴道哑铃有两种，一种是一组 5 个球，重量递增但是体积相同；另一种是 5 个球重量递增而体积递减。两种都是根据女性阴道的生理结构设计的，可用来增强盆底主动支持系统的功能。小球由医用 ABS、医用橡胶绳和配重块组成，唯一的区别在于实际应用中，后组阴道哑铃的设计考虑到了难度递增的情况。

以后面这一组为例。5 个球为 1～5 号球，它们体积由大到小，重量由轻到重。但是对于一些阴道比较松弛的女性来说可能1号球的体积仍不够大，很容易掉出来，难以完成训练。其中最轻的球其球体体积最大且斜面的角度最大，这样松弛的阴道更容易夹住球体，从而刺激本体感觉；最重的球体体积最小且斜面角度减小，增加了训练难度。

首次使用前，要对阴道哑铃进行清洗。可以使用对人体皮肤无刺激的洗手液、沐浴液等，不能用碘伏、酒精或其他化学试剂清洗或擦拭，以避免医用橡胶材料的老化和损害。清洗后用干净的水彻底冲洗，注意不可暴晒，不能用过热的水烫。每次使用前可用凉开水或润滑剂增加润滑度。一开始可以选用仰卧姿势，使用最大最轻的1号球，插入的球体末端距阴道口应有1～2cm距离。然后开始练习收缩盆底肌，收缩时感到球体上升，再放松。适应阶段先做50回合。2～3天后可以试着站立起来练习，若站立时无法夹住阴道哑铃，则继续仰卧位训练。待站立状态球体不掉出，2～3天后可依次进行走路、爬楼梯、咳嗽、跳跃等动作来练习。如跳跃时可以夹住球体不掉，一段时间后换2号球。以此类推。每号球可以锻炼2周或以上时间，不要急于更换。一般每周做2～3次即可，每次15～20分钟。对于高龄孕产妇产后，应坚持每天进行1～2次练习。

注意事项：①经期和不明原因出血时禁用；②阴道炎和尿道炎急性期禁用；③不明原因过敏时禁用；④妊娠期禁用；⑤盆腔脏器脱垂时禁用；⑥阴道壁有伤口或切口时，建议痊愈1个月后再使用；⑦佩戴节育器时不影响使用康复器；⑧性生活时或性生活后不要立刻使用康复器；⑨若有不清楚问题及时咨询医生。

12. 怎样使用生物反馈仪进行盆底肌肉锻炼

盆底的康复疗法不仅仅包括以上的手工康复疗法、盆底康复器（阴道哑铃），还包括生物反馈、电刺激和其他行为技术。使用康复疗法时一般多联合使用。生物反馈法采用模拟的声音信号或者视觉信号来反馈提示正常和异常的盆底肌肉活动状态，以帮助患者和医生了解盆底锻炼做得是否正确，从而达到有效的盆底锻炼效果。

早期使用的生物反馈仪设计比较简单，是用中空的管状探头或囊状探头置入阴道，另一端连接压力仪，当盆底肌肉收缩时，使用者能看到压力仪上压力的变化。目前使用的生物反馈仪有直接测量压力和测量肌电两种。第一种阴道或直肠探头可以直接测量阴道或肛门肌肉收缩的力量，简单方便，部分探头可以反复使用，但使用时必须置入阴道或肛门内，有些患者较难以接受。第二种是肌电描记系统，有 2 通道和多通道的型号，缺点是患者必须自行购买探头。两通道肌电仪适用于一般骨盆底肌肉训练，一条通道连接会阴部，监测骨盆底肌肉收缩；另一条通路连接腹部，确定腹部肌肉有无放松。而多通道系统能同时检测膀胱、括约肌及腹部肌肉的活动。

生物反馈通过肌电图测定、压力曲线变化及其他形式把肌肉活动的信息转化成听觉和视觉信号反馈给患者和（或）医生，指导患者进行正确的、自主的盆底肌肉训练，并逐步形成正确的条件反射。生物反馈方法可以测定肌肉生物反馈、膀胱生物反馈、A3 反射、场景反射等多种生物学行为。

患者在使用生物反馈仪之前，首先要了解什么是肌电，肌肉 - 骨骼肌兴奋时，由于肌纤维动作电位的产生、传导和扩散而发生电位变化，这种电位变化称为肌电。也就是说，在吃饭、走路、说话或做任何一个动作时，只要有肌肉活动，就会有产生肌电电流的变化，这一变化是可以被观察到的，随着动作幅度的不同而出现不同的变化。

肌电是肌肉收缩或松弛的一个直接的生理指标。肌电反馈仪把测得的肌电放大，然后整流、集合转变成声光信号，告知被试者的肌肉现在到底是紧张还是松弛。虽然平时也可以通过一些对盆底肌功能是否正常的自我感觉来判断盆底肌的松紧状态，产后恢复得怎么样，但是更加精准的判断方法要通过生物反馈仪。该仪器采集盆底肌群的肌电，通过显示屏或者语音提示来告诉自己的盆底肌收缩情况如何，盆底肌的肌力到底属于哪个级别。通过反复学习和实践，盆底肌神经／肌肉的活动是否达到可控的标准，盆底肌功能是否得到了真正的改善。

生物反馈是主动收缩训练的进化版。根据荷兰的一项病例对照研究表明，使用生物反馈仪进行盆底肌肉锻炼的女性更容易获得尿失禁症状的改善或治愈。在阴道内放置肌电探头，将不易察觉的盆底肌肉收缩产生的肌电变化转变为视觉信号，使锻炼者能从屏幕上的肌电图改变直接了解肌肉的收缩与放松情况，知道平时训练做得对不对，也可依此去纠正错误。如此一来，能客观地了解盆底肌肉的功能状况，迅速、正确地掌握训练技巧，从而大大提高治疗效果。

13. 什么是盆底电磁刺激治疗

盆底肌肉群的收缩包括主动活动及被动运动两种，盆底电刺激引起的肌肉收缩属于后者。盆底电刺激的原理基于电磁感应的法拉第定律（即电解中任何一时间内释放出来的离子量与电流强度成正比）。使用磁脉冲穿透表皮达到组织深部，并进入会阴周围启动神经脉冲，引起盆底肌群（包括尿道外括约肌）收缩，从而增强盆底肌肉力量，提高尿道关闭压来改善控制排尿的能力（图17-2）。其主要机制如下。

（1）直接兴奋盆底肌肉组织，改变其收缩和舒张状态，使肌肉得到被动锻炼，增强盆底肌的控尿功能。

（2）模拟神经电活动，通过神经反射兴奋盆底肌组织。

（3）通过神经反射作用于膀胱逼尿肌，使其收缩受到抑制，从而改善膀胱储尿。

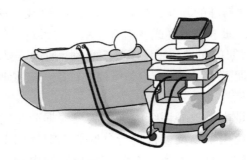

图 17-2　盆底电刺激治疗示意图

（4）模拟/抑制神经电活动或增强神经电活动，电刺激属于被动收缩训练，通过低频电刺激可刺激盆底肌肉收缩和放松，使之得到被动锻炼，进而增强肌力。长期刺激可以增加盆底肌中抗疲劳肌纤维的比例。

那么，电刺激是如何增强肌力和耐力的呢？其实电刺激机制与中枢神经发出冲动引起肌肉收缩的原理是一样的，同时电刺激训练可提高肌肉组织活性并反馈性地增加中枢神经系统发出的神经冲动，从而在肌肉收缩时调动更多的肌纤维参与工作，最终使收缩力大大增强。现已证实电刺激可以改变肌肉的组织结构，肌纤维增粗细胞核体积数量显著增加，DNA 含量增加，肌纤维内线粒体数量显著增多，尤其快肌纤维明显增多。更有甚者，电刺激后单位横截面上肌纤维周围毛细血管数量增多且密度增大，从而使肌纤维和血液的交换面积增大，血液中 PO_2 提高，PCO_2 降低，肌纤维周围的组织液代谢产物浓度降低，从而使肌肉的耐力提高。此外，尽管肌肉的随意收缩和电刺激引起的肌肉收缩在作用方式上不尽相同，但电刺激能够改变肌肉运动单位的募集顺序。通常随意收缩的肌肉表现为力量增强时，其运动单位从低阈值的小运动单元开始，再到大运动神经元所支配的高阈值大运动单位。而电刺激引起肌肉运动单位的募集顺序则由较低兴奋阈值的大轴突支配的较大肌纤维开始，常位于肌肉浅层，这些运动单元在随意收缩下是难以兴奋的。经电刺激训练的肌肉进行随意收缩时运动单位募集顺序出现变化，表现为较大的运动神经元首先被激活，更多的运动单位参与活动。因此，电刺激使更多的快肌参与收缩，可以显著改善肌肉收缩的力量。此外，长期的电刺激可导致快反应、易疲劳的 II 型纤维向慢反应、抗疲劳的 I 型纤维转变。

电刺激肌力训练一般选择 50Hz，耐力训练选择 20 ~ 30Hz。因为 1 ~ 10Hz 频率的电流可引起肌肉单收缩，25 ~ 50Hz 频率额定电流可引起肌肉强直收缩，而 100Hz 反而让肌肉收缩减弱或消失。治疗压力性尿失禁常用 50Hz 的刺激频率，而治疗急迫性尿失禁和膀胱过度活动症常用 10Hz 的刺激频率。理由是盆底电刺激除了对肌肉的影响还对神经有如下影响。

（1）对阴部神经兴奋作用：经阴道电刺激的作用部位为阴道下段周围的盆底肌，主要为尿道周围的肌肉、耻尾肌和耻骨会阴肌。通过兴奋支配上述肌肉的会阴神经末梢引起上述肌肉的收缩，从而达到增强肌力的目的，改善因盆底肌肉松弛导致的尿失禁和器官脱垂。

（2）兴奋腹下神经，抑制盆神经：延髓是支配泌尿器官最低位的中枢，骶 1 ~ 骶 4 脊髓灰质中有逼尿肌核，骶 2 ~ 骶 4（骶髓排尿中枢）脊髓灰质中有阴部神经核。正常的下尿道存在两条反射通路，一为阴部神经 - 骶髓 - 盆神经反射通路，受副交感中枢（骶髓副交感神经核）调节和控制；另一为阴部神经 - 胸髓 - 腹下神经反射通路，受机体交感中枢（胸髓交感神经核）调节和控制。两条通路的传入均为阴部神经，盆底电刺激产生的神经冲动，经中枢处理后通过腹下神经反射性抑制膀胱逼尿肌收缩，缓解膀胱过度活动和急迫性尿失禁，从而抑制逼尿肌收缩的最佳频率是 10Hz。

目前用于临床的神经肌肉刺激设备能产生脉冲式超低频电磁场，有固定式和便携式两种。便携式家庭装治疗仪的使用极为方便，可以穿戴于下腹部。盆底电磁刺激每次 20 分钟，每周 1 次。治疗

3 个月后，有效率可达到 50%，其生活质量评分也明显上升。有资料显示，使用电刺激治疗的患者中 50% 的患者获得了完全的控尿能力，症状改善达 90% 以上，且不良反应如下腹痛和下腹不适的发生率很低。同时有研究还显示，生物反馈＋电刺激的治疗效果优于单一的治疗方法。

14. 怎么处理孕产妇发生的耻骨联合分离

　　妊娠以后，胎儿会随时间推移越长越大。为了给胎儿腾出足够的空间，并为分娩时宝宝通过骨产道和软产道做好准备，孕妇自身会不断地分泌松弛素。松弛素所起的作用是让韧带松弛，但韧带松弛有促使骨关节分离的不良作用（图 17-3），耻骨分离就是其中之一。耻骨之间的距离一旦过大，特别是当耻骨可以随着运动而出现上下错位时，就会带来一系列的问题。常表现为孕妇走路时该部位疼痛，负重或拎重物时痛，穿裤子时痛，翻身时痛，上下车时痛，上下床时也痛，甚至走路和抬腿上下楼梯时疼痛会加剧。

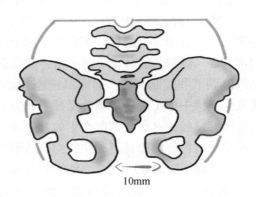

10mm

图 17-3　耻骨联合分离示意图

　　耻骨联合分离所带来的这种疼痛临床上并不少见，但其一般只是妊娠期的一个暂时性变化，大多数不需要医疗的干预。但是严重的耻骨联合分离，除导致耻骨联合部位疼痛，孕妇活动受限外，严重起来疼痛剧烈，表现为单侧或双侧下肢难以负重，甚至不能行走，翻身困难。即使是轻度者也可能出现行动无力，在上下台阶及做单腿站立、弯腰、翻身等动作时可引起局部疼痛加剧。

　　那么，耻骨联合分离还能够顺产吗？这要根据耻骨联合分离的宽度来判断。如果耻骨联合分离没有＞10mm的情况，那是可以顺产的；但如果在妊娠期间耻骨联合的分离＞10mm了，所以不能顺产。因为在生产的过程当中，子宫收缩对于耻骨联合分离的部位还会有加压的作用，让骨骼分离的程度加重，所以需要选择剖宫产。妊娠期间若耻骨联合分离局部比较疼痛，可以用宽的布带做环形包扎。如果胎儿过大，会加重耻骨联合分离的现象，因此建议孕妇平时应该尽量注意休息，不要长时间站立，减轻对耻骨联合的压力。同时孕妇可以佩戴骨盆悬吊带来帮助缩小耻骨联合之间的空隙。一般睡觉时注意采取侧卧的卧姿较好。产后可以考虑手术治疗。

　　对于产后的康复保健者，首先要对其骨盆有无错位做出及时评估。如果用手按压耻骨联合分离处，再松开5秒后仍有持续性疼痛，那么基本可以肯定疼痛由耻骨联合分离引起。如果疼痛明显且无法完成日常活动时，孕产妇可以用骨盆带或针灸、按摩等方法缓解症状甚至手术。无痛的电刺激对耻骨联合分离疼痛的缓解也有一定效果。不过，无论怎样，调整骨盆位置才是最重要、最根本的治疗方法。待骨盆复位后，结合盆底康复治疗以增强盆底肌及周围核心肌群的力量，耻骨联合就会慢慢回到它们本来的位置上。

　　耻骨分离不是什么严重问题，但要早发现、早治疗。提醒几点注意事项。

（1）准妈妈妊娠期可以做瑜伽等适当的运动训练，稳定骨盆，预防或减轻耻骨联合分离。

（2）妊娠期避免提重物和体力劳动，避免大幅度动作，坚持每天运动，餐后行走约半小时。

（3）妊娠期控制体重，避免出现巨大儿，必要时在医生指导下用托腹带。

（4）妊娠期可适当做屈伸大腿的练习，但要避免做腰、臀部的剧烈运动。

（5）妊娠中晚期注意每天补钙，宜吃富含蛋白质、钙质较多的食物，如虾皮、牛奶等，多晒太阳。

（6）分娩时保持正确的姿势，积极配合助产士正确用力，避免用力过猛。

（7）产后卧床，用骨盆束带，争取较好预后。

总之，对耻骨联合分离要选对科学的方式方法，及时就诊，尽早做好产后评估，尽早实行干扰和预防，只有这样才能收到立竿见影的康复效果。调整好个人心态，只有对自己更好，才会有更大的能量、更加宽广的心态去照顾好宝宝。

15. 如何判断产后腹直肌分离

在妊娠的过程中，日益增大的腹部白线更加伸展和变薄，形成空隙和分离。简单地说，就是腹部在不断增大，腹直肌从腹白线的位置向两侧分开。腹直肌平时具有保护脏器和固定腹腔脏器的作用，收缩时可以增加腹压，协助排便、呕吐和分娩，还可以协助呼吸、咳嗽，同时可以使脊柱前屈、侧屈和旋转等。腹直肌分离了，不仅让肚子产后看上去圆鼓鼓的，使产妇的身材走样，还有许多其他危害。例如，引起腰背部疼痛，腹直肌分离的程度越深，对腰背部承托力就越小，很容易出现腰背疼痛的问题，导致活动受限等，严重影响女性身心健康；引起胃下垂，出现消化不良的症状。腹直肌分离的类型各种各样，因人而异。如何判断腹直肌分离呢？受试者取仰卧位，屈双膝，露出腹直肌的位置，检测者将示指、中指及环指并拢，将中指放置在肚脐的位置，上下各移动三指，轻轻地触摸按压以找到腹直肌的位置。

　　受试者双手放在头部后侧仰卧向上，检测者在上下三指的位置找到腹直肌后，横向打开，检测出肚脐上下腹直肌分离的指数（图17-4）。如果两侧肌肉距离2cm以内属于正常，如果为2～3cm，则不可进行躯干弯曲和扭转的负重练习，大于3cm属于比较严重的腹直肌分离，需要及时请教专业的医师。

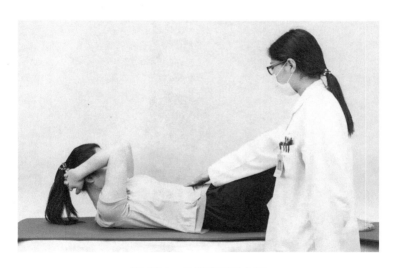

图 17-4　检测腹直肌分离

　　平时产后建议用的产后收腹带不能从根本上解决腹直肌分离的问题。人体弯曲和旋转的练习，如仰卧起坐、卷腹运动、空中单车会增大腹直肌分开的程度，分开的腹直肌久而久之就会变成菱形。所以不要盲目去健身房练习马甲线，只有正确的运动配合被动电刺激治疗才能解决根本的问题。

　　正确的运动方法如下。

（1）靠墙保持中立站姿：站立、抬头、挺胸、提臀、收腹，后脑勺、肩部、臀部紧贴墙面，双脚距离墙面30cm左右，整个过程可以保持腹式呼吸。10～15次一组，做2～3组。注意保持状态，腹部收紧（图17-5）。

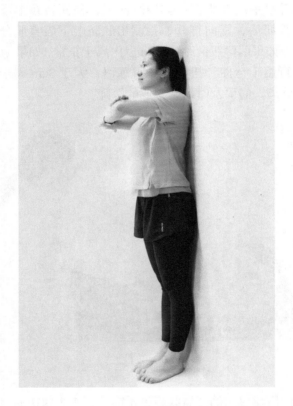

图 17-5　靠墙保持中立站姿

（2）腹横肌激活：屈髋屈膝平躺在床上，收腹，想象将肚脐靠近床面，缓慢呼气，将腰进一步紧贴在床上。10次/组，2组/天（图17-6）。

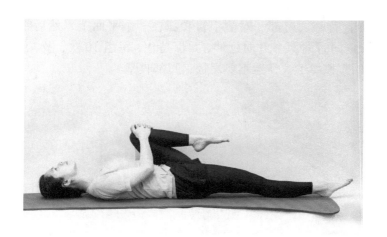

图 17-6　腹横肌激活

（3）四点跪位收腹：手膝跪位，双手支撑于床面，肘关节伸直，髋关节、膝关节屈曲 90°，吸气时肚子放松，呼气时用力将小腹收回。每组 10 次，每天 2 组（图 17-7）。

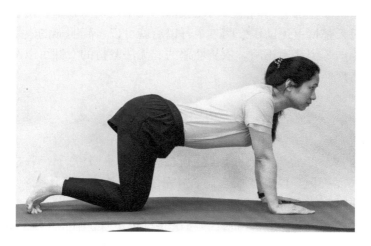

图 17-7　四点跪位收腹

（4）跪姿伸腿：跪姿，髋关节和膝关节垂直，保证大腿垂直地面，背部、臀部、对侧手臂和腿在一个平面上，然后将对侧手臂、腿同时向两个方向延伸，并保持住，每组 10 次，做 3 组（单侧）（图 17-8）。注意不要塌腰，腹部收紧。

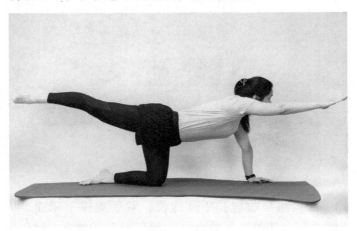

图 17-8　跪姿伸腿

这些动作都有共同点：内收腹部，而不是挤压腹壁，使腹部外凸。每天坚持上述动作，两三个月以后就可以看到明显的效果。对于自主训练姿势不正确、依从性差的、无法坚持的女性可以配合电刺激治疗。

16. 什么时候应该开始进行产后检查

通常，产后妈妈会在出院前收到医生、护士关于产后检查随访的反复提醒。很多产妇会想，"生完还得来检查，查什么？""这有必要吗？能不来复查吗？"下面就来讨论这个话题。

经历了妊娠分娩后的新妈妈在经过 1 个月的休养后，身体状况虽然已经差不多恢复至妊娠前水平了，但也有些脏器的恢复还不理想，特别是患有妊娠合并症的高龄孕产妇，产后更应该观察这些疾病的转归，同时还得积极治疗以免留下病根。产后 42 天，除了乳腺器官以外，新妈妈应该逐渐恢复到了孕前状态，如果是剖宫产的话，可能要延长至 56 天左右。在产后 42 ～ 56 天这段时间，正好是去医院复查的最好时机。如果碰到天气或其他因素，产后 42 天时可能无法去医院检查，适当调整一下也是可以的，但不宜拖太久，以免延误病情。新妈妈最好能去自己分娩的医院复诊，这样比较方便查找以前的资料，医生也更加了解病情。有的新妈妈可能会问，有必要跑去医院复诊吗？当然有必要。产后 42 天检查是对自己和宝宝负责任的态度！产后身体恢复情况不能依靠自己的自我感觉来判断，因为身体内部的早期病变是感觉不出来的。及早复查才能免除隐患。例如，如果出现盆底肌松弛等产后问题，需要做康复治疗，以免错过恢复的黄金期。宝宝的检查就更不能忽视了，产后 42 天的检查可对宝宝的智能发育做出全面评价。

检查的项目一般包括以下几点。

（1）全身体格检查：特别是生殖器官方面的检查，如子宫的复旧情况及会阴伤口或腹部伤口的恢复。对于会阴裂伤的伤口、会阴切开术切口的愈合不良，一般产后几天就能发现。子宫及附件是常规检查的项目，如子宫位置、大小、质地、活动度，是否有压痛，有无脱垂；如子宫后位，可采取膝胸卧位的练习来帮助子宫位置恢复；还有宫颈有无糜烂及有无出血等，如存在糜烂，需定期复查并加以治疗；附件区有无包块和压痛，如有需进一步行妇科超声检查。如果产后恶露较多且不停，有可能是子宫复旧不良导致的，需要进行 B 超检查。

（2）询问产妇病史：包括妊娠期间和分娩时的情况，如是否有妊娠合并症和并发症；是否做过手术，做的是什么手术。是否有需要产后继续治疗的疾病，作为后续随访的基础。

（3）产后恶露检查：要注意恶露的颜色和气味。一般新妈妈的恶露多会干净，如果此时还有血性分泌物，颜色暗且量大，或有臭味，则表明存在子宫复旧不良或子宫内膜炎症的情况。如果怀疑有特殊病原体感染，可进一步做相应的真菌、滴虫等检查。

（4）新生儿喂养情况：要了解新生儿是纯母乳喂养还是人工喂养或者混合喂养。若是母乳喂养或者混合喂养，要了解新妈妈乳汁的量和乳房情况怎么样，双侧乳房是否有红肿、硬结、包块、压痛及皮肤是否有皲裂等。

（5）血压情况：了解有高血压新妈妈的血压，特别是有妊娠期高血压的新妈妈。一般到了产后，妊娠期的高血压会恢复至孕前水平。如果血压仍高，需要进一步查明原因，同时加以治疗。注意如果妊娠期有合并症，需要抽血检查的，最好空腹去。

（6）尿常规检查：对自我感觉小便不适的新妈妈，应行尿常规检查看是否有尿路感染。

（7）血常规检查：妊娠期贫血或产后出血的新妈妈需要复查血常规。如果贫血需要继续服用补血药；如果伴有高热及血常规改变，也需要进一步检查以排除感染。

（8）其他检查：有肝病、心脏病、肾病、肺部疾病等产后合并症的新妈妈，应到内科进行检查。患有糖尿病的糖妈妈，产后应复查血糖。

17. 产后如何避孕

产后什么时候能恢复性生活呢？很多人认为，产后哺乳期就是天然的避孕期，性生活后不会再次妊娠。然而，哺乳期内意外排卵导致妊娠并不少见！所以千万不要认为哺乳期同房可以不采用避孕措施，这样做非常容易导致意外妊娠。产后女性并不是时时刻刻都在哺乳的，在不哺乳或哺乳不足时，体内产生的泌乳素并不足以完全抑制卵巢排卵。

产后主要的避孕种类如下。

（1）避孕套：只要正确使用避孕套，避孕效率可达98%以上，还可以预防性传播性疾病，并有润滑阴道的作用。

（2）宫内节育器：如果觉得避孕套麻烦或不喜欢避孕套的触感，那么可以选择宫内节育器。如产后42天进行检查后未发现异常就可放置宫内节育器；也可以等到哺乳期结束、月经恢复正常以后放置。

（3）绝育：如果不想再要下一胎了，可以考虑实施女性输卵管或男性输精管结扎术。

（4）避孕药：使用避孕药也是一个办法，但如果正在哺乳，不建议口服避孕药来避孕，因为药物可以进入乳汁，对新生儿造成影响。

如果不小心妊娠了，该怎么办？应该说，对于顺产的孕妇来讲，即便生完孩子3～4个月就又一次妊娠了，而且还是想要这个孩子的话，问题也不大。因为在两百多年以前，还没有现代的避孕方法时，我们的祖祖辈辈就是这么过来的。但是，对于剖宫产的新妈妈来讲，生后不久就妊娠，还是不建议继续妊娠的，因为担心子宫破裂。虽然目前有人说，剖宫产4～6个月就妊娠，在整个妊娠期发生子宫破裂的风险并没有那么大，到了妊娠足月时择期行剖宫产手术。根据已有的研究报道，如果两次妊娠的时间（从剖宫产手术到再次妊娠的时间）为4～6个月，即使尝试去做阴道分娩，子宫破裂的概率也仅为2.7%。尽管如此，目前仍然不鼓励剖宫产后短期内再次妊娠，毕竟还是有一定风险的，尤其是子宫破裂会发生致死性风险。美国妇产科医师学会的推荐意见是，如果是剖宫产后9个月以上妊娠的，允许其考虑继续妊娠，但最好避免剖宫产后阴道分娩。

要强调的是，不论妊娠期或产后，完全不必恐慌正常的性生活。

性生活是美好的、自然的，是增进和维系夫妻感情的一种方式。希望大家能科学安全地享受性生活。

18. 高龄女性是否更易发生产后抑郁症

中国每年有 1500 万以上的新妈妈，其中的 60% ~ 80% 在妊娠期和产后会有不同程度的抑郁情绪，接近 20% 会发展为临床抑郁症，极少数情况下甚至严重到会酿成悲剧。

关于产后抑郁，有一些简单而重要的事实。产后抑郁是十分常见的孕产并发症。如果新妈妈的行为方式和以往有了十分明显的变化，很有可能就是抑郁症状的表现，而不是人品和性格出现了问题。不过新妈妈不要进行自我诊断平添烦恼，如若怀疑自己有抑郁症，应该就诊于心理精神专科，由专科医生来确诊。顺便提醒一下，新爸爸也有可能患上产后抑郁症。

新生儿出生后的第 3、4 天，80% ~ 85% 的新妈妈会经历一个情绪容易波动的阶段。产后抑郁调查问卷结果显示，74% 的妈妈变得多愁善感，经常抑制不住热泪盈眶，70% 的新妈妈一不小心就会被激怒，变得焦虑和易烦躁。这是普遍而正常的、短暂的适应不良状态。不会持续很长的时间，大多数会在两三周后恢复常态。研究显示早期抑郁情绪可能发生在任何新妈妈身上，这和新妈妈的社会背景、教育、家庭、分娩是否顺利及是否有心理疾病一般没有关系。

抑郁症并不是突然发生的，而是一个渐进的过程。其不是只有抑郁的症状，还有焦虑，包括神经紧张、烦躁不安、多疑、过度忧虑等。部分新妈妈产后心绪不良，如果没有在短期内得到恢复，抑郁情绪就会继续存在。当发生以下迹象时则值得警惕：①比平时更加焦虑；②老担心自己对小孩照顾不周；③十分疲劳；④强颜欢笑；⑤常自我怀疑，并拿自己和其他妈妈比较；⑥担心自己是不是患了抑郁症；⑦不愿与人交往；⑧身体不适感增加。当然，这时候她们特别需要亲人的支持，以避免病情进一步恶化，发展成为真正的临床抑郁症。不管发生了上述哪种情况，临床抑郁症的诊断均需要心理精神专科医生才能做出。

产后抑郁的起因是什么呢？目前还难以判断。一般来讲相关因素因人而异，包括基因因素（亲戚之间会倾向类似情绪的表达）；疲劳及睡眠不足；照顾婴儿无从下手；体内激素失调；产后抑郁病史；家人关怀缺失等。其中激素的作用尤为重要，因为生殖激素的变化会引起脑部某些区域的变化。女性生殖激素对脑内神经递质十分重要，这种化学物质将会促进脑细胞之间的互动。据研究，在严重的情绪和神经类疾病的案例中，患者体内的神经递质血清素、多巴胺等是处在失衡状态的，这些神经递质的调节失常可诱发临床抑郁症，而众所周知，这些神经递质会在生殖激素的作用下发生变化。

在妊娠期，胎盘是孕激素和雌激素的主要来源，随着胎盘从母体脱落，这些激素急剧下降，可导致产后抑郁出现，这和经前期综合征类似甚至更加强烈。胎盘还会刺激脑内肽的生成，脑内肽会让准妈妈情绪愉悦，而胎儿出生后，新妈妈体内的脑内肽迅速下降，引起产后抑郁。此外，妊娠对甲状腺激素也有影响，即使影响十分微弱，也会促进抑郁的形成。目前医学对于到底是哪种激素的作用引起产后抑郁尚无定论。但有一点是明确的，产后抑郁症是一种受生理、心理及环境因素共同影响并作用的疾病。产后新妈妈因为刚完成一项艰巨的工作，加上生活发生了重大的改变，身心会持续受到影响。因为激素变化的原因，妊娠期间会产生各种情绪变化，产后情绪照样可能产生心情起伏的大漩涡。通过分娩的严酷考验，宝宝终于诞生了，这种起伏的情绪自然达到高潮。

高龄孕产妇比起20多岁的初产妇来说，妊娠期间发生合并症和并发症的概率及阴道助产、剖宫产等的发生率都要增高，所以产后抑郁发生的概率也会增加。如果高龄产妇分娩过程中发生了一些意外状况，使分娩过程或结果不尽如人意，建议分娩后主动找医生谈谈，而不是把所有的无法控制的情况都怪罪在自己头上。照顾新生儿 24 小时是很辛苦的，虽然高龄孕产妇可能已经不是第一次当妈妈，但因分娩过程已耗尽诸多精力，马上要承担起照顾宝宝的重担，每天的睡眠时间有时达不到 3 ～ 4 小时，会感到不堪重负，于是出现产后低潮现象。

产后抑郁症可能是产后新妈妈的生活写照，大概产后几天就能出现。生活状态改变和体内激素波动均是诱因，疲劳也是其中的一个原因。如果产后能受到家人的呵护和大力支持，这种忧郁的症状一般会很快减轻。如果产妇仍然感到沮丧，可以寻求医生的帮助，千万不要一个人独自承受。

（何　婕）